# 老年腫瘍ハンドブック

## Handbook of Geriatric Oncology
### Practical Guide to Caring for the Older Cancer Patient

Beatriz Korc-Grodzicki, MD, PhD
William P. Tew, MD

監 訳
日本老年腫瘍研究会
編集代表
水谷友紀・小川朝生

丸善出版

# Handbook of Geriatric Oncology

## Practical Guide to Caring for the Older Cancer Patient

by

Beatriz Korc-Grodzicki, William P. Tew

The original English language work: Handbook of Geriatric Oncology, 9781620701041
by Beatriz Korc-Grodzicki, MD, PhD and William P. Tew, MD
has been published by: Springer Publishing Company, Princeton, NJ, USA
Copyright © 2017 Springer Publishing Company. All rights reserved.

医学は常に変化し続ける科学である．とくに適切な治療と薬物療法についての理解は，研究と臨床経験によって絶えず深められている．著者，編集者，出版社は，本書に記載されているすべての情報が，本書作成時点の知識状況に沿ったものであるよう，あらゆる努力を払っている．しかしながら，著者，編集者，出版社は，誤りや脱落，あるいは本書の情報の適用によるいかなる結果に対しても責任を負わず，本書の内容に関して明示または黙示を問わずいかなる保証も行わない．読者は，各医薬品に添付されている添付文書を注意深く吟味し，そこに記載されている用法・用量や，メーカーが記載している禁忌が，本書に記載されている内容と異なっていないかどうかを注意深く確認する必要がある．このような確認は，使用頻度の少ない医薬品や，新たに市販された医薬品ではとくに重要である．

Japanese edition © 2025 by Maruzen Publishing Co., Ltd., Tokyo.
Japanese translation rights arranged with Springer Publishing LLC through Japan UNI Agency, Inc., Tokyo.

Printed in Japan

# 推 薦 の 辞

　日本老年腫瘍研究会（JGOS）が，『老年腫瘍ハンドブック』を刊行された．本書は米国 "Handbook of Geriatric Oncology: Practical Guide to Caring for the Older Cancer Patient" の翻訳書である．米国でも高齢がん患者の増加は著しく，高齢者に特有の身体的，精神的，経済的問題などを考慮した汎用性の高い教科書がすでに，このように刊行されている．

　その翻訳書である本書の1〜14章には，高齢者に特徴的な問題点が列挙されている．特に高齢者機能評価に多くが割かれ，日常生活動作の評価や生活機能の障害などが深く論じられている．また，がん治療に伴う有害事象予測モデルも重要で，これは高齢者を対象とした臨床試験のあり方につながっていく．特に高齢者総合機能評価（CGA）では，身体機能，転倒，認知機能，気分，合併症，ポリファーマシー，社会的サポート，経済状況，嗜好，ケアの目標といった複数の領域にまたがる評価が必要で，それらが詳述されている．15章から24章は乳がんから始まって，急性骨髄性白血病と骨髄異形成まで，代表的な臓器がんの各論が展開されている．25章から36章までは，各がんにつながる横断的な問題点が論じられている．例えば造血幹細胞移植や高齢がん患者との意思疎通，特に認知機能に問題がある場合のコミュニケーションを論じている．さらに老人ホームに生活するがん患者の問題点や合併症対策等，アドバンス・ケア・プランニング（ACP），運動療法までもカバーされている．それらが忠実に翻訳されている本書は，米国の現状を踏まえた書物として我が国でも重用されるに違いない．

　難を申せば，高齢がん患者を対象とした妥当な臨床試験のあり方や，がんが遺伝子の異常によって発生する細胞の病気であることから，近年凄まじい進歩を遂げているがんの遺伝子異常に基づく高齢者がん治療のあり方等，記述が不十分な面も散見される．しかし，我が国でこれだけ広範に高齢がん患者の医療を論じた書物は初めてのことではないだろうか．その意味で本書を強く推薦申し上げたい．

　本書を基に我が国の高齢がん患者を対象としたハンドブックが，さらに充実・発展されることを願って推薦の辞としたい．

　　　　　　　　公益財団法人日本対がん協会 会長，国立がんセンター 名誉総長

　　　　　　　　垣添忠生

今，老年腫瘍学が熱い．がん患者層の高齢化だけが理由ではない．老年医学を専門とする者の間にも老年腫瘍学を勉強しようという者が増えているからである．従来，腫瘍は老年医学では概念的にマイナーな疾患であった．高齢者にがんがみつかると，手遅れで，余命いくばくもない場合が多かったからである．緩和ケアという共通項はあるにしても，慢性疾患を抱える高齢者の QOL をいかに維持していくかを最重視する老年医学の主流にはなりえなかったのである．しかるに，近年のがん治療法の進歩により高齢者がんは必ずしも命を落とす病気ではなくなった．また，より若年層のがん患者もがんサバイバーとして高齢期に至る状況になった．これらの変化が老年医学における腫瘍学のポジションを大きく引き上げたし，老年腫瘍学という学問分野の創生をもたらしたと考えられる．

本書『老年腫瘍ハンドブック』は海外で執筆された書籍の翻訳本であるが，ハンドブックといってもマニュアル本ではなく，しっかりと老年腫瘍学の基本的コンセプトが解説されており，理論的理解に役立つ老年腫瘍学の教科書といえる一冊である．また，老年医学を専門とする私からみても，本書は腫瘍学についてはもちろん，老年医学の書籍としてもよく書かれている．脆弱，老年症候群，栄養と運動，ポリファーマシー，併存症の管理，認知症などの精神的問題，孤立や介護などの社会的問題，コミュニケーション，アドバンス・ケア・プランニングなど老年医学的トピックを見出しにした項目も多いのが特徴である．特に，本書の随所に高齢者総合機能評価（CGA）が登場することに驚いた．日本老年医学会などから発表された『高齢者総合機能評価（CGA）に基づく診療・ケアガイドライン 2024』（南山堂，2024）では，「高齢者の悪性腫瘍（薬物療法）の管理にCGA は有用か？」というクリニカルクエスチョンに対して，強い推奨がなされている．その実践法は本書に詳しく書かれており，よい参考書にもなっている．

がん専門医療者の老年医学入門書として，逆に老年医学専門医療者の腫瘍学入門書として，また老年腫瘍学をこれから学ぶ者の入門書あるいは参考書として役立つ書籍になるだろう．

地方独立行政法人東京都健康長寿医療センター センター長

秋下雅弘

# 訳者序文

　世界的に人口の高齢化が急速に進んでおり，これに伴い，がんを患う高齢者の数も増加しています．がんを患う高齢者を診療する頻度は高いものの，老年腫瘍学（geriatric oncology）は世界でも比較的新しい分野であり，また我が国では老年腫瘍学を系統的に習得する機会はほとんどなかったために，医療者は高齢者のがん診療に悩みながら取り組んでいるのが現状です．

　高齢者のがん診療では「がん」の診療のみならず「高齢者」の診療もする必要があります．これは腫瘍科医だけでは難しく，老年科医，看護師，薬剤師，栄養士，リハビリテーション専門職，医療ソーシャルワーカーなどの医療従事者の力が必要です．高齢者のがん診療に携わるすべての医療従事者にとって，専門的な知識と適切な評価方法を学ぶことは不可欠です．しかし，老年腫瘍学に関する教育資材は多くありません．学術的であるがゆえに難解な教科書はあるものの，初学者が気軽に手に取り読みこなせる教科書はほぼないように思います．本書『老年腫瘍ハンドブック』は，まさにすべての医療従事者のニーズに応えた教科書です．

　原著は，メモリアル・スローン・ケタリングがんセンターの老年腫瘍学の専門家たちが中心となって執筆され，高齢者のがん診療のあらゆる状況と幅広いトピックを網羅しています．特に本書が強調する「高齢者機能評価（geriatric assessment：GA）」は，がんを患う高齢者を理解するための重要なアプローチであり，高齢者のがん診療における意思決定や予後予測に大きく貢献するものです．それぞれの章は簡潔であり，どこから読んでも理解できるようになっているため，多忙な医療従事者に適した教科書です．

　本書の翻訳にあたって，我々，日本老年腫瘍研究会（Japan Geriatric Oncology Society：JGOS）は，日本の医療現場で実践されるべき知識をわかりやすく伝えることを目指し，可能な限り平易な表現を心がけました．また，高齢患者特有の病態や治療法の理解を深めていただけるよう，適宜注釈を加えました．本書が，高齢者に対するがん診療の質の向上に寄与することを祈っています．最後に，本書の翻訳に際し，ご協力いただいた関係者の皆様に心より感謝申し上げます．

2025 年 1 月

編集代表　　水谷友紀・小川朝生

# 原書序文

『老年腫瘍ハンドブック』は，世界的に増加する高齢がん患者に対応するために，臨床医にとって最適なタイミングで登場した．高齢がん患者の増加は，世界人口の高齢化とがんの発生が加齢に関連していることが原因である．一方で，腫瘍学と老年医学の両方ができる人材が不足しているため，高齢がん患者のケアは，腫瘍科医や老年科医だけでなく，プライマリ・ケア医や多職種チームのメンバーにとっても「日常業務」の一部となっている．老年腫瘍学の教育が不十分にもかかわらず，医療従事者は高齢がん患者のケアを最適化し，その複雑さを受け入れるための最新のデータを知っておく必要がある．老年医学専門医の Beatriz Korc-Grodzicki 博士と腫瘍専門医の William Tew 博士は，この必要性に応えるために，がん患者のケアに携わる腫瘍科医，老年科医，その他の医療従事者のための重要な参考書として，『老年腫瘍ハンドブック』を作成した．

「高齢がん患者のケアは高齢ではないがん患者のケアと何が違うのか？」と疑問に思うかもしれない．その答えは，この本に明確に記されている．この本は，腫瘍学と老年医学の最善の対処法を組み合わせ，高齢がん患者のケアを最適化するためのものである．まず，このハンドブックは，高齢者を評価し，単なる「暦年齢」ではなく「機能年齢」を理解する方法を説明している．次に，これらの患者が抱える身体の機能や社会的な面での弱点を理解し，それをサポートするための具体的な方法を提案している．第三に，この本は，高齢者のがん患者のケアにおける最善の対処法を導く最新データを要約している．そして最後に，最も重要なこととして，この本は，これらの知見を患者にどのように伝えるかを提案している．さらに，この知識とスキルの統合により，患者の目標や好みに沿った協力的な意思決定が行われ，がん治療の利益を最大化し，リスクを最小限に抑えることができる．

米国医学研究所（現 米国医学アカデミー）や米国臨床腫瘍学会（American Society of Clinical Oncology：ASCO）は老年腫瘍学の教育と訓練の重要性を訴えている．Tew 博士と Korc-Grodzicki 博士は，この要望に応えるために，世界中の専門家を集め，日常の診療で使える簡潔な参考書を提供している．この参考書は，高齢のがん患者の評価方法，特定のがんの治療，高齢者のサバイバーシップ，緩和ケア，統合医療など，さまざまなトピックを網羅している．高齢がん患

者のケアは，医学の複雑さと人間の最も感動的で意義深い側面を結びつける，満足感と個人的なやりがいのある行動である．

George J. Bosl, MD
Patrick M. Byrne Chair in Clinical Oncology
Memorial Sloan Kettering Cancer Center
New York, New York

Arti Hurria, MD
Professor and Director, Cancer and Aging Research Program
City of Hope Comprehensive Cancer Center
Duarte, California

# 原 書 謝 辞

　以下の方々に感謝の意を表する．優れた事務サポートを提供してくださった Casida Caines さんと Lillian Saillant さん，財政的支援をしてくださったベアトリス・サミュエル・A・シーバー財団とジョアキム・シルバーマンファミリープログラム，そして，高齢のがん患者の生活向上に尽力している MSKCC の "65＋ team" の優れたメンバーの皆様．

# 訳 者 一 覧

## 編集代表

水 谷 友 紀　　杏林大学医学部腫瘍内科学
小 川 朝 生　　国立がん研究センター東病院精神腫瘍科

## 翻 訳 者

石 井 正 紀　　東京大学医学部附属病院老年病科
石 川 光 也　　国立がん研究センター中央病院婦人腫瘍科
伊 東 和 恵　　宮城県立がんセンター頭頸部内科
井上順一朗　　神戸大学医学部附属病院国際がん医療・研究センターリハビリ
　　　　　　　テーション部門
大 森 翔 太　　大分大学医学部附属病院呼吸器・感染症内科
小 川 朝 生　　国立がん研究センター東病院精神腫瘍科
奥 山 絢 子　　聖路加国際大学大学院看護学研究科
楠 本 　 茂　　愛知県がんセンター血液・細胞療法部
小 島 一 宏　　慶應義塾大学病院リハビリテーション科
小 林 　 智　　神奈川県立がんセンター消化器内科（肝胆膵）
相 良 安 昭　　相良病院
佐塚まなみ　　東京都健康長寿医療センター呼吸器内科
杉 本 　 研　　川崎医科大学総合老年医学
鈴 木 智 貴　　名古屋市立大学大学院医薬学総合研究院生体総合医療学講座血
　　　　　　　液・腫瘍内科学
高 橋 昌 宏　　宮城県立がんセンター腫瘍内科
永 江 浩 史　　ながえ前立腺ケアクリニック
中 村 信 彦　　岐阜大学医学部附属病院血液・感染症内科
成田伸太郎　　秋田大学大学院医学系研究科腎泌尿器科学講座

訳者一覧　vii

| | |
|---|---|
| 西山菜々子 | 大阪公立大学大学院リハビリテーション学研究科 |
| 野々垣　禅 | 海南病院老年内科 |
| 濱口哲弥 | 埼玉医科大学国際医療センター腫瘍内科・消化器腫瘍科 |
| 原田剛志 | 国立がん研究センター東病院リハビリテーション科 |
| 福島卓矢 | 関西医科大学リハビリテーション学部理学療法学科 |
| 福元　剛 | わかさクリニック |
| 藤井恭子 | 小林記念病院内科 |
| 前田圭介 | 愛知医科大学栄養治療支援センター |
| 牧原玲子 | 国立がん研究センター中央病院薬剤部 |
| 松岡　歩 | 国立がん研究センターがん対策研究所サバイバーシップ研究部 |
| 水谷友紀 | 杏林大学医学部腫瘍内科学 |
| 安井浩樹 | 松阪市民病院 |
| 栁川まどか | 名古屋大学医学部附属病院化学療法部（老年内科） |
| 山﨑圭一 | ベルランド総合病院緩和ケア科 |
| 山本　寛 | 東京都健康長寿医療センター内科・呼吸器内科 |
| 渡邊一久 | 名古屋大学医学部附属病院老年内科 |
| 渡邉雄貴 | 小林記念病院薬剤科 |

（五十音順，2025 年 1 月現在）

# 原著者一覧

**Theresa Affuso, LAc**  Acupuncturist, Integrative Medicine, Memorial Sloan Kettering Cancer Center, New York, New York

**Koshy Alexander, MD**  Assistant Attending, Geriatrics, Memorial Sloan Kettering Cancer Center, Weill Cornell Medical Center, New York, New York

**Mariam Alexander, MD, PhD**  Resident, Department of Medicine, Upstate Medical University, Syracuse, New York

**Shabbir M. H. Alibhai, MD, MSc**  Associate Professor, Department of Medicine, University Health Network and University of Toronto, Toronto, Ontario, Canada

**Yesne Alici, MD**  Assistant Attending Psychiatrist, Memorial Sloan Kettering Cancer Center, New York, New York

**Keith M. Bellizzi, PhD, MPH**  Associate Professor, Human Development and Family Studies, University of Connecticut, Storrs, Connecticut

**Marc Bonnefoy, MD, PhD**  Professor, Oncogeriatric Unit, Geriatric Department Centre, Hospitalier Lyon Sud, Pierre-Benite Cedex, Lyon University, Lyon, France

**Manpreet K. Boparai, PharmD, BCACP, CGP**  Geriatric Clinical Pharmacy Specialist, Department of Pharmacy, Memorial Sloan Kettering Cancer Center, New York, New York

**Emily Chai, MD**  Associate Professor, Brookdale Department of Geriatrics and Palliative Medicine, and Director, Lillian and Benjamin Hertzberg Palliative Care Institute, Icahn School of Medicine at Mount Sinai, New York, New York

**Andrew Chapman, DO, FACP**  Clinical Professor and Vice Chair for Clinical Operations, Department of Medical Oncology, Thomas Jefferson University Hospital, Philadelphia, Pennsylvania

**Melissa Crawley, MD**  Fellow, Division of Hematology/Oncology, University of Tennessee, Health Science University, Memphis, Tennessee

**Gary Deng, MD, PhD**  Medical Director, Integrative Medicine Service, Memorial Sloan Kettering Cancer Center, New York, New York

**Anca Dinescu, MD**  Physician, Geriatrics, Extended Care and Palliative Care Department, Washington VA Medical Center, Washington; Assistant Professor Internal Medicine, George Washington University, Washington, DC

**Patrick Doggett, MD**  Geriatric Fellow, Department of Family and Community Medicine, Geriatric and Palliative Care Division, Thomas Jefferson University Hospital, Philadelphia, Pennsylvania

**Claire Falandry, MD, PhD**  Professor, Gynecology Oncology, Geriatric Department Centre, Hospitalier Lyon Sud, Pierre-Benite Cedex, Lyon University, Lyon, France

**Carolyn Fulton, LCSW-R**  Clinical Social Worker II, Memorial Sloan Kettering Cancer Center, New York, New York

**Ajeet Gajra, MD, FACP**  Physician and Professor of Medicine, Department of Medicine, Upstate Medical University, Syracuse, New York

**Francesca Gany, MD, MS**  Chief, Immigrant Health and Cancer Disparities Center, Department of Psychiatry and Behavioral Sciences, Memorial Sloan Kettering Cancer Center; Professor of Medicine and Professor of Healthcare Policy and Research, Weill Cornell Medical College, New York, New York

**Suzanne D. Gerdes, MS, RD, CDN**  Clinical Dietitian/Nutritionist, Department of Food and Nutrition, Memorial Sloan Kettering Cancer

Center, New York, New York

**Sergio Giralt, MD** Melvin Berlin Family Chair in Myeloma Research, Professor of Medicine, Weill Cornell Medical College; Chief Attending, Adult BMT Service, Memorial Sloan Kettering Cancer Center, New York, New York

**Paul Glare, MBBS, FRACP, FFPMANZCA, FACP** Chair, Department of Pain Medicine, University of Sydney, Pain Management Research Institute, St. Leonards, Australia

**Javier Gonzalez, MFA** Director of Linguistics and Cultural Responsiveness, Immigrant Health and Cancer Disparities Center, Department of Psychiatry and Behavioral Sciences, Memorial Sloan Kettering Cancer Center, New York, New York

**Bonnie E. Gould Rothberg, MD, PhD, MPH** Assistant Professor of Medicine (Medical Oncology), Epidemiology and Pathology, Yale Cancer Center, Yale School of Medicine, New Haven, Connecticut

**Paul A. Hamlin, MD** Chief Attending, Lymphoma Service, Department of Medicine, Memorial Sloan Kettering Cancer Center, New York, New York

**Mahdi Harchaoui, MD** Physician, Oncogeriatric Unit, Geriatric Department Centre, Hospitalier Lyon Sud, Pierre-Benite Cedex, Lyon University, Lyon, France

**Marine Haution-Bitker, MD** Physician, Oncogeriatric Unit, Geriatric Department Centre, Hospitalier Lyon Sud, Pierre-Benite Cedex, Lyon University, Lyon, France

**Nikesha Haynes-Gilmore, PhD** Clinical Project Manager, James P. Wilmot Cancer Institute, University of Rochester School of Medicine and Dentistry, Rochester, New York

**Holly M. Holmes, MD, MS** Associate Professor and Division Director, Division of Geriatric and Palliative Medicine, The University of Texas Houston Health Science Center; Associate Professor, McGovern Medical School, Houston, Texas

**Li-Wen Huang, MD** Clinical Fellow, Division of Hematology-Oncology, University of California San Francisco, San Francisco, California

**Xiaoxiao Huang, MA** Language Service Education/Training Coordinator, Immigrant Health and Cancer Disparities Service, Department of Psychiatry and Behavioral Sciences, Memorial Sloan Kettering Cancer Center, New York, New York

**Reena Jaiswal, MD** Assistant Attending Psychiatrist, Memorial Sloan Kettering Cancer Center, New York, New York

**Trevor A. Jolly, MBBS** Assistant Professor, Lineberger Comprehensive Cancer Center, Division of Geriatric Medicine & Center for Aging and Health Department of Medicine, University of North Carolina, Chapel Hill, North Carolina

**Ravindran Kanesvaran, MD, MRCP (UK)** Consultant, Division of Medical Oncology, National Cancer Centre Singapore, Singapore

**Cindy Kenis, RN, PhD** Geriatric Oncology Nurse and Chair of the SIOG Nursing & Allied Health Interest Group, Department of General Medical Oncology and Geriatric Medicine, University Hospitals Leuven, Leuven, Belgium

**Soo Jung Kim, MSN, ANP, AGPCNP-BC** Memorial Sloan Kettering Cancer Center, New York, New York.

**Beatriz Korc-Grodzicki, MD, PhD** Chief, Geriatrics Service, Department of Medicine, Memorial Sloan Kettering Cancer Center; Professor of Clinical Medicine, Weill Cornell Medical College, New York, New York

**Olivia Le Saux, MSc** Resident, Oncogeriatric Unit, Geriatric Department, Centre, Hospitalier Lyon Sud, Pierre-Benite Cedex, Lyon University, Lyon, France

**Clémence Lecardonnel, MD** Physician, Oncogeriatric Unit, Geriatric Department Centre, Hospitalier Lyon Sud, Pierre-Benite Cedex, Lyon University, Lyon, France

**Chung-Han Lee, MD, PhD** Assistant Attending, Department of Medicine, Memorial Sloan Kettering Cancer Center, Weill Cornell Medical Center, New York, New York

**Jessica Lee, MD, MS** Assistant Professor, The

University of Texas Houston Health Science Center; Associate Professor, McGovern Medical School, Houston, Texas

**Stuart M. Lichtman, MD**  Attending, Medical Oncology, Department of Medicine, Memorial Sloan Kettering Cancer Center, New York, New York

**Kah Poh Loh, MBBCh BAO**  Geriatric Oncology/Hematology Fellow, James P. Wilmot Cancer Institute, University of Rochester School of Medicine and Dentistry, Rochester, New York

**Sincere McMillan, MS, RN, ANP-BC**  Nurse Practitioner, Geriatrics, Department of Medicine, Memorial Sloan Kettering Cancer Center, New York, New York

**Ronald J. Maggiore, MD**  Assistant Professor of Medicine, James P. Wilmot Cancer Institute, University of Rochester, Rochester, New York

**Allison Magnuson, DO**  Assistant Professor, James P. Wilmot Cancer Institute, University of Rochester School of Medicine and Dentistry, Rochester, New York

**Linda Mathew, LCSW, OSW-C**  Clinical Social Worker II, Memorial Sloan Kettering Cancer Center, New York, New York

**Supriya G. Mohile, MD, MS**  Associate Professor, James P. Wilmot Cancer Institute, University of Rochester School of Medicine and Dentistry, Rochester, New York

**Florence Murard-Reeman, MD**  Physician, Oncogeriatric Unit, Geriatric Department Centre, Hospitalier Lyon Sud, Pierre-Benite Cedex, Lyon University, Lyon, France

**Hyman B. Muss, MD**  Mary Jones Hudson Distinguished Professor of Geriatric Oncology, Professor of Medicine, University of North Carolina; Director of Geriatric Oncology, Lineberger Comprehensive Cancer Center, Chapel Hill, North Carolina

**Christian J. Nelson, PhD**  Associate Attending, Department of Psychiatry and Behavioral Sciences, Memorial Sloan Kettering Cancer Center, Weill Cornell Medical Center, New York, New York

**Ginah Nightingale, PharmD, BCOP, CGP**

Assistant Professor, Department of Pharmacy Practice, Jefferson College of Pharmacy, Thomas Jefferson University, Philadelphia, Pennsylvania

**Colette Owens, MD**  Instructor, Medical Oncology Service, Division of Network Medicine Services, Memorial Sloan Kettering Cancer Center, New York, New York

**Martine T. E. Puts, RN, PhD**  Assistant Professor, Canadian Institutes of Health; New Investigator, Lawrence S. Bloomberg Faculty of Nursing, University of Toronto, Toronto, Ontario, Canada

**Arati V. Rao, MD**  Director, Clinical Research, Hematology-Oncology, Gilead Sciences, Inc., Foster City, California

**Dana E. Rathkopf, MD**  Assistant Attending, Department of Medicine, Memorial Sloan Kettering Cancer Center, New York, New York

**Pedro Recabal, MD**  Fellow, Urology Service, Department of Surgery, Memorial Sloan Kettering Cancer Center, New York, New York; Department of Urology, Fundacion Arturo Lopez Perez, Santiago, Chile

**Miriam B. Rodin, MD, PhD, CMD**  Professor of Geriatric Medicine, Department of Internal Medicine, Division of Geriatric Medicine, St. Louis University Medical School, St. Louis, Missouri

**Benedicte Rønning, MD**  Department of Geriatric Medicine, Oslo University Hospital; Institute of Clinical Medicine, University of Oslo, Oslo, Norway

**Siri Rostoft, MD, PhD**  Assistant professor, Department of Geriatric Medicine, Oslo University Hospital; Institute of Clinical Medicine, University of Oslo, Oslo, Norway

**Andrew J. Roth, MD**  Attending, Department of Psychiatry and Behavioral Sciences, Memorial Sloan Kettering Cancer Center; Clinical Professor of Psychiatry, Weill Cornell Medical Center, New York, New York

**Rebecca Saracino, MA**  Pre-doctoral Research Fellow, Fordham University, New York, New York

**Shlomit Strulov Shachar, MD**  Attending,

Lineberger Comprehensive Cancer Center, Division of Oncology, Department of Medicine, University of North Carolina, Chapel Hill, North Carolina

**Armin Shahrokni, MD, MPH** Assistant Attending, Department of Medicine/Geriatrics & Gastrointestinal Oncology Services, Memorial Sloan Kettering Cancer Center, New York, New York

**Kevin J. Shih, MD** Internal Medicine Resident, PGY2, The University of Texas Houston Health Science Center; Associate Professor, McGovern Medical School, Houston, Texas

**Jonathan Siman, LAc** Acupuncturist, Integrative Medicine, Memorial Sloan Kettering Cancer Center, New York, New York

**Shreya Sinha, MD** Fellow, Hematology, Department of Medicine, Upstate Medical University, Syracuse, New York

**Kristine Swartz, MD** Assistant Professor, Department of Family and Community Medicine, Geriatric and Palliative Care Division, Thomas Jefferson University Hospital, Philadelphia, Pennsylvania

**William P. Tew, MD** Associate Attending Physician, Memorial Sloan Kettering Cancer Center; Associate Professor of Medicine, Weill Cornell Medical College, New York, New York

**Noam VanderWalde, MD** Director of Clinical Research, Department of Radiation Oncology, West Cancer Center; Assistant Professor, University of Tennessee Health Science Center, Memphis, Tennessee

**Katherine Wang, MD** Assistant Professor, Brookdale Department of Geriatrics and Palliative Medicine, Icahn School of Medicine at Mount Sinai, New York, New York

**Sophie Watelet, MD** Physician, Oncogeriatric Unit, Geriatric Department Centre, Hospitalier Lyon Sud, Pierre-Benite Cedex, Lyon University, Lyon, France

**Grant R. Williams, MD** Assistant Professor, Divisions of Hematology/Oncology & Gerontology, Geriatrics, and Palliative Care, Institute for Cancer Outcomes and Survivorship, University of Alabama at Birmingham, Birmingham, Alabama

**Donna J. Wilson, RN, MSN, RRT** Clinical Fitness Specialist/Personal Trainer, Integrative Medicine Center, Memorial Sloan Kettering Cancer Center, New York, New York

**Elizabeth Won, MD** Assistant Attending, Department of Medicine, Gastrointestinal Medical Oncology, Memorial Sloan Kettering Cancer Center, New York, New York

**Daniel W. Yokom, MD** Clinical Research Fellow, Medical Oncology, Princess Margaret Cancer Centre, University Health Network, Toronto, Ontario, Canada

# 頻出略語一覧

| | | | |
|---|---|---|---|
| ACS | American Cancer Society<br>米国がん協会 | | 高齢者総合機能評価 |
| ADL | activities of daily living<br>日常生活動作 | CI | confidence interval<br>信頼区間 |
| ADT | androgen deprivation<br>therapy<br>アンドロゲン除去療法 | CNS | central nervous system<br>中枢神経系 |
| | | CR | complete remission<br>完全寛解 |
| AGS | American Geriatrics<br>Society<br>米国老年医学会 | CRASH | Chemotherapy Risk<br>Assessment Scale for<br>High-Age Patients |
| ASCO | American Society of<br>Clinical Oncology<br>米国臨床腫瘍学会 | CRT | chemoradiotherapy<br>化学放射線療法 |
| BADL | basic activities of daily<br>living<br>基本的日常生活動作（基<br>本的 ADL） | DNR | do not resuscitate<br>DNR（心肺蘇生を実施<br>しないこと） |
| | | ECOG | Eastern Cooperative<br>Oncology Group |
| BGS | British Geriatrics Society<br>英国老年医学会 | ECOG PS | Eastern Cooperative<br>Oncology Group<br>performance status |
| BMI | body mass index | | |
| CALGB | Cancer and Leukemia<br>Group B | GA | Geriatric Assessment<br>高齢者機能評価 |
| CARG | Cancer and Aging<br>Research Group | HCT | hematopoietic cell<br>transplant<br>造血細胞移植 |
| CCI | Charlson Comorbidity<br>Index<br>チャールソン併存疾患指数 | HR | hazard ratio<br>ハザード比 |
| CGA | comprehensive geriatric<br>assessment | IADL | instrumental activities of<br>daily living |

| | 手段的日常生活動作（手段的 ADL） | | QoL | quality of life 生活の質 |
|---|---|---|---|---|
| ICU | intensive care unit 集中治療室 | | RIC | reduced-intensity conditioning 強度減弱前処理 |
| LDH | lactate dehydrogenase 乳酸脱水素酵素 | | RT | radiation therapy （radiotherapy） 放射線療法 |
| MMSE | Mini-Mental State Examination ミニメンタルステート検査 | | SBRT | stereotactic body radiation therapy 定位体放射線療法 |
| MNA | Mini Nutrition Assessment | | SEER | Surveillance, Epidemiology, and End Results |
| MoCA | Montreal Cognitive Assessment | | SIOG | International Society of Geriatric Oncology 国際老年腫瘍学会 |
| NCCN | National Comprehensive Cancer Network | | STOPP | Screening Tool of Older Person's Prescriptions 高齢者処方スクリーニングツール |
| NSAIDs | nonsteroidal anti-inflammatory drugs 非ステロイド性抗炎症薬 | | | |
| NSCLC | non-small-cell lung cancer 非小細胞肺がん | | TTP | time to progression 無増悪期間 |
| OARS | Older Americans Resources and Services Questionnaire | | TNF-α | tumor necrosis factor-$\alpha$ 腫瘍壊死因子-$\alpha$ |
| OR | odds ratio オッズ比 | | TUG | Timed Up and Go test Timed Up and Go（TUG）テスト |
| ORR | overall response rate 全奏効率 | | | |
| OS | overall survival 全生存期間 | | USPSTF | United States Preventive Services Task Force 米国予防医学専門委員会 |
| PCP | primary care provider プライマリ・ケア医 | | | |
| PFS | progression-free survival 無増悪生存期間 | | VES-13 | Vulnerable Elders Survey |
| PS | performance status | | WHO | World Health Organization 世界保健機関 |

# 目　　　次

## 第Ⅰ編　老年腫瘍学：概要

1. 老年腫瘍学入門 ……………………………………（水谷友紀）　2
2. 加齢に伴う生理的変化 ……………………………（渡邊一久）　9
3. 脆　弱　性 ……………………………………………（山本　寛）　24
4. 脆弱性のバイオマーカー …………………………（杉本　研）　34

## 第Ⅱ編　老年症候群

5. 生活機能の障害 ……………………………………（原田剛志）　40
6. 高齢がん患者における転倒 ………………………（佐塚まなみ）　48
7. 栄　養 ………………………………………………（前田圭介）　57
8. ポリファーマシー（多剤服用） …………………（牧原玲子）　66
9. がんにおける併存疾患 ……………………………（奥山絢子）　76
10. 認知症候群とせん妄 ………………………………（栁川まどか）　85
11. 高齢がん患者における不安と抑うつ ……………（小川朝生）　97
12. 社会的孤立と介護者の負担 ………………………（井上順一朗）　104

## 第Ⅲ編　老年医学的アセスメント

13. 老年医学的アセスメント …………………………（石井正紀）　112
14. 老年腫瘍学におけるスクリーニングツール ……（高橋昌宏）　123

## 第Ⅳ編　高齢者におけるがんの選択

15. 乳　が　ん …………………………………………（相良安昭）　138
16. 高齢者における前立腺がん ………………………（永江浩史）　150
17. 大　腸　がん ………………………………………（濱口哲弥）　159
18. 肺　が　ん …………………………………………（大森翔太）　167
19. 高齢女性における卵巣がん ………………………（石川光也）　178
20. 高齢者における頭頸部がん ………………………（伊東和恵）　190
21. 膵　が　ん …………………………………………（小林　智）　203
22. 膀胱がんと腎がん …………………………………（成田伸太郎）　214

目　　次　xv

| 23. | 非ホジキンリンパ腫とホジキンリンパ腫 | （中村信彦） | 224 |
| 24. | 急性骨髄性白血病と骨髄異形成症候群 | （鈴木智貴） | 242 |
| 25. | 高齢患者に対する造血細胞移植 | （楠本　茂） | 251 |

## 第 V 編　高齢がん患者とのコミュニケーション

| 26. | インターパート：老年医学における言語横断的医療面接のモデル | （水谷友紀） | 268 |
| 27. | 認知機能に障害のある高齢者とその家族とのコミュニケーション | （小島一宏） | 277 |

## 第 VI 編　がんを患う老人ホーム患者

| 28. | 高齢者の居宅介護レベルとがん検診の役割 | （福元　剛） | 286 |

## 第 VII 編　ケアモデル：サバイバーシップ

| 29. | 高齢者がん治療・さまざまなケアモデル | （安井浩樹） | 300 |
| 30. | 高齢がん患者のサバイバーシップケア：プライマリ・ケア医の役割とコミュニケーションツールとしてのサバイバーシップケアプラン | （松岡　歩） | 306 |

## 第 VIII 編　緩 和 ケ ア

| 31. | 高齢者におけるがん疼痛の治療 | （藤井恭子） | 318 |
| 32. | 疼痛以外の症状の緩和 | （山﨑圭一） | 328 |
| 33. | アドバンス・ケア・プランニング | （野々垣　禅） | 340 |

## 第 IX 編　統 合 医 療

| 34. | 高齢者のための運動 | （福島卓矢） | 350 |
| 35. | 老年期がん治療における鍼灸治療 | （西山菜々子） | 359 |
| 36. | 補完療法と統合医療 | （渡邉雄貴） | 366 |

索　　引 374

# I

## 老年腫瘍学：概要

# 1 老年腫瘍学入門

Stuart M. Lichtman

## はじめに

　がん発症の主要なリスクファクターは加齢であり，新規がん診断の 60%，がん死亡の 70% が 65 歳以上の集団において報告されている．2030 年には，米国人口の 20%（約 7,000 万人）が 65 歳を超えると推計されている．がんと診断された年齢の中央値はほとんどの腫瘍で 68 歳から 74 歳であり，がんによる死亡の中央年齢は 70 歳から 79 歳である．高齢者におけるがん死亡率は顕著に高く，その理由として，より高い悪性度，併存疾患の影響，治療耐容能の低下，医師による消極的な姿勢，高齢者の医療アクセス障壁などが含まれる(1)．また，がんを有する高齢患者は，しばしば高齢の介護者を持つか，社会的に孤立している．さらに，高齢患者は臨床試験に参加しておらず，これらの患者の治療に必要なデータが不足している．これらの要素は，高齢で複雑かつ異質ながん患者のケアを困難にしている(2)．老年腫瘍学は，がん治療およびがん研究の重要な構成要素として認識されており，臨床医が直面する主要な課題は，加齢に伴う生理的変化およびその評価である．

## 腫瘍学における高齢者機能評価（GA）

　高齢がん患者の問題点を特定することは，予後推定と意思決定において重要である．老年腫瘍学の研究者たちは，従来のルーチンの既往歴および身体検査の方法では，高齢者特有の問題を特定するには不十分であることを示している(3,4)．臨床医は，適切な質問をする訓練を受けておらず，利用可能なデータを解釈する方法を知らない．腫瘍専門医は，Karnofsky や Eastern Cooperative Oncology Group（ECOG）などのスケールを使用して患者を治療のために分類し，臨床試験の適格性の一部としている．これは貴重なツールであり，一般的な腫瘍学の集団にとっては役立ち，時間の試練に耐えてきた．しかし，この単純なアプローチは，複雑で異質な高齢者集団には不十分であり，これらのスケールは，しばしば高齢患者の機能状態を反映していない(4)．臨床医は，意思決定と治療オプショ

ンの評価を支援するために，公開された臨床試験や確立された国内外のガイドラインを適切に参照するだろう．しかし，残念ながら，高齢患者は臨床試験に登録されていることは少なく，データの報告は不十分である(5,6)．これは治験でも同様である(7,8)．高齢者が登録した臨床試験でも，彼らは厳格な適格規準を満たし，併存症がほとんどなく，優れた身体機能や臓器機能を持つ高齢者の例外的なグループである．したがって，利用可能なデータは通常，実際に診療でみられる一般的な患者を反映していない．その結果，真にエビデンスに基づいた意思決定を行うためのデータが不足している．

　この重要な情報を取得するために，老年腫瘍学の研究者たちは，腫瘍患者に適した高齢者機能評価（GA）の開発に取り組んでいる．生活機能（第 13 章参照）には，日常生活動作（トイレ使用，食事，着替え，身だしなみ，歩行，入浴）と手段的日常生活動作（電話の使用，買い物，食事の準備，家事，洗濯，交通，薬の正確な服用能力）が含まれる．生活機能の障害は，予後不良や治療関連有害事象の予後因子になることが示されている(9-11)．老年症候群（せん妄，認知症，尿失禁，転倒，褥瘡，栄養不良，骨粗鬆症，聴覚および視覚の困難，睡眠障害）の存在も負の影響を与える(12)．当初，高齢者総合機能評価（CGA）を腫瘍学に外挿すればよいと思われていたが，通常の腫瘍外来にて CGA を実施することは現実的でないことがわかった．このため，すべての評価をするのではなく，腫瘍学的な観点から重要だと思われる項目のみ評価するという流れに変わっている．国際老年腫瘍学会（SIOG）が発表したポジションペーパーでは，この分野の問題点を強調し，評価すべき領域と取り組むべき重要な疑問について論じている(13)．

　GA を行うことは，臨床的に重要な意味がある．GA によって，一般的な病歴聴取と身体所見で把握される以上の臨床情報を得ることができる．それは治療関連有害事象や生存期間を予測することができ，また治療方針の決定に役立つという報告もある．GA の全要素のうち，どの要素が腫瘍学で評価すべきか，その結果をどう役立てるかについては議論中である．

　がん治療の有害事象予測モデルには主に 2 つのモデルがあり，第 13 章で詳細に説明されている．Cancer and Aging Research Group（CARG）スコアは，重篤な（グレード 3 以上の）血液毒性を予測することができ，臨床判断よりも予測価値が高いことが示されている(10)．また，最も低いスコア（0〜3）を持つ高齢患者でも，グレード 3 以上の毒性リスクが 25% であることが示されている．Chemotherapy Risk Assessment Scale for High-Age Patients（CRASH）スコアは，血液毒性と非血液毒性を別々に予測する(14)．腫瘍学特有のスクリーニングツー

4　Ｉ　老年腫瘍学：概要

ルも，他のアウトカムの予測のために開発されており(15,16)，第14章で議論される.

　もう1つの重要なことは，脆弱性の認識である（第14章参照）. 脆弱な患者とは，死亡や施設入所などの不利な転帰に陥りやすい患者と考えることができる. 腫瘍学の観点から，"脆弱"というレッテルは，日常生活活動において他者に依存している患者を指し，標準的な治療を受けた場合，しばしば治療を完了せず，過剰な毒性を引き起こし，結果として利益を得られないことを示している. 過剰な毒性と苦痛を避けるために，臨床医はこのグループを認識する必要がある(17,18). 死亡率の予測は，臨床医が治療，特に補助療法のリスクと利益を比較検討するのに役立つ. ePrognosis（https://eprognosis.ucsf.edu）というサイトがその一例である. 歩行速度は生存の強力な予測因子であることが示されており(19)，明らかに評価が簡単である. GAは，せん妄の予測にも役立つことがある(11). これらの尺度や予測モデルは，医療スタッフにとって時間がかかるものではなく，多くの場合，患者が自分で行うか，看護師が行うことができる. このような情報を把握し評価するために，新しい技術が利用され始めている(20).

## 加齢の生理学と薬物療法

　加齢に伴って多くの生理学的変化が起こる(21,22). 薬剤の服用遵守は重要な問題であり，特に経口抗がん剤治療の著しい増加によってポリファーマシー（多剤服用）の問題が複雑化している(23-25). ある研究では，高齢者における肥満が重要な問題であり，考慮すべきであることが強調されている(26-28). 他の考慮すべき項目には，年齢と食事の影響，遺伝子多型がある(29). 多剤併用療法は，薬物間相互作用の可能性により代謝にも影響を与える. 加齢に伴う糸球体濾過率の低下があるが，これは血清クレアチニンレベルの増加には反映されない. これは，加齢と同時に起こる筋肉量の減少が原因である. 多くの高齢患者が，特定の検査室で正常範囲内の血清クレアチニンを持っていても，腎不全を有していることに注意すべきである(30). 高齢患者および腎不全患者のための投与推奨が発表されている(22,31-35). 適切な用量調整により，安全で効果的な結果を促進することができる(36). 高齢患者における化学療法の薬物動態学の研究は，実際には不足している. 今後の研究が必要である.

## 研　究

　老年腫瘍学を研究する研究者が増加し続けている．2000 年に設立された SIOG は，教育，臨床実践，研究を通じて，がんを持つ高齢成人の治療を最適化するために，老年腫瘍学の分野での健康専門家の開発を促進するという使命を持っている．同会の出版物である *Journal of Geriatric Oncology* 誌は，この分野に特化した最初のジャーナルである．Cancer and Leukemia Group B（現在の Alliance for Clinical Trials in Oncology）の Cancer in the Elderly Committee は，臨床試験と二次データ分析を通じて老年腫瘍学の研究をさらに進めることを支援している (37,38)．CARG は，異なる臨床設定での試験を開始・支援し，最も重要なこととして，老年腫瘍学の若手研究者を指導し，新しい臨床試験デザインを研究している(39)．Gynecologic Oncology Group Elderly（現在の NRG Oncology）タスクフォースは，高齢女性の卵巣がんに関する最初の前向き試験を支援し，他の疾患や治療法に関するさらなる研究を計画している．米国臨床腫瘍学会（ASCO）も，老年腫瘍学における多くのイニシアチブを促進している．これには，Geriatric Oncology Issue Exploration Team，ASCO University を含む教育資料，年次総会での老年腫瘍学トラックを含むセッション，老年腫瘍学における卓越性に対する B. J. Kennedy Award，ASCO Post での記事，Cancer Education Committee の老年腫瘍学コンポーネントが含まれる．ASCO は，利用可能なエビデンスに基づくデータを増やすために高齢患者での研究を奨励するポジションペーパーも発表している(1)．大きな関心の 1 つは，臨床試験デザインの再考である．臨床試験が基本的な機能状態など，重要な患者データを前向きに取得することが重要である．高齢患者に対しては，適格性，適切なエンドポイント，および毒性評価を再考する必要がある(40,41)．データ分析と臨床試験の報告も，適切な評価と解釈のために適応されなければならない．これらの問題は，臨床医が意味のある決定を下す能力を持つために，質の高いデータを取得することが不可欠である．

　高齢がん患者のケアは複雑な取組みである．慎重な思考と評価が必要である．治療の目標は慎重に検討されなければならない．多職種のアプローチが望ましい．老年腫瘍学は，腫瘍治療の最前線に移動すべきである．これらの脆弱な患者は，我々の取組みの焦点であるべきである．

# ま と め

1. 高齢患者は，がんの発生率および死亡率の両方において，がん患者の大部分を占めている．
2. これらの患者を評価するためには，老年医学的な評価が必要である．
3. 高齢者機能評価（GA）は，従来の既往歴および身体検査に加えて行われ，以前に認識されていなかった問題を明らかにする．
4. 腫瘍学特有の毒性予測ツールが役立つ．
5. 抗がん療法を決定し，投与する前には，加齢に伴う生理学を考慮する必要がある．

（水谷友紀 訳）

# 参 考 文 献

1. Williams GR, Mackenzie A, Magnuson A, et al. Comorbidity in older adults with cancer. *J Geriatr Oncol.* 2015. doi:10.1016/j.jgo.2015.1012.1002.
2. Rao AV, Cohen HJ. Preface. *Clin Geriatr Med.* 2016; 32 (1): xiii-xiv.
3. Extermann M, Balducci L, Lyman GH. What threshold for adjuvant therapy in older breast cancer patients? *J Clin Oncol.* 2000; 18 (8): 1709-1717.
4. Extermann M, Overcash J, Lyman GH, et al. Comorbidity and functional status are independent in older cancer patients. *J Clin Oncol.* 1998; 16 (4): 1582-1587.
5. Lichtman SM. Call for changes in clinical trial reporting of older patients with cancer. *J Clin Oncol.* 2012; 30 (8): 893-894.
6. Hutchins LF, Unger JM, Crowaley JJ, et al. Underrepresentation of patients 65 years of age or older in cancer-treatment trials. *N Engl J Med.* 1999; 341 (27): 2061-2067.
7. Scher KS, Hurria A. Under-representation of older adults in cancer registration trials: known problem, little progress. *J Clin Oncol.* 2012; 30 (17): 2036-2038.
8. Talarico L, Chen G, Pazdur R. Enrollment of elderly patients in clinical trials for cancer drug registration: a 7-year experience by the US Food and Drug Administration. *J Clin Oncol.* 2004; 22 (22): 4626-4631.
9. Audisio RA, Pope D, Ramesh HS, et al. Shall we operate? Preoperative assessment in elderly cancer patients (PACE) can help. A SIOG surgical task force prospective study. *Crit Rev Oncol Hematol.* 2008; 65 (2): 156-163.
10. Hurria A, Togawa K, Mohile SG, et al. Predicting chemotherapy toxicity in older adults with cancer: a prospective multicenter study. *J Clin Oncol.* 2011; 29 (25): 3457-3465.
11. Korc-Grodzicki B, Sun SW, Zhou Q, et al. Geriatric assessment as a predictor of delirium and other outcomes in elderly patients with cancer. *Ann Surg.* 2015; 261 (6): 1085-1090.
12. Reuben DB, Rubenstein LV, Hirsch SH, et al. Value of functional status as a predictor of mortality: results of a prospective study. *Am J Med.* 1992; 93 (6): 663-669.
13. Wildiers H, Heeren P, Puts M, et al. International Society of Geriatric Oncology consensus on geriatric assessment in older patients with cancer. *J Clin Oncol.* 2014; 32 (24): 2595-2603.

1 老年腫瘍学入門 **7**

14. Extermann M, Boler I, Reich RR, et al. Predicting the risk of chemotherapy toxicity in older patients: the Chemotherapy Risk Assessment Scale for High-Age Patients (CRASH) score. *Cancer*. 2012; 118 (13): 3377-3386.
15. Kenis C, Decoster L, Van Puyvelde K, et al. Performance of two geriatric screening tools in older patients with cancer. *J Clin Oncol*. 2014; 32 (1): 19-26.
16. Bellera CA, Rainfray M, Mathoulin-Pelissier S, et al. Screening older cancer patients: first evaluation of the G-8 geriatric screening tool. *Ann Oncol*. 2012; 23 (8): 2166-2172.
17. Fried LP, Tangen CM, Walston J, et al. Frailty in older adults: evidence for a phenotype. *J Gerontol A Biol Sci Med Sci*. 2001; 56 (3): M146-M156.
18. Rockwood K, Song X, MacKnight C, et al. A global clinical measure of fitness and frailty in elderly people. *CMAJ*. 2005; 173 (5): 489-495.
19. Studenski S, Perera S, Patel K, et al. Gait speed and survival in older adults. *JAMA*. 2011; 305 (1): 50-58.
20. Kelly CM, Shahrokni A. Moving beyond Karnofsky and ECOG performance status assessments with new technologies. *J Oncol*. 2016; 2016: 6186543.
21. Lichtman SM. Therapy insight: therapeutic challenges in the treatment of elderly cancer patients. *Nat Clin Pract Oncol*. 2006; 3 (2): 86-93.
22. Lichtman SM, Wildiers H, Chatelut E, et al. International Society of Geriatric Oncology Chemotherapy Taskforce: evaluation of chemotherapy in older patients—an analysis of the medical literature. *J Clin Oncol*. 2007; 25 (14): 1832-1843.
23. Lichtman SM. Polypharmacy: geriatric oncology evaluation should become mainstream. *J Clin Oncol*. 2015; 33 (13): 1422-1423.
24. Nightingale G, Hajjar E, Swartz K, et al. Evaluation of a pharmacist-led medication assessment used to identify prevalence of and associations with polypharmacy and potentially inappropriate medication use among ambulatory senior adults with cancer. *J Clin Oncol*. 2015; 33 (13): 1453-1459.
25. Partridge AH, Archer L, Kornblith AB, et al. Adherence and persistence with oral adjuvant chemotherapy in older women with early-stage breast cancer in CALGB 49907: adherence companion study 60104. *J Clin Oncol*. 2010; 28 (14): 2418-2422.
26. Campbell PT, Newton CC, Dehal AN, et al. Impact of body mass index on survival after colorectal cancer diagnosis: the Cancer Prevention Study-II Nutrition Cohort. *J Clin Oncol*. 2012; 30 (1): 42-52.
27. Gibson TM, Park Y, Robien K, et al. Body mass index and risk of second obesity-associated cancers after colorectal cancer: a pooled analysis of prospective cohort studies. *J Clin Oncol*. 2014; 32 (35): 4004-4011.
28. Renfro LA, Loupakis F, Adams RA, et al. Body mass index is prognostic in metastatic colorectal cancer: pooled analysis of patients from first-line clinical trials in the ARCAD database. *J Clin Oncol*. 2016; 34 (2): 144-150.
29. Walko CM, McLeod HL. Personalizing medicine in geriatric oncology. *J Clin Oncol*. 2014; 32 (24): 2581-2586.
30. Launay-Vacher V, Oudard S, Janus N, et al. Prevalence of renal insufficiency in cancer patients and implications for anticancer drug management: the renal insufficiency and anticancer medications (IRMA) study. *Cancer*. 2007; 110 (6): 1376-1384.
31. Launay-Vacher V, Chatelut E, Lichtman SM, et al. Renal insufficiency in elderly cancer patients: International Society of Geriatric Oncology clinical practice recommendations. *Ann Oncol*. 2007; 18 (8): 1314-1321.
32. Lichtman SM, Wildiers H, Launay-Vacher V, et al. International Society of Geriatric Oncology (SIOG) recommendations for the adjustment of dosing in elderly cancer patients with renal insufficiency. *Eur J Cancer*. 2007; 43 (1): 14-34.

8 I 老年腫瘍学：概要

33. Launay-Vacher V, Aapro M, De Castro G Jr., et al. Renal effects of molecular targeted therapies in oncology: a review by the Cancer and the Kidney International Network (C-KIN). *Ann Oncol*. 2015; 26 (8): 1677-1684.

34. Hurria A, Lichtman SM. Clinical pharmacology of cancer therapies in older adults. *Br J Cancer*. 2008; 98 (3): 517-522.

35. Wildiers H. Mastering chemotherapy dose reduction in elderly cancer patients. *Eur J Cancer*. 2007; 43 (15): 2235-2241.

36. Lichtman SM, Cirrincione CT, Hurria A, et al. Effect of pretreatment renal function on treatment and clinical outcomes in the adjuvant treatment of older women with breast cancer: alliance A171201, an ancillary study of CALGB/CTSU 49907. *J Clin Oncol*. 2016; 34 (7): 699-705.

37. Hurria A, Cirrincione CT, Muss HB, et al. Implementing a geriatric assessment in cooperative group clinical cancer trials: CALGB 360401. *J Clin Oncol*. 2011; 29 (10): 1290-1296.

38. Hurria A, Cohen HJ, Extermann M. Geriatric oncology research in the cooperative groups: a report of a SIOG special meeting. *J Geriatr Oncol*. 2010; 1 (1): 40-44.

39. Hurria A, Dale W, Mooney M, et al. Designing therapeutic clinical trials for older and frail adults with cancer: U13 conference recommendations. *J Clin Oncol*. 2014; 32 (24): 2587-2594.

40. Wildiers H, Mauer M, Pallis A, et al. End points and trial design in geriatric oncology research: a joint European Organisation for Research and Treatment of Cancer—Alliance for Clinical Trials in Oncology—International Society of Geriatric Oncology position article. *J Clin Oncol*. 2013; 31 (29): 3711-3718.

41. Lichtman SM. Clinical trial design in older adults with cancer—the need for new paradigms. *J Geriatr Oncol*. 2012; 3: 368-375.

# 2 加齢に伴う生理的変化

Olivia Le Saux, Sophie Watelet, Marine Haution-Bitker,
Florence Murard-Reeman, Clémence Lecardonnel, Mahdi Harchaoui,
Marc Bonnefoy, and Claire Falandry

## はじめに

　加齢とは，避けることのできない不可逆で複雑な生物学的プロセスである．加齢によって，複数の臓器システムは悪影響を及ぼされ，その機能は低下していくことになる(1)．時間の経過とともに，生理的予備能は低下し，多くの疾患のリスクが高まり，最終的には死に至ることとなる．これらの変化は均一に進展するわけではないため，すべての人に同じ速度で起こるわけでもなく（個人差），すべての臓器に同じ速度で起こるわけでもない（個人内変動）．このような変化は高齢患者の脆弱性の原因となっている．例えば，中枢神経系の老化によって患者は混乱しやすくなり，腎臓系の老化によって脱水や薬物中毒が起こりやすくなる．このプロセスには，遺伝的な要因，エピジェネティックな要因，環境的な要因が影響している(2)．このような生物学的プロセスだけでなく，加齢は社会的役割の大きな変化とも関連している．

　Bouchon は加齢に伴うあらゆる臓器の機能低下を，以下の３つの状態によって説明できると概念化した(3)．

1. 生理的老化は，機能不全の閾値に達することなく，進行性の機能低下をもたらす．
2. 慢性疾患により機能が低下する．
3. 急性疾患により機能が低下し，機能不全に至る．

　これら最後の２つの条件は修正可能であるため，高齢者のケアに適応させる必要がある．

　ここでは，加齢に伴う生理的変化について，さまざまな臓器システム別に概説する．臓器不全や加齢に伴う機能低下を予防するための主な戦略を表 2.1 にまとめた．

（本文は p.16 に続く）

表 2.1　加齢に伴う変化とその結果、および予防策のまとめ

| 加齢に伴う変化 | 発症率の上昇 | 急性ストレス下での病状 | 予防策 |
| --- | --- | --- | --- |
| **心血管系** | | | |
| ・弾力性の低下<br>・動脈硬化の増加<br>・左心室後荷前の増大<br>・収縮期血圧の上昇<br>・左室肥大<br>・拡張期における左心室拡張時間の増加<br>・心房ペースメーカー細胞の脱落<br>・固有心拍数の減少<br>・心臓骨格の線維化<br>・大動脈弁基部の石灰化<br>・ヒス束の損傷<br>・βアドレナリン受容体刺激に対する反応性の低下<br>・圧受容器と化学受容器に対する反応性の低下<br>・循環カテコールアミンの増加 | ・孤立性収縮期高血圧症<br>・拡張障害<br>・房室伝導障害<br>・大動脈弁石灰化<br>・起立性低血圧<br>・動脈硬化<br>・認知症 | ・心不全<br>・うっ血性心機能障害<br>・心房細動<br>・急性冠症候群<br>・脳血管障害<br>・転倒 | ・心血管危険因子の一次予防：禁煙、動脈性高血圧のコントロール、血糖コントロール<br>・身体活動<br>・地中海食<br>・水分過多を避ける<br>・起立性低血圧の定期的評価±弾性ストッキングの処方 |

（つづく）

**表2.1 加齢に伴う変化とその結果、および予防策のまとめ（つづき）**

| 加齢に伴う変化 | 発症率の上昇 | 急性ストレス下での病状 | 予防策 |
|---|---|---|---|
| **呼吸器系** | | | |
| ・体積当たりの表面積 1/3 の損失<br>・加齢による一酸化炭素の移動の減少<br>・肺胞壁が破壊されることなく、エアスペースが拡大する<br>・解剖学的死腔の増大<br>・機能予備量の減少<br>・肺胞-動脈間酸素濃度勾配の増大と動脈酸素濃度のわずかな低下<br>・咳の勢いの低下<br>・粘膜繊毛クリアランスの低下 | ・肺気腫 | ・気管支肺感染症<br>・低酸素<br>・心不全、感染症、気道閉塞の場合の換気反応の低下<br>・気管支収縮の知覚低下による診断の遅れ | ・身体活動と運動トレーニング<br>・インフルエンザ・ワクチン<br>・入院時の患者の移動（「ベッドに寝かせず、椅子に座らせる」） |
| **中枢神経系** | | | |
| ・皮質ニューロンの喪失<br>・白質の希薄化<br>・アセチルコリンなどの神経伝達物質の減少<br>・応答時間の増大<br>・記憶力（新しい情報の獲得）の中等度の低下<br>・睡眠障害と睡眠の減少<br>・口渇感の感覚低下 | ・変性疾患<br>・認知症<br>・うつ病 | ・混乱<br>・退行性精神運動症候群<br>・脱水症状<br>・ケアブレイン | ・地中海食<br>・社会的ネットワーク/社会的活動の維持<br>・心理療法<br>・投薬回数の減少<br>・感覚的欠陥の矯正<br>・認知刺激活動/認知トレーニング |

（つづく）

表 2.1 加齢に伴う変化とその結果、おおよび予防策のまとめ（つづき）

| 加齢に伴う変化 | 発症率の上昇 | 急性ストレスでの病状 | 予防策 |
|---|---|---|---|
| **腎臓系** | | | |
| ・腎質量の減少および腎機能の低下<br>・糸球体濾過量およびクレアチニンクリアランスの減少<br>・尿を希釈したり、酸を排泄する能力が低下する | ・慢性腎不全 | ・急性腎不全<br>・薬物関連毒性<br>・脱水症状<br>・静脈内造影剤による腎毒性 | ・心血管危険因子の一次予防<br>・治療薬モニタリング、用量調整<br>・腎毒性のある薬（NSAIDs など）は避ける<br>・経口水分補給の奨励<br>・STOPP/START または Beers 規準を用いた処方薬または市販薬の減薬 |
| **造血系と免疫系** | | | |
| ・骨髄予備能の低下<br>・白血球機能の低下<br>・凝固促進状態 | ・貧血<br>・感染症<br>・がん<br>・自己免疫疾患 | ・出血や低酸素に対する反応の遅れ<br>・化学療法による骨髄毒性の増加 | ・可逆性の貧血（ビタミン $B_{12}$ 欠乏症など）に対する定期的評価と治療<br>・心理社会的支援や対処スキルを含むストレス管理療法<br>・予防接種への注意喚起<br>・長期的な適度な運動<br>・栄養補給（ビタミン $B_{12}$ と D）と健康的な食事 |

（つづく）

**表 2.1** 加齢に伴う変化とその結果，および予防策のまとめ（つづき）

| 加齢に伴う変化 | 発症率の上昇 | 急性ストレス下での病状 | 予防策 |
|---|---|---|---|
| 消化器系 | | | |
| ・口腔乾燥と歯肉の菲薄化 | ・大腸がん | ・栄養失調 | ・薬物関連副作用の評価 |
| ・胃酸分泌低下症 | ・憩室疾患 | ・糞便排出と混乱 | ・アルコール摂取量を減らす |
| ・腸管通過時間の延長 | ・便秘 | | ・栄養改善 |
| ・肝質量と血流量の減少 | ・萎縮性胃炎 | | ・経口水分補給の奨励 |
| | ・失禁 | | ・身体活動 |
| 泌尿生殖器系 | | | |
| ・膀胱容量の減少 | ・尿失禁 | ・尿路感染症 | ・括約筋の訓練 |
| ・排尿感覚の遅れ | ・勃起不全 | ・急性尿閉 | ・ホルモン補充療法には賛否両論がある |
| ・前立腺肥大症 | ・性交痛 | | ・抗コリン療法の回避 |
| ・更年期障害 | ・症候性前立腺肥大症 | | |

（つづく）

**表 2.1** 加齢に伴う変化とその結果、および予防策のまとめ（つづき）

| 加齢に伴う変化 | 発症率の上昇 | 急性ストレス下での病状 | 予防策 |
|---|---|---|---|
| **筋骨格系** | | | |
| ・体重に対する筋肉量の減少<br>・運動能力と平衡感覚の障害<br>・インスリン抵抗性の増大<br>・医薬品の分布容積の変化<br>・骨量減少 | ・変形性関節症<br>・骨粗鬆症<br>・サルコペニア<br>・悪液質 | ・脱水症状<br>・栄養失調<br>・転倒<br>・骨折<br>・薬物関連毒性 | ・水溶性薬物の用量調整<br>・運動性と身体活動（筋力と持久力）を高め、重心動揺（姿勢動揺，ボディバランスの維持を奨励する<br>・栄養（タンパク質とエネルギーの摂取量）<br>・経口水分補給の奨励<br>・入院時の患者の移動については、ベッドに寝かせず、椅子に座らせる<br>・理学療法士によるアクティビティ<br>・カルシウムとビタミンDの補給 |
| **皮膚系** | | | |
| ・萎縮<br>・弾力性の低下<br>・乾皮症<br>・代謝および修復反応の障害 | ・ビタミンD合成の減少<br>・皮膚がん<br>・褥瘡 | ・創傷治癒の遅れ | ・ビタミンDの補給<br>・患者の移動に配慮する |

（つづく）

**表 2.1** 加齢に伴う変化とその結果、および予防策のまとめ（つづき）

| 加齢に伴う変化 | 発症率の上昇 | 急性ストレス下での病状 | 予防策 |
|---|---|---|---|
| **感覚系** | | | |
| ・味覚鈍麻 | ・栄養不足 | ・「幻視」（シャルル・ボネ幻覚） | ・欠乏症のスクリーニングと治療 |
| ・嗅覚低下 | ・白内障 | ・混乱 | ・「食の楽しみ」を奨励する |
| ・涙腺機能不全 | ・加齢黄斑変性 | | ・食事制限なし |
| ・老眼 | ・認知症 | | |
| ・老人性難聴 | ・社会的ひきこもり | | |

NSAIDs：非ステロイド性抗炎症薬，START：適切な治療を行うためのスクリーニングツール，STOPP：高齢者処方スクリーニングツール．

# 加齢に伴う生理的老化

## 心 血 管 系

心血管系の変化は加齢の過程で非常に多くみられる．加齢による変化を表 2.1 に示す．最も重要な変化とその結果は以下の通りである(6)：

■大動脈コンプライアンスが低下することによって，後負荷が増加し，収縮期血圧が上昇する．拡張期血圧は低下し，脈圧が上昇する．

■心筋細胞の脱落に伴う緩やかな左室肥大，後負荷の増加，拡張期の左室拡張時間の増加が生じる．

■心房ペースメーカー細胞の脱落による心拍数の低下が生じる．

■大動脈弁と僧帽弁の輪が肥厚し，弁の石灰化が起こる．

■洞房ペースメーカー細胞のアポトーシス，線維化およびヒス束細胞の喪失ならびにさまざまな房室ブロックを引き起こす心臓の線維性骨格の線維化と石灰化が生じる．

■$\beta$ アドレナリン受容体刺激に対する反応性の低下，圧受容器や化学受容器に対する反応性の低下，循環カテコールアミンの増加により，運動やその他のストレス因子に反応して最大心拍数が著しく低下する．

## 呼 吸 器 系

加齢に伴う呼吸器系の生理学的変化は多岐にわたる(7)．最も重要な変化とその結果は以下の通りである：

■肺の静的な弾性反跳の低下，呼吸筋のパフォーマンス低下，胸壁のコンプライアンス低下によって，仕事量が若い人に比べて増加し，急性疾患の場合には呼吸予備能が低下する(8)．

■呼気流量が減少する（末梢気道疾患）．咳の勢いが低下し，粘膜繊毛クリアランスが遅くなるため，感染症の頻度が増加する．

## 中 枢 神 経 系

加齢に伴う構造的変化としては，脳容積の減少（前頭葉，側頭葉，白質に多い），神経細胞の数・容積の減少，シナプス密度の減少などがある(9)．コリン作動性ニューロンの減少により利用可能なアセチルコリンが減少し，アセチルコリンの合成と放出が減少する(10)．線条体や黒質におけるドーパミンやドーパミン受容体も正常な老化では減少している可能性がある(11)．

神経認知機能の変化は一様でもないし，不可避なものばかりでもない．言語能

力や語彙力，視空間認知能力など脳の老化に強い機能もある．それ以外の能力，例えば視覚的な呼称，言語流暢性，視覚的構成能力，概念的推論，記憶，選択的注意能力，処理速度などは時間の経過とともに徐々に低下する(12)．エピソード記憶は生涯衰えるが，意味記憶は晩年衰える(13)．非陳述的記憶は生涯を通じて変化しない．認知機能的に健康な高齢者では情報の保持は保たれているが，記憶の獲得速度や検索速度は加齢とともに低下する(14)．実行機能の変化としては，概念形成，抽象化，精神的柔軟性，反応抑制，帰納的推論が加齢とともに低下する．対照的に類似性を理解する能力，ことわざの意味を説明する能力，身近な事柄について推論する能力は生涯を通じて安定している．

## 腎　臓　系

　構造的および機能的変化を表 2.2 にまとめた(15,16)．このような加齢に伴う変化の結果として，腎機能が全体的に低下し，糸球体濾過量やクレアチニンクリアランスの減少，尿を希釈する能力や酸負荷の排泄能力の低下を招く．すべての高齢者において，総合的な身体評価の一環として糸球体濾過量を計算する役割を強調することは重要である．加齢に伴う全筋肉量の減少により，血清クレアチニン値は腎機能を正確に表すものではない．

## 造血系と免疫系

　骨髄は自己再生する組織と考えられている．しかし，造血幹細胞は加齢に伴い，表現型や機能に変化をきたす．すなわち，造血幹細胞コンパートメントの拡大，骨髄系前駆細胞への分化の偏り，再生能力の低下などである(17,18)．これらの変化は次のようなことを引き起こす：

a. **免疫老化**：適応免疫応答の効率が低下する．メモリー細胞の機能は比較的保たれているが，ナイーブ T 細胞や B 細胞は減少する．

b. **炎症（炎症老化）**：炎症促進性の経過に伴う自然免疫の機能不全である．加齢に伴う機能的 $CD8^+$ リンパ球 T 細胞の増加も炎症性サイトカインの産生による炎症の一因となる．

　免疫老化は，感染症，がん，自己免疫疾患などのリスクを増加させ，新しい抗原（例えば，ワクチン接種など）に曝されたときの有効な反応を低下させるなどの臨床的結果をもたらす(19)．炎症，特に腫瘍壊死因子（TNF），インターロイキン（IL)-6，IL-1，C 反応性タンパク質の上昇は高齢者における罹患率や死亡率の独立した強力な危険因子である(20)．

　加齢は骨髄異形成や骨髄増殖性新生物などの骨髄性悪性腫瘍の有病率の上昇

18    I    老年腫瘍学：概要

**表 2.2**　加齢に伴う構造と機能の変化のまとめ

| 構造の変化 |
| --- |

**マクロ解剖学的変化**
・腎質量の減少は腎皮質でより顕著である
・腎嚢胞が大きく，数が多い

**ミクロ解剖学的変化**
・機能的糸球体数の減少
・腎硬化症（動脈硬化，糸球体硬化，間質性線維症を伴う尿細管萎縮）の有病率の上昇
・糸球体基底膜肥厚
・加齢に伴う血管障害：線維内膜過形成，硝子様細動脈硬化症，腎血管収縮の亢進，壁抵抗性

| 機能的変化 |
| --- |

**糸球体**
・クレアチニンクリアランスと糸球体濾過量が減少する

**尿細管**
・ナトリウムバランス障害
・尿を濃縮または希釈する能力が失われる
・カリウム保持量の増加
・酸負荷の排泄障害

**血　管**
・腎血流量の減少

**内分泌**
・血清レニンとアルドステロンの減少
・ビタミン D 活性化の低下

**昼夜の尿量の逆転**

や，骨髄性血液細胞組成の偏りと関連している．貧血の発生率が上昇し，化学療法誘発性好中球減少症，続発性骨髄異形成，急性白血病の増加および累積リスクを伴う化学療法誘発性の短期および長期毒性の発生率も上昇する(21)．

## 消化器系

口腔咽頭に関しては，唾液分泌量の減少，歯肉の菲薄化，齲歯の増加などが観察されている．

加齢に伴う食道機能の変化（presbyesophagus）(22) は，蠕動運動の低下，非蠕動運動の亢進，通過時間の遅延および嚥下時の下部括約筋緊張の弛緩を伴う運

動障害である．これらの変化によって嚥下機能障害およびカロリー摂取量の減少につながる可能性がある．

萎縮性胃炎は，スカンジナビアの研究で示されたように健康な高齢者によくみられる（65歳以上の高齢者の約40%）(23)．萎縮性胃炎では，無酸症（プロトンポンプ阻害薬の使用により増強されることがある），内因性因子の分泌不全，ペプシノーゲン産生の低下がみられる．ビタミン$B_{12}$欠乏症は高齢者に多い．萎縮性胃炎に関連したコバラミン（ビタミン$B_{12}$）吸収不良の有病率が高いこと，および高齢になるにつれて悪性貧血の有病率が上昇することから，高齢者は特にビタミン$B_{12}$欠乏のリスクが高い．

肝臓重量の減少や血流量の減少は，薬物代謝に大きな影響を及ぼし，薬物有害反応や薬物間相互作用の発生率を上昇させる．

加齢に伴い，結腸は低張になり，貯留容量が増加し，便の通過時間が長くなり，便の脱水が大きくなり，慢性便秘のリスクが増加する．憩室性疾患は一般的（80歳以上の高齢者の有病率は50%近く）であるが，症状はあまりみられない（罹患者の25%程度）(24)．高齢者では外肛門括約筋のコントロールができなくなり，便失禁を起こすことがある．

## 泌尿生殖器系

膀胱容量は，若年成人の500〜600 mLから，高齢者では250〜600 mLに減少する．さらに重要なことは，排尿を必要とする感覚は，若年者では膀胱容量の半分より少し多いときに起こるが，高齢者の多くではその感覚はかなり遅れて起こるか，まったく起こらないこともあり，溢流性尿失禁につながることである．膀胱充満の感覚と脳灌流との関連についての研究では，右島皮質の灌流低下が証明されている(25)．排尿感覚の遅れと膀胱容量の減少が相まって，高齢者はトイレにたどり着くまでの時間が短くなる可能性がある．さらに男女ともに人生の後半になると排泄がうまくいかなくなり，残尿量が多くなり（50〜150 mL），尿路感染症の頻度が高くなる．

前立腺肥大はほとんどの高齢男性にみられ，80歳までには90%以上の男性に症状のある前立腺肥大症がみられる．さらに組織学的に前立腺がんを発症するリスクは年齢とともに増加する（70〜80歳では50%）．しかし臨床的に重要ながんや前立腺がん関連死の発生確率は有意に低い（それぞれ9.5%および2.9%）(26)．

## 筋 骨 格 系

筋肉量と筋力は加齢とともに減少・低下し，サルコペニアを引き起こす(27)．

20　I　老年腫瘍学：概要

さらに脂肪や結合組織の浸潤により筋質も低下する．これらの変化は，筋力低下，運動機能の低下，加齢に伴うインスリン抵抗性の増大，水溶性薬物の分布容積の変化，歩行速度低下，生存率低下と関連している(28)．

　骨のターンオーバーは通常平衡状態にある．しかし加齢に伴い，慢性炎症と成長ホルモンおよびインスリン様因子の変化により，骨芽細胞の数と機能が減少・低下し，骨形成が低下する．80歳までに全身の骨量はピーク時の約50%になると推定されている(29)．血管新生や間葉系前駆細胞の数や活性に対する加齢に関連した影響により，骨折の修復速度が遅れる可能性がある(30)．機能的軟骨細胞数の減少，水分含量の減少，プロテオグリカン合成の減少，コンドロイチン硫酸の喪失，糖化コラーゲンの架橋は軟骨の硬化と変性関節疾患の発生率の上昇に寄与する(31)．

## 皮　膚　系

　正常な老化は，太陽によって誘発される皮膚の変化と区別されなければならないが，これらの変化は高齢者に多い．皮膚の老化は，表皮の萎縮と真皮表皮接合部の扁平化を引き起こし，角質層の保護脂質を含む栄養伝達可能な面積を減少させる．その結果皮膚が乾燥し（乾皮症），皮膚のバリア機能が低下する(32)．角質層の細胞のターンオーバー速度は加齢とともに低下するため，再上皮化には若年層よりも時間がかかる．ランゲルハンス細胞とメラノサイトの数が減少し，色素沈着が減少する．

　真皮のコラーゲンは硬くなり，エラスチンは架橋が進み，石灰化の程度が高くなる．これらの変化によって皮膚の張りと弾力性が失われ，しわが生じる．毛包の数は加齢とともに減少するが，その構造は変わらない．加齢は皮脂腺には影響を与えないが，外分泌汗腺には若干の変化が起こる．

## 感　覚　系

　眼の構造は加齢とともに変化する．眼窩周囲組織の萎縮は，外反または眼瞼内反を引き起こし，涙小管の変位（効果的な排水の減少）により涙目になることがある．結膜の萎縮と黄ばみ，調節力の低下や老眼（水晶体の弾力性の低下）がみられる(33)．

　老人性難聴は聴覚感度の低下，騒がしい環境での会話の理解，音響情報の中枢処理の低下，音源の定位障害を特徴とする(34)．老人性難聴の最初の徴候は，聴覚スペクトルの高周波領域における閾値感度の低下である．さらに加齢に伴い，外耳道の壁が薄くなり，耳垢が乾燥して粘着性が増すため，耳垢圧入のリスクが

高まる.

　味覚も加齢の影響を受ける可能性がある．加齢により舌乳頭の数は減少するが，個々の舌乳頭の神経生理学的反応はほとんど変化しない．味覚の鋭敏さと味蕾の数には関係がない．高齢者における味覚の喪失は，味覚そのものよりもむしろ嗅覚の低下によるところが大きい(35).

## おわりに

　加齢の研究は難しいことも多いが，その主な理由は加齢が非常に不均一な現象であり，個人間および個人内変動があるためである．高齢患者の中には脆弱な患者もおり，がんやその治療に用いる治療法（化学療法，放射線療法，手術のいずれであっても）が基礎にある脆弱性を悪化させる可能性があるため，高齢者総合機能評価は最も重要である．

## ま と め

1. 加齢は，多くの病気にかかりやすくなることと関連した進行性の変化によって特徴づけられる．
2. 加齢は遺伝的な因子，エピジェネティックな因子，環境因子の影響を受ける．
3. 加齢に伴い，臓器機能は低下し，ストレス因子への適応能力も低下する．
4. "炎症老化"と腫瘍壊死因子（TNF），インターロイキン（IL)-6，IL-1，C反応性タンパク質の上昇は高齢者における罹患率や死亡率の独立した強力な危険因子である．
5. したがって，高齢者総合機能評価を用いて高齢患者のグローバルな健康状態を評価することは，治療方針の決定において非常に重要である．

（渡邊一久 訳）

## 参 考 文 献

1. Harman D. Aging: overview. *Ann N Y Acad Sci*. 2001; 928: 1-21.
2. Steves CJ, Spector TD, Jackson SH. Ageing, genes, environment and epigenetics: what twin studies tell us now, and in the future. *Age Ageing*. 2012; 41（5）: 581-586.
3. Bouchon JP. 1 + 2 + 3 ou comment tenter d'etre efficace en geriatrie. *La Revue du Praticien*. 1984; 34: 888-

## 22　Ⅰ　老年腫瘍学：概要

892.

4. O'Mahony D, O'Sullivan D, Byrne S, et al. STOPP/START criteria for potentially inappropriate prescribing in older people: version 2. *Age Ageing*. 2015; 44 (2): 213-218.

5. American Geriatrics Society Beers Criteria Update Expert Panel. American Geriatrics Society 2015 updated Beers criteria for potentially inappropriate medication use in older adults. *J Am Geriatr Soc*. 2015; 63 (11): 2227-2246.

6. Cheitlin MD. Cardiovascular physiology—changes with aging. *Am J Geriatr Cardiol*. 2003; 12 (1): 9-13.

7. Janssens JP, Pache JC, Nicod LP. Physiological changes in respiratory function associated with ageing. *Eur Respir J*. 1999; 13 (1): 197-205.

8. Janssens JP. Aging of the respiratory system: impact on pulmonary function tests and adaptation to exertion. *Clin Chest Med*. 2005; 26 (3): 469-484, vi-vii.

9. Terry RD, Katzman R. Life span and synapses: will there be a primary senile dementia? *Neurobiol Aging*. 2001; 22 (3): 347-348; discussion 353-354.

10. Schliebs R, Arendt T. The cholinergic system in aging and neuronal degeneration. *Behav Brain Res*. 2011; 221 (2): 555-563.

11. Anglade P, Vyas S, Javoy-Agid F, et al. Apoptosis and autophagy in nigral neurons of patients with Parkinson's disease. *Histol Histopathol*. 1997; 12 (1): 25-31.

12. Harada CN, Natelson Love MC, Triebel KL. Normal cognitive aging. *Clin Geriatr Med*. 2013; 29 (4): 737-752.

13. Ronnlund M, Nyberg L, Backman L, Nilsson LG. Stability, growth, and decline in adult life span development of declarative memory: cross-sectional and longitudinal data from a population-based study. *Psychol Aging*. 2005; 20 (1): 3-18.

14. Haaland KY, Price L, Larue A. What does the WMS-Ⅲ tell us about memory changes with normal aging? *J Int Neuropsychol Soc*. 2003; 9 (1): 89-96.

15. Bolignano D, Mattace-Raso F, Sijbrands EJ, Zoccali C. The aging kidney revisited: a systematic review. *Ageing Res Rev*. 2014; 14: 65-80.

16. Martin JE, Sheaff MT. Renal ageing. *J Pathol*. 2007; 211 (2): 198-205.

17. Wahlestedt M, Pronk CJ, Bryder D. Concise review: hematopoietic stem cell aging and the prospects for rejuvenation. *Stem Cells Transl Med*. 2015; 4 (2): 186-194.

18. Geiger H, de Haan G, Florian MC. The ageing haematopoietic stem cell compartment. *Nat Rev Immunol*. 2013; 13 (5): 376-389.

19. Franceschi C. Inflammaging as a major characteristic of old people: can it be prevented or cured? *Nutr Rev*. 2007; 65 (12 pt 2): S173-S176.

20. Baylis D, Bartlett DB, Syddall HE, et al. Immune-endocrine biomarkers as predictors of frailty and mortality: a 10-year longitudinal study in community-dwelling older people. *Age (Dordr)*. 2013; 35 (3): 963-971.

21. Muss HB, Berry DA, Cirrincione C, et al. Toxicity of older and younger patients treated with adjuvant chemotherapy for node-positive breast cancer: the Cancer and Leukemia Group B Experience. *J Clin Oncol*. 2007; 25 (24): 3699-3704.

22. Boss GR, Seegmiller JE. Age-related physiological changes and their clinical significance. *West J Med*. 1981; 135 (6): 434-440.

23. Christiansen PM. The incidence of achlorhydria and hypochlorhydria in healthy subjects and patients with gastrointestinal diseases. *Scand J Gastroenterol*. 1968; 3 (5): 497-508.

24. Almy TP, Howell DA. Medical progress. Diverticular disease of the colon. *N Engl J Med*. 1980; 302 (6): 324-331.

2 加齢に伴う生理的変化    23

25. Griffiths D. Imaging bladder sensations. *Neurourol Urodyn.* 2007; 26 (suppl 6): 899-903.

26. Carter HB, Piantadosi S, Isaacs JT. Clinical evidence for and implications of the multistep development of prostate cancer. *J Urol.* 1990; 143 (4): 742-746.

27. Rosenberg IH. Sarcopenia: origins and clinical relevance. *J Nutr.* 1997; 127 (suppl 5): 990S-991S.

28. Reinders I, Murphy RA, Brouwer IA, et al. Muscle quality and myosteatosis: novel associations with mortality risk: the age, gene/environment susceptibility (AGES)-Reykjavik Study. *Am J Epidemiol.* 2016; 183 (1): 53-60.

29. Kloss FR, Gassner R. Bone and aging: effects on the maxillofacial skeleton. *Exp Gerontol.* 2006; 41 (2): 123-129.

30. Brandes RP, Fleming I, Busse R. Endothelial aging. *Cardiovasc Res.* 2005; 66 (2): 286-294.

31. Verzijl N, DeGroot J, Ben ZC, et al. Crosslinking by advanced glycation end products increases the stiffness of the collagen network in human articular cartilage: a possible mechanism through which age is a risk factor for osteoarthritis. *Arthritis Rheum.* 2002; 46 (1): 114-123.

32. Montagna W, Carlisle K. Structural changes in ageing skin. *Br J Dermatol.* 1990; 122 (suppl 35): 61-70.

33. Strenk SA, Strenk LM, Koretz JF. The mechanism of presbyopia. *Prog Retin Eye Res.* 2005; 24 (3): 379-393.

34. Gates GA, Mills JH. Presbycusis. *Lancet.* 2005; 366 (9491): 1111-1120.

35. Hall KE, Proctor DD, Fisher L, Rose S. American Gastroenterological Association Future Trends Committee report: effects of aging of the population on gastroenterology practice, education, and research. *Gastroenterology.* 2005; 129 (4): 1305-1338.

# 3　脆　弱　性

Kevin J. Shih, Jessica Lee, and Holly M. Holmes

## は じ め に

　人口の高齢化が急速に進んでいる．この変化は，医療とケアにおける優先順位が今後数十年で変化していくことを予期させるものである．高齢患者の健康状態や機能面での加齢の程度にはばらつきがあるため，個々の患者に合わせた最適なスクリーニング方法や，診断・治療戦略に関して大きな不確実性が生じている（1）．米国では2003年から2013年にかけて，65歳以上の高齢者人口が24.7% 増加し，入院が増え，多くの人が頼りにしている医療保険制度を維持するにもより多くの費用がかかるようになるなど，その影響がすでに表れている（2）．高齢者人口は2040年までに米国の人口の21.7% を占めると予想されている（3）．もう1つ，この傾向が暗示しているのは，高齢になるにつれてがんと診断されるリスクは高くなるため，がんの発生数が増えるということである．2020年までに，がんと診断される患者の63% 以上が65歳以上になると予想されている（4）．このような傾向があるにもかかわらず，高齢がん患者の治療成績を研究する，十分な検出力と質の高いデザインとで行われた臨床試験の数はまだまだ不十分である（5）．高齢患者の登録が少ないのは，標準化された転帰に基づいてリスクを層別化するアルゴリズムがないにもかかわらず，極端に「虚弱」な患者を積極的に治療することははばかられる，という意識が一因となっている（6,7）．

　脆弱性（frailty）という用語は，かつては入院患者や高齢者の障害を漠然と表す言葉として使われていた．しかし近年では，ストレスに対して恒常性を維持するための生理学的予備能の低下を特徴とする臨床症候群として定義されるようになった（8）．高齢者における身体的脆弱性を評価する際に使われる主要なモデルは脆弱性「表現型」モデルである．このモデルは，潜在的な病態生理学的プロセスが，身体的特徴として臨床的に測定可能な形で現れるという考え方に基づいている（8）．脆弱性のスクリーニングツールも開発・検証されており，一般高齢者での不良な転帰との関連性が示されている．これらのツールの一部は，高齢者がん治療の現場でも使用されている（9）．しかし，高齢がん患者の脆弱性を検出する目的では，高齢者機能評価（GA）がより頻繁に使用されている．GAで身体的

機能, 認知, 栄養, 合併症など複数の領域における問題を評価し, 患者を"Fit"か"Frail"かに分類する. これはさらに, 治療レジメンのリスク層別化にも用いられている(9,10). 高齢者の脆弱性を定義するモデルは他にも存在するが, 本稿では, 身体的脆弱性の表現型モデルとGAに基づく現在のモデルについて解説し, 臨床現場で使用するにあたっての簡潔な推奨事項を提供することを目標としている.

## 身体的脆弱性の診断規準の開発

身体的脆弱性には, 主な発生メカニズムが2つ存在する. 1つめは, 加齢に伴う生理的予備能の低下である. 加齢とともに, 個人の生理的予備能は徐々に低下し, 何らかの障害を受けた後に原状復帰できる能力が低下することにつながる

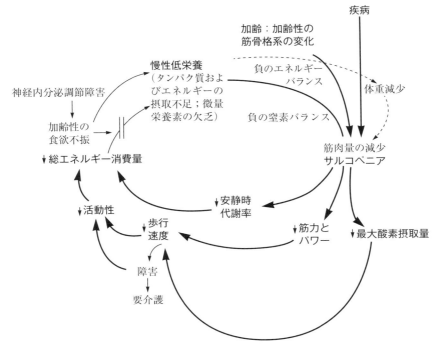

**図3.1** 脆弱性サイクル
出典：文献(8)より引用. Fried LP, Tangen CM, Walston J, et al. Frailty in older adults: evidence for a phenotype. *J Gerontol A Biol Sci Med Sci*. 2001; 56 (3): M146-M157.

26　I　老年腫瘍学：概要

(11)．例えば，閉経に伴うエストロゲンの減少は骨吸収の増加につながり，長期間続くと骨粗鬆症を引き起こす可能性がある．また，加齢に伴い脂肪組織の体内分布が変化すると，薬物動態に影響を与え，薬剤への反応が変化する可能性がある．さらに，脂肪細胞の増加は，筋肉量の分解を促進する炎症マーカー（インターロイキン-6［IL-6］や腫瘍壊死因子-α［TNF-α］など）の慢性的な上昇につながる可能性がある(8)．2つめは，慢性疾患や機能障害の蓄積である．これらの蓄積は，身体機能の低下や頻繁な入院につながる(12)．図3.1に示されているように，栄養不良，代謝の変化，活動レベルの低下などの要因がさらに相互作用し，脆弱性の進行を加速させる(8)．

　図3.1は，身体的脆弱性が生じるメカニズムに関する理論的根拠を示す．Friedらは，臨床的に有用な操作的定義として，表3.1に示される臨床的な脆弱性指標のセットを特定した．各項目は，外来診療の場でもすばやく完遂できるような，簡単な測定と質問から成り立っている．

　Fried規準は，7年にわたる高齢者の前向き観察研究であるCardiovascular Health Study（CHS）のデータを用いて開発・検証された．除外規準には，現在がんの治療を受けている者（ただし，過去にがんと診断されたことがあるケースは含まれた），うつ病または認知症がある者が含まれていた．FriedらはCHSの

**表3.1** CHSによる虚弱の規準

| 虚弱規準 | 定義 |
| --- | --- |
| 体重減少 | 過去1年間に意図せず体重が10ポンド（訳注：約4.5 kg）以上減少した |
| 筋力（握力）の低下 | 握力下位25％（性別，BMI別） |
| 主観的疲労感 | CES-D尺度による自己申告による疲労感：<br>「やることなすことすべてが大変だった」<br>「がんばれなかった」 |
| 日常生活活動度の低下 | Minnesota Leisure Time Assessmentの短文版で下位20％：<br>男性＜383 kcal/週<br>女性＜270 kcal/週 |
| 身体能力（歩行速度）の低下 | 15フィート（訳注：約4 m）歩行で最も遅い20％（性別，身長別）：<br>160 cm未満で7秒以上<br>160 cm以上で6秒以上 |

CES-D：Center for Epidemiologic Study Depression Scale，CHS：Cardiovascular Health Study.
出典：文献(8)より引用．Fried LP, Tangen CM, Walston J, et al. Frailty in older adults: evidence for a phenotype. *J Gerontol A Biol Sci Med Sci.* 2001; 56（3）: M146-M157.

データを用いて，身体的脆弱性の表現型と，転倒，身体機能の悪化，入院，死亡など，高齢者特有の有害な転帰との関連性を調査した．7年間の死亡および入院に対する共変量調整ハザード比（HR）は，虚弱[*1]に分類される集団でそれぞれ 1.27（信頼区間［CI］1.11〜1.46，$P=0.0008$）および 1.63（CI 1.27〜2.08，$P=0.0001$）であった．虚弱な患者には，女性，アフリカ系アメリカ人，および社会経済的地位の低い地域の出身者が多かった(8)．さらに，脆弱性に関連するその他の因子，例えば，複数のドメイン（身体機能，障害，社会的支援，併存症，認知機能の低下）にわたる GA で使用されるような要因は，Frail の表現型との正の相関を示した．興味深いことに，虚弱群では，約 26% が日常生活動作（ADL）に 1 つ以上の問題があり，68% が 2 つ以上の併存症を持っていることが示された．図 3.2

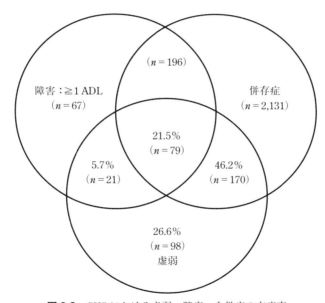

**図 3.2** CHS における虚弱，障害，合併症の有病率
ADL：日常生活動作，CHS：Cardiovascular Health Study.
出典：文献(8)より引用．Fried LP, Tangen CM, Walston J, et al. Frailty in older adults: evidence for a phenotype. *J Gerontol A Biol Sci Med Sci*. 2001; 56（3）: M146-M157.

---

[*1] 訳注：Fried らの CHS 規準では表 3.1 の 5 つの規準のうち 3 つ以上当てはまる場合に Frail，1 つまたは 2 つ当てはまる場合に Pre-Frail と定義されている．身体的な脆弱性がどのような形で表出されるのかを示す表現型（フェノタイプ）モデルであり，Frail は身体的な「虚弱」の表れ方を示しているものといえる．

28　Ｉ　老年腫瘍学：概要

に示すように，重複はあったものの，虚弱はADLの障害や併存症の存在とは別の臨床症候群であることが示された(8)．

「前虚弱」群（Fried規準を1つまたは2つ満たす）の方も，有害な転帰に至るリスクが高く，3年後に「虚弱」となるリスクが「非虚弱」群と比較して高いことも示された（オッズ比［OR］2.63，95% CI 1.94～3.56）．ただし，これらの知見を高齢がん患者に適用する際の課題として，Friedの検証的研究ががん治療中の人を対象外としており，がんと関連する可能性のある転帰に関して，評価がなされていなかったことが挙げられる(8)．

Fried規準は，Women's Health and Aging Study（WHAS）のデータでも検証されている．WHASに含まれる高齢女性を，障害に基づいて3つの集団に分け，Friedの修正CHS規準が適用された．それぞれの集団に確率モデルが当てはめられ，WHAS集団における脆弱性の予測頻度と観察頻度とが，修正CHS規準のそれとよく一致し，互いに無関係ではないことが示された．WHASにおける虚弱の割合はCHSとほぼ同様であり（11.6～11.3%），虚弱の人は障害（HR 15.79，95% CI 5.83～42.78）と死亡（HR 6.03，95% CI 3～12.08）のリスクも同様に高かった(13)．

## GAによる脆弱性の定義

表現型モデルに基づく虚弱とGAに基づく脆弱性のモデルは，老年腫瘍学ではよく確立されており，根本的な考え方は同じだが，運用上は異なる．GAを使用する利点は，個人の欠陥を包括的に多面的に評価できることと，介入の可能性がある因子を特定できることにある．脆弱性は，GAで見出された問題点の数に基づいて，2つ以上，4つ以上など，さまざまに定義されてきた(9)．この点で，GAに基づく脆弱性の定義は，Rockwoodらが開発したfrailty index（FI）のモデル(14)と似ている．このFIは，Canadian Study of Health and Agingのデータを用いて開発された70のアイテムについて欠損の数をカウントするものである．「虚弱」は，計算されたスコアに基づいて，同年齢層の他の人々の各項目の平均スコアからのパーセンテージ差で決定される(14)．このモデルは後に，7項目の「臨床虚弱スケール[*2]（Clinical Frailty Scale：CFS)」として圧縮され，虚弱の程度を同様に表現することができ，有害な転帰を予測しうる，より使いやすいツールとなった(12)．FIは，複数疾患または状態の蓄積，機能低下や障害の発現に基づいており，包括的な評価が必要であるという点でGAと類似している(15)．

GAの実施には時間がかかるため，GAの異常に基づいて脆弱性のある可能性

が高い患者を特定できるよう，複数のスクリーニングツールが使用されてきた．最も予測能力の高いツールとして，Vulnerable Elders Survey-13（VES-13）と G8 の 2 つが挙げられる(10)．しかし，VES-13 や G8 によるスクリーニングでは，いまのところ障害がない，あるいはパフォーマンスステータス（PS）が低下していない虚弱ないし前虚弱の患者を見逃してしまう可能性があり，欠損の蓄積の軌跡をとらえることができない．そのため，これらの患者も予期せぬ有害な治療転帰を経験する可能性がある．

## 臨床における虚弱と転帰

高齢がん患者における脆弱性を確実に特定できるスクリーニング検査は，現時点では存在しない．しかし，一部の検査は GA や予後と関連していることが示唆されている．腹部手術を受けるがん患者を対象とした研究では，G8 が脆弱性に対して 97％ の感度と 50％ の特異度を示したとの報告がある(16)．別の研究では，VES-13 が 68％ の感度と 78％ の特異度を示した(17)．これらの研究はいずれも，スクリーニングツールを GA で定義された脆弱性と比較し，Fried 規準は予測能力が低いと結論づけている．しかし，スクリーニングツールと GA に関する研究では，Fried 規準と GA は操作的に異なるため，比較できないという点が考慮されていない．GA は多領域の障害を通じて PS と障害とを評価する一方，Fried 規準は身体的および臨床的指標を通じて基礎にある病理学的プロセスを評価する．脆弱性評価の目的がリスク層別化である場合，脆弱性評価は主に有害事象を予測する能力に基づいて評価されるべきである．

GA は，高齢がん患者の治療転帰を予測することが示されている(18-20)．Fried 規準と GA を直接比較した研究はいくつかあるが，外科患者を対象とした研究で，Kristjansson らは，GA で特定された脆弱な患者の頻度（43％）と修正 Fried 規準で脆弱とされた患者の頻度（13％）との間に乖離があることを明らかにした(21)．さらに，後者は吻合不全や心肺機能障害などの術後早期合併症を正確に予測できなかった．しかし，この研究では，両方のモデルが全生存率を予測できるという結論に至っている．表面上は，Fried 規準が適切にリスクを層別化

---

＊2　訳注：Rockwood らの障害蓄積モデルに基づく Frailty の定義には，要介護状態にある高齢者個人もその対象に含まれるため，国内で日本老年医学会が定義した，「要介護状態に至る前の可逆性のある状態」である "フレイル" との異同について誤解を生じる可能性がある．日本老年医学会では，Clinical Frailty Scale の日本語訳を作成するにあたり，これを「臨床虚弱スケール」として "フレイル" という訳語を当てないことにした．

30　I　老年腫瘍学：概要

できなかったようにみえるが，脆弱性の有病率が低かったのは，おそらく使用された Fried 規準が修正版だったことによるものと考えられる．

　Fried 規準に対して寄せられるもう 1 つのよくある批判は，当初の CHS 研究で活動性がん患者が除外されたため，がん患者への一般化可能性が欠けているというものである．この選択が行われたのは，がん悪液質の影響を排除するためであった(8)．新たに診断された高齢早期がんの患者に脆弱性の表現型モデルを適用することは引き続き有用であるが，末期がんや再発がん患者では，一部当てはまらない場合があり，臨床判断が優先されるべきである．Fried 規準は，併存症や心理学的評価を取り入れていないため劣っているという意見もある．前述のように，脆弱性の表現型には併存症と生理的加齢の 2 つの経路が寄与している．そのため，併存症は脆弱性と重複することが多いが，必須の要素ではない．数多くの疫学研究が示すように，脆弱性自体は有害事象の独立した予測因子である．心理的評価に関して，うつは精神運動遅滞や仮性認知症を引き起こし，低活動性の評価をわかりにくくする可能性がある(22)．脆弱性を評価する前にうつを除外，もしくはその治療を行う必要がある．

　当初は抵抗もあったものの，脆弱性の表現型は高齢者における手術および薬物療法の予後評価に関する研究が増えるにつれ，徐々に外科腫瘍学および内科腫瘍学の分野で注目されるようになりつつある．大規模な単施設試験（$n = 594$）では，Fried 規準が高齢者における短期手術予後の有効かつ強力な独立予測因子であり，現在の術式リスクモデルの予測力を高めることが示された(23)．さらに，握力と体重減少の 2 項目からなる評価（receiver operating characteristic［ROC］曲線下面積：0.589，$P = 0.001$）は，5 項目すべてを用いた評価（ROC 曲線下面積：0.597，$P = 0.001$）と同様に手術予後の予測において良好な結果を示しており，数分間で迅速かつ正確なリスク評価が可能である(24)．

　婦人科がん患者（$n = 37$）の手術に関する短期的転帰を調査した小規模なパイロット研究では，虚弱患者（67％）は非虚弱患者（24％）と比較して術後合併症の増加が認められた（$P = 0.04$）．アンドロゲン除去療法（ADT）を受けた前立腺がん患者（$n = 134$）を対象とした症例対照研究では，ADT 群は対照群と比較して虚弱の割合が高く，転倒の発生率も高かった（14.3％ vs. 2.8％，$P = 0.02$）．興味深いことに，これらの試験では，虚弱患者は体重減少の閾値を満たしていたにもかかわらず，肥満傾向（BMI＞30）であることも示唆されている(25,26)．

## おわりに

　脆弱性とは，ストレスを受けた際に予後不良のリスクが高まる，生理学的予備能の低下した脆弱な状態である．高齢のがん患者において，治療後の合併症リスクを予測したり，より強度の高い治療法に適していない患者を特定したりするために，脆弱性リスクの層別化が役立つ．脆弱性の主な評価方法として，2つの定義が存在する．1つはGAに基づく多面的モデル，もう1つはFried規準に基づく表現型モデルである．

　国際老年腫瘍学会（SIOG）はGAの使用を推奨しているが，脆弱性スクリーニングのための具体的なガイドラインは存在しない[*3]．GAは予後予測能力が示されている一方で，時間と手間がかかり，前虚弱や非虚弱を見逃す可能性がある．Fried規準は，多くの老年疫学研究において，良好な内的妥当性と的中率を示している．GAとFried規準を直接比較した研究は少ないが，Fried規準が手術や特定の固形腫瘍患者における短期合併症の予測因子であることが複数の研究で示されている．

## ま　と　め

1. Friedら(8)が定義したように，虚弱とは，複数の基礎的な病態生理学的機序（炎症・免疫系の調節障害やサルコペニアなど）により，ストレス因子に対する脆弱性が増大する症候群であり，歩行速度，握力，体重減少，疲労感，身体活動性の5つの測定値のうち，少なくとも3つの欠損の存在に基づいて定義することができる．
2. 虚弱の2つめの一般的なモデルは，複数の病態の蓄積と，個人を不利な転帰に導く生理学的・機能的欠損の蓄積に基づいており，臨床虚弱スケール（CFS）として運用されている．
3. 老年腫瘍学では，虚弱な個人を特定するために高齢者機能評価（GA）が用いられてきた．この定義は，frailty index（FI）に基づく欠損蓄積の概念に類似している．「虚弱」そのものを定義するために，GAの異常をも

---

[*3]　訳注：2023年に米国臨床腫瘍学会（ASCO）がガイドラインをアップデートしており，その中では，高齢がん患者の脆弱性を見出し，マネジメントにつなげるためのスクリーニングツールとして，practical geriatric assessment（PGA）を公開している．患者あるいは介護者が記入するバージョンと，医療従事者がインタビューしながら記入するバージョンの2種類が用意されている．

とにした一貫したカットポイントは用いられていない.
4. GA と FI は運用上異なるものであるが，虚弱者を特定するために GA を用いる利点は，介入可能な問題を含む多領域の評価を提供できることであり，その結果は高齢患者のがん特異的転帰と関連している.

(山本　寛　訳)

# 参 考 文 献

1. Walter LC, Covinsky KE. Cancer screening in elderly patients: a framework for individualized decision making. *JAMA*. 2001; 285 (21): 2750-2756.
2. CMS.gov. Centers for Medicare & Medicaid Services. NHE fact sheet. December 3, 2015. Available at: https://www.cms.gov/research-statistics-data-and-systems/statistics-trends-and-reports/nationalhealthexpenddata/nhe-fact-sheet.html Accessed March 23, 2016.
3. Administration on Aging (AoA). *Aging Statistics-Administration for Community Living*. US Department of Health and Human Services, December 31, 2015. Available at: http://www.aoa.acl.gov/aging_statistics/index.aspx. Accessed March 23, 2016.
4. Parry C, Kent EE, Mariotto AB, et al. Cancer survivors: a booming population. *Cancer Epidemiol Biomarkers Prev*. 2011; 20 (10): 1996-2005.
5. Wildiers H, Mauer M, Pallis A, et al. End points and trial design in geriatric oncology research: a joint European Organisation for Research and Treatment of Cancer—Alliance for Clinical Trials in Oncology—International Society of Geriatric Oncology position article. *J Clin Oncol*. 2013; 31 (29): 3711-3718.
6. Herrera AP, Snipes SA, King DW, et al. Disparate inclusion of older adults in clinical trials: priorities and opportunities for policy and practice change. *Am J Public Health*. 2010; 100 (suppl 1): S105-S112.
7. Denson AC, Mahipal A. Participation of the elderly population in clinical trials: barriers and solutions. *Cancer Control*. 2014; 21 (3): 209-214.
8. Fried LP, Tangen CM, Walston J, et al. Frailty in older adults: evidence for a phenotype. *J Gerontol A Biol Sci Med Sci*. 2001; 56 (3): M146-M157.
9. Handforth C, Clegg A, Young C, et al. The prevalence and outcomes of frailty in older cancer patients: a systematic review. *Ann Oncol*. 2015; 26 (6): 1091-1101.
10. Wildiers H, Heeren P, Puts M, et al. International Society of Geriatric Oncology consensus on geriatric assessment in older patients with cancer. *J Clin Oncol*. 2014; 32 (24): 2595-2603.
11. Walston J, McBurnie MA, Newman A, et al. Frailty and activation of the inflammation and coagulation systems with and without clinical comorbidities: results from the cardiovascular health study. *Arch Intern Med*. 2002; 162 (20): 2333.
12. Rockwood K. A global clinical measure of fitness and frailty in elderly people. *CMAJ*. 2005; 173 (5): 489-495.
13. Xue QL, Bandeen-Roche K, Varadhan R, et al. Initial manifestations of frailty criteria and the development of frailty phenotype in the Women's Health and Aging Study II. *J Gerontol A Biol Sci Med Sci*. 2008; 63 (9): 984-990.
14. Rockwood K, Stadnyk K, MacKnight C, et al. A brief clinical instrument to classify frailty in elderly people. *Lancet*. 1999; 353 (9148): 205-206.
15. Cesari M, Gambassi G, Abellan van Kan G, Vellas B. The frailty phenotype and the frailty index: different instruments for different purposes. *Age Ageing*. 2013; 43 (1): 10-12.

16. Kenig J, Zychiewicz B, Olszewska U, Richter P. Screening for frailty among older patients with cancer that qualify for abdominal surgery. *J Geriatr Oncol*. 2015; 6 (1): 52-59.

17. Hamaker ME, Jonker JM, de Rooij SE, et al. Frailty screening methods for predicting outcome of a comprehensive geriatric assessment in elderly patients with cancer: a systematic review. *Lancet Oncol*. 2012; 13 (10): e437-e444.

18. Kristjansson SR, Nesbakken A, Jordhoy MS, et al. Comprehensive geriatric assessment can predict complications in elderly patients after elective surgery for colorectal cancer: a prospective observational cohort study. *Crit Rev Oncol Hematol*. 2010; 76 (3): 208-217.

19. Hurria A, Togawa K, Mohile SG, et al. Predicting chemotherapy toxicity in older adults with cancer: a prospective multicenter study. *J Clin Oncol*. 2011; 29 (25): 3457-3465.

20. Extermann M, Boler I, Reich RR, et al. Predicting the risk of chemotherapy toxicity in older patients: the Chemotherapy Risk Assessment Scale for High-Age Patients (CRASH) score. *Cancer*. 2012; 118 (13): 3377-3386.

21. Kristjansson SR, Ronning B, Hurria A, et al. A comparison of two preoperative frailty measures in older surgical cancer patients. *J Geriatr Oncol*. 2012; 3 (1): 1-7.

22. Drey M, Pfeifer K, Sieber CC, Bauer JM. The Fried frailty criteria as inclusion criteria for a randomized controlled trial: personal experience and literature review. *Gerontology*. 2011; 57 (1): 11-18.

23. Makary MA, Segev DL, Pronovost PJ, et al. Frailty as a predictor of surgical outcomes in older patients. *J Am Coll Surg*. 2010; 210 (6): 901-908.

24. Revenig LM, Canter DJ, Kim S, et al. Report of a simplified frailty score predictive of short-term postoperative morbidity and mortality. *J Am Coll Surg*. 2015; 220 (5): 904-911.e1.

25. Bylow K, Hemmerich J, Mohile SG, et al. Obese frailty, physical performance deficits, and falls in older men with biochemical recurrence of prostate cancer on androgen deprivation therapy: a case-control study. *Urology*. 2011; 77 (4): 934-940.

26. Courtney-Brooks M, Tellawi AR, Scalici J, et al. Frailty: an outcome predictor for elderly gynecologic oncology patients. *Gynecol Oncol*. 2012; 126 (1): 20-24.

# 4 脆弱性のバイオマーカー

Kah Poh Loh, Nikesha Haynes-Gilmore,
Allison Magnuson, and Supriya G. Mohile

## 脆弱性のバイオマーカー

高齢がん患者は多様であるため，暦年齢は生理学的年齢を反映していない可能性がある．高齢がん患者の健康状態を包括的に評価する方法である高齢者機能評価（GA）は，生理学的年齢についてより正確な情報を得ることができるため，治療における意思決定に寄与する(1,2)．また加齢や脆弱性と関連しているバイオマーカーも知られており，生理学的年齢をより正確に評価できる可能性がある．GA とバイオマーカーを併用することにより，高齢がん患者の個別化診療に寄与する可能性がある（表 4.1）．

炎症は加齢において重要な役割を果たしている．高齢者では白血球，C 反応性タンパク質（CRP），CXC ケモカインリガンド 10（CXCL10），インターロイキン-6（IL-6），腫瘍壊死因子-α（TNF-α）などの血中濃度が，これらの受容体レベルとともに上昇するといった，いわゆる低レベルの慢性全身性炎症がしばしば存在する(3)．加齢に伴うこのような低レベルの慢性炎症は，疾患や脆弱性リスクの

**表 4.1** 脆弱性のバイオマーカー

| マーカー | 例 |
| --- | --- |
| 炎症（急性期反応物質を含む）および凝固系 | CRP，IL-6，白血球，CXCL10，TNF-α，フィブリノゲン，第 Ⅷ 因子，D-ダイマー，s-VCAM 高値 |
| 内分泌系マーカー | 耐糖能障害，コルチゾール高値，IGF-1 および DHEA-S 低値 |
| 細胞老化 | テロメア短縮，p16$^{INK4a}$ 高値 |
| イメージング | サルコペニア（DXA 法または CT を用いた骨格筋量測定） |

CRP：C 反応性タンパク質，CXCL10：CXC ケモカインリガンド 10，DXA 法：二重エネルギー X 線吸収法，DHEA-S：デヒドロエピアンドロステロン硫酸，IGF-1：インスリン様成長因子-1，IL-6：インターロイキン-6，p16$^{INK4a}$：サイクリン依存性キナーゼ 4/6（CDK4/CDK6）阻害剤 p16，s-VCAM：可溶性血管細胞接着分子，TNF-α：腫瘍壊死因子-α.

増加と関連している．558 人の女性（65〜101 歳）を対象とした横断研究では，白血球数と IL-6 の値が三分位の上位の群では，下位の群と比較し脆弱性のオッズが 4 倍であった(4)．IL-6 の血中濃度の上昇は動脈硬化，骨粗鬆症，サルコペニア，身体機能低下または障害などの誘因であり，死亡とも関連することが示されている(5)．また IL-6 血中濃度と CRP が高いがん患者は，そうでない患者に比して死亡が多く（ハザード比：IL-6 1.64，CRP 1.63）(5)，白血球数高値も脆弱性やがんによる死亡と関連していた．白血球系免疫細胞は脆弱性の表現型においてそれぞれ異なる影響を及ぼしている可能性があり，たとえばリンパ球ではなく好中球と単球の増加が脆弱性，身体機能障害，死亡と正の相関があったとする報告もある(6)が，これらの免疫細胞と脆弱性との直接的な関連については，まだ解明されていない．

血液凝固因子（フィブリノゲン，第Ⅷ因子，D-ダイマー）および可溶性血管細胞接着分子（s-VCAM）は，これらの経路間の共刺激性および下流シグナルへの影響から，慢性炎症マーカーと並行して増加することが指摘されている．地域在住の 65 歳以上 4,735 人（15% ががん患者）を対象とした大規模コホート研究において，脆弱な患者では心血管病や糖尿病の併存とは無関係に，フィブリノゲンと第Ⅷ因子の値が高かった(7)．また D-ダイマー，s-VCAM，IL-6 の高値は 4 年死亡率と独立して関連していた(3)．

内分泌系のバイオマーカーも加齢や脆弱性と関連する．102 例の女性を対象とした研究において，高齢であることはデヒドロエピアンドロステロン硫酸（DHEA-S），インスリン様成長因子-1（IGF-1）と逆相関しており，DHEA-S の欠乏は骨量減少の予測因子であった(8)．また地域在住の脆弱でない高齢者と比較し，脆弱な高齢者の血中 DHEA-S，IGF-1 レベルは有意に低値であった(9)．10 年間の縦断的研究においても DHEA-S 低値（オッズ比［OR］0.50），コルチゾール/DHEA-S 比高値（OR 1.79）は脆弱性の予測因子であった(10)．

テロメアは染色体末端に存在する繰返し DNA 配列（テロメア DNA）とそれに結合するタンパク質から構成される複合体で，加齢とともに短縮し，細胞老化やがんなどと密接に関係していること(11)が知られているが，テロメア長はがんや全死亡のみならず，身体機能障害とも相関することが複数の研究で示されている(11)．サイクリン依存性キナーゼ 4/6（CDK4/CDK6）阻害因子である p16（p16INK4a）は細胞周期におけるサイクリン依存性キナーゼ（CDK）活性を阻害するがん抑制タンパク質である(12)．p16INK4a の長期的な発現は不可逆的な細胞周期の停止を誘導して老化を促進すると考えられており(12)，動物やヒトのモデルにおいて p16INK4a 発現は加齢で上昇することが報告されている．そのため理論的

36   I   老年腫瘍学:概要

にはテロメア長と p16$^{INK4a}$ は老化のバイオマーカーとなりうるが,脆弱性や死亡との関連を明らかにするためにはさらなる研究が必要である.

　サルコペニアとは加齢に伴う骨格筋量の減少を指し,骨格筋量が若年成人の-2 SD(標準偏差)値以下に低下した状態と定義される.骨格筋量を評価する方法には DXA 法(二重エネルギー X 線吸収法)や CT を用いる方法などがある.サルコペニアは脆弱性の重要な構成要素であるため,この 2 つの病態を分けて考えるのは困難である(13).非血液がん患者における骨格筋量の低下は生存率の低下と関連していることを示すメタ解析がある(14).また,サルコペニアはがん患者の術後合併症の予測因子であることが報告されている(15,16).

　脆弱性とバイオマーカーの相互作用は複雑であり,基礎疾患や併存疾患の影響を受ける.老年腫瘍学領域において,脆弱性,身体機能障害,治療関連毒性,予後などの予測におけるバイオマーカーの有用性や実施可能性を検証するためには,今後の研究が必要である.加齢や脆弱性に関連するバイオマーカーが介入によってどのように変化するか,またその変化が転帰とどのように関連するかを明らかにするためには,さらに多くの研究が必要である.さまざまなバイオマーカーのうち,IL-6 は最も広く研究されている.しかし,脆弱性の病態生理におけるIL-6 のメカニズムは,IL-6 がその上流および下流の分子・細胞免疫因子とどのように相互作用しているかを含め,まだ明らかにされていない.

## ま　と　め

1. 一般集団およびがん患者における脆弱性,身体機能障害,死亡と関連するバイオマーカーは報告されているが,臨床応用するにはまだ十分なデータがない.
2. バイオマーカーとして,炎症マーカー,内分泌系マーカー,細胞老化マーカーなどがある.
3. インターロイキン-6 (IL-6) は広く研究されているバイオマーカーであり,老化,脆弱性,死亡と関連している.
4. サルコペニアは脆弱性のバイオマーカーの 1 つであり,がん患者における予後予測因子としても注目されている.
5. 高齢がん患者の管理においてバイオマーカーが既存の臨床パラメータをどのように補完できるかを検証する研究が必要である.

　　　　　　　　　　　　　　　　　　　　　　　　　　　　(杉本　研 訳)

# 参 考 文 献

1. Kalsi T, Babic-Illman G, Ross PJ, et al. The impact of comprehensive geriatric assessment interventions on tolerance to chemotherapy in older people. *Br J Cancer*. April 2015; 112（9）: 1435.
2. The National Comprehensive Cancer NetworkR. Older adult oncology: NCCN Guidelines. 2015. Available at: http://www.nccn.org/professionals/physician_gls/pdf/senior.pdf. Accessed January 9, 2016.
3. Hubbard JM, Cohen HJ, Muss HB. Incorporating biomarkers into cancer and aging research. *J Clin Oncol*. August 2014; 32（24）: 2611-2616.
4. Leng SX, Xue Q-L, Tian J, et al. Inflammation and frailty in older women. *J Am Geriatr Soc*. June 2007; 55（6）: 864-871.
5. Singh T, Newman AB. Inflammatory markers in population studies of aging. *Ageing Res Rev*. July 2011; 10（3）: 319-329.
6. Leng SX, Xue Q-L, Huang Y, Ferrucci L, et al. Baseline total and specific differential white blood cell counts and 5-year all-cause mortality in community- dwelling older women. *Exp Gerontol*. December 2005; 40（12）: 982-987.
7. Walston J, McBurnie MA, Newman A, et al. Frailty and activation of the inflammation and coagulation systems with and without clinical comorbidities: results from the Cardiovascular Health Study. *Arch Intern Med*. November 2002; 162（20）: 2333-2341.
8. Haden ST, Glowacki J, Hurwitz S, et al. Effects of age on serum dehydroepiandrosterone sulfate, IGF-I, and IL-6 levels in women. *Calcif Tissue Int*. June 2000; 66（6）: 414-418.
9. Leng SX, Cappola AR, Andersen RE, et al. Serum levels of insulin-like growth factor- I（IGF-I）and dehydroepiandrosterone sulfate（DHEA-S）, and their relationships with serum interleukin-6, in the geriatric syndrome of frailty. *Aging Clin Exp Res*. April 2004; 16（2）: 153-157.
10. Baylis D, Bartlett DB, Syddall HE, et al. Immune-endocrine biomarkers as predictors of frailty and mortality: a 10-year longitudinal study in community-dwelling older people. *Age（Dordr）*. June 2013; 35（3）: 963-971.
11. Bekaert S, De Meyer T, Van Oostveldt P. Telomere attrition as ageing biomarker. *Anticancer Res*. August 2005; 25（4）: 3011-3021.
12. LaPak KM, Burd CE. The molecular balancing act of p16（INK4a）in cancer and aging. *Mol Cancer Res*. February 2014; 12（2）: 167-183.
13. Mijnarends DM, Schols JM, Meijers JM, et al. Instruments to assess sarcopenia and physical frailty in older people living in a community（care）setting: similarities and discrepancies. *J Am Med Dir Assoc*. April 2015; 16（4）: 301-308.
14. Shachar SS, Williams GR, Muss HB, Nishijima TF. Prognostic value of sarcopenia in adults with solid tumours: a meta-analysis and systematic review. *Eur J Cancer*. February 2016; 57: 58-67.
15. Boer BC, de Graaff F, Brusse-Keizer M, et al. Skeletal muscle mass and quality as risk factors for postoperative outcome after open colon resection for cancer. *Int J Colorectal Dis*. February 2016; 31（6）: 1117-1124.
16. Kuroki LM, Mangano M, Allsworth JE, et al. Pre-operative assessment of muscle mass to predict surgical complications and prognosis in patients with endometrial cancer. *Ann Surg Oncol*. March 2015; 22（3）: 972-979.

# Ⅱ  老年症候群

# 5 生活機能の障害

Siri Rostoft and Benedicte Rønning

## はじめに

生活機能*1 の障害は，自立した生活を送れない，基本的な日常生活動作（ADL）が遂行できないなどの状態を指す老年症候群の 1 つである．高齢ながん患者において，生活機能を評価すべき理由はいくつかある．第一に，すべての臓器機能が加齢とともに低下するため，生活機能は加齢とともに低下する．生活機能は，その人の全体像を示すものであり，加齢に伴う変化と併存疾患の両方によって規定されるその人の健康状態に関する全体的指標となりうる．第二に，高齢な重症患者にとって，自立して生活できることは生命予後よりも重要である可能性があるため(1)，生活機能は重要なアウトカムとして位置づけられる．第三に，生活機能は，しばしば過小評価されがちであり，医師による報告も不十分である(2)．生活機能は，入院中の高齢患者における 1 年死亡率の重要な予測因子であることが示されているにもかかわらず(3)，入院時の生活機能の評価に関する報告はほとんどない．数千人の手術適応高齢者の大規模コホートでは，ADL障害は術後死亡の一貫した独立予測因子であった(4)．それにもかかわらず，術前の生活機能を報告した手術に関する論文はほとんどない．さらに，生活機能の客観的な身体機能指標である歩行速度は，死亡率と高い相関がある(5)．腫瘍学における老年医学的評価に関するデルファイ法を用いた最近の研究において，生活機能は高齢ながん患者において考慮すべき最も重要な領域であることが示された(6)．

---

*1　訳注：生活機能（functioning）とは「生きることの全体像」を指す用語であり，身体機能（歩行速度やバランス機能など）・活動（トイレ動作や食事動作などの各 ADL）・参加（買い物や公共交通機関の利用など各 IADL）の 3 つのすべてのレベル（階層）を含む包括用語である．
　・厚生労働省 HP：https://www.mhlw.go.jp/houdou/2002/08/h0805-1.html
　・厚生労働省 HP：chrome-extension://efaidnbmnnnibpcajpcglclefindmkaj/https://www.mhlw.go.jp/stf/shingi/2r9852000002ksqi-att/2r9852000002kswh.pdf. cited 20240104

## 定　義

　生活機能の障害は，通常，入浴，着替え，トイレ，食事，椅子からの立ち上がりなど，基本的な ADL のいずれかに介助が必要な状態などを指す．患者が生活機能の障害に陥ると，介助なしでは生活できなくなる．手段的日常生活動作（IADL）とは，買い物，調理，支払い，移動など，完全に自立した生活を送るために必要な，より高度な動作のことである．また，生活機能の障害については，臨床現場でも論文でも，さまざまな定義に出くわすことがある．生活機能の障害は認知障害の結果である可能性があることを強調することは重要である．実際，生活機能の障害は認知症の診断基準の１つである．したがって，患者の生活機能を完全に評価するためには，ADL，IADL，身体機能の評価に加え，認知機能の評価を含めるべきである．

## 生活機能の障害の発症

　生活機能の障害は老年症候群の１つと考えられている．通常，生活機能の障害は１つ以上の要因によって引き起こされ，ゆっくりと進行することもあれば，慢性疾患や加齢が高齢者に複数の障害を引き起こした最終的な結果であることもある．しかし，生活機能の障害は，急性疾患や，高侵襲な手術や化学療法・放射線療法などのがん治療後に，より鋭敏に現れることもある．急性疾患やがん治療が開始される前からすでに患者が脆弱で生活機能に制限がある場合，生活機能の障害を発症する可能性は高くなる．

## 有　病　率

　高齢患者における生活機能の障害の有病率は，評価する集団によって大きく異なる．例えば，特別養護老人ホームに入所している患者の大半は機能的に自立していない．一方，スウェーデンのデータによると，一般集団では 80 歳で約 75% の人が機能的に自立しており，障害が一般的になるのは 90 歳以降である(7)．

## 生活機能の評価

　生活機能に関する情報は，日常診療での臨床的な観察から得られることがある．例えば，患者は覚醒しているか，見当識はあるか，介助なしで診察室まで歩

けるか，上着を脱いだり座ったりするのに苦労はないか，などである．このような観察も有用であるが，評価ツールを使用することで，より詳細な情報が得られ，ベースラインの状態が確立され，経時的な変化の追跡が容易になり，医療者や患者とのコミュニケーション，診療録作成などに役立つ．

## 日常生活動作（ADL）

1. 基本的日常生活動作（BADL）
    ・Katz index(8)（図 5.1）
    ・Barthel index(9)

| 活動<br>点数（1 または<br>0 点） | 自立：（1 点）<br>監視，口頭指示，または人的介助がない | 介助：（0 点）<br>監視，口頭指示，または人的介助（部分介助～全介助）がある |
|---|---|---|
| 入浴<br><br>点：＿＿＿＿ | （1 点）介助なしで入浴を遂行できる，あるいは，背中，陰部，障害のある上下肢など，身体の一カ所のみ洗体介助が必要． | （0 点）身体の一カ所以上に洗体介助が必要，浴槽や浴室の出入りに介助が必要，全介助での入浴が必要． |
| 更衣<br><br>点：＿＿＿＿ | （1 点）介助なしでクローゼットや引出しから衣服を取り出し，衣服やファスナー付きの上着を着ることができる．靴紐を結ぶ手助けは許容される． | （0 点）着替えに手助けが必要，または，全介助で着替える． |
| トイレ<br><br>点：＿＿＿＿ | （1 点）介助なしでトイレに行き，便器に移乗し，衣服を整え，陰部を清潔にする． | （0 点）トイレへの移動，便器への移乗，陰部の清拭などに手助けが必要，あるいは，差込み便器やポータブルトイレを使用する． |
| 移乗<br><br>点：＿＿＿＿ | （1 点）介助なしでベッドへの出入りや椅子に腰掛けたり離れたりすることができる．福祉用具の使用は許容される． | （0 点）ベッドや椅子の移乗に手助けが必要，または，全介助を要す． |
| 排泄制御<br><br>点：＿＿＿＿ | （1 点）排尿と排便を完全に自分で制御できる． | （0 点）排尿または排便において一部または完全に失禁がある． |
| 食事<br><br>点：＿＿＿＿ | （1 点）介助なしで皿から口に食べ物を入れることができる．食事の準備に関する手伝いは許容される． | （0 点）食事において一部またはすべてに手助けが必要である． |

**図 5.1** Katz index

## 2. 手段的日常生活動作（IADL）
・Lawton IADL 尺度(10)（図 5.2）

　ADL という言葉は，1959 年にベンジャミン・ローズ病院の老年医学者 Sidney Katz 博士らによって初めて紹介された．彼らの研究の目的は，脳卒中や股関節骨折のような障害のある患者の生活機能の変化を測定するためのツールを作成することであった．ADL を測定するツールは，治療の効果を判定し，予後を予測することにおいても有用であった．ADL や IADL の介助状況を評価するための有効な質問票はいくつか作成されている．これらの質問票は，患者または介護者への聴取により実施することもできるし，実際の観察（例えば，介護施設などで）により評価することもできる．IADL を追加評価することで，患者の日常生活における生活機能の障害をより包括的に把握することができる．例えば，食事を完全に自立するためには，店に行く，買い物する，食事の支度をするなどもできなければならないが，後者の活動は Lawton IADL 尺度などの IADL 尺度に含まれている．臨床では，患者がどの活動で介助を必要としているかを見極めることが重要である．これらの評価結果は，適切なケアの水準を検討するために重要である．これらの評価ツールを用いた ADL および IADL の評価は，予後因子やアウトカムとして，また生活機能の経時的変化を評価するための手段として，臨床研究に有用である．

# 身 体 機 能
## 身体機能を評価するための一般的なツールの例
1. 歩行速度(11)
2. Timed Up and Go （TUG）テスト(12)
3. Short Physical Performance Battery （SPPB）(13)

　身体機能の測定には，歩行（歩行速度）などの 1 つ以上の規定された動作に対する患者の遂行状況を測定する客観的検査などが含まれる．歩行速度は，患者に快適なペースで 4 m を歩かせることで簡単に測定できる．歩いたメートル数を歩行にかかった秒数で割ると，歩行速度（m/sec）を算出できる．70〜79 歳と 80 歳以上の健康な女性の正常歩行速度は，それぞれ 1.13 m/sec と 0.94 m/sec である．同じ年齢層の健康な男性では，1.26 m/sec と 0.97 m/sec である．歩行速度が 0.8 m/sec 未満は一般に遅いと考えられ，障害，転倒，施設入所など，臨床成績が悪化する可能性を予測できる(5)．TUG テストは，歩行，バランス，移動の要素を含む身体機能評価である．患者が肘掛け椅子に座り，椅子から立ち上が

44　Ⅱ　老年症候群

---

### 手段的日常生活動作（IADL）

**手順**：各項目において現在の患者の能力に最も近い記述のスコアに丸をつける．検査者は，患者本人，情報提供者（患者の家族または他の介護者など），最近の記録から得た患者に関する情報などに基づいて評価する．

**A. 電話を使用する能力**　　　　　　　　　　　　　　　　　　　　　　　　　　　　　　　　　採点
1. 自分から電話をかける（電話帳を調べたりダイアル番号を回すなど）　　　　　　　　　　　　1
2. 2-3 のよく知っている番号をかける　　　　　　　　　　　　　　　　　　　　　　　　　　1
3. 電話に出るが自分からかけることはない　　　　　　　　　　　　　　　　　　　　　　　　1
4. まったく電話を使用しない　　　　　　　　　　　　　　　　　　　　　　　　　　　　　　0

**B. 買い物**
1. すべての買い物は自分で行う　　　　　　　　　　　　　　　　　　　　　　　　　　　　　1
2. 少額の買い物は自分で行える　　　　　　　　　　　　　　　　　　　　　　　　　　　　　0
3. 買い物に行くときはいつも付き添いが必要　　　　　　　　　　　　　　　　　　　　　　　0
4. まったく買い物はできない　　　　　　　　　　　　　　　　　　　　　　　　　　　　　　0

**C. 食事の準備**
1. 適切な食事を自分で計画し準備し給仕する　　　　　　　　　　　　　　　　　　　　　　　1
2. 材料が供与されれば適切な食事を準備する　　　　　　　　　　　　　　　　　　　　　　　0
3. 準備された食事を温めて給仕する，あるいは食事を準備するが適切な食事内容を維　　　　　0
　 持しない
4. 食事の準備と給仕をしてもらう必要がある　　　　　　　　　　　　　　　　　　　　　　　0

**D. 家事**
1. 家事を一人でこなす，あるいは時に手助けを要する（例：重労働など）　　　　　　　　　　1
2. 皿洗いやベッドの支度などの日常的仕事はできる　　　　　　　　　　　　　　　　　　　　1
3. 簡単な日常的仕事はできるが，妥当な清潔さの基準を保てない　　　　　　　　　　　　　　1
4. すべての家事に手助けを必要とする　　　　　　　　　　　　　　　　　　　　　　　　　　1
5. すべての家事にかかわらない　　　　　　　　　　　　　　　　　　　　　　　　　　　　　0

**E. 洗濯**
1. 自分の洗濯は完全に行う　　　　　　　　　　　　　　　　　　　　　　　　　　　　　　　1
2. 靴下のゆすぎなど簡単な洗濯をする　　　　　　　　　　　　　　　　　　　　　　　　　　1
3. すべて他人にしてもらわなければならない　　　　　　　　　　　　　　　　　　　　　　　0

（つづく）

---

**図 5.2**　Lawton IADL 尺度

出典：文献（10）より引用．Lawton MP, Brody EM. Assessment of older people: self-maintaining and instrumental activities of daily living. *Gerontologist*. 1969; 9（3）: 179-186.

訳注：訳文は日本臨床腫瘍研究グループ（JCOG）の推奨高齢者機能評価ツール https://jcog. jp/assets/pdf/A_040_gsc_20210517.pdf 中の「手段的日常生活活動（IADL）尺度」を転載．

**F. 移送の形式**

| | |
|---|---|
| 1. 自分で公的機関を利用して旅行したり，自家用車を運転する | 1 |
| 2. タクシーを利用して旅行するが，その他の公的輸送機関は利用しない | 1 |
| 3. 付き添いがいたり皆と一緒なら公的輸送機関で旅行する | 1 |
| 4. 付き添いか皆と一緒で，タクシーか自家用車に限り旅行する | 0 |
| 5. まったく旅行しない | 0 |

**G. 自分の服薬管理**

| | |
|---|---|
| 1. 正しいときに正しい量の薬を飲むことに責任がもてる | 1 |
| 2. あらかじめ薬が分けて準備されていれば飲むことに責任がもてる | 0 |
| 3. 自分の薬を管理できない | 0 |

**H. 財産取り扱い能力**

| | |
|---|---|
| 1. 経済的問題を自分で管理して（予算，小切手書き，掛け金支払い，銀行へ行く）一連の収入を得て，維持する | 1 |
| 2. 日々の小銭は管理するが，預金や大金などでは手助けを必要とする | 1 |
| 3. 金銭の取り扱いができない | 0 |

**図 5.2** Lawton IADL 尺度（つづき）

り，通常のペースで 3 m 歩き，180 度回転して戻り，再び座る，という一連の動作を完了するのに必要な秒数を測定する．SPPB は，バランステスト，歩行速度テスト，椅子立ち上がりテストの 3 つの要素で構成されている．

## 老年腫瘍学における生活機能の評価

生活機能を評価するツールは数多くあるが，問題となるのは，どのツールが高齢がん患者に最も適しているかということである．がん専門医は従来，Eastern Cooperative Oncology Group performance status（ECOG PS）や Karnofsky PS などの指標を用いて，がん患者のパフォーマンスステータス（PS）を評価してきた．これらの指標や確立された尺度による PS の測定は簡単であり，また高齢がん患者でも実行可能である．しかし，平均年齢 72 歳のがん患者 363 人を対象とした臨床研究において，著者らは ECOG PS が 2 以上の患者のうちかなりの数の患者で ADL や IADL の障害を有していることを示し(14)，ADL の評価はルーチンの患者評価の一部とすべきであることを示している．客観的な身体機能測定の意義は十分に確立されており，おそらく今後の研究によってその役割が明確化されるであろう．現在までのところ，老年腫瘍学における生活機能の最適な評価方法に関するガイドラインは存在しないが，最低限，PS を評価し，ADL および IADL

に関する有効な質問票を使用することを推奨する.

## がん治療後の生活機能の軌跡

がん治療後の生活機能の経過を調べた研究はほとんどない. 手術を受けた高齢の大腸がん患者では, 中央値22カ月の追跡後に患者の約3分の1がADL障害を有していることが明らかにされた(15). また, 75歳以上の患者では, がん手術6カ月後にADL障害がみられた患者は少数であることが明らかとされている(16). この分野ではさらなる研究が必要である.

## おわりに

生活機能の障害は, 高齢のがん患者において, 治療前, 治療中, 治療終了後に考慮すべき重要な因子である. 生活機能の障害を評価することは, 治療担当医にベースラインを提供し, 予後予測および治療忍容性を検討する際に役立つ. 生活機能の維持は, がん治療を受けた高齢者にとって重要なアウトカムであり, 生存や病勢進行などの一般的な治療アウトカムに加えて評価されるべきである.

## ま と め

1. 高齢がん患者では生活機能の評価が必須である.
2. 生活機能の評価には, 基本的日常生活動作 (BADL) および手段的日常生活動作 (IADL), パフォーマンスステータス (PS), 身体機能, 認知機能が含まれる.
3. 生活機能は, 死亡率, 治療毒性, 施設入所のリスクを高める.
4. 生活機能は, 重要な治療アウトカムである.

（原田剛志　訳）

## 参 考 文 献

1. Fried T, Bradley E, Towle V, Allore H. Understanding the treatment preferences of seriously ill patients. *N Engl J Med.* 2002; 346 (14): 1061-1066.
2. Covinsky K, Pierluissi E, Johnston C. Hospitalization-associated disability: "She was probably able to ambulate, but I'm not sure." *JAMA.* 2011; 306 (16): 1782-1793.

5　生活機能の障害　**47**

3. Walter L, Brand R, Counsell S, et al. Development and validation of a prognostic index for 1-year mortality in older adults after hospitalization. *JAMA*. 2001; 285 (23): 2987-2994.
4. Turrentine F, Wang H, Simpson V, Jones R. Surgical risk factors, morbidity, and mortality in elderly patients. *J Am Coll Surg*. 2006; 203 (6): 865-877.
5. Studenski S, Perera S, Patel K, et al. Gait speed and survival in older adults. *JAMA*. 2011; 305 (1): 50-58.
6. O'Donovan A, Mohile S, Leech M. Expert consensus panel guidelines on geriatric assessment in oncology. *Eur J Cancer Care*. 2015; 24 (4): 574-589.
7. Santoni G, Angleman S, Welmer A-K, et al. Age-related variation in health status after age 60. *PLoS One*. 2015; 10 (3): e0120077.
8. Katz S, Downs T, Cash H, Grotz R. Progress in development of the index of ADL1. *Gerontologist*. 1970; 10 (1 pt 1): 20-30.
9. Mahoney F, Barthel D. Functional evaluation: the Barthel index. *Md State Med J*. 1965; 14: 61-65.
10. Lawton MP, Brody EM. Assessment of older people: self-maintaining and instrumental activities of daily living. *Gerontologist*. 1969; 9 (3): 179-186.
11. Cesari M, Kritchevsky SB, Penninx BW, et al. Prognostic value of usual gait speed in well-functioning older people. *J Am Geriatr Soc*. 2005; 53 (10): 1675-1680.
12. Podsiadlo D, Richardson S. The timed "Up & Go": a test of basic functional mobility for frail elderly persons. *J Am Geriatr Soc*. 1991; 39: 142-148.
13. Guralnik J, Simonsick E, Ferrucci L, et al. A short physical performance battery assessing lower extremity function: association with self-reported disability and prediction of mortality and nursing home admission. *J Gerontol*. 1994; 49 (2): M85-M94.
14. Repetto L, Fratino L, Audisio R, et al. Comprehensive geriatric assessment adds information to Eastern Cooperative Oncology Group performance status in elderly cancer patients: an Italian Group for Geriatric Oncology study. *J Clin Oncol*. 2002; 20 (2): 494-502.
15. Ronning B, Wyller T, Jordhoy M, et al. Frailty indicators and functional status in older patients after colorectal cancer surgery. *J Geriatr Oncol*. 2014; 5 (1): 26-32.
16. Amemiya T, Oda K, Ando M, et al. Activities of daily living and quality of life of elderly patients after elective surgery for gastric and colorectal cancers. *Ann Surg*. 2007; 246 (2): 222-228.

# 6 高齢がん患者における転倒

Soo Jung Kim and Beatriz Korc-Grodzicki

転倒とは，抗いがたい内的あるいは外的な原因によらず，意識消失を伴わず，意図せずに地面または他の低い平面へ倒れることと定義される．転倒は高齢者が直面する一般的で，深刻かつ費用のかかる問題であり，高齢がん患者は非がん患者よりも転倒しやすい(1)．化学療法を開始した高齢者のうちの約 20% で過去 6 カ月間に転倒歴があるとされている(1,2)．がんに対する手術前に評価を受けた 75 歳以上の患者のうちの約 26% で過去 1 年間に転倒歴があり，転倒した患者の 37% が杖，歩行器，車椅子を使用して医療機関を受診している(3)．このような脆弱な集団における転倒は，他のさまざまな要因の中でも想起バイアスにより過小評価されている可能性が高い(1)．一般的な高齢者集団と同様，がん患者における転倒の重要な予測因子として，うつ，認知障害，過去の転倒歴，日常生活機能の障害がある．以上より，高齢がん患者では転倒に対するスクリーニングが特に必要である(4)．

高齢がん患者では，がん治療による副作用や転移性脳腫瘍なども転倒のリスク因子となる(1,5)．421 人の患者集団の検討では，化学療法による末梢神経障害は転倒（11.9%），日常生活機能の障害（26.6%）と関連することが示された(6)．別の研究では，神経毒性を有する薬剤の 2 剤併用療法を受けている患者は，神経毒性を有する薬剤の単剤療法を受けている患者や神経毒性のない化学療法を受けている患者と比較して，転倒に関連した外傷の発生率が高いことが示された(7)．がん患者は，非がん患者と比較し，心停止，呼吸不全，ショック，低酸素脳症など，転倒による外傷に関連した合併症をきたす可能性も高い．さらに，高齢がん患者では，転倒の有無が化学療法の重篤な副作用のリスク上昇と関連することが示された(8)．

転倒は高頻度に起きる深刻な問題であるにもかかわらず，最近転倒したことをがん治療医に自己申告した高齢がん患者のうち，カルテに適切に記録されていたのはわずか 10% であった(9)．がん治療医の多くは転倒についての知識に乏しく，患者の転倒の有無を日常的に記録していないため，高齢がん患者が転倒しても，がん医療従事者に認識されない可能性がある．適切なタイミングで介入し，転倒に関連するリスクを軽減するためには，がん医療従事者の間で転倒の有病率

6　高齢がん患者における転倒　　49

と重大性に対する認識を高めることが必要不可欠である(9).

## 転倒の原因とリスク因子

　高齢者の転倒の原因は数多くある. 転倒は, 加齢に伴う生理学的変化や個々の身体疾患のような内在的要因, 環境要因, あるいはこれらの組合せの結果として起こりうる (表 6.1). ほとんどの報告で"偶発的"または環境に関連した転倒が最も多く挙げられ, 30〜50% を占めているが, 偶発的とされる転倒の多くは, 個々の易転倒性と特定可能な環境要因の組合せの結果である(10,11). 転倒の原因を特定するには, 内在的な素因と環境上のリスク因子を評価することが重要で

**表 6.1**　転倒のリスク因子と介入

| 転倒のリスク因子 | 介入 |
|---|---|
| **内在性リスク因子** | |
| 視覚:白内障, 視力障害, まぶしさへの耐性, 暗順応性 | 白内障手術, 薬物治療, 眼鏡などの視覚補助具, 適切な照明 |
| 聴覚 | 耳垢除去, 補聴器 |
| 前庭覚:良性頭位めまい症, 耳感染症の既往, 薬剤 | バランス運動, 適切な照明, 耳毒性薬剤の中止 |
| 固有受容覚:末梢神経障害, 変形性頸椎症 | 基礎疾患の治療, 適切な歩行補助具・靴, バランス運動 |
| 中枢神経系:運動・問題解決・判断能力障害, 認知症 | 基礎疾患の治療, 見守り, 環境調整 |
| 筋骨格系:関節炎, 筋力低下, 拘縮, 外反母趾, 胼胝, 変形 | 疾患の内科的/外科的治療, 筋力強化運動, 歩行訓練, 歩行補助具, フットケア, 適切な靴 |
| 全身疾患:起立性低血圧, 心疾患, 呼吸器疾患, 代謝性疾患 | 水分摂取, 薬剤調整, 弾性ストッキング, 基礎疾患の治療 |
| うつ, 転倒後不安症候群 | リスク・ベネフィットに応じた抗うつ薬使用 |
| **外因性リスク因子** | |
| 環境:階段, コード類, 家具, 敷物, 照明の不備, 不適切な靴, 床の模様や光沢 | 環境チェックリスト, 住宅や浴室の評価・改修 |
| 薬剤:鎮静剤, 抗うつ剤, 降圧剤, 利尿剤, 多剤併用 (5種類以上の処方薬) | 必要最低限の薬剤の使用, 少量からの開始, 緩徐な増量 |

ある．

**視覚，聴覚，固有受容覚：**視力，コントラスト感度，奥行き知覚は，姿勢の安定性を維持し転倒を避けるために非常に重要である．転倒リスクがある人が遠近両用眼鏡を使用していると，転倒の原因となるようなことが発生した際，足元や地面を眼鏡の近用部を通してみることになり，焦点を合わせて体を安定させることが困難となる．同様に，白内障は重大なリスク因子であり，適応がある場合，手術を検討すべきである(12)．聴覚刺激は外界に対する自身の位置を確認する一助となり，その検出と解釈により，聴覚は体の安定性に直接影響を及ぼすが，高齢者の50％以上にある程度の難聴がみられる．前庭覚は安静時や運動時の空間定位を補助し，固有受容覚は体位変換時や平坦でない地面での歩行時の空間定位を補助する．これらの感覚のいずれかに障害がある患者では，安定性が低下する(13)．

**起立性低血圧：**起立性低血圧は，脳血流を低下させることによって転倒を引き起こす可能性がある(14)．地域在住の高齢者の10〜30％にみられ，多くの場合，加齢に関連した生理学的変化（自律神経の変化，圧受容体感受性の低下など），併存疾患，薬剤などの複数の要因が基礎にある．

**薬　剤：**抗精神病薬，副腎皮質ステロイド，抗コリン薬，抗うつ薬，ベンゾジアゼピン，オピオイド，抗不安薬，抗不整脈薬，利尿薬などの薬剤は転倒のリスクを高めることが示されている．うつ病，心不全，高血圧症などの治療によく使用される薬剤も転倒リスクを高める可能性がある．4種類以上の薬剤の使用や用量の変更は転倒と関連することが示されており，ポリファーマシー対策は転倒リスクの減少につながる．高齢者のケアにおいて，服薬の見直しと高齢者に不適切とされる薬剤の回避・減量中止は必須である．アルコール摂取などの行動リスク因子も転倒と関連していることが示されている．

**歩行不安定性：**歩行不安定性は一般的な老年症候群である．骨，関節，筋肉・腱を含む筋骨格系に障害があれば，安定性に悪影響を及ぼす可能性がある．関節炎も，疼痛，筋力低下，固有受容覚の低下など，複数のメカニズムを通じて転倒の可能性を高める可能性がある．胼胝，外反母趾，足趾や爪の変形などの足の異常も歩行不安定性につながる可能性がある(11)．

**中枢神経系疾患：**脳血管障害やパーキンソン病などの中枢神経系疾患は，高齢者の転倒につながる可能性がある．同様に，認知症や認知機能に悪影響を及ぼすその他の疾患も（問題解決能力や判断力に悪影響を及ぼすことにより）転倒のリスクを高める(10,11)．

がん患者では，倦怠感，貧血，神経障害，全身衰弱，骨転移が転倒の一因とな

りうる．疼痛や神経毒性のある化学療法は転倒リスクを高める．外来における高齢がん患者の転倒予測因子には，日常生活動作（ADL）や手段的日常生活動作（IADL）の低下，過去の転倒歴，低栄養，併存疾患，うつ，Eastern Cooperative Oncology Group performance status（ECOG PS）が不良であることなどがある．入院患者では，脳転移や認知機能障害がリスク因子となる(1,15)．化学療法を受けている患者の約 20% が，化学療法の 1 コース目と 2 コース目の間に新たに ADL 低下を起こすことに注意することが重要である(16)．

## 転倒患者の評価

　がん医療従事者は，日常的に転倒のスクリーニングを行う必要がある．スクリーニングが陽性であった場合，患者の追加評価や転倒の原因に関する評価のための該当部署への紹介を検討する．2010 年の米国老年医学会（AGS）/英国老年医学会（BGS）による高齢者の転倒予防に関するガイドライン(12)では，転倒のスクリーニングのための 3 つの簡単な質問を少なくとも 1 年に 1 回行うことを推奨している（図 6.1）：

1. 過去 12 カ月間に 2 回以上転倒しましたか？
2. 転倒で病院の救急部や診療所を受診しましたか？
3. 歩行やバランスに問題がありますか？

　また，AGS は，高齢者を診療する臨床医に対して，転倒に対する恐怖に関するスクリーニングの質問を毎年行うことを推奨している．スクリーニングが陽性であった場合，高リスク群に該当し，網羅的な病歴の聴取，身体診察，転倒の詳細（転倒前/転倒時の症状，転倒時の状況を含む），転倒の頻度，薬剤（処方薬および市販薬），環境リスク，関連する要因などを含む追加の多面的な評価を行うことが推奨されている．身体診察では，起立性低血圧の評価，歩行，筋力，平衡感覚の評価，頸動脈雑音，不整脈，局所神経所見，眼振，脱力，振戦，視覚障害，関節炎，認知障害について評価を行い，足の診察，適切な靴の評価，機能評価（ADL 遂行能力）も行うことが推奨されている．

　Timed Up and Go（TUG）テストは，歩行とバランスに関する簡便で効果的で，短時間で実施可能なスクリーニングツールである(17,18)（表 6.2）．TUG テストで異常を指摘された場合は，追加評価と理学療法の実施を検討すべきである．

　一般に，転倒の評価において臨床検査は有用でないとされているが，病歴や身体所見から基礎疾患が疑われる場合は，血液検査，心電図検査などの適切な検査を実施し，貧血，電解質異常，不整脈などの要因を評価する必要がある．

52　Ⅱ　老年症候群

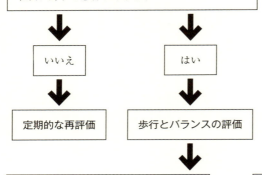

**図 6.1**　高齢者の転倒の評価/予防

出典：文献(12)より引用. Summary of the Updated American Geriatrics Society/British Geriatrics Society clinical practice guideline for prevention of falls in older persons. *J Am Geriatr* Soc. 2011; 59 (1): 148-157. doi:10.1111/j.1532-5415.2010.03234.x.

**表 6.2** Timed Up and Go テストの実施方法

1. 標準的な椅子に座る.
2. 腕を使わずに椅子から立ち上がり, 10 フィート(訳注:約 3 m)歩き, 方向転換して椅子に戻り, 座る. 普段使用している靴と歩行補助具を使用する.
3. 快適で安全な歩行速度で歩くよう指導する.
4. ストップウォッチで時間を計る(秒単位).
5. 健常な高齢者は 10 秒以内で課題を完了する.
6. 結果は歩行速度, バランス, 身体機能水準, 外出能力と相関し, 時間の経過とともに変化することがある.

## 転倒の影響

　転倒は高齢者の死亡や移動能力低下, 施設入所の原因となる重要な要素である. 65 歳以上の成人では, 骨折, 打撲, 頭部外傷, 内臓損傷, 脱臼などの転倒に関連した外傷が全医療費の 6% 以上(訳注:国外データ)を占めている(10).高齢者では転倒後の回復が遅いことが多く, 身体機能の低下やその後の転倒のリスクが高まる. また, 転倒に対する恐怖や転倒後不安症候群をきたし, 活動性の低下から衰弱, 身体機能の低下, 歩行異常がさらに進行することもある.

　がん患者において, 転倒歴は化学療法の副作用や死亡リスクの上昇と関連している(1). ある研究では, 神経毒性のある化学療法を受けた高齢のがん患者において, 年齢, 性別, 併存疾患, 化学療法, がんの病期, 骨粗鬆症が転倒に関連した外傷の有意な予測因子であることが示された(7). 外傷には, 打撲, 脱臼, 骨折, 血腫が含まれ, 骨折率は最大 78% であったと報告されている(7,15).

　がん患者は転倒による外傷に関連した合併症をきたしやすいことが示唆されているが, 転倒ががんの治療, 疾患の経過, 死亡率に及ぼす影響に関する報告はほとんどない(15).

## 転 倒 防 止

　転倒の 3 分の 2 は, 生活環境中の危険に対処し, 適切な医学的評価を受けることによって予防できる可能性があると考えられている. 転倒の原因を特定した後, 基礎疾患の治療や転倒リスクを高める可能性のある薬剤の変更などの介入を検討する(表 6.1)(19). 歩行やバランスに障害のある患者には, 歩行, バランス, 協調運動の改善のために, 理学療法や作業療法, 補助器具も有用である. 長期的な障害を軽減して安全なケアを提供するために, 場合によっては短期のリハビリ

54　II　老年症候群

テーションが必要になることもある.

　転倒リスクのある環境で生活する患者を援助するために安全性の評価を行ったり，浴室の手すり，補高便座，転倒防止マット，適切な照明の設置などの住宅改修のために介護サービスを利用したりすることが必要な場合もある.　運動は，持久力，筋力，ボディメカニクスの改善を通じて転倒の回数を減らすことが示されているが，運動プログラムを選択する際には，患者の身体能力と健康状態を考慮すべきである.　ソーシャルワーカー，podiatrist（訳注：足疾患の総合専門家），optometrist（訳注：眼疾患に対する検査や助言，視覚補助具の処方を行う専門家）あるいは眼科医などへの紹介や相談が必要な場合もある.　AGS は，転倒のリスクがありビタミン D 欠乏のあるすべての高齢者に，毎日のビタミン D 補給（800 IU = 20 µg）を推奨している(12).

## ビタミン D 欠乏

　ビタミン D 欠乏は高齢者に多く，緯度，肥満，活動強度が低い生活形態，日光曝露制限，加齢により有病率が上昇する.　さらに，脂肪組織にビタミン D が蓄積するため，肥満の蔓延がビタミン D 欠乏のリスクを高める一因となっている.　低ビタミン D 血症は，一貫して筋肉の機能や性能の低下，身体障害の増加と関連している.　ビタミン D の補充は，特に高齢者において，さまざまな環境下での筋力と歩行を改善することが示されている.　メタアナリシスの解釈には異論もあるが，ビタミン D 補充による転倒リスクの低下は，筋細胞への直接的な影響によるものであるとされている(20).　すべての高齢者がん患者において，ビタミン D 欠乏の評価と補充の推奨を検討すべきである(9).

## ま と め

1.　がん医療従事者は，日常的な評価の一環として転倒リスクについてのスクリーニングを行い，必要に応じて介入や該当部署への紹介を行う必要がある.
2.　少なくとも，5 つの修正可能な頻度の高いリスク因子として，多剤併用，視力/聴力障害，起立性低血圧，歩行とバランスの不安定性，生活環境中の危険の評価を行う.
3.　Timed Up and Go（TUG）テストを用いた歩行評価は，さらなる介入の必

要性を判断するために，すべての臨床医が臨床現場で実施できる簡便な評価である.
4. すべての高齢がん患者において，ビタミン D 補充の必要性を評価すべきである.
5. 高齢がん患者では，転倒による外傷は患者の生活の質を損なうだけでなく，がん治療を困難にする.

（佐塚まなみ　訳）

# 参 考 文 献

1. Wildes TM, Dua P, Fowler SA, et al. Systematic review of falls in older adults with cancer. *J Geriatr Oncol.* 2015; 6 (1): 70-83. doi:10.1016/j.jgo.2014.10.003.
2. Hurria A, Mohile S, Gajra A, et al. Validation of a prediction tool for chemotherapy toxicity in older adults with cancer. *J Clin Oncol.* 2016; 34 (20): 2366-2371. doi:10.1200/jco.2015.65.4327.
3. Shahrokni A, Downey R, Strong V, et al. Electronic rapid fitness assessment: a novel tool for preoperative evaluation of the geriatric oncology patient. *J NCCN.* In press.
4. Vande Walle N, Kenis C, Heeren P, et al. Fall predictors in older cancer patients: a multicenter prospective study. *BMC Geriatr.* 2014; 14: 135. doi:10.1186/1471-2318-14-135.
5. Bylow K, Dale W, Mustian K, et al. Falls and physical performance deficits in older patients with prostate cancer undergoing androgen deprivation therapy. *Urology.* 2008; 72 (2): 422-427. doi:10.1016/j.urology.2008.03.032.
6. Gewandter JS, Fan L, Magnuson A, et al. Falls and functional impairments in cancer survivors with chemotherapy-induced peripheral neuropathy (CIPN): a University of Rochester CCOP study. *Support Care Cancer.* 2013; 21 (7): 2059-2066. doi:10.1007/s00520-013-1766-y.
7. Ward PR, Wong MD, Moore R, Naeim A. Fall-related injuries in elderly cancer patients treated with neurotoxic chemotherapy: a retrospective cohort study. *J Geriatr Oncol.* 2014; 5 (1): 57-64. doi:10.1016/j.jgo.2013.10.002.
8. Hurria A, Togawa K, Mohile SG, et al. Predicting chemotherapy toxicity in older adults with cancer: a prospective multicenter study. *J Clin Oncol.* 2011; 29 (25): 3457-3465. doi:10.1200/jco.2011.34.7625.
9. Guerard EJ, Deal AM, Williams GR, et al. Falls in older adults with cancer: evaluation by oncology providers. *J Oncol Pract.* 2015; 11 (6): 470-474. doi:10.1200/jop.2014.003517.
10. Rubenstein LZ. Falls in older people: epidemiology, risk factors and strategies for prevention. *Age Ageing.* 2006; 35 (suppl 2): ii37-ii41. doi:10.1093/ageing/afl084.
11. Soriano TA, DeCherrie LV, Thomas DC. Falls in the community-dwelling older adult: a review for primary-care providers. *Clin Interv Aging.* 2007; 2 (4): 545-554.
12. Summary of the Updated American Geriatrics Society/British Geriatrics Society clinical practice guideline for prevention of falls in older persons. *J Am Geriatr Soc.* 2011; 59 (1): 148-157. doi:10.1111/j.1532-5415.2010.03234.x.
13. Tinetti ME, Speechley M. Prevention of falls among the elderly. *N Engl J Med.* 1989; 320 (16): 1055-1059. doi:10.1056/nejm198904203201606.
14. Lipsitz LA. Orthostatic hypotension in the elderly. *N Engl J Med.* 1989; 321 (14): 952-957. doi:10.1056/nejm198910053211407.

15. Sattar S, Alibhai SM, Spoelstra SL, et al. Falls in older adults with cancer: a systematic review of prevalence, injurious falls, and impact on cancer treatment. *Support Care Cancer*. 2016; 24 (10): 4459-4469. doi:10.1007/s00520-016-3342-8.

16. Wildes TM, Depp B, Colditz G, Stark S. Fall-risk prediction in older adults with cancer: an unmet need. *Support Care Cancer*. 2016; 24 (9): 3681-3684. doi:10.1007/s00520-016-3312-1.

17. Podsiadlo D, Richardson S. The timed "Up & Go": a test of basic functional mobility for frail elderly persons. *J Am Geriatr Soc*. 1991; 39 (2): 142-148.

18. Barry E, Galvin R, Keogh C, et al. Is the Time Up and Go test a useful predictor of risk of falls in community dwelling older adults: a systematic review and meta-analysis. *BMC Geriatr*. 2014; 14: 14. doi:10.1186/1471-2318-14-14.

19. Moyer VA. Prevention of falls in community-dwelling older adults: U.S. Preventive Services Task Force recommendation statement. *Ann Intern Med*. 2012; 157 (3): 197-204. doi:10.7326/0003-4819-157-3-201208070-00462.

20. Halfon M, Phan O, Teta D. Vitamin D: a review on its effects on muscle strength, the risk of fall, and frailty. *Bio Med Res Int*. 2015; 2015: 953241.

# 7　栄　養

Suzanne D. Gerdes

## はじめに

　健康維持のためには，何歳になっても栄養が重要である．加齢はライフスタイルの変化や生理的な変化をもたらすだけでなく，心臓病，腎臓病，糖尿病，がんなどの慢性疾患の増加をもたらす．疾患の症状，治療による副作用，または食品の購入や調理の支障が出ると，栄養状態の維持が困難になりがちである．栄養不良は，罹患率および死亡率の上昇，機能的能力の低下，および自立性の喪失と関連している．したがって，老年人口における早期介入は，多くの慢性疾患に伴う意図しない体重減少，栄養不良，サルコペニア，悪液質を最小限に抑えるのに役立つため，栄養学的リスクのある患者を同定することが不可欠である．

## 意図しない体重減少

　高齢者は，食欲不振や病気，薬の使用，慢性疾患，社会的変化，加齢に伴う生理的変化などが原因で，失った体重を取り戻すことが難しい．

　味覚および嗅覚の変化は，高齢者の食べる意欲を低下させる(1)．高齢者は若年者よりも味を正しく識別するのが難しく(2)，視力の低下により食事の感覚体験が鈍り，食欲に影響を与える(3)．歯の状態が悪い，または入れ歯の使用は，味覚を減少させることもあり，食べ物の咀嚼を困難にすることもある．多くの薬は唾液の分泌を減少させ，食べ物の味覚や嗅覚に影響を与え，食欲不振につながる(4)．

　食欲不振は，がん患者の 50% にみられ，意図しない体重減少を引き起こす．炎症性サイトカインを介した代謝亢進は，筋タンパク質の分解を促進し，タンパク質合成を低下させ，空腹ホルモンであるレプチンとグレリン値の変化を生じさせうる(4,5)．その結果，食欲が減退するだけでなく，代謝率も上昇するため，患者の栄養所要量が増加する．

　加齢および長期的な薬剤使用，手術によって消化管は変化する．加齢により空腹感は減少する．消化管の蠕動運動が遅くなることも，胃の遅延排出により満腹

58 Ⅱ 老年症候群

感をもたらすことに関与する(6). 薬物に関連する便秘は，高齢者の食欲にも影
響を与える(5). 放射線療法，手術，合併症などのがん治療は食道炎，逆流，下
痢を引き起こすことがあり，これらの状況においては，副作用を最小限に抑え，
栄養状態を改善するために患者の食品選択を一時的または長期的に制限する食事
調整が必要になることがある.

# 低 栄 養

　低栄養は，健康な体組織の維持および修復に必要な十分なエネルギー，タンパ
ク質，または他の栄養素の摂取が不足する状態として定義される. 低栄養の有病
率は，地域在住の高齢者で 2〜10%，入院している高齢者では 30〜60% とさま
ざまである(7,8). 低栄養は過小報告され続けているため，有病率は実際にはさ
らに高いと予想される. 低栄養は，罹病率および死亡率の上昇，機能および生活
の質の低下，入院の増加，および入院期間の延長と関連している(7,9).

## 栄養スクリーニング

　低栄養のリスクがある患者を特定するには，タイムリーな栄養スクリーニング
が不可欠である. 入院患者では，栄養スクリーニングは入院後 24 時間以内に完
了すべきである. 外来では，Joint Commission は「栄養スクリーニングは初診時
に実施すべきである」と定めているが，再評価は必要に応じて，また患者ごとの
適切な機会に実施される(10). 低栄養の診断にはさらなる評価が必要であるが，
過去の病歴および身体診察の活用は低栄養を疑うのに役立つ. 低栄養のリスクが
ある患者の同定に役立つスクリーニングツールがいくつか開発されている. 研究
によると，入院および地域在住の両方のセッティングにおいて，Mini Nutritional
Assessment（MNA）[*1] が高齢者における低栄養の最良の予測ツールであること
がわかっている(14). MNA は診断ツールではないため，患者がスクリーニング
で陽性であれば，速やかに栄養アセスメントをさらに行うべきである.

## 栄養不良の診断

　米国栄養士会（Academy of Nutrition and Dietetics：AND）と米国静脈経腸栄
養学会（American Society for Parenteral and Enteral Nutrition：ASPEN）は協力
して，成人の低栄養の診断方法の標準化を行った(7). 成人の低栄養を同定する

---

[*1]　訳注：MNA の日本語版が以下 URL にて公開されている. https://www.nestlehealthscience.jp/sites/
default/files/2019-10/mna_japanese.pdf

ための手段として，いくつかの標準化された特徴を特定した．これらの特徴は表 7.1 に概説されている．

　血清アルブミンなどの検査データは，栄養状態の評価に不適切な指標である．アルブミンは体内で大きなプールがあり，そのうち 1 日の肝臓による合成はわずか 5% である(15)．アルブミンはまた，血管内外腔の再分布を頻繁に生じ，脱水または輸血でみられるような血漿量の変化の影響を受け，急性および慢性疾患でしばしばみられる炎症反応のために減少することがある．プレアルブミン，トランスフェリン，レチノール結合タンパク質，C 反応性タンパク質を含む内臓タンパク質は，アルブミンよりも感度が高いが，炎症反応の影響を受け，また，栄養の増加に伴う一貫した改善を示さない．したがって，栄養状態の評価において血清タンパク質はほとんど役立たない．患者が栄養必要量を満たしていることを確認するため，患者は入院期間中，頻繁な間隔で再評価を受けるべきである．

## サルコペニア

　サルコペニアは，加齢に伴う筋肉量の減少に加えて，筋力や機能性の低下，またはその両方が伴うものとして定義される(16)．若年成人の体重の 37〜46% は骨格筋である．30 歳台になると，筋肉量は毎年約 1% の割合で減少し始める(9)．一方，脂肪量は蓄積し続け，筋肉組織に浸潤する．サルコペニアは，転倒や骨折の発生率が高く，身体障害のリスクを約 27% 増加させる(17)．サルコペニアと低栄養は，サイトカイン産生や栄養摂取不良などの共通の原因により，しばしば併発する(18)．握力や 4 m 歩行速度などの評価でサルコペニアが示された場合は，栄養および身体活動への介入を考慮すべきである(9,17,18)．

## 悪　液　質

　悪液質はサルコペニアとは異なり，骨格筋量の加速度的減少と食欲不振に加えて，脂肪量も失われることが特徴である(19)．腫瘍によって産生される他の因子に加えて，炎症性サイトカインも悪液質に関与している(19,20)．栄養介入は，前悪液質と悪液質を改善する可能性がある．しかしながら，異化亢進，パフォーマンスステータス不良，および余命 3 カ月未満で特徴づけられる不可逆的悪液質にあたる患者は，栄養介入からの利益はほとんど期待できない(21)．

## 栄養の最適化

　重篤な患者は，非経口摂取期間が長い場合，経口栄養または経腸栄養が頻繁に

**表 7.1 臨床医向け低栄養診断を支持するための特徴（米国栄養士会および米国静脈経腸栄養学会）**

| 臨床的特徴 | 急性疾患または損傷患者 | | 慢性疾患 | | 社会/環境 | |
|---|---|---|---|---|---|---|
| | 非重度 | 重度 | 非重度 | 重度 | 非重度 | 重度 |
| エネルギー摂取量 | 推定エネルギー必要量の75%未満が7日間を超える | 推定エネルギー必要量の50%以下が5日間以上 | 推定エネルギー必要量の75%未満が1カ月間以上 | 推定エネルギー必要量の75%未満が1カ月間以上 | 推定エネルギー必要量の75%未満が3カ月間以上 | 推定エネルギー必要量の50%未満が1カ月間以上 |
| 体重減少率と期間 | 1〜2% 1週間<br>5% 1カ月間<br>7.5% 3カ月間 | >2% 1週間<br>>5% 1カ月間<br>>7.5% 3カ月間 | 5% 1カ月間<br>7.5% 3カ月間<br>10% 6カ月間<br>20% 1年間 | >5% 1カ月間<br>>7.5% 3カ月間<br>>10% 6カ月間<br>>20% 1年間 | 5% 1カ月間<br>7.5% 3カ月間<br>10% 6カ月間<br>20% 1年間 | >5% 1カ月間<br>>7.5% 3カ月間<br>>10% 6カ月間<br>>20% 1年間 |
| 体脂肪 | 軽度 | 中等度 | 軽度 | 重度 | 軽度 | 重度 |
| 筋量 | 軽度 | 中等度 | 軽度 | 重度 | 軽度 | 重度 |
| 体液貯留 | 軽度 | 中等度〜重度 | 軽度 | 重度 | 軽度 | 重度 |
| 握力低下 | 該当なし | 測定可能な低下 | 該当なし | 測定可能な低下 | 該当なし | 測定可能な低下 |

出典：文献(7). White JV, Guenter P, Jensen G, et al. Consensus statement of the Academy of Nutrition and Dietetics/American Society for Parenteral and Enteral Nutrition: characteristics recommended for the identification and documentation of adult malnutrition (undernutrition). *J Acad Nutr Diet.* 2012; 112: 730-738.

中断される場合，または入院前に摂食が困難であった場合，入院期間を通じて低栄養リスクが高くなる．

## 経 口 栄 養

　可能な限り，非経口摂取の指示を最小限にすべきである．高齢者は，健康状態や制限食が，十分なエネルギーやタンパク質を摂取するための大きな障害となることがわかっている(22)．食事は自由化されるべきであり，必要に応じて食形態が調整された食事（嚥下調整食）が提供されるべきである．さらに，食料を買う能力を失うことは，高齢者の食品選択に大きな影響を与える．Meals on Wheelsや米国農務省のプログラムなどの地域資源は，地域在住高齢者のギャップを埋めるのに役立つ．経口栄養補助食品は，エネルギーおよびタンパク質の摂取量を増やすのに有用である．表7.2に経口栄養補助食品の例を示した．

## 食欲刺激薬

　栄養介入で栄養必要量を満たすことができない患者には，食欲不振の軽減およびエネルギー摂取の向上に食欲刺激薬が役立つ．食欲刺激薬には，副腎皮質ステロイド，プロゲステロンアナログ，カンナビノイド，セロトニン拮抗薬などがある．これらの薬剤は，視床下部のさまざまな神経ペプチド，神経伝達物質，受容体に作用し，食欲増加作用を示す(23)．デキサメタゾンなどの副腎皮質ステロイドは，食欲を改善し，悪心，嘔吐，眠気などの症状を管理するのに有効であることが示されている(24)．デキサメタゾンは，免疫抑制，耐糖能異常，筋肉量の減少，副腎抑制などの有害性も伴う(23)．酢酸メゲストロールのようなプロゲステロンアナログは，体重増加の副作用があることがわかったため，食欲増進薬として開発された(25)．比較試験では，酢酸メゲストロールはデキサメタゾンやタンパク同化ステロイドであるフルオキシメステロンよりも食欲の指標において優れていた(26)．しかし，プロゲステロンアナログの重篤な副作用には，浮腫，ホットフラッシュ，多幸感，耐糖能異常，高血圧の増悪，血栓塞栓症などがある(25)．タンパク同化ステロイドであるフルオキシメステロンは，アスリートの筋タンパク同化を刺激するために使用される．しかし，高齢のがん患者におけるプロゲステロンアナログの役割を検討した研究は不足している(24)．ドロナビノールなどのカンナビノイドの機序はよくわかっていないが，悪心を抑制し，食欲を増進させると考えられている．がん患者を対象とした研究では，ドロナビノールは食欲や生活の質を有意に改善せず，酢酸メゲストロールに劣ることが判明した(27)．さらに，カンナビノイドはせん妄，めまい，運動失調を起こすことがあ

62　Ⅱ　老年症候群

**表 7.2**　経口栄養補助食品の比較

| 栄養補助食品 | 栄養成分（237 mL あたり） | | 説明 | 特徴 |
|---|---|---|---|---|
| | エネルギー（kcal） | タンパク質（g） | | |
| エンシュア®（アボット社）ブースト®（ネスレ社） | 255 | 9 | スタンダードフォーミュラ | 乳糖フリーグルテンフリーカシュルート |
| エンシュア® プラスブースト® プラス | 355 | 13 | 体重増加用濃縮栄養 | 乳糖フリーグルテンフリーカシュルート |
| グルセルナ®（アボット社） | 190 | 10 | 糖尿病患者用低糖質栄養 | 乳糖フリーグルテンフリーカシュルート |
| ネプロ®（アボット社）スープレナ®（アボット社）ノバソース®（ネスレ社）レナルカル®（ネスレ社） | 425 | 11 | 低カリウム，低リン栄養 | 乳糖フリーグルテンフリーカシュルート |
| エンシュア® クリアブースト® ブリーズ | 180 | 8 | フルーツ味 | 無脂肪乳糖フリーグルテンフリーカシュルート |
| カーネーション®ブレックファスト・エッセンシャルズ（カーネーション）*＋全乳 | 280 | 12 | 牛乳ベースで，牛乳または水に混ぜることが可能．砂糖不使用のものもある． | 乳糖を含む |

*カロリーは，カーネーション・ブレックファスト・エッセンシャルズ・パウダーを全乳で割ったもの．

る．ヒスタミンおよびセロトニン拮抗薬であるシプロヘプタジンは，セロトニン活性の亢進に対抗し，食欲を刺激すると考えられている．その効果はカルチノイド症候群患者の体重を増加させた．しかし，鎮静を引き起こすこともある(24)．ミルタザピン，硫酸ヒドラジン，オランザピンなどの他の食欲刺激薬には，がん患者におけるルーチンの使用を支持する証拠がない．全体として，高齢のがん患者では食欲増進薬のリスクと利益を天秤にかける必要がある．これらの薬物は多くの患者の空腹感を増強させるが，精神状態の変化，免疫抑制，筋肉量の減少に

敏感な集団においては，食欲増進薬は不適切である可能性がある．

## 人工栄養療法

　経口食で必要量を満たすことができない患者には，人工栄養療法を考慮すべきである．経腸栄養（経管栄養）の適応には，嚥下不能，不十分な経口摂取，急性膵炎，高出力腸管皮膚瘻などがある．低栄養の患者が長期間にわたって食べる能力が低下すると予想される場合は，経腸栄養（経管栄養）が推奨される(24)．しかし，終末期認知症を含む終末期疾患を呈する患者には，経管栄養の導入は推奨されない(28)．患者の嗜好や宗教的立場，チューブ留置の利益対リスクなどの倫理的意味を栄養チューブ留置前に検討すべきである．

　中心静脈栄養は，経腸栄養（経管栄養）が実行不可能な場合に，十分な栄養を吸収または摂取できない患者において考慮すべきである(24,29)．抗がん療法を受けている重度の低栄養患者および周術期の低栄養患者には，栄養摂取不足の治療および予防，抗がん療法の有害作用の抑制，または治療へのコンプライアンスの向上のために，中心静脈栄養が推奨される(24,29)．さらに，中心静脈栄養は，がんが十分にコントロールされている放射線性腸炎など，消化管機能が著しく低下している患者には適切である．しかしながら，終末期患者には中心静脈栄養は推奨されない．研究によると，終末期患者が空腹感または喉の渇きを経験する場合，少量を経口にて与えることで緩和される可能性がある(24)．

## ま　と　め

1. 栄養状態は，入院患者において入院時および入院中の頻繁な間隔で，外来患者において初診時および外来受診時に，スクリーニングすべきである．
2. アルブミン値は栄養状態のマーカーとして不適切である．
3. 肥満患者も BMI が高いにもかかわらず，低栄養，サルコペニア，悪液質のリスクがある．
4. 患者の食事摂取を改善するために，食事を自由化する．
5. 人工栄養療法は栄養摂取不足を改善するのに役立つが，終末期患者には適していない．

（前田圭介　訳）

# 参 考 文 献

1. Correia C, Lopez KJ, Wroblewski KE, et al. Global sensory impairment in older adults in the United States. *J Am Geriatr Soc*. 2016; 64 (2): 306-313.
2. Kennedy O, Law C, Methven L, et al. Investigating age-related changes in taste and effects on sensory perceptions of oral nutritional supplements. *Age Ageing*. 2010; 39: 738-745.
3. Lee CG, Boyko EJ, Nielson CM, et al. Mortality risk in older men associated with changes in weight, lean mass and fat mass. *J Am Geriatr Soc*. 2011; 59 (2): 233-240.
4. Pilgrim A, Robinson S, Sayer AA, Roberts H. An overview of appetite decline in older people. *Nurs Older People*. 2015; 27 (5): 29-35.
5. Blanc-Bisson C, Fonck M, Rainfray M, et al. Undernutrition in elderly patients with cancer: target for diagnosis and intervention. *Crit Rev Oncol Hematol*. 2008; 67: 243-254.
6. Hays NP, Roberts SB. The anorexia of aging in humans. *Physiol Behav*. 2006; 88: 257-266.
7. White JV, Guenter P, Jensen G, et al. Consensus statement of the Academy of Nutrition and Dietetics/American Society for Parenteral and Enteral Nutrition: characteristics recommended for the identification and documentation of adult malnutrition (undernutrition). *J Acad Nutr Diet*. 2012; 112: 730-738.
8. Guigoz Y, Lauque S, Vellas BJ. Identifying the elderly at risk for malnutrition: the mini-nutritional assessment. *Clin Geriatr Med*. 2002; 18: 737-757.
9. Vandewoude MFJ, Alish CJ, Sauer AC, Hegazi RA. Malnutrition-sarcopenia syndrome: is this the future of nutrition screening and assessment for older adults? *J Aging Res*. 2012; 2012: 651570.
10. Joint Commission on Accreditation of Healthcare Organizations. Standards frequently asked questions: nutritional, functional, and pain assessment and screens. Available at: https://www.jointcommission.org/standards_information/jcfaqdetails.aspx?StandardsFaqId=872&ProgramId=46. Accessed August 6, 2016.
11. Vellas B, Villars H, Abellan G, et al. Overview of the MNAR—its history and challenges. *J Nutr Health Aging*. 2006; 10: 456-465.
12. Rubenstein LZ, Harker JO, Salva A, et al. Screening for undernutrition in geriatric practice: developing the Short-Form Mini Nutritional Assessment (MNA-SF). *J. Geront*. 2001; 56A: M366-377.
13. Guigoz Y. The Mini-Nutritional Assessment (MNAR) review of the literature—what does it tell us? *J Nutr Health Aging*. 2006; 10: 466-487.
14. Kaiser MJ, Bauer JM, Ramsch C, et al. Validation of the Mini Nutritional Assessment Short-Form (MNAR-SF): a practical tool for identification of nutritional status. *J Nutr Health Aging*. 2009; 13: 782-788.
15. Banh L. Serum proteins as markers of nutrition: what are we treating? *Pract Gastroenterol*. 2006; 43: 46-64.
16. Cruz-Jentoft AJ, Baeyens JP, Bauer JM, et al. Sarcopenia: European consensus on definition and diagnosis. *Age Ageing*. 2010; 39: 412-423.
17. Liu CK, Leng X, Hsu FC, et al. The impact of sarcopenia on a physical activity intervention: the Lifestyle Interventions and Independence for Elders Pilot Study (LIFE-P). *J Nutr Health Aging*. 2014; 18 (1): 59-64.
18. Boirie Y. Physiopathological mechanism of sarcopenia. *J Nutr Health Aging*. 2009; 13 (8): 717-723.
19. Evans WJ. Skeletal muscle loss: cachexia, sarcopenia, and inactivity. *Am J Clin Nutr*. 2010; 91 (suppl): 1123S-1127S.
20. Anker SD, Morley JE. Cachexia: a nutritional syndrome? *J Cachexia Sarcopenia Muscle*. 2015; 6: 269-271.
21. Fearon K, Strasser F, Anker SD, et al. Definition and classification of cancer cachexia: an international consensus. *Lancet Oncol*. 2011; 12: 489-495.
22. Locher JL, Ritchie CS, Roth DL, et al. Food choice among homebound older adults: motivations and perceived barriers. *J Nutr Health Aging*. 2009; 13 (8): 659-664.

7 栄 養 65

23. Desport JC, Gory-Delabaere G, Blanc-Vincent MP, et al. Standards, options and recommendations for the use of appetite stimulants in oncology (2000). *Brit J Cancer*. 2003; 89 (suppl 1): S98-S100.

24. Mendelsohn RB, Schattner MA. Cancer. In: Mueller C, ed. *The A.S.P.E.N. Adult Nutrition Support Core Curriculum*. Silver Spring, MD: American Society for Parenteral and Enteral Nutrition; 2012: 568-571.

25. Bruera E, Macmillan K, Kuehn N, et al. A controlled trial of megestrol acetate on appetite, caloric intake, nutritional status, and other symptoms in patients with advanced cancer. *Cancer*. 1990; 66: 1279-1282.

26. Loprinzi CL, Kugler JW, Sloan JA, et al. Randomized comparison of megestrol acetate versus dexamethasone versus fluoxymesterone for the treatment of cancer anorexia/cachexia. *J Clin Oncol*. 1999; 17: 3299-3306.

27. Jatoi A, Windschitl HE, Loprinzi CL, et al. Dronabinol versus megestrol acetate versus combination therapy for cancer-associated anorexia: a North Central Cancer Treatment Group study. *J Clin Oncol*. 2002; 20: 567-573.

28. Volkert D, Berner YN, Berry E, et al. ESPEN guidelines on enteral nutrition: geriatrics. *Clin Nutr*. 2006; 25: 330-360.

29. Bozzetti F, Arends J, Lundholm K, et al. ESPEN guidelines on parenteral nutrition: non-surgical oncology. *Clin Nutr*. 2009; 28: 445-454.

# 8 ポリファーマシー（多剤服用）

Ginah Nightingale and Manpreet K. Boparai

## 背　景

　65 歳以上の高齢者は多くの薬剤を服用している(1)．65 歳以上の高齢者の約 3 人に 1 人が 5 種類以上の，約 5 人に 1 人が 10 種類以上の処方薬を服用している(1,2)．ポリファーマシーは，高齢者，特に複数の疾患を併存する高齢者において，重大な公衆衛生上の問題である．ポリファーマシーとは，一般的に，処方薬，非処方薬，補完薬やハーブサプリメントを含む 5 種類以上の薬の多剤併用と定義されている(3-5)．ポリファーマシーはまた，高齢者における薬物有害作用のリスク増大と関連する潜在的に不適切な薬剤（potentially inappropriate medications：PIM）の使用によっても定義される．Bushardt らが発表した論文によると，ポリファーマシーには 24 の定義があり，不必要または不適切な薬剤使用から過剰な薬剤使用まで，さまざまな概念が含まれている(6)．

　慢性疾患の治療において，多くの薬剤を使用することはよい医療かもしれないが，がんに関連した治療が（既存のポリファーマシーに）加わることで，多剤併用や不適切な薬剤摂取が増加する．専門医，プライマリ・ケア，関連医療従事者が何重にも介在するため，このような高齢者層においては特に，薬剤の変更，複雑なレジメン，医療従事者間の不完全な情報の疎通などに起因する投薬ミスを起こしやすい．その結果，薬物有害事象，薬物間相互作用，ノンアドヒアランスのリスクが高まり，場合によっては入院のリスクも高まり，医療資源の利用が増加する可能性がある(7-13)．

## 高齢者に処方する際の重要事項

　高齢者への処方には特有の課題がある．多くの薬剤は，加齢に伴う生理学的変化により慎重に使用されなければならず，適切な投与量を決定する際には注意が必要である．まず，加齢に伴う体脂肪率の上昇（骨格筋に比した）により，分布容積が増加する可能性がある．親油性薬物（例えば，ベンゾジアゼピン）は分布容積が増大し，定常状態に達するのに時間がかかり，排泄されるのにも時間がか

かる．したがって，開始用量は減らすべきである．また，加齢に伴う腎機能の低下により，薬物クリアランスが低下することがある．薬物クリアランスが低下し，薬物の蓄積量が増加すると，半減期が延長し，薬物濃度が上昇する．肝機能も加齢とともに低下し，薬物代謝に影響を及ぼし，薬物有害反応（adverse drug reactions：ADR）につながることがある(14)．

## ポリファーマシーと PIM の使用

National Comprehensive Cancer Network（NCCN）の老年腫瘍学ガイドラインでは，服薬中の薬剤において PIM を徹底的に評価し，必要でない薬剤やリスクの高い薬剤は中止することを推奨している(15)．漢方薬についても患者に尋ねるべきであるが，患者はこの情報を自発的に申告しない可能性や，医療チームと話し合うことの重要性を認識していない可能性がある．外来高齢がん患者におけるポリファーマシーの患者は 48〜80%，PIM の頻度は 8〜51% である(7-20)．このばらつきは，評価方法（例えば，自己申告，医療記録の抽出，薬剤師の評価），スクリーニングツール，ポリファーマシーや不適切な薬剤の定義に起因すると考えられる．ポリファーマシーの定義と同様に，PIM の同定と分類にも異質性が存在する．PIM とは主に，エビデンスに基づく適応を欠く薬剤，利益を上回る治療リスクを有する薬剤，ADR と有意に関連する薬剤，または他の薬剤や他の疾患と相互作用する可能性のある薬剤を指す(21)．PIM をとらえるための，エビデンスに基づき検証された最新の規準およびスクリーニングツールには，2015年 Beers 規準（表 8.1），高齢者処方スクリーニングツール（Screening Tool of Older Person's Prescriptions：STOPP），および薬剤適正評価指標(7-26)がある（表 8.2 [p.70]，表 8.3 [p.71]）．

a. Beers 規準は，米国老年医学会（AGS）によって支持され，承認されている，米国で最も頻繁に使用されているツールである．コンセンサスガイドラインである Beers 規準は，1991 年に初めて発表され，2015 年に最終更新された（訳注：最終更新は，2023 年に行われている）．この規準では，問題となりうる 40 の薬剤または薬剤分類が 5 つのリストに整理されている．

b. STOPP 規準は，専門家のコンセンサスとエビデンスに基づく規準に則って開発された欧州のツールである．薬物間相互作用，併存疾患に対する作用，転倒リスク，重複投薬など，高齢者に悪影響を及ぼす薬剤が含まれる．

c. 薬剤適正評価指標（Medication Appropriateness Index）は，各薬剤について10 項目の規準を用いて処方の妥当性を測定し，適切か，概ね適切か，不適切

68　Ⅱ　老年症候群

表8.1　PIM の例—2015 Beers 規準

| ハイリスク薬 | 設定根拠 | 推奨事項 | 考えられる代替案 |
|---|---|---|---|
| 第一世代抗ヒスタミン薬<br>　クロルフェニラミン, ジフェンヒドラミン | 抗コリン作用が強い. クリアランスが低下する. 錯乱, 幻覚, 眠気, 目のかすみ, 排尿困難, 口渇, 便秘のリスクが高い. | 避けること<br>重度のアレルギー反応に対しジフェンヒドラミンを使用することが適切な場合がある. | 鼻炎：ステロイド点鼻薬（例えば, フルチカゾン）<br>アレルギー：セチリジン, フェキソフェナジン, ロラタジン<br>悪心：オンダンセトロン, プロクロルペラジン |
| 抗うつ薬<br>　アミトリプチリン, ノルトリプチリン, パロキセチン | 高度の抗コリン作用と鎮静作用があり, また起立性低血圧を引き起こす. | 避けること | 鎮静作用が少なく抗コリン作用の少ない抗うつ薬を考慮する（例えば, シタロプラム*, エスシタロプラム, セルトラリン, ミルタザピン, ブプロピオン*, ベンラファキシン） |
| ベンゾジアゼピン系薬剤<br>　短時間/中間作用型：アルプラゾラム, ロラゼパム, テマゼパム*<br>　長時間作用型：ジアゼパム | すべてのベンゾジアゼピン系薬剤において, 高齢者は感受性が高く, 代謝の低下に伴い長時間作用が続く, 認知障害, せん妄, 転倒, 骨折, 自動車事故のリスクを増加させる. | 避けること<br>ただし, 発作性障害, 急速眼球運動睡眠障害, ベンゾジアゼピン離脱症状, エタノール離脱症状, 重度の全般性不安障害, 周術期麻酔に適切である場合がある. | 不安症：ブスピロン, SSRI（例えば, シタロプラム, セルトラリン）<br>睡眠障害：非薬物療法, トラゾドン（25～50 mg）；断続的に使用できる. レム睡眠サイクルに影響を与えないことを示唆するデータがある. |

（つづく）

かを判断するものである.

　3 つのスクリーニングツールのうち, 1 つを他のものより推奨する比較試験はなされていないため, これらのツールはいずれも実際に使用する際の選択肢になりうる. AGS によると, STOPP 規準は主に Beers 規準と補完的に使用されるべきであるとされている. インスリン, ワルファリン, 経口抗血小板薬, 経口血糖降下薬など, 高齢者の入院時にハイリスク薬剤を強調することは重要である. これらの薬剤については特に注意が必要である(27).

8 ポリファーマシー（多剤服用）　69

表8.1　PIM の例―2015 Beers 規準（つづき）

| ハイリスク薬 | 設定根拠 | 推奨事項 | 考えられる代替案 |
|---|---|---|---|
| 疼痛治療薬<br>　COX 非 選 択的 NSAIDs：インドメタシン，ケトロラク\*など | 以下の患者では消化管出血および消化性潰瘍疾患のリスクが高い：高リスク群（75 歳以上），経口または静脈内コルチコステロイド，抗凝固薬，抗血小板薬を 服用している場合．NSAIDs の中でインドメタシンが最も副作用が強い． | CKD，慢性腎不全の場合は避けること | 中等度の疼痛：アセトアミノフェン，カプサイシン外用剤，リドカインパッチ，SNRI（デュロキセチン，ベンラファキシン） |
| 　メペリジン（ペチジン） | 一般的に使用される量では，経口鎮痛薬として有効ではない．神経毒性およびせん妄のリスクが高まる． | 避けること | 中等度から重度の疼痛の場合：トラマドール，アセトアミノフェン配合オキシコドン徐放製剤\*，モルヒネ |
| メゲストロール\* | 体重への影響は最小限，血栓イベントのリスクを高め，死亡の可能性もある． | 避けること | 食事の介助（例えば，手渡し法），社会的食事プログラム |

CKD：慢性腎臓病，COX：シクロオキシゲナーゼ，NSAIDs：非ステロイド性抗炎症薬，PIM：潜在的に不適切な薬剤，SNRI：セロトニン・ノルアドレナリン再取込み阻害薬，SSRI：選択的セロトニン再取込み阻害薬．\*訳注：日本未承認の薬剤．
出典：文献(22)．American Geriatrics Society 2015 Beers Criteria. American Geriatrics Society 2015 updated Beers criteria for potentially inappropriate medication use in older adults. *J Am Geriatr Soc*. 2015; 63(11): 2227-2246.

# 服薬アドヒアランス

　経口抗がん剤が加速度的に開発されていることから，ポリファーマシーにおける服薬アドヒアランスはますます重要性が高まっている．経口抗がん剤の服薬アドヒアランスの決定要因とその影響に関するシステマティックレビューでは，高齢が要因であることが示されている(28)．服薬アドヒアランスを阻害する要因は，個人レベルあるいはシステムレベルで起こりうるため，服薬アドヒアランスを向上させるための介入は多因子にわたるものでなければならない（表 8.4）．Morisky アドヒアランス尺度は，有効性が確認された服薬アドヒアランス評価ツールで，いくつかの慢性疾患に使用されているものの，がん領域での有効性は

70　Ⅱ　老年症候群

**表 8.2**　PIM の例—STOPP 規準

| 心血管系 | 使用を避ける |
| --- | --- |
| ジゴキシン | 腎機能障害患者に対する 0.125 mg/day を超える長期使用 |
| ループ利尿薬 | 症状が足関節浮腫のみ（心不全の徴候なし）である場合；通常，弾性ストッキングがより適切である. |
| サイアザイド系利尿薬 | 痛風の既往がある場合（痛風を悪化させる可能性がある） |
| 非選択的 β 遮断薬 | COPD の既往がある場合（気管支痙攣が起こる可能性がある） |
| ジルチアゼムまたはベラパミル | NYHA クラスⅢ または Ⅳ の心不全患者の場合（心不全を悪化させる可能性がある） |
| カルシウム拮抗薬 | 慢性便秘の場合（便秘症を悪化させる可能性がある） |
| **中枢神経系/向精神薬** | **使用を避ける** |
| 三環系抗うつ薬 | 認知症を伴う場合（認知機能障害の悪化させる可能性がある） |
| SSRI | 低ナトリウム血症を伴う場合 |
| **消化器系** | **使用を避ける** |
| プロトンポンプ阻害薬 | 全治療用量で 8 週間を超える PUD の場合 |
| NSAIDs | 中等度から重度の高血圧症または心不全を伴う場合 |

COPD：慢性閉塞性肺疾患，NSAIDs：非ステロイド性抗炎症薬，PIM：潜在的に不適切な薬剤，PUD：消化性潰瘍疾患，SSRI：選択的セロトニン再取込み阻害薬，STOPP：高齢者処方スクリーニングツール.
出典：文献(23-25)より引用.

確認されていない(29).　このように，ポリファーマシーとがんという設定における服薬アドヒアランスを測定する有効なツールに関しては，十分に検討されていない.

## 処方と脱処方

　薬物療法のプロセスは，処方，処方オーダーの監査，調剤，投与，モニタリングなどの一連の段階からなる.　このような多段階プロセスにおいて包括的な薬物療法を評価するため，特に患者の治療開始時または変更時，臨床状態の変化時，ケアの移行時に，患者と医療者が相談する十分な時間が必要である.　ブラウンバッグ方式による薬剤管理の適正化が強く推奨される.　これは，患者または介護者が自宅からすべての医薬品とサプリメントを薬局へ持参し確認する方法であ

## 8 ポリファーマシー（多剤服用） 71

**表8.3** 薬剤適正評価指標

1. その薬剤に適応があるか？
2. その薬剤はその病態に有効か？
3. 投与量は適切か？
4. 指示は正しいか？
5. 指示は実用的か？
6. 臨床的に重要な薬物間相互作用はあるか？
7. 臨床的に薬剤が患者の併存疾患に悪影響を及ぼす可能性があるか？
8. 他の薬剤との不必要な重複はないか？
9. 治療期間は妥当か？
10. 同程度の有用性を持つ他の薬剤と比較して，この薬剤は最も安価な選択肢か？

出典：文献(26)．Samsa GP, Hanlon JT, Schmader KE, et al. A summated score for the medication appropriateness index: development and assessment of clinimetric properties including content validity. *J Clin Epidemiol*. 1994; 47（8）: 891-896.

**表8.4** 服薬アドヒアランス向上のための介入策

行動支援を伴う患者教育
ブリスター包装
日常生活への服薬の組込み
電子モニタリング（例えば，Rx バイアルの電子キャップ）
単回投与と複数回投与の比較
治療副作用の軽減
モニタリングとカウンセリングのための通信システム
自己負担を減らすための同等の低価格薬の選択

出典：文献(14)より引用．Korc-Grodzicki B, Boparai MK, Lichtman SM. Prescribing for older patients with cancer. *Clin Adv Hematol Oncol*. 2014; 12: 309-318.

る．確認時，医療者は薬の適応（例えば，薬と病状や症状の一致），投与量（例えば，腎機能や肝機能に適した投与量），投与期間を確認し，薬の重複，薬物間相互作用，薬剤による併存疾患に関する影響，副作用を評価する．医療者は薬の薬理学的特性を考慮するだけでなく，患者の併存疾患，がんの予後，認知・機能状態，さらには社会的，文化的，経済的要因も考慮すべきである．このようにして，処方のプロセスは，生活の質（QoL）の維持と相まって，患者のケアの目標を包含する．

　多剤併用や不適切な薬剤が確認された場合は，脱処方（deprescribing）を考慮すべきである．脱処方とは，患者のケア目標，身体機能の状態，余命，価値観，

## 表8.5 投薬中止に関する考慮事項

1. 余命―考慮してもよい
2. 効果が得られるまでの時間―鎮痛薬のような薬物は効果が得られるまでの時間が短いので，患者に与えることができる．一次予防や二次予防に使用される薬剤は有用ではないかもしれない
3. ケアの目標―処方者，患者，家族の間で意思決定を共有する
4. 薬剤が達成しうる治療目標―緩和，延命，死亡率や罹患率上昇の予防，現在の状態や機能の維持，急性疾患の治療

出典：文献(31)より引用．Bain KT, Holmes HM, Beers MH, et al. Discontinuing medications: a novel approach for revising the prescribing stage of the medication-use process. *J Am Geriatr Soc.* 2008 56 (10): 1946-1952.

嗜好などの観点から，既存または潜在的な有害性が利益を上回る薬剤を特定し，中止する体系的なプロセスと定義される(30,31)．脱処方のプラス効果を評価した研究では，全体的な薬剤数の減少，不適切な薬剤数の減少，入院期間の短縮，健康状態の改善との関連，QoL の改善（または緩やかな低下）が示されている(7-33)．脱処方には，より安全な代替薬の使用が含まれる．Hanlon らは，エビデンスに基づいた代替薬のリストを作成し，リスクの高い薬剤に対し使用している(34)．患者の複雑性や限られた診察時間，細分化されたケア，利益と有害性に関する不確実性，患者の薬剤に対する心理的執着など，薬物療法を中止するためには多くの課題がある．表8.5 に投薬中止のための考慮事項を示す(31)．

処方と脱処方のプロセスを最適化する1つのアプローチは，多職種によるチーム医療モデルの一部として薬剤師を直接活用することである(35)．Institute of Medicine は，患者ケアにおける薬剤師と医師が協働することの価値と同じように，薬物療法管理・安全性などの分野で薬剤師が果たす役割が重要であると認めている(7-38)．薬剤師は専門的教育，訓練を受け，対応するための技能や薬剤使用に関する専門的知識を持っており，多くの薬剤を服用するこの複雑な患者層において欠かせない．

## おわりに

高齢者の間で多剤併用がますます一般的になっているにもかかわらず，ポリファーマシーという用語は普遍的に受け入れられる定義がないままである．過剰な薬剤使用や不適切な薬剤使用の蔓延を減らすための有効なアプローチと介入が必要である．薬剤使用の改善を目的とした適切な介入は，薬剤の数を減らすこと

だけにとどまらない．このハイリスク高齢者層における薬物療法関連の問題を解決し対応するには，多職種医療チームの組入れ，患者と医療提供者の教育促進，情報技術の統合など，多面的で患者中心のアプローチが不可欠である．

# ま　と　め

1. 高齢者への処方は低用量からゆっくり行う．
2. 薬剤管理の適正化を行う際には「ブラウンバッグ」方式を用いる．患者に，処方されたもの，処方されていないもの，補完的なサプリメントや漢方薬などをすべて持参するよう求める．
3. エビデンスに基づいたスクリーニングツールを用いて，薬剤の適切性を評価する（例えば，Beers 規準）．
4. リスクの高い薬剤の処方を中止し，より安全な代替薬を開始することを検討する．薬剤を変更する際には，併存疾患，予後，身体機能の状態，およびケアの目標を考慮する．
5. 患者と他の医療提供者との間のオープンで透明性のあるコミュニケーションを維持する．包括的な薬物療法評価が実施され，薬物療法に関連する問題が特定され，解決されたことを示す文書を添付する．
6. 薬物療法の適正化を支援するために，多職種の医療チームの一員として薬剤師を組み込むことを検討する．

（牧原玲子　訳）

# 参 考 文 献

1. Slone Epidemiology Center at Boston University. Patterns of Medication Use in the United States. Available at: http://www.bu.edu/slone/files/2012/11/SloneSurveyReport 2006.pdf.
2. Boyd CM, Darer J, Boult C, et al. Clinical practice guidelines and quality of care for older patients with multiple comorbid diseases: implications for pay for performance. *JAMA*. 2005; 294 (6): 716-724.
3. Stewart RB. Polypharmacy in the elderly: a fait accompli? *DICP*. 1990; 24: 321-323.
4. Montamat SC, Cusack B. Overcoming problems with polypharmacy and drug misuse in the elderly. *Clin Geriatr Med*. 1992; 8: 143-158.
5. Hajjar ER, Cafiero AC, Hanlon JT. Polypharmacy in elderly patients. *Am J Geriatr Pharmacother*. 2007; 5: 345-351.
6. Bushardt RL, Massey EB, Simpson TW, et al. Polypharmacy: misleading, but manageable. *Clin Interv Aging*. 2008; 3 (2): 383-389.
7. Riechelmann RP, Tannock IF, Wang L, et al. Potential drug interactions and duplicate prescriptions among cancer patients. *J Natl Cancer Inst*. 2007; 99: 592-600.

74    Ⅱ　老年症候群

8.  Riechelmann RP, Zimmermann C, Chin SN, et al. Potential drug interactions in cancer patients receiving supportive care exclusively. *J Pain Symptom Manage*. 2008; 35: 535-543.

9.  Riechelmann RP, Moreira F, Smaletz O, Saad ED. Potential for drug interactions in hospitalized cancer patients. *Cancer Chemother Pharmacol*. 2005; 56: 286-290.

10.  Puts MT, Costa-Lima B, Monette J, et al. Medication problems in older, newly diagnosed cancer patients in Canada: how common are they? A prospective pilot study. *Drugs Aging*. 2009; 26: 519-536.

11.  Scripture CD. Drug interactions in cancer therapy. *Nat Rev Cancer*. 2006; 6: 546-558.

12.  Hilmer SN, Gnjidic D. The effects of polypharmacy in older adults. *Clin Pharmacol Ther*. 2009; 85 (1): 86-88.

13.  Fried TR, O'Leary J, Towle V, et al. Health outcomes associated with polypharmacy in community-dwelling older adults: a systematic review. *J Am Geriatr Soc*. 2014; 62 (12): 2261-2272.

14.  Korc-Grodzicki B, Boparai MK, Lichtman SM. Prescribing for older patients with cancer. *Clin Adv Hematol Oncol*. 2014; 12: 309-318.

15.  Network National Comprehensive Cancer. NCCN Clinical Practice Guidelines in Oncology: older adult oncology 2016. Available at: http://www.nccn.org/professionals/physician_gls/pdf/senior.pdf. Accessed April 7, 2016.

16.  Lichtman SM, Boparai MK. Geriatric medication management: evaluation of pharmacist interventions and potentially inappropriate medication (PIM) use in older cancer patients. *J Clin Oncol*. 2009; 27: 484 (suppl). Abstr 9507.

17.  Maggiore RJ, Gross CP, Hardt M, et al. Polypharmacy, potentially inappropriate medications, and chemotherapy-related adverse events among older adults with cancer. *J Clin Oncol*. 2011 (suppl). Abstr e19501.

18.  Prithviraj GK, Koroukian S, Margevicius S, et al. Patient characteristics associated with polypharmacy and inappropriate prescribing of medications among older adults with cancer. *J Geriatr Oncol*. 2012; 3: 228-237.

19.  Nightingale G, Hajjar E, Swartz K, et al. Evaluation of a pharmacist-led medication assessment used to identify prevalence of and associations with polypharmacy and potentially inappropriate medication use among ambulatory senior adults with cancer. *J Clin Oncol*. 2015; 33 (13): 1453-1459.

20.  Maggiore RJ, Dale W, Gross CP, et al. Polypharmacy and potentially inappropriate medication use in older adults with cancer undergoing chemotherapy: effect on chemotherapy-related toxicity and hospitalization during treatment. *J Am Geriatr Soc*. 2014; 62 (8): 1505-1512.

21.  Dimitrow MS, Airaksinen MS, Kivela SL, et al. Comparison of prescribing criteria to evaluate the appropriateness of drug treatment in individuals aged 65 and older: a systematic review. *J Am Geriatr Soc*. 2011; 59 (8): 1521-1530.

22.  American Geriatrics Society. American Geriatrics Society 2015 updated Beers criteria for potentially inappropriate medication use in older adults. *J Am Geriatr Soc*. 2015; 63 (11): 2227-2246.

23.  Gallagher P, O'Mahony D. STOPP (Screening Tool of Older Persons' potentially inappropriate Prescriptions): application to acutely ill elderly patients and comparison with Beers criteria. *Age Ageing*. 2008; 37 (6): 673-679.

24.  O'Mahony D, Gallagher P, Ryan C, et al. STOPP & START criteria: a new approach to detecting potentially inappropriate prescribing in old age. *Eur Geriatr Med*. 2010; 1 (1): 45-51.

25.  O'Mahony D, O'Sullivan D, Byrne S, et al. STOPP/START criteria for potentially inappropriate prescribing in older people: version 2. *Age Ageing*. 2015; 44 (2): 213-218.

26.  Samsa GP, Hanlon JT, Schmader KE, et al. A summated score for the medication appropriateness index: development and assessment of clinimetric properties including content validity. *J Clin Epidemiol*. 1994; 47

（8）: 891-896.
27. Budnitz DS, Lovegrove MC, Shehab N, Richards CL. Emergency hospitalizations for adverse drug events in older Americans. *N Engl J Med.* 2011; 365 （21）: 2002-2012.
28. Verbrugghe M, Verhaeghe S, Lauwaert K, et al. Determinants and associated factors influencing medication adherence and persistence to oral anticancer drugs: a systematic review. *Cancer Treat Rev.* 2013; 39 （6）: 610-621.
29. Morisky DE, Green LW, Levine DM. Concurrent and predictive validity of a self- reported measure of medication adherence. *Med Care.* 1986; 24: 67-74.
30. Scott IA, Hilmer SN, Reeve E, et al. Reducing inappropriate polypharmacy: the process of deprescribing. *JAMA Intern Med.* 2015; 175 （5）: 827-234.
31. Bain KT, Holmes HM, Beers MH, et al. Discontinuing medications: a novel approach for revising the prescribing stage of the medication-use process. *J Am Geriatr Soc.* 2008; 56 （10）: 1946-1952.
32. Garfinkel D, Mangin D. Feasibility study of a systematic approach for discontinuation of multiple medications in older adults: addressing polypharmacy. *Arch Intern Med.* 2010; 170 （18）: 1648-1654.
33. Tannenbaum C, Martin P, Tamblyn R, et al. Reduction of inappropriate benzodiazepine prescriptions among older adults through direct patient education: the EMPOWER cluster randomized trial. *JAMA Intern Med.* 2014; 174 （6）: 890-898.
34. Hanlon JT, Semla TP, Schmader KE. Alternative medications for use of high-risk medications in the elderly and potentially harmful drug-disease interactions in the elderly quality measures. *J Am Geriatr Soc.* 2015; 63 （12）: e8-e18.
35. Holle LM, Michaud LB. Oncology pharmacists in health care delivery: vital members of the cancer care team. *J Oncol Pract.* 2014; 10 （3）: e142-e145.
36. Kohn LT, Institute of Medicine. *Academic Health Centers: Leading Change in the 21st Century.* Washington, DC: National Academy Press; 2003.
37. Kohn LT, Corrigan JM, Donaldson MS. *To Err Is Human.* Washington, DC: National Academy Press; 2000.
38. Adams K, Corrigan JM, eds. *Priority Areas for National Action: Transforming Health Care Quality.* Washington, DC: National Academies Press; 2003.

# 9 がんにおける併存疾患

Grant R. Williams and Holly M. Holmes

## はじめに

　高齢のがん患者の治療に対する反応は，若い患者の反応とは異なる．高齢の患者では，がんの診断に加えて，複数の疾患を有していることが多く，それががんの治療や忍容性（薬物によって生じる副作用）を複雑にする可能性がある．米国のメディケア受給者の大多数は，2つ以上の疾患を有し，25％近くが4つ以上の疾患を有している(1)．この10年間で，がん治療における併存疾患(comorbidity)の重要性がより明らかになってきたが，臨床試験における厳格な適格規準により併存疾患を有している集団は除外され，また併存疾患の評価尺度が定まっていないため，十分な併存疾患情報に基づいた意思決定を行うためのエビデンスは限られている(2)．腫瘍学を含め多くの臨床診療ガイドラインは，単一の疾患に焦点を当てており，複数の併存疾患を有する患者における解釈には限界がある(3)．

　歴史的に，がんは指標疾患（index condition）とみなされ，その他の疾患は，指標疾患とともに存在する医学的状態として定義される併存疾患としてアプローチされてきた．新しい概念である「多疾患併存（multimorbidity)」は，多くの疾患や疾患に対する治療が他の病態に影響を与え，互いに影響し合って個人の健康にプラスにもマイナスにも作用し，同一患者内に重複した病態をもたらすというモデルを反映するために用いられている（図9.1参照)(4,5)．多疾患併存を持つ患者へのアプローチには，本章で後述する指導原則を考慮した個別ケアを提供するための新しいパラダイムが必要である．多疾患併存とは，2つ以上の慢性疾患が併存している状態と定義されるが，そのうちの1つが他の疾患より中心的であるとは限らない(6)．本章では，特にがんとの関連における併存疾患に焦点を当て，併存疾患の数や重症度に関係なく，併存疾患という用語を頻繁に使用する．

## がんにおける関連性

　併存疾患は，それ自体がさまざまな重症度や数の幅広い異質な疾患から構成されているため，さまざまな形でがんに影響を及ぼす可能性がある．多くの観察研

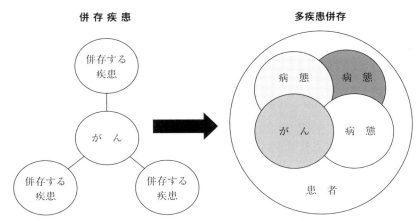

**図 9.1** 併存疾患と多疾患併存の概念の違い
出典：文献(4)より引用．Boyd C, Fortin, M. Future of multimorbidity research: how should understanding of multimorbidity inform health system design? *Public Health Rev.* 2010; 32（2）: 451-474.

究では，併存疾患が増加しているがん患者は，併存疾患のない患者に比べて生存率が低く，5年死亡ハザード比は1.1〜5.8であることがわかっている(7)．併存疾患が，がん患者の生存（率）に及ぼす影響は，がん自体の侵襲性と致死性に一部依存する．中等度から重度の併存疾患の存在は，早期で治癒の可能性のある患者では予後を考える上で最も重要であるが，死亡率が高いがん種では，影響が少ないことが多い(8)．

併存疾患は，がん治療の忍容性にも影響を与える．併存疾患を多く持つ患者は，化学療法中の重篤な毒性の発生や入院のリスクが高くなる(9-11)．乳がんの術後補助化学療法を受けた高齢の患者を調査した研究では，チャールソン併存疾患指数（Charlson Comorbidity Index：CCI）が1以上の患者は，グレード3以上の化学療法の毒性を経験する可能性が3倍高かった(11)．重度の併存疾患（CCIが3以上）は，化学療法に関連した入院の最も強い予測因子の1つであり，併存疾患のない患者と比較して入院率が10倍高いことが示されている(10)．さらに，併存疾患のある患者は化学療法を完遂する可能性が低い(12)．併存疾患は，がん治療のリスクと利益の両方を変化させるため，多くの治療法のリスクと利益のバランスに劇的な影響を与える可能性がある(2)．併存疾患の存在は，がんに対する治療を受けなかった理由として，診療録に最も頻繁に記載される理由の1つである(13,14)．

## 併存疾患の評価

　がんにおける併存疾患の評価には，単純な病態の数から重み付けした指標や，システムベースの方法まで多くの方法がある．併存疾患の指標は，研究の場では頻繁に用いられるが，臨床の場では併存疾患とその現在の治療方法のリストを用いた包括的な病歴聴取と身体検査が，併存疾患の評価に用いられる唯一の方法であることが多い．この方法にはいくつかの利点があり，すでに現在の臨床診療プロセスに取り入れられている．しかし，臨床で患者を評価する際に妥当性のある尺度を使用することには，さらなる利点がある．1つには，併存疾患を指標や尺度で説明することで，予後や化学療法の毒性への影響について，患者や患者を担当する同僚とのコミュニケーションがより標準化される．また，妥当性や信頼性が検証された尺度は，単純な病歴聴取や身体検査よりも，併存疾患の重症度や負担をより系統的に説明することができる．例えば，心臓発作は冠動脈疾患の既往歴よりも重視されるかもしれない．最後に，臨床試験から得られたエビデンスを臨床に外挿する際に，併存疾患尺度を用いることで，患者の転帰をより明確にすることができる．

　併存疾患を評価するための唯一のゴールドスタンダードはなく，2012 年の文献調査では，がん患者集団に使用されていた併存疾患を評価する 21 の異なるアプローチが特定された(15)．併存疾患評価尺度の選択は，臨床の場とその尺度の使用目的によって異なる(2)．例えば，主に多疾患併存を有する高齢患者からなる臨床の場では，併存疾患の数と重症度，ならびに日常生活機能や生活の質(QoL)への影響を把握できる尺度が最も臨床的に有用であろう．尺度の中には，単純に臨床用にデザインされていないものもあり，診療録の後ろ向き調査や医療費請求データにおける利用に適しているものもある．腫瘍科でよく使用される併存疾患尺度の一覧は，表 9.1 を参照のこと．いくつかの併存疾患尺度についてオンライン版が多数あり，臨床の場においてより使いやすくなっているであろう．併存疾患評価尺度について，より詳細な検討については，いくつかの文献調査が行われている(15,26)．

　最も広く使用され，最も簡潔な併存疾患尺度の 1 つが CCI である．この指数には 19 の疾患が含まれ，死亡の相対リスクに基づく個々の重み(1 から 6 の範囲)が付けられている．CCI では，心筋梗塞は 1 点，転移性がんは 6 点で重み付けされている．CCI は，臨床で簡単に実施できる患者の自己報告版の妥当性が検証されており，年齢調整版(年齢調整 CCI)も開発されている(27-29)．CCI のうち 4 項目はがんに関連しており，使用するがん患者集団に当てはまる場合は除外すべ

**表 9.1** 一般的な併存疾患測定尺度

| 種　類 | 指　標 | 項目と評価 |
|---|---|---|
| 総　括　的 | | |
| | Elixhauser (16) | 30 項目，有・無の 2 件法 |
| 重 み 付 け | | |
| | CCI (17) | 19 の病態を 16 で重み付け |
| | NCI 併存疾患指数 (18,19) | 経験的に導き出された重みで重み付けされた 16 の病態 |
| システムベース | | |
| | CIRS (20) | 13 または 14 の臓器系カテゴリー，それぞれ 0 〜4 で評価 |
| | ICED (21) | 疾患重症度サブインデックス：14 の疾患（0〜4 で評価）機能的重症度サブインデックス：12 の病態（0〜2 点で評価）．合計：0〜3 |
| | KFI (22) | 12 の病態，それぞれ 0〜3 で評価 |
| | ACE-27 (23) | 27 の病態，それぞれ 0〜3 で評価 |
| がん特異的 | | |
| | WUHNCI (24) | 7 の病態，それぞれ 0〜4 で評価 |
| | HCT-CI (25) | 17 の病態，それぞれ 0〜3 で評価 |

ACE-27：Adult Comorbidity Evaluation-27, CCI：チャールソン併存疾患指数, CIRS：Cumulative Illness Rating Scale, HCT-CI：同種造血幹細胞移植後のリスク評価, ICED：Index of Coexistent Disease, KFI：Kaplan-Feinstein 指数, WUHNCI：ワシントン大学頭頸部併存疾患指数.

きである．例えば，CCI を固形がん患者の臨床で使用する場合，固形がんを含めないが，固形がんに加えてリンパ腫を有する患者にはリンパ腫の点数を加算する．得点の範囲は，しばしば小さく，低い得点に大きく偏った分布を示すが (26)，CCI は体系的な併存疾患測定のための簡便な尺度である．

　併存疾患をより詳細に評価するために，多くは Cumulative Illness Rating Scale (CIRS) を利用している．CIRS は，併存疾患を罹患した臓器別に分類し，Common Toxicity Criteria の判定規準と同様に，その重症度に応じて，「なし」「軽度」「中等度」「重度」「極めて重度/生命を脅かす」の 0 から 4 段階で評価する (20)．重症度が高いほど，その病態の結果としての機能的負担も大きくなる．CIRS を用いて疾患の重症度を評価するためには，CCI よりも多くの訓練を必要

とするが，マニュアルに精通した臨床医であれば数分で実施できる(26)．

Older Americans Resources and Services Questionnaire（OARS）の身体的健康（physical health）の下位尺度は，Hurria らによって開発された簡易高齢者機能評価の患者の自己報告の一部として，頻繁に使用されている(30,31)．OARS の併存疾患尺度は，患者による自己報告様式で，14 の特定の併存疾患と，それぞれが対象者の活動にどの程度支障をきたしているかを評価する．OARS 質問票は，残念ながら臨床医が日々の診療で使用することは容易ではないが，調査研究に取り入れられることが増えてきており，患者が手助けなしに簡単に実施することができるようになるだろう．最後に，特定のがん患者に対し使用するために開発された疾患特異的併存疾患の評価尺度がある場合は，そうした尺度を利用することが，特に有用であろう(24,25,32)．適切な併存疾患尺度を選択するかどうかは，臨床の状況によって異なるため，単一の方法が望ましいということはないが，CCI，CIRS，OARS など，何らかの形で併存疾患を系統的に評価することは，高齢のがん患者において強く推奨される．

## 複数の併存疾患を持つ患者のがん治療

がんやがん治療への影響を考えると，併存疾患の徹底的な評価が必要である．併存疾患に関する情報が得られたら，それらの情報を臨床的に利用する方法がいくつかある．

1. 併存疾患を考慮して，がんの治療レジメンを調整する．例えば，慢性腎臓病がある場合の腎投与化学療法の用量調整や，心疾患や肺疾患がある場合の麻酔や手術計画の調整などである．

2. より高い毒性リスクを予測する．例えば，糖尿病による末梢神経障害を有している患者では，神経毒性のある化学療法レジメン（の適用）が，より困難になる可能性がある．

3. がん治療中に既存の併存疾患の最適化を図る．がんに罹患した患者の多くは，定期的にプライマリ・ケアを受けていない可能性があり，併存疾患に対して，より十分に対処し治療する必要があるかもしれない．

4. がんに依存しない予後をより適切に推定する．複数の重篤な併存疾患を有する患者は，年齢をマッチさせた併存疾患の少ない同世代の患者に比べて，余命が短い可能性が高い．この情報は，特に術後補助療法において，がんに特異的な予後を考えるために必要な情報である(33)．

## ケアの原則

　複数の併存疾患を有する患者の臨床管理と意思決定の指針となる実質的なエビデンスがないため，臨床の医療従事者は，これらの複雑な患者を合理的に管理するための実践的な指針を必要としている(34)．米国老年医学会（AGS）は，臨床の医療従事者がこの困難な集団に対し，最適なケアを提供できるようなアプローチを開発することを目的として，多疾患併存を有する高齢患者のケアに関する専門家パネルを招集した(35)．文献調査と専門家の意見に基づき，このパネルは「多疾患併存を有する高齢者のケアのための指針（Guiding Principles for the Care of Older Adults with Multimorbidity）」を開発した．その内容は以下の通りである：(a) 患者の選好の評価，(b) 利用可能な情報の解釈と適用，(c) 予後の推定，(d) 治療の実現可能性の検討，(e) 治療とケアプランの最適化である．これらは意思決定を構成するための枠組みを提供するものであり，形式化された治療「ガイドライン」ではない．これらの原則を多疾患併存状態のがん患者にどのように適用できるかの概要については，表 9.2 を参照のこと（Thompson ら(34)より翻案・改変）．この原則を腫瘍学的管理に適応するための詳細な検討については，*Journal of Geriatric Oncology* 誌に最近掲載された「腫瘍医のための老年医学（Geriatrics for Oncologists）」(34)を参照されたい．

## ま　と　め

1. 人口動態の変化を考慮すると，がんと複数の併存疾患を有する高齢患者の管理は，がん専門医にとってますます日常的な問題となるだろう．
2. 多疾患併存（multimorbidity）は，多くの疾患や疾患に対する治療が相互に影響し合い，しばしば個々の患者の中で重複するモデルを反映するために用いられる新しい概念である．
3. 併存疾患は，がん治療の忍容性や全生存期間など，多くのがん患者の転帰に影響を及ぼす可能性がある．
4. 併存疾患の測定に役立ついくつかの尺度が利用可能である．
5. 米国老年医学会の指針（Guiding Principles）は，これらの複雑な患者に関して構造化した意思決定をするための有用な枠組みである．

（奥山絢子 訳）

82　II　老年症候群

**表 9.2**　がんと多疾患併存を有する高齢者のケアに関する指針

| | |
|---|---|
| **1. 患者の選好の評価** | 患者の選好を引き出し，医療上の意思決定に取り入れる． |
| | ・どのようなアウトカム（転帰をとる）が最も重要か． |
| | ・患者の目標に最も合致するがん治療はどれか（もしあれば）． |
| **2. 入手可能な情報の解釈と適用** | エビデンスベースの限界を認識した上で，多疾患併存を有する高齢者に特化した医学文献を解釈し適用する． |
| | ・提案されたがん治療の研究対象集団に多疾患併存を有する患者は含まれていたか． |
| | ・介入が患者の他の慢性疾患にどのような影響を与えるかわかっているか． |
| **3. 予後の推定** | リスク，負担，利益，予後という文脈の中で臨床管理について意思決定を行う． |
| | ・患者の他の病状（病態）は予後にどのような影響を与えるか． |
| **4. 治療の実現可能性を考慮する** | 臨床管理について意思決定する際には，治療の複雑さと実現可能性を考慮する． |
| | ・がん治療はアドヒアランスを制限したり，ポリファーマシーを助長したりすることがあるか． |
| | ・がん治療は他の疾患との好ましくない相互作用につながるか． |
| **5. 治療法とケアプランの最適化** | 利益を最適化し，害を最小化し，生活の質（QoL）を高める治療法を選択するための戦略を用いる． |
| | ・治療計画を最適化するために，他の専門職間チームや多職種チームのメンバー，あるいは介護者はどのように協力できるか． |
| | ・ケアコーディネーションや老年医学的評価は，患者に有益か． |

出典：文献(34)，(35)より引用．

# 参 考 文 献

1. Wolff JL, Starfield B, Anderson G. Prevalence, expenditures, and complications of multiple chronic conditions in the elderly. *Arch Intern Med.* 2002; 162 (20): 2269-2276.
2. Williams GR, Mackenzie A, Magnuson A, et al. Comorbidity in older adults with cancer. *J Geriatr Oncol.* 2015; 7 (4): 249-257.
3. Boyd CM, Darer J, Boult C, et al. Clinical practice guidelines and quality of care for older patients with multiple comorbid diseases: implications for pay for performance. *JAMA.* 2005; 294 (6): 716-724.
4. Boyd C, Fortin, M. Future of multimorbidity research: how should understanding of multimorbidity inform health system design? *Public Health Rev.* 2010; 32 (2): 451-474.

9 がんにおける併存疾患    83

5. Ritchie CS, Kvale E, Fisch MJ. Multimorbidity: an issue of growing importance for oncologists. *J Oncol Pract.* 2011; 7 (6): 371-374.
6. Akker M, Buntinx F, Knottnerus JA. Comorbidity or multimorbidity: what's in a name? *Eur J Gen Pract.* 1996; 2: 65-70.
7. Sogaard M, Thomsen RW, Bossen KS, et al. The impact of comorbidity on cancer survival: a review. *Clin Epidemiol.* 2013; 5 (suppl 1): 3-29.
8. Read WL, Tierney RM, Page NC, et al. Differential prognostic impact of comorbidity. *J Clin Oncol.* 2004; 22 (15): 3099-3103.
9. Gronberg BH, Sundstrom S, Kaasa S, et al. Influence of comorbidity on survival, toxicity and health-related quality of life in patients with advanced non-small-cell lung cancer receiving platinum-doublet chemotherapy. *Eur J Cancer.* 2010; 46 (12): 2225-2234.
10. Hassett MJ, Rao SR, Brozovic S, et al. Chemotherapy-related hospitalization among community cancer center patients. *Oncologist.* 2011; 16 (3): 378-387.
11. Zauderer M, Patil S, Hurria A. Feasibility and toxicity of dose-dense adjuvant chemotherapy in older women with breast cancer. *Breast Cancer Res Treat.* 2009; 117 (1): 205-210.
12. Neugut AI, Matasar M, Wang X, et al. Duration of adjuvant chemotherapy for colon cancer and survival among the elderly. *J Clin Oncol.* 2006; 24 (15): 2368-2375.
13. O'Grady MA, Slater E, Sigurdson ER, et al. Assessing compliance with national comprehensive cancer network guidelines for elderly patients with stage III colon cancer: the Fox Chase Cancer Center Partners' initiative. *Clin Colorectal Cancer.* 2011; 10 (2): 113-116.
14. Vinod SK, Sidhom MA, Gabriel GS, et al. Why do some lung cancer patients receive no anticancer treatment? *J Thorac Oncol.* 2010; 5 (7): 1025-1032.
15. Sarfati D. Review of methods used to measure comorbidity in cancer populations: no gold standard exists. *J Clin Epidemiol.* 2012; 65 (9): 924-933.
16. Elixhauser A, Steiner C, Harris DR, Coffey RM. Comorbidity measures for use with administrative data. *Med Care.* 1998; 36 (1): 8-27 [Epub 1998/02/07].
17. Charlson ME, Pompei P, Ales KL, MacKenzie CR. A new method of classifying prognostic comorbidity in longitudinal studies: development and validation. *J Chronic Dis.* 1987; 40 (5): 373-383.
18. Klabunde CN, Potosky AL, Legler JM, Warren JL. Development of a comorbidity index using physician claims data. *J Clin Epidemiol.* 2000; 53 (12): 1258-1267.
19. Klabunde CN, Legler JM, Warren JL, et al. A refined comorbidity measurement algorithm for claims-based studies of breast, prostate, colorectal, and lung cancer patients. *Ann Epidemiol.* 2007; 17 (8): 584-590.
20. Linn BS, Linn MW, Gurel L. Cumulative illness rating scale. *J Am Geriatr Soc.* 1968; 16 (5): 622-626.
21. Greenfield S, Blanco DM, Elashoff RM, Ganz PA. Patterns of care related to age of breast cancer patients. *JAMA.* 1987; 257 (20): 2766-2770.
22. Kaplan MH, Feinstein AR. The importance of classifying initial co-morbidity in evaluating the outcome of diabetes mellitus. *J Chronic Dis.* 1974; 27 (7-8): 387-404.
23. Piccirillo JF, Tierney RM, Costas I, et al. Prognostic importance of comorbidity in a hospital-based cancer registry. *JAMA.* 2004; 291 (20): 2441-2447.
24. Piccirillo JF, Lacy PD, Basu A, Spitznagel EL. Development of a new head and neck cancer-specific comorbidity index. *Arch Otolaryngol Head Neck Surg.* 2002; 128 (10): 1172-1179.
25. Sorror ML, Maris MB, Storb R, et al. Hematopoietic cell transplantation (HCT) -specific comorbidity index: a new tool for risk assessment before allogeneic HCT. *Blood.* 2005; 106 (8): 2912-2919.
26. Extermann M. Measuring comorbidity in older cancer patients. *Eur J Cancer.* 2000; 36 (4): 453-471.

84    Ⅱ　老年症候群

27.　Katz JN, Chang LC, Sangha O, et al. Can comorbidity be measured by questionnaire rather than medical record review? *Med Care.* 1996; 34 (1): 73-84.

28.　Habbous S, Chu KP, Harland LT, et al. Validation of a one-page patient-reported Charlson comorbidity index questionnaire for upper aerodigestive tract cancer patients. *Oral Oncol.* 2013; 49 (5): 407-412.

29.　Charlson M, Szatrowski TP, Peterson J, Gold J. Validation of a combined comorbidity index. *J Clin Epidemiol.* 1994; 47 (11): 1245-1251.

30.　Fillenbaum GG, Smyer MA. The development, validity, and reliability of the OARS multidimensional functional assessment questionnaire. *J Gerontol.* 1981; 36 (4): 428-434.

31.　Hurria A, Gupta S, Zauderer M, et al. Developing a cancer-specific geriatric assessment: a feasibility study. *Cancer.* 2005; 104 (9): 1998-2005.

32.　Colinet B, Jacot W, Bertrand D, et al. A new simplified comorbidity score as a prognostic factor in non-small-cell lung cancer patients: description and comparison with the Charlson's index. *Br J Cancer.* 2005; 93 (10): 1098-1105

33.　Hurria A, Browner IS, Cohen HJ, et al. Senior adult oncology. *J Natl Compr Canc Netw.* 2012;10 (2):162-209.

34.　Thompson K, Dale W. How do I best manage the care of older patients with cancer with multimorbidity? *J Geriatr Oncol.* 2015; 6 (4): 249-253.

35.　Guiding principles for the care of older adults with multimorbidity: an approach for clinicians: American Geriatrics Society Expert Panel on the care of older adults with multimorbidity. *J Am Geriatr Soc.* 2012; 60 (10): E1-E25.

# 10 認知症候群とせん妄

Reena Jaiswal and Yesne Alici

## はじめに

　認知症候群はがん患者においてよくみられ，高齢者ほどそのリスクが高い(1)．原発性脳腫瘍や転移性脳腫瘍，せん妄，併存するうつ病，化学療法や放射線療法などの治療による副作用などの因子は，患者が認知障害を発症する素因となりうる(2)．高齢者の認知障害は，意思決定や日常生活動作（ADL．例えば，服薬能力）の潜在的な障害により，がん治療の転帰に大きな影響を与える．そのため，がん診療の現場で高齢患者の認知機能障害を系統的にスクリーニングすることが重要である．認知機能障害の体系化されたスクリーニングツールがないため，認知症候群を有する患者が十分に認識されていないことが多い．いったん認知症候群が同定されれば，根底にある病因を評価することにより，可逆的および不可逆的な因子を同定し，必要であればケアの目標を修正することができる．本章では，高齢のがん患者の認知評価に焦点を当て，がん診療の現場で最もよくみられる神経認知障害（せん妄を含む）について概説する．

## せ　ん　妄

　せん妄は，高齢がん患者にみられる最も一般的で重篤な精神神経系合併症の1つである．せん妄は，一般的な医学的状態または薬物による注意力，覚醒度，認知，行動の急性変化と定義され，重大な苦痛，罹患率は死亡率と関連している(3)．高齢者では，せん妄は認知機能の低下，施設への入所，医療費の増加，死亡率の上昇と関連している．せん妄の短期および長期の転帰に関するデータが増加していることから，すべての入院がん患者におけるせん妄のスクリーニングの重要性が強調されている．

　高齢と既存の認知障害は，せん妄の危険因子としてよく知られている(4)．せん妄は，患者の精神運動活性のレベルに基づいて，過活動型，低活動型，混合型（過活動型と低活動型の両方の特徴）の3つのサブタイプに分類される．過活動型せん妄は興奮や幻覚を伴うが，低活動型せん妄の患者は動作が緩慢で無気力に

86    II 老年症候群

**表 10.1** せん妄の評価

■ せん妄は，薬物または基礎疾患による認知障害および妄想/知覚障害を伴う，変動する経過，注意力障害，および覚醒レベルの障害を伴う急性の精神状態変化である.
■ 臨床的特徴には，精神運動障害，睡眠覚醒周期の変化，ケア拒否の形での興奮，易刺激性などが含まれる.
■ 症状がいつ始まり，どれくらいの速さで進行しているかを時系列で示すことが診断に役立つ. 認知機能障害の急激な発症=せん妄，緩やかな発症と進行性の低下=認知症.
■ 覚醒度の変動に注意する. 24時間以上の異なる時点で患者を評価する.
■ せん妄は自殺念慮，衝動性，判断力の低下，妄想性障害，知覚障害を呈することがあり，自傷行為のリスクを高めることがある.
■ 特に抗コリン剤，ベンゾジアゼピン系薬剤，麻薬には注意する.
■ 徹底的な身体検査を行う. 感染症/敗血症や神経障害の徴候を探す.
■ 感染症，代謝障害，内分泌障害を特定するために，臨床検査と画像検査を行う.
■ 新たな局所神経障害，中枢神経系感染の懸念，中枢神経系原発がんの既往，中枢神経系転移が疑われる患者では，神経画像検査を考慮する.
■ 急性認知機能障害の原因として，非けいれん性発作の診断に脳波検査が有用である. 脳波の全般的な低下は，うつ病ではなく，せん妄や認知症でみられることがある.

みえる. 高齢者では，低活動型がより一般的であるが，認識されていないことが多い(5). せん妄の両サブタイプは，内科的疾患の罹患率と死亡率の増加と関連しており，患者や介護者に大きな苦痛を与える(6). したがって，タイプにかかわらず，せん妄の適時診断と管理は不可欠である.

## せん妄の評価

せん妄の「ゴールドスタンダード」診断は，精神障害の診断と統計マニュアル（DSM-5)[*1](7)のせん妄診断基準に基づいた臨床医の評価である. 表 10.1 に高齢がん患者におけるせん妄評価の注意点を示す. せん妄専用の評価尺度および評価スケールがいくつか開発されており，それぞれに長所と短所がある(8,9). 一般的に使用されているせん妄のスクリーニングおよび評価ツールを表 10.2 に概説する.

## せん妄の予防

非薬理学的介入が入院高齢患者のせん妄発生率を低下させることを示唆するエ

---

*1 訳注：米国精神医学会が発行する「精神障害の診断と統計マニュアル（Diagnostic and Statistical Manual of Mental Disorders)」の第5版. DSM とは，米国精神医学会が作成する，精神疾患・精神障害の分類マニュアルで精神神経学ではゴールドスタンダードである.

**表 10.2**　一般的に使用されるせん妄のスクリーニングおよび評価ツール

| | |
|---|---|
| 錯乱評価法(10) | ■一般的な医療現場で，特に高齢者の間で最も一般的に使用されているせん妄スクリーニング尺度.<br>■4項目のアルゴリズムにより，せん妄を迅速にスクリーニングできる.<br>■十分に訓練された評価者を必要とする.<br>■よく訓練された評価者が用いれば，優れた心理測定学的特性を示す.<br>■尺度の認知項目の評価には認知テストが必要である.<br>■多くの言語で使用可能である. |
| せん妄評価尺度-R-98(11) | ■臨床医が評価した16項目（13項目は重症度，3項目は診断）を含む.評価は直前24時間に適用される.<br>■せん妄と認知症，うつ病，統合失調症との鑑別が可能.<br>■訓練を受けた臨床医が実施する.<br>■優れた心理測定学的特性を有する.<br>■主に研究目的で用いられる.<br>■異なる言語で検証されている. |
| メモリアルせん妄評価尺度（MDAS）(12) | ■主にせん妄の重症度とサブタイプの評価に用いられる.<br>■MDASは10項目からなり，0点（なし）から3点（重度）まで評価され，最高得点は30点である.<br>■がん領域におけるせん妄診断のカットオフスコアとして13点が推奨されている.<br>■緩和ケアにおけるせん妄診断では，カットオフスコア7点が最も高い感度と特異度を示した(1).<br>■優れた心理測定学的特性を有する.<br>■せん妄，認知症，認知障害のない患者を区別できる.<br>■多くの言語で検証されている.<br>■がんや緩和ケアの現場で最も広く使用されているせん妄評価尺度である.<br>■医師が評価する.<br>■検査所用時間は約10〜15分. |
| 看護せん妄スクリーニング尺度（Nu-DESC）(13) | ■かつてのせん妄評価尺度であるConfusion Rating Scaleから転用.<br>■指向性，行動，コミュニケーション，知覚障害，精神運動遅滞の5項目から構成される.<br>■継続的な症状評価が可能.<br>■がん領域での使用について妥当性が確認されている.<br>■看護スタッフが実施する.<br>■所要時間は約1〜2分.<br>■心理測定学的特性が良好である.<br>■異なる言語で検証されている. |

出典：文献(14)より引用. Breitbart W, Alici Y. Evidence-based treatment of delirium in patients with cancer. *J Clin Oncol.* 2012; 30 (11): 1206-1214.

88　Ⅱ　老年症候群

ビデンスがある(5). 米国老年医学会 (AGS) は, 高齢者の術後せん妄を予防する
ために, 複数の成分の非薬理学的介入を実施することを強く推奨している
(15). 予防的介入に不可欠な要素としては, リオリエンテーション*2, ポリ
ファーマシーの是正, 早期の離床, 睡眠の促進, 十分な水分補給と栄養の維持な
どがある(5). 抗精神病薬, コリンエステラーゼ阻害薬, デクスメデトミジン*3,
メラトニン*4 は, さまざまな環境, さまざまな年齢層でせん妄の予防について
研究されている主な薬理学的介入である(16). 現在のところ, 高齢者がん患者の
せん妄予防に薬理学的介入を用いることを支持する十分な証拠はない(16).

## せん妄の管理と治療

　せん妄の治療は, 何よりもまず根本的な病因を同定し, それを改善することで
ある. せん妄の期間と重症度を軽減するための第一選択の治療戦略としては,
「せん妄の予防」の項で述べたような非薬理学的介入を行うべきである(5). 現在
のエビデンスでは, 高齢のがん患者において, 起こりうる副作用を注意深く観察
しながら, せん妄の症状（例えば, 患者が自傷他害の危険にさらされるような症
状）をコントロールするために抗精神病薬を短期間, 低用量使用することが支持
されている(14). 低用量を短期間使用し, 副作用の発現を注意深く観察すること
で, 抗精神病薬の使用における有害な転帰を避けることができる. 表 10.3 にせ
ん妄の治療によく用いられる抗精神病薬の一覧を示す.

# 認　知　症

　認知症は, 認知機能（例えば, 記憶, 言語, 実行機能, 視空間能力）の障害を
特徴とする進行性の認知機能低下であり, 日常生活を自立して行うことを妨げ
る. 正確な有病率は不明であるが, 米国では 240 万人から 550 万人が認知症に罹
患していると推定されている(17)*5. 認知機能障害を有するがん患者は, ADL
低下や服薬コンプライアンス悪化のリスクが高く, 死亡リスクも高い(18). 認知
機能障害の存在をみつけ出すために, すべての高齢がん患者に対して認知機能評

---

*2　訳注：現実の日時や場所の見当識をつけるための訓練.

*3　訳注：デクスメデトミジンは日本では集中治療における鎮静や, 局所麻酔下における非挿管手術処
　　置の鎮静にのみ適応あり.

*4　訳注：メラトニンは日本ではメラトニン受容体アゴニストのラメルテオンが発売されており「不眠
　　症における入眠困難」に対する適応がある.

*5　訳注：日本における認知症の有病率は内閣府高齢社会白書（平成 29 年）によると 602 万人から 630
　　万人と推定されている.

表 10.3 せん妄治療に対して臨床的に使用される抗精神病薬

| 薬剤 | 老人患者への投与範囲と投与方法 | 副作用と特別な考慮事項 | 訳注：我が国での注意 |
|---|---|---|---|
| ハロペリドール | 0.25～2 mg, 2～12時間ごと PO, IV, IM, SC | ・高用量で錐体外路系の副作用が発現する可能性がある。<br>・QT間隔延長の可能性があるため、心電図でQT間隔をモニタリングする。<br>・せん妄に対する最も標準的な治療法であることに変わりはない。<br>・興奮性の患者にはロラゼパム（0.25～1 mg, 2～4時間ごと）を追加できる。 | 訳注1<br>・4.5 mg/day以上で錐体外路症状リスクあり。<br>・半減期が24時間弱と長い。 |
| クロルプロマジン | 12.5～50 mg, 4～6時間ごと PO, IV, IM, SC, PR | ・ハロペリドールと比較して鎮静作用および抗コリン作用が強い。<br>・低血圧リスクあり。血圧をモニタリングする。<br>・血圧を綿密に監視できるICUでの使用に適している。<br>・その鎮静効果のために興奮した患者に好まれるかもしれない。 | 訳注2<br>・日本においては経口、注射ともに5～25 mg, 1日1～2回。<br>・精神運動興奮の強い過活動せん妄や睡眠リズムを確保する目的でハロペリドール不十分な場合に用いる。 |
| オランザピン | 2.5～5 mg, 12～24時間ごと PO†, IM | ・鎮静作用は短期間使用における主な用量制限副作用である。<br>・高齢、認知症の既往、低活動型せん妄は反応不良と関連している。<br>・1日10～15 mgを超える用量は抗コリン作用によりせん妄を悪化させる可能性がある。<br>・心血管系虚脱のリスクがあるため、IM製剤はロラゼパムIM製剤と併用すべきではない。 | |

（つづく）

表10.3 せん妄治療に対して臨床的に使用される抗精神病薬（つづき）

| 薬剤 | 老人患者への投与範囲と投与方法 | 副作用と特別な考慮事項 | 訳注：我が国での注意 |
|---|---|---|---|
| リスペリドン | 0.25〜1 mg, 12〜24 時間ごと PO† | ・錐体外路性の副作用は 6 mg/day を超える用量で発現する可能性がある。<br>・起立性低血圧を伴うことがある。 | 訳注 3<br>・腎障害では半減期が延長するため注意。 |
| クエチアピン | 12.5〜100 mg, 12〜24 時間ごと PO | ・鎮静、起立性低血圧。<br>・鎮静作用は睡眠覚醒障害のある患者に有用である。<br>・起立性低血圧を伴うことがある。 | 訳注 4<br>・錐体外路症状のリスクが少ない非定型抗精神病薬。<br>・レビー小体病やパーキンソン症状のリスクが高い場合の第一選択薬。<br>・半減期が短い。糖尿病患者には禁忌。 |
| アリピプラゾール | 2〜15 mg, 24 時間ごと PO†, IM | ・アカシジアのモニタリングは必要。<br>・エビデンスは乏しい。<br>・過活動型せん妄よりも低活動型の患者において有効である可能性がある。 | 訳注 5<br>・我が国では 1 回 2〜24 mg。<br>・アカシジアに注意。<br>・低活動型せん妄に対して過鎮静を避ける目的で用いる。 |
| ジプラシドン | 10〜40 mg, 12〜24 時間ごと PO, IM | ・心電図の QT 間隔のモニタリング。<br>・ジプラシドンによる QT 延長の患者には最も好ましくない薬剤である。 | 訳注 6<br>・ジプラシドンは国内では 2022 年開発販売中止。<br>・ジプラシドンに関する文献が少なく、内科的疾患の患者には最も好ましくない薬剤である。 |

（つづく）

表10.3 せん妄治療に対して臨床的に使用される抗精神病薬（つづき）

| 薬剤 | 老人患者への投与範囲と投与方法 | 副作用と特別な考慮事項 | 訳注：我が国での注意 |
|---|---|---|---|
| アセナピン | 2.5～10 mg, 24 時間ごと PO† | ・起立性低血圧. <br>・用量依存性のアカシジア. <br>・過鎮静は用量制限因子である. <br>・重度の肝障害のある患者には推奨されない. <br>・せん妄への使用に関するエビデンスはない. | 訳注7 <br>・1回5 mg, 1日1回. <br>・粘膜吸収型抗精神病薬. <br>・舌下投与が必要. 嚥下してしまうと効果は期待できない. |

ICU：集中治療室，IM：筋肉内，IV：静脈内，PO：経口，PR：直腸，SC：皮下.
†リスペリドン，オランザピン，アリピプラゾール，クエチアピンは口腔内崩壊錠で入手可能である.
抗精神病薬を投与されている患者はすべて，QT延長についてモニターすべきである.
出典：文献(14)より引用. Breitbart W, Alici Y. Evidence-based treatment of delirium in patients with cancer. *J Clin Oncol.* 2012; 30 (11): 1206-1214.
訳注出典：1, 2, 4～7 小川朝生編. レジデント必読 病棟でのせん妄・不眠・うつ病・もの忘れに対処する―精神科の薬もわかる！ メジカルビュー社：2022. 3 日本医師会監修. 新版 がん緩和ケアガイドブック. 青海社：2017.

価が推奨されている(18). National Comprehensive Cancer Network (NCCN) の Senior Adult Oncology Guidelines (NCCN ガイドライン) では，以下に示したような評価ツールの推奨が示されている(19). NCCN ガイドライン(19)は，すべての認知機能障害患者を治療期間中，多職種による集学的な老年腫瘍学チームのケアすることを推奨している．認知機能障害が疑われる患者，または認知機能障害がある可能性が自らまたは家族から報告された患者に対しては，認知症専門医[*6]との相談が推奨される．NCCN ガイドラインはまた，認知機能障害のある患者，および治療計画の変更を検討するすべての高齢者に対して，認知機能の定期的な再評価を推奨している．

## 認知症：スクリーニングと評価

　認知機能障害が疑われる患者の初期評価は，患者の以前の機能レベル，認知機能低下の時間的経過や進行速度に関する情報を提供できるような情報源[*7]からの情報とともに，詳細な病歴聴取から始めるべきである(9). 時間経過と関連症状は，認知症のタイプを特定し，せん妄やうつ病を除外するための重要な情報である．認知症のような神経認知障害では，症状の発現は，せん妄で通常みられる突然の急激な発現とは対照的に，徐々に進行する．初期評価の一環として，患者の日常生活動作(IADL)のベースラインと現在の能力を確認することは，認知機能に関する信頼できる情報となる．IADL障害の分野や程度が，認知障害ではなく身体障害に起因する二次的なものかを判断することが重要である．介護者に患者の安全に対する懸念があるかどうかを尋ねることも，障害のレベルに関する重要な情報を提供する．

　病歴には，アルコールや違法薬物の使用歴，毒物への曝露歴も含める．サプリメントや市販薬の使用も含め，薬剤の徹底的な見直しが必要である．化学療法剤，放射線療法，ホルモン療法など，認知機能の変化と関連するがん関連治療についても詳細に検討する必要がある．臨床医は，高血圧，血管疾患，脂質異常症，糖尿病，肥満などの慢性疾患の既往歴，精神疾患の既往歴を尋ねるべきである．大うつ病性障害の患者は，以前は「仮性認知症」と呼ばれていた軽度の物忘れを呈することが多い．悲しみ，絶望感，快感消失，意欲低下，自殺願望はうつ病の診断を支持する．うつ病患者では，認知障害は軽度であることが多く，抑うつ気分の発現以前にはみられなかったはずである．認知機能評価の質問に答える

---

*6　訳注：日本においては認知症専門医がいない場合は老年病専門医，神経内科医，精神科医師への相談が望ましい．

*7　訳注：例えば，家族，本人の友人，ケアマネージャー．

**表 10.4** 一般的に使用される認知機能評価ツール

| 特徴 | 検査領域 | 利点 | 欠点 | 所要時間 |
|---|---|---|---|---|
| MMSE | オリエンテーション，注意，理解，計算，記憶，言語，視空間能力 | 最も広く使われている | 高学歴を持つ人の障害を見逃す可能性がある | 7〜10分 |
| MoCA | オリエンテーション，記憶，時計，視空間能力，流暢さ，言語，抽象化，計算，実行機能，注意力 | 高学歴を持つ人の障害を見逃す可能性が低い．実行機能をより適切に推定でき，軽度の障害に対してより鋭敏である | 軽度認知障害と認知症を区別できない | 10〜13分 |
| Mini-Cog | 記憶，言語理解，視覚運動能力，実行機能 | 教育の影響をあまり受けない | 時計描画テストの採点は，異なる解釈の影響を受けやすい | 3分 |

MMSE：ミニメンタルステート検査，MoCA：Montreal Cognitive Assessment.
出典：文献(9)より引用．Scharre DW, Trzepacz PT. Evaluation of cognitive impairment in older adults. *Focus.* 2013; 11 (4): 482-500.

際，うつ病患者はしばしば「わからない」と答える．認知症の患者は，質問されたとき，障害に対する苦痛をより多く表現する傾向がある．抑うつ状態の患者は，抑うつ状態が解消されれば，認知機能が正常レベルに戻ることが期待できる．がんやがんに関連した治療による二次的な倦怠感は，高齢のがん患者によくみられ，認知機能障害の一因となることがある．過度の倦怠感に苦しんでいる患者は，注意障害があったりまたは低活動で鎮静的にみえ短期的な記憶障害を呈したりすることがある．患者の倦怠感が改善され，休息が回復すれば，これらの障害も改善するはずである．

　評価の重要な点は，個人の認知能力を客観的に評価することである．表 10.4 に認知症患者の認知機能評価ツールの概略を示す．認知機能のさらなる低下を追跡するためには，同じ評価ツールを繰り返し使用することが重要である．微妙な障害や非典型的なパターンを示す障害をみつけ出し評価するためには，作業療法士による構造的なパフォーマンス評価[*8]や神経心理学的検査が必要な場合がある(9,20)．

　神経学的所見に注目した包括的な身体検査を行うべきである．病歴聴取と身体

---

*8　訳注：構造的なパフォーマンス評価とは IADL や BADL を指すと思われる.

94　II　老年症候群

診察で得られた情報は，臨床検査と神経画像から得られた診断を決定する指針となる．尿検査，基礎代謝パネル，脂質プロファイル，肝機能検査，甲状腺機能検査，HIV 検査，腫瘍随伴性パネル，ビタミン値（ビタミン $B_{12}$ とチアミンを含む），神経画像検査，脳脊髄液検査を含む臨床検査は，認知機能障害の原因を特定するのに有用である．

## がんまたはがん治療に伴う認知機能の変化

　がんまたはがん治療に伴う認知機能の変化とは，がんの診断および治療中または治療後の認知機能障害を指す(21)．高齢患者，認知予備能の低い患者，および特定の遺伝的対立遺伝子（例えば，アポリポタンパク質 E［apolipoprotein E：APOE4]*9）を有する患者は，治療後の認知機能変化のリスクが有意に高いことが示されている(22)．すべての高齢がん患者に対して，認知機能障害の定期的なスクリーニングが推奨されている．しかし，Montreal Cognitive Assessment（MoCA）やミニメンタルステート検査（MMSE）のような単純なスクリーニングツールでは，患者や家族から報告される微妙な認知機能の変化をとらえられないことがある．包括的な神経心理学的検査は，患者や医療者が将来の治療や認知リハビリテーションの必要性，あるいは精神刺激薬など注意障害を標的とした薬物療法について判断する際に活用できる．

## ま　と　め

1. 認知障害のあるがん患者は，治療アドヒアランス低下，日常生活動作（ADL）の低下，悪い転帰のリスクが高い．
2. 認知機能障害はがん医療に影響を及ぼす可能性があるため，がん医療に携わるすべての高齢者に認知機能障害のスクリーニングを系統的に実施すべきである．
3. せん妄は，高齢者のがん患者において最もよくみられる重篤な精神神経合併症の１つである．せん妄は基礎疾患または薬物によって引き起こされ，重大な罹患率および死亡率と関連している．
4. Montreal Cognitive Assessment（MoCA）や Mini-Cog のような認知機能

---

*9　訳注：アポリポタンパク質 E4（APOE4）は，アルツハイマー病の主要な感受性遺伝子であり，脳の毛細血管周皮細胞の変性や血液脳関門（BBB）の崩壊の加速と関連している．アルツハイマー病の発症に関する強力規定因子である．

評価ツールを高齢者の認知機能障害のスクリーニングに用いるべきである.
5. 認知症を有する高齢がん患者は，治療期間中，集学的な老年腫瘍学チームによるケアから恩恵を受けるであろう.
6. がんまたはがん治療に関連した認知機能の変化は，包括的な神経心理学的検査を用いて診断するのが最善であるが，一般的に使用されている簡便な認知機能評価ツールを用いた連続評価は，治療経過中および治療後の認知機能の変化を検出するのに有用である.

（栁川まどか 訳）

# 参 考 文 献

1. Lawlor PG, Gagnon B, Mancini IL, et al. Occurrence, causes, and outcome of delirium in patients with advanced cancer: a prospective study. *Arch Intern Med*. 2000; 160（6）: 786-794.
2. Andreotti C, Root JC, Alici Y, Ahles TA. Cognitive disorders and delirium. In: Holland JC, Wiesel TW, Nelson CJ, et al., eds. *Geriatric Psycho-Oncology*. Oxford, UK: Oxford University Press; 2015.
3. Witlox J, Eurelings LS, de Jonghe JF, et al. Delirium in elderly patients and the risk of postdischarge mortality, institutionalization, and dementia: a meta-analysis. *JAMA*. 2010; 304（4）: 443-451.
4. Grover S, Kate N. Assessment scales for delirium: a review. *World J Psychiatr*. 2012; 2（4）: 58-70.
5. Inouye SK, Westendorp RG, Saczynski JS. Delirium in elderly people. *Lancet*. 2014; 383（9920）: 911-922.
6. Breitbart W, Gibson C, Tremblay A. The delirium experience: delirium recall and delirium-related distress in hospitalized patients with cancer, their spouses/caregivers, and their nurses. *Psychosomatics*. 2002; 43（3）: 183-194.
7. American Psychiatric Association. *Diagnostic and Statistical Manual of Mental Disorders: DSM-5*. Washington, DC: American Psychiatric Association; 2013.
8. Smith MJ, Breitbart WS, Platt MM. A critique of instruments and methods to detect, diagnose, and rate delirium. *J Pain Symptom Manage*. 1995; 10（1）: 35-77.
9. Scharre DW, Trzepacz PT. Evaluation of cognitive impairment in older adults. *Focus*. 2013; 11（4）: 482-500.
10. Inouye SK, van Dyck CH, Alessi CA, et al. Clarifying confusion: the Confusion Assessment Method. A new method for detection of delirium. *Ann Intern Med*. 1990; 113（12）: 941-948.
11. Trzepacz PT, Mulsant BH, Dew MA, et al. Is delirium different when it occurs in dementia? A study using the Delirium Rating Scale. *J Neuropsychiatry Clin Neurosci*. 1998; 10（2）: 199-204.
12. Breitbart W, Rosenfeld B, Roth A, et al. The Memorial Delirium Assessment Scale. *J Pain Symptom Manage*. 1997; 13（3）: 128-137.
13. Gaudreau, JD, Gagnon P, Harel F, et al. Fast, systematic, and continuous delirium assessment in hospitalized patients: the Nursing Delirium Screening Scale. *J Pain Symptom Manage*. 2005; 29（4）: 368-375.
14. Breitbart W, Alici Y. Evidence-based treatment of delirium in patients with cancer. *J Clin Oncol*. 2012; 30（11）: 1206-1214.
15. American Geriatrics Society. American Geriatrics Society abstracted clinical practice guideline for

96    II  老年症候群

postoperative delirium in older adults. *J Am Geriatr Soc.* 2015; 63 (1): 142-150.

16. Korc-Grodzicki B, Root JC, Alici Y. Prevention of post-operative delirium in older patients with cancer undergoing surgery. *J Geriatr Oncol.* 2015; 6 (1): 60-69.

17. Lin JS, O'Connor E, Rossom RC, et al. Screening for cognitive impairment in older adults: a systematic review for the US Preventive Services Task Force. *Ann Intern Med.* 2013; 159 (9): 601-612.

18. Hurria, A, Wildes T, Blair SL, et al. Senior adult oncology, version 2.2014. *J Natl Compr Cancer Netw.* 2014; 12 (1): 82-126.

19. Network NCC. NCCN Clinical Practice Guidelines in Oncology. *Senior Adult Oncology.* 2016. Available at: NCCN.org.

20. McCarten JR. The case for screening for cognitive impairment in older adults. *J Am Geriatr Soc.* 2013; 61 (7): 1203-1205.

21. Ahles TA. Cognitive disorders and delirium. In: Holland JC, Weiss Wiesel T, Nelson CJ, et al., eds. *Geriatric Psycho-Oncology: A Quick Reference on the Psychosocial Dimensions of Cancer Symptom Management.* New York, NY: Oxford University Press; 2015.

22. Ahles TA. Brain vulnerability to chemotherapy toxicities. *Psychooncology.* 2012; 21 (11): 1141-1148.

# 11 高齢がん患者における不安と抑うつ

Rebecca Saracino, Christian J. Nelson, and Andrew J. Roth

## はじめに

　高齢のがん患者はしばしば不安や抑うつの症状を呈し，それらは生活の質（QoL）の低下，身体活動の著しい悪化，人間関係の困難，より大きな痛みと関連している(1,2)．さらに，併存するうつ病や不安症は，治療コンプライアンスやアドヒアランスに悪影響を及ぼすことから，非常に懸念されている(3,4)．がんの診断が重大であることから，患者が一般的な苦痛，心配，不安の症状を経験することは理解できる．しかしながら，体験される苦痛の多くは，軽度の状況不安や一過性の抑うつ症状から，日常生活に支障をきたし介入や治療を必要とする重篤な障害まで幅広く，かつ連続している．

　高齢のがん患者における精神病理学の同定を妨げる障壁がいくつかある．例えば，がん患者における重大な気分症状は，患者にも臨床医にも「正常な反応」であり「想定されたもの」として受け入れられがちであることから，あえて言及され話し合われたり，治療の対象にされたりしないことがある(5-7)．同様に，患者のケアや介護に携わる人々には，しばしば「前向きに考えるべきである」ようなプレッシャーがかかる．また，高齢者では，身体症状があったり，抑うつ的なとらえ方や認識が一般的な「歳のせい」とみなされたりするため，うつ病の状態が正常であるとみなされてしまうこともある(8)．しかしながら，抑うつ，不安，その他の精神症状は，必ずしも加齢やがんに罹患することで当然経験されるものではない．実際，ほとんどの成人は，加齢に伴い，幸福感が総体的に高まるとの報告がある(9,10)．したがって，高齢のがん患者では，これらの症状について注意深く検討し，評価しなければならない．

## うつ病

　高齢がん患者におけるうつ病の割合は 15〜37% である(11-14)．しかし残念ながら，高齢者では抑うつ気分を訴えることが少なく，無気力を主な症状とした病像を呈することが多いため，うつ病と気づかれることが難しい．無気力を主とし

たうつ病は，喜びや楽しみを経験する能力が失われたときに起こるが，これは身体的な要因で快楽行動がとれないこととは区別して考える必要がある(15)．がんの存在もまた，臨床医が抑うつ症状を正確に判断する能力を複雑にしている(16,17)．うつ病の診断は，うつ病の一般的な症状と，がん自体による症状やがん治療の副作用である食欲，睡眠，気力，集中力の変化などの症状が重なる点で難しい(18-20)．したがって，同じ症状が，うつ病，がん自体，治療の副作用，またはこれらが組み合わさった結果として現れることがあり，それが誤診につながる可能性がある(21-24)．

## 診断基準

　身体疾患を持たない人がうつ病（major depressive disorder：MDD）と診断されるには，「苦痛」または「機能障害」のいずれかとともに，2つの初期症状（すなわち，抑うつ気分，興味・喜びの喪失）のうち少なくとも1つが最低2週間ほとんど毎日，1日の大半に存在することが必要である(25)．うつ病のその他の症状は，身体症状（すなわち，体重減少または食欲の変化，不眠または過眠，精神運動興奮または制止）および認知症状（すなわち，無価値観または罪責感，集中力の減退または決断困難，反復する希死念慮または自殺念慮）である．これらの症状は重症度（すなわち，軽度，中等度，重度）によって等級付けされる．他の医学的状態による抑うつ症という診断は，個人が著しい抑うつ気分および興味・喜びの喪失を報告し，病歴，身体診察，または検査所見から，その障害が他の医学的状態の直接的な病態生理学的結果であるという証拠がある場合に下される(25)．がんでは，うつ病の診断基準をすべて満たしていなくても，うつ病が基礎疾患やその治療と明らかに関連している場合，この診断が最も適切であろう．

## 高齢がん患者に対する診断上の考慮点

　がん診療に携わる臨床医にとって有用と思われる高齢患者におけるその他の重要な症状には(18,26)，痛みや倦怠感による抑うつや興味関心の喪失とは明らかに異なる「全身倦怠感」，特定の腫瘍部位の痛みやがん治療による特定の副作用とは明らかに異なる「全身の」痛みや腹痛などがある．多くのがん患者は，生命予後の長短にかかわらず，将来について何らか意味があるとの希望を抱いている．したがって，希望がほとんどない，またはまったくないという発言は，うつ病の症状である可能性がある．睡眠はすべてのがん患者にとって問題となりうる．患者が夜中に目を覚ます（中途覚醒）場合は，それが身体的な問題（例えば，痛みや排尿，胃部の不快感）によるものかどうかを尋ねることが重要である．患

者がなかなか寝付けず，それが心配や悶々と悩むためであったり，不安なためであれば，抑うつ症状である可能性があったりもする．典型的なうつ病では，気分は朝が最も悪く，日中に次第に回復する傾向があるが，高齢のうつ病患者では，気分の変化はさまざまであることもある．

# 不 安

　最近の研究によると，高齢がん患者の 25～44％ が専門家への紹介や医学的介入を必要とするほど強い不安を感じていると報告している(11,12-14)．悲しみや抑うつと同様に，不安やストレスはがんの診断に対する正常で適応的な初期反応である可能性がある．不安という感情は，患者ががんと診断されたことに対して，実生活でも気持ちの面でも適応する上で必要な活動を引き起こすきっかけとなる．不安の経過は通常，画像検査を待つ，あるいは CT 検査や腫瘍マーカー検査の結果を待つ，治療が奏効しなかったことを知る，再発を告げられる，より積極的な治療を開始するなど病気の経過や時間の経過に伴う出来事に関連して変動する(4,27)．しかし，長期にわたり苦痛となる不安が続き，本人の適応能力を妨げるようであれば，不安を軽減するための介入は正当化される．

## 不安障害（不安症）

　不安症状には，過度の心配，恐怖，パニック発作，不安，漠然とした恐怖感などがある（表 11.1 参照）．最初の不安症状が時間とともに消失せず持続する場合，患者は適応障害と診断される．がんおよびその治療が効果を出せない経過をたどり，現実的な脅威を呈することを考えると，臨床医が，患者の不安は過剰なのか「正常な反応」なのかを区別することは困難である．Nicholas(28)は，重度の不安症状を有する患者の様子を挙げ，患者は集中することができない，「否定的な考えを消し去る」ことができない，夜間はほとんど睡眠をとることができず，日中も泣いてしまい日常生活に支障をきたすほどであることを示した．また，患者は常にあれこれと心配し，不安を軽くする方法がほとんどない場合もある．このような問題を伴う不安が，その人の日常生活を妨げ，支障をきたすことは驚くべきことではない．その他の不安障害，すなわち全般性不安障害や特異的恐怖症，パニック障害などは，がんに罹患するより以前に発症していることがある．恐怖症は，先端恐怖症や MRI 検査での閉所に対する恐怖症としてみられることがある．パニック発作は，発作の前兆の有無にかかわらず，振戦や息切れ，動悸として経験される．しかしながら，すでにある不安が，がんに罹患するなどの新たな

100 Ⅱ 老年症候群

**表 11.1** がん患者における急性不安症状

- 不安，かき立てられるような不快感，落ち着きのなさ
- いらいら感
- リラックスできない
- 入眠困難（疲労やいらいらへの耐性の低下につながる）
- がんに関する考えやイメージが繰り返し押し寄せる
- 時折，危機的な状況が差し迫っている感覚
- 注意散漫
- 無力感や自分の感情をコントロールできない感覚
- 自律神経の興奮症状：心臓の鼓動が速くなる・強くなる，発汗，胃が締め付けられるような不快感，息切れ，めまい
- 植物性の自律神経症状：食欲不振，性的関心の低下
- 副交感神経を介する症状：腹痛，悪心，下痢

出典：文献（4）より．Die Trill M. Anxiety and sleep disorders in cancer patients. *EJC Suppl*. 2013; 11（2）: 216-224.

ストレス要因と関連して悪化することがあるため，注意深く病歴を聴取すべきである．がんに罹患したことによるその他の不安障害に関する幅広い解説については，Traeger ら（29）を参照にされたい．

　不安はまた，病状そのものである場合や治療の副作用による場合もある．例えば，疼痛コントロールが不良の場合や代謝異常，ホルモン分泌腫瘍，不安を誘発する薬物，不安を誘発する病態は，みながん患者において不安を誘発しうる（表11.2）（30）．これらの身体的な要因に徹底的に対処する必要がある．

## 抑うつおよび不安の治療

　高齢のがん患者は，心理療法的な介入や薬物療法による介入，またはその両方の併用など，すでに存在する多くの治療法から恩恵を受けることができる．心理療法に関する技法は表 11.3 に示されているが，患者の移動能力やセッションに参加するための能力，がん治療のスケジュール，体力の低下，または痛みや不快感により長時間座っていることが難しい場合に応じて，治療を合わせていく必要がある．

　高齢のがん患者に対して薬物療法を開始する場合，治療にあたる臨床医は「低用量からゆっくりと開始する」ことを忘れてはならない．うつ病の治療には，選択的セロトニン再取込み阻害薬（SSRI）とセロトニン-ノルアドレナリン再取込み阻害薬（SNRI）が一般的に処方される．抗不安薬の第一選択薬はベンゾジアゼピ

**表 11.2** がん患者における不安の医学的病因

| 医学的問題 | 例 |
| --- | --- |
| 疼痛コントロール不良 | 不十分な鎮痛薬の投与，痛みが出た場合のみの投与 |
| 代謝障害 | 低酸素や肺塞栓，敗血症，せん妄，低血糖，出血，冠動脈閉塞，心不全 |
| ホルモン分泌腫瘍 | 褐色細胞腫，甲状腺腺腫または甲状腺腫瘍，副甲状腺腫，コルチコトロピン産生腫瘍，インスリノーマ |
| 不安を誘発する薬物 | 副腎皮質ステロイド，制吐薬として使用される抗精神病薬，サイロキシン，気管支拡張薬，β アドレナリン刺激薬，抗ヒスタミン薬，ベンゾジアゼピン系薬剤（高齢者では逆説的反応［訳注：本来予想されるはずの作用と逆の反応が生じること］がしばしばみられる） |
| 不安を引き起こす疾患 | アルコール，オピオイド，鎮静催眠薬の離脱症状 |

出典：文献(30)より．Roth AJ, Massie MJ. Anxiety and its management in advanced cancer. *Curr Opin Support Palliat Care*. 2007; 1 (1): 50-56.

**表 11.3** 高齢患者のうつ病と不安の治療における心理療法の技法

- ■治療チームまたは専門家による教育的・精神的サポート
- ■認知行動療法
- ■洞察志向療法
- ■アクセプタンス＆コミットメント療法（acceptance and commitment therapy：ACT）
- ■問題解決療法（problem-solving therapy：PST）
- ■人生の意味に焦点をあてた心理療法
- ■ディグニティセラピー

ン系薬剤である．しかし，高齢の患者では，せん妄や眠気，転倒，中枢神経系への抑制作用のリスクが高まるため，慎重に使用し，綿密に観察する必要がある．

# おわりに

うつ病と不安症は高齢のがん患者に非常に多くみられる．実際，高齢のがん患者の多くは，不安症状が抑うつ状態と共存する混合状態であり，不安や抑うつ症状単独よりも多い．高齢のがん患者におけるうつ病や不安の診断は，精神保健の専門家にとっても困難である．そのため臨床医は，患者が最適な治療と生活の質

を担保できるよう，高齢がん患者の集団においてこれらの症状の特徴的な現れ方，およびそれらの背景にある医学的要因に精通している必要がある．

## ま と め

1. 高齢のがん患者は不安や抑うつ症状を呈し，それは生活の質の低下や著しい身体活動の制限，人間関係の困難さ，痛みの悪化と関連している．
2. 著しい不安や抑うつの症状は，がんに対する正常な反応の一部であると誤解され，そのため対処されないことがしばしばある．
3. 抑うつ気分やがんに罹患したことで喜びや楽しみを経験できないことに加えて，高齢のがん患者では，うつ病の主たる症状として，身体症状や全身倦怠感，絶望感，睡眠障害がみられることがある．
4. 高齢がん患者における不安は，心配や苦痛，落ち着きのなさ，パニック症状として経験されることがある．
5. 高齢がん患者は不安や抑うつ症状に対して精神療法または薬物療法が有効でありうるが，どちらも受診や通院の気力，移動能力，費用などの個々の特殊なニーズに対応しなければならない．

（小川朝生 訳）

## 参 考 文 献

1. Deckx L, van Abbema DL, van den Akker M, et al. A cohort study on the evolution of psychosocial problems in older patients with breast or colorectal cancer: comparison with younger cancer patients and older primary care patients without cancer. *BMC Geriatr*. 2015; 15: 79.
2. Hopko DR, Bell JL, Armento ME, et al. The phenomenology and screening of clinical depression in cancer patients. *J Psychosoc Oncol*. 2008; 26 (1): 31-51.
3. DiMatteo MR, Lepper HS, Croghan TW. Depression is a risk factor for noncompliance with medical treatment: meta-analysis of the effects of anxiety and depression on patient adherence. *Arch Intern Med*. 2000; 160 (14): 2101-2107.
4. Die Trill M. Anxiety and sleep disorders in cancer patients. *EJC Suppl*. 2013; 11 (2): 216-224.
5. Endicott J. Measurement of depression in patients with cancer. *Cancer*. 1984; 53 (10 suppl): 2243-2249.
6. Rhondali W, Perceau E, Berthiller J, et al. Frequency of depression among oncology outpatients and association with other symptoms. *Support Care Cancer*. 2012; 20 (11): 2795-2802.
7. Weinberger MI, Bruce ML, Roth AJ, et al. Depression and barriers to mental health care in older cancer patients. *Int J Geriatr Psychiatry* 2011; 26 (1): 21-26.
8. Fiske A, Wetherell JL, Gatz M. Depression in older adults. *Ann Rev Clin Psychol*. 2009; 5: 363-389.
9. Jeste DV, Savla GN, Thompson WK, et al. Association between older age and more successful aging: critical role of resilience and depression. *Am J Psychiatry*. 2013; 170 (2): 188-196.

11 高齢がん患者における不安と抑うつ　103

10. Jeste DV, Depp CA, Vahia IV. Successful cognitive and emotional aging. *World Psychiatry*. 2010; 9 (2): 78-84.

11. Wiesel TRW, Nelson CJ, Tew WP, et al. The relationship between age, anxiety, and depression in older adults with cancer. *Psychooncology*. 2015; 24 (6): 712-717.

12. Canoui-Poitrine F, Reinald N, Laurent M, et al. Geriatric assessment findings independently associated with clinical depression in 1092 older patients with cancer: the ELCAPA Cohort Study. *Psychooncology*. 2016; 25 (1): 104-111.

13. Delgado-Guay M, Parsons HA, Li Z, et al. Symptom distress in advanced cancer patients with anxiety and depression in the palliative care setting. *Support Care Cancer*. 2009; 17 (5): 573-579.

14. Nelson CJ, Balk EM, Roth AJ. Distress, anxiety, depression, and emotional well-being in African-American men with prostate cancer. *Psychooncology*. 2010; 19 (10): 1052-1060.

15. Gallo JJ, Rabins PV, Lyketsos CG, et al. Depression without sadness: functional outcomes of nondysphoric depression in later life. *J Am Geriatr Soc*. 1997; 45 (5): 570-578.

16. Simon GE, VonKorff M, Barlow W. Health care costs of primary care patients with recognized depression. *Arch Gen Psychiatry*. 1995; 52 (10): 850-856.

17. Weinberger MI, Roth AJ, Nelson CJ. Untangling the complexities of depression diagnosis in older cancer patients. *Oncologist*. 2009; 14 (1): 60-66.

18. Guo Y, Musselman DL, Manatunga AK, et al. The diagnosis of major depression in patients with cancer: a comparative approach. *Psychosomatics*. 2006; 47 (5): 376-384.

19. Kathol RG, Mutgi A, Williams J, et al. Diagnosis of major depression in cancer patients according to four sets of criteria. *Am J Psychiatry*. 1990; 147 (8): 1021-1024.

20. Passik SD, Lowery A. Psychological variables potentially implicated in opioid-related mortality as observed in clinical practice. *Pain Med*. 2011; 12 (suppl 2): S36-S42.

21. Koenig HG, George LK, Peterson BL, Pieper CF. Depression in medically ill hospitalized older adults: prevalence, characteristics, and course of symptoms according to six diagnostic schemes. *Am J Psychiatry*. 1997; 154 (10): 1376-1383.

22. McDaniel JS, Musselman DL, Porter MR, et al. Depression in patients with cancer. Diagnosis, biology, and treatment. *Arch Gen Psychiatry*. 1995; 52 (2): 89-99.

23. Akechi T, Ietsugu T, Sukigara M, et al. Symptom indicator of severity of depression in cancer patients: a comparison of the DSM- Ⅳ criteria with alternative diagnostic criteria. *Gen Hosp Psychiatry*. 2009; 31 (3): 225-232.

24. Akechi T, Nakano T, Akizuki N, et al. Somatic symptoms for diagnosing major depression in cancer patients. *Psychosomatics*. 2003; 44 (3): 244-248.

25. American Psychiatric Association. *Diagnostic and Statistical Manual of Mental Disorders*. Arlington, VA: American Psychiatric Publishing; 2013.

26. Saracino RM, Rosenfeld B, Nelson CJ. Towards a new conceptualization of depression in older adult cancer patients: a review of the literature. *Aging Ment Health*. 2015: 1-13.

27. Cohen M. Depression, anxiety, and somatic symptoms in older cancer patients: a comparison across age groups. *Psychooncology*. 2014; 23 (2): 151-157.

28. Nicholas DR. *Emotional side-effects of cancer: Distinguishing normal distress from mental disorders* [brochure]. Muncie, IN: Ball Memorial Hospital and Ball State University, 2008.

29. Traeger L, Greer JA, Fernandez-Robles C, et al. Evidence-based treatment of anxiety in patients with cancer. *J Clin Oncol*. 2012; 30 (11): 1197-1205.

30. Roth AJ, Massie MJ. Anxiety and its management in advanced cancer. *Curr Opin Support Palliat Care*. 2007; 1 (1): 50-56.

# 12 社会的孤立と介護者の負担

Linda Mathew and Carolyn Fulton

## はじめに

　現在，1,600万人以上の米国人ががんと診断され生活している．それに伴い，がん介護の必要性も増している．在院日数の短縮やがん治療の外来への移行により，介護負担がさらに複雑になってきている．このような現実があるにもかかわらず，介護者の負担は医療従事者の間ではあまり認識されていない．一般的に，介護者になるのは男性より女性が多く，介護者の多くは55歳以上である(1,2)．介護による影響には性差があるようである．女性は，孤立，孤独，満足度の低下のリスクが高く，男性は，心理的苦痛のリスクが高い(3)．

## 介護者の役割

　介護者とは，患者が身体的ケア，症状の管理，心理社会的ニーズの援助を頼りにし，その介護に対して金銭的報酬を受け取らない主要な者と定義される(4)．介護者は必ずしも血縁者や家族の一員とは限らない．介護は愛着の絆に関連し，文化的規範や罪悪感や義務感により影響を受けることもある．治療技術の進歩により多くのがん患者が長期生存できるようになったため，長期にわたる介護の心理的影響は重要である．

## 介護負担

　介護者の負担は慢性疾患を患っている者の介護の結果生じるものである．介護者は患者の診断や生命予後に対して独自の心理的反応を有しているため，患者に提供されるものとは別の問題解決や心理的支援を必要とすることがある．介護者は，患者ががんに対処することを支援する上で，心理的，身体的，経済的，精神的苦痛とともに仕事や家族の要望とのバランスをとることが多い．介護者の役割および介護者の負担は，患者の生命予後，病期，ケアの目標に大きく影響を受ける．介護の身体的および心理的要望は，病期が終末期まで進行するにつれてピー

クを迎える．疾患の再発や進行の際には，介護者は患者の症状の管理とともに，機能的制限や依存性の増大に対しても対応しなければならないという新たな課題に直面する(4)．加えて，すべての病期を通して，不確実性は常につきまとうものである．がんの経過は不確実性に満ちており，日常生活に混乱をもたらす．この不確実性により，介護者の不安やストレスのレベルが高まり，ひいては介護者が感じている負担に影響を与える可能性がある．この不確実性を伴う高いストレス，複数の診療予約の必要性，患者の身体的ニーズもまた，この生理学的・精神的負担の増加に拍車をかける．患者を治療する臨床医は，介護者の負担を認識することを見過ごすことがよくある．

　がん患者の介護者における精神的・身体的転帰は，介護者の負担とその役割の肯定的側面との相互作用によりもたらされる．介護者の負担は，不十分な情報や教育，介護によりもたらされる日常生活での支障，社会的孤立につながる外出機会の制限と関連している(5)．介護者の身体的影響としては，十分な休息や運動の時間をとることができなかったり，自身の健康をおろそかにしたりする行動があり，これは時に抑うつを招いてしまうこともある(6)．介護による経済的影響としては，給与の減少，保険の免責，自己負担金，交通費や在宅介護などの保険で賄うことができないサービスなどが挙げられる．患者や介護者は，がんに対処する際に，病状の経過において意味や希望を見出す一方で，人生についての実存的な問いを検討するなど精神的な課題をも併せて抱えている．前述のように，介護の役割には肯定的な側面もあり，それは成長と満足の機会として機能しうる．介護者は介護している者との距離を縮めることができ，以前に受けたケアに報いることができ，親密さが増し，多くの場合，目的や意味の感覚が高まる．

## 介護者と患者の相互関係がケアに及ぼす影響

　取り組むべき課題の1つとして，介護者と患者のがんに対する身体的および心理的反応の並列関係がある．この特別な関係に焦点を当てた研究は限定的ではあるが，いくつかの研究で，がんに対する介護者と患者の反応は相互依存的であり，それぞれが互いの精神的・身体的幸福感（well-being）に影響を与えていることが明らかにされている(5)．研究では，特定の介入により患者や介護者の身体的健康，精神的健康，コミュニケーションが有意に改善され，同時に，介護者の知識，準備，自己効力感，対処能力も改善できることが提案されている(7)．身体的・心理的反応の改善が認められる介入には，(a) 患者の症状の管理，ケアの身体的側面や心理的側面に関する情報を提供する心理教育，(b) 介護者の対

処能力，コミュニケーション，問題解決能力の向上に取り組む技能訓練，(c) 患者と介護者の関係強化に焦点を当てた治療的カウンセリングなどがある．

## 社会的孤立

老年医学および腫瘍学の両方の論文を検討すると，社会的孤立は死亡リスクの上昇と関連している(8,9)．介護者が家族や友人などの個人的な喪失を経験する際，加齢と病気とが複合した課題に対処しなければならない．介護者は社会的ネットワークから孤立する可能性がある．いくつかの研究では，介護者の半数以上が，介護の必要性や社会的支援に対する満足度が不足している影響により，社会的交流が減少していると報告されている(10)．このような社会的支援の不足により，高齢介護者は介護の状況から抜け出せなくなってしまう．それにより，高齢介護者は社会的・家族的役割から孤立し，ケアを行うことで精一杯になってしまう．介護者はまた，介護以外の活動に参加する時間も限られている．特に，患者にとって唯一の介護者である場合は，それが顕著である．このような社会的活動の減少はまた，介護者の対人関係の喪失感をもたらし，親密さや愛情の欠如につながってしまう．さらに，抑うつ症状や憤りの感情にもつながってしまう(11)．介護者は，家族，友人，地域の人々と関わっているときでさえ，介護の役割においては非常に孤独を感じていると述べている(12)．

高齢の最愛の人に対する介護での社会的孤立のさらなる要因として，介護者の生活の他の場面でケアができないことが挙げられる．多くの介護者にはパートナーや子どもがいるが，介護者として対応しなければならない事柄が複数あるため，他のさまざまな役割を十分に担うことができない．そのことが，ストレス，不安，怒り，憤り，極度の悲しみの感情の増大につながる可能性がある(13)．残念ながら，このような制約は複数の社会的孤立を伴い，介護者が家族関係に取り組むことを困難にしている．このような緊張は治療の場面でも現れることがある．介護に関するこのような困難な環境を特定し，正常化することが有用なこともある．

社会的孤立の最後の要因は，兄弟姉妹やその他の家族に関するものである．介護者は医療上の決定を行う際に兄弟姉妹や家族と相談しなければならないこともある．相談の際に家族内の人間関係やコミュニケーションに困難が生じることもあり，このプレッシャーはしばしば主介護者の苦痛に拍車をかけ，孤立感を増大させる(14)．

がんと痛みの社会的影響は，社会的支援，経済的安定，仕事の安定によって改

善することができる．介護者がこれらの社会的支援の各要因にどのように対応するかについての指針を必要としているのは明らかである．

## 医療従事者への影響

　人口の高齢化に伴い，がん患者を介護している高齢者を特定することが極めて重要になる．初診時に高齢介護者評価（表 12.1 参照）を組み込むことで，最も必要性の高い介護者を特定することができる可能性がある(15)．孤独，社会的孤立，介護者負担に関連する複雑性はすべて相互に関連しており，医療従事者が支援し，理解する必要がある．患者と介護者の既存の関係性の質は，介護者負担の評価と治療において重要な考慮事項である．がん介護の影響が治療過程の早い段階で明らかにされ評価できれば，介護者のニーズを満足させるための効果的な介入を実施することができる．

**表 12.1**　介護者評価の基本原則

---

**介護者の健康：**
あなたの体調や様子を少し教えていただけますか？
患者さんはあなたの介護状況に気づいていますか？
あなたが介護を行っている中で，精神的および身体的な健康状態に何か問題が生じていることに気づきましたか？

**生活の質：**
これらの責任（介護）にどのように対処していますか？
他に介護の責任はありますか？
どのくらいの頻度で外出しますか？
生活の満足度および生活の質について，どのように評価していますか？

**支援：**
本当は援助が必要なのに，重荷になることを恐れて援助を頼まないことがありますか？
社会的な支援ネットワークはありますか，それとも孤立していますか？
（患者の名前）さんの支援に関わっている他の方はいますか？
介護者のためのサービスや支援について，もっと情報が欲しいですか？
いままでにどのような社会的資源を試しましたか？

**緊急事態に備えて：**
あなたに万一のことがあった場合，（患者の名前）さんの世話をしてくれる方を確保していますか？
あなたが介護できないときに，レスパイトを行える方はいますか？
その方の援助に頼ることができますか？

---

108　Ⅱ　老年症候群

# ま　と　め

1. 医療チームは，腫瘍ソーシャルワーカーと協力して，介護者の評価においてより大きな役割を果たす必要がある．
2. 医療チームは，介護者の精神的・身体的幸福感（well-being）を探り，介護を提供する能力への自信を評価し，介護者の苦痛および追加支援の必要性を特定すべきである．
3. 心理社会的支援を提供し，介護者支援グループにつなぐことができる腫瘍ソーシャルワーカーを介護者に紹介する．
4. 介護者の介護に対する懸念に注意を向けることは，医療ケアおよび長期ケアにおいて主要な役割を担い，無報酬である介護者がどのように介護を行っているかを理解し，介護の負担を最小限にするために何ができるかを判断する上で重要である．
5. 医療上の意思決定やケアプランに関連して，介護者が他の家族と直面する潜在的な葛藤にもっと注意を向けるべきである．
6. 介護者をいつ家族療法および夫婦療法につなげるかを知ることは重要な介入である．

（井上順一朗　訳）

# 参 考 文 献

1. Family Caregiver Alliance. Fact sheet: selected caregiver statistics. Available at: https://www.caregiver. org/caregiving.
2. National Cancer Institute. Stat Fact Sheet: all cancer sites. Available at: www.seer.cancer.gov/statfacts.
3. Njboer C, Tempelaar R, Sanderman R, et al. Cancer and caregiving: the impact on the caregiver's health. *Psycho oncology.* 1998; 7: 3-13.
4. Williams A. Psychosocial burden of family caregivers to adults with cancer. *Psycho oncology.* 2014; 197: 73-85.
5. Northhouse L, Williams A, Given B, McCorkle R. Psychosocial care for family caregivers of patients with cancer. *J Clin Oncol.* 2012; 30（11）: 1227-1234.
6. Adelman RD, Tmanova LL, Delgado D, et al. Caregiver burden: a clinical review. *JAMA.* 2014; 311（10）: 1052-1056.
7. Kent EE, Rowalnd JH, Northouse L, et al. Caring for caregivers and patients: research and clinical priorities for informal cancer caregiving. *Cancer.* 2016; 122（13）: 1987-1995.
8. Haley WE. The costs of family caregiving: implications for geriatric oncology. *Crit Rev Oncol Hematol.* 2003; 48: 151-158.
9. Dickens AP, Richards SH, Greaves CJ, Campbell JL. Interventions targeting social isolation in older

12　社会的孤立と介護者の負担　　109

people: a systemic review. *BMC Public Health*. 2011; 11: 2-22.

10. Biordi DL, Nicholson NR. Social isolation. In: Larsen PD, Lubkin IM, eds. *Chronic Illness: Impact and Intervention*. 7th ed. Sudbury, MA: Jones & Bartlett; 2009: chap 5.

11. Given BA, Given CW, Sherwood P. The challenge of quality cancer care for family caregivers. *Semin Oncol Nurs*. 2012; 28 (4): 205-212.

12. Weitzner MA, Haley WE, Chen H. The family caregiver of the older cancer patient. *Hematol Oncol Clin North Am*. 2000; 14 (1): 269-281.

13. Rolland J. Cancer and the family: an integrative model. *Cancer*. 2005; 104 (S11): 2584-2595.

14. Bevans M, Sternberg EM. Caregiving burden, stress, and health effects among family caregivers of adult cancer patients. *JAMA*. 2012; 307 (4): 394-403.

15. Schwartz S, Darlak L. *Selected Caregiver Assessment Measures: A Resource Inventory for Practitioners*. 2nd ed. San Francisco, CA: Family Caregiver Alliance; 2012.

# III

# 老年医学的
# アセスメント

# 13 老年医学的アセスメント

Sincere McMillan and Beatriz Korc-Grodzicki

## はじめに

　高齢のがん患者に対する適切な治療法を検討する際の第一の判断材料は患者の機能年齢である．加齢は臓器の機能低下につながる生理学的変化をもたらす．生理的予備能に関わるリモデリングは遺伝的因子のほか，環境因子，食習慣，合併症や社会的環境にも影響される．年齢と機能年齢は異なることを認識し，これをがん治療の意思決定プロセスに組み込む必要がある．脆弱で予後が期待できない患者と比較して，体力があり回復する可能性が高い患者は，標準治療が予後に寄与する可能性が高いため，そのような患者を同定することが必要である．本章では，高齢者機能評価（GA）による老年症候群の評価方法および GA とがんに関連する予後について述べる．

## 高齢者機能評価（GA）

　GA は多面的でさまざまな領域が関与する．高齢がん患者において GA は生理学的年齢の判定，診断および治療方針，回復可能な障害，障害を除去または軽減するための治療戦略，およびリスクの評価を目的として行われる(1)．GA に関する標準的な定義はないが，国際老年腫瘍学会（SIOG）のポジションペーパーでは GA に必要な要素の明確化と各要素の評価に用いるツールが示されている(1)．GA の領域および各領域を測定するツールの例を表 13.1 に示す．

### 併存症の評価

　各種の疾患の発生率は加齢とともに上昇する．高齢がん患者と若年患者との大きな違いは慢性疾患や併存疾患の存在である．心血管疾患，高血圧，糖尿病，認知症などの高齢者に高頻度にみられる併存症はがん治療に影響を及ぼす．併存症は合併症のリスクを上昇させ，がんの病態に影響し，がんによる症状がマスクされることでがんの診断を遅らせる可能性もある．逆にがん治療が併存症を悪化させたり，薬物相互作用を増加させたりすることもある．併存症によるリスク評価

には，チャールソン併存疾患指数（CCI）(3)や Cumulative Illness Rating Scale-Geriatrics（CIRS-G）(4)などの指標が用いられることが多い．CCI は入院患者の1年死亡率データに基づいており，簡便な評価法で高齢のがん患者において検証されている．CCI は大規模コホート研究に用いることができるが，非致死的エンドポイントを過小評価する可能性がある．CIRS-G は高齢者集団の評価を対象としたものである．CIRS-G は軽微な問題を過剰に評価する可能性があり，また評

**表 13.1** GA の領域と使用するツールの例

| 領域 | ツール |
| --- | --- |
| 社会状態と QoL | Medical outcomes survey(2) |
| 併存症 | CCI(3) |
| | CIRS-G(4) |
| 生活機能 | ADL(5) |
| | IADL(6) |
| 生理機能 | TUG テスト(7) |
| | Short physical performance battery(8) |
| | Gait speed(9) |
| | Grip strength(10) |
| | 6-min walk(11) |
| 転倒および転倒リスク | Tinetti Gait and Balance Scale(12) |
| 認知機能 | MMSE(13) |
| | MoCA(14) |
| | The BOMC Test(15) |
| | Mini-Cog(16) |
| 栄養 | BMI |
| | 意図しない体重減少 |
| | MNA(17) |
| 薬物療法の管理と多剤併用 | Use of inappropriate medications（such as the Beers list or screening tool for older persons' prescriptions)(18) |
| | 処方薬の数 |
| 心理状態 | GDS(19) |
| | Hospitalized Anxiety and Depression Scale(20) |
| | PHQ-9(21) |
| | DT(22) |

ADL：日常生活動作，BOMC：blessed orientation-memory-concentration，CCI：チャールソン併存疾患指数，CIRS-G：Cumulative Illness Rating Scale-Geriatrics，DT：distress thermometer，GA：高齢者機能評価，GDS：Geriatric Depression Scale，IADL：手段的日常生活動作，MNA：Mini Nutritional Assessment，MMSE：ミニメンタルステート検査，MoCA：Montreal Cognitive Assessment，PHQ-9：patient health questionnaire-9，TUG：Timed Up and Go.

114 Ⅲ 老年医学的アセスメント

価が複雑である.

## 認知機能評価

　認知機能障害はがん治療にさまざまな影響を生じる. 65 歳以降ではアルツハイマー病の発症リスクは約 5 年ごとに倍増する. 85 歳までに一般集団の 37% がアルツハイマー病の徴候を呈する(23). 高齢者の認知症発症率は, がんの発症率と同等になる. がんと認知症を併発している患者において, 両疾患を同時に評価することは一般的ではなく, がんの診断の遅れにつながる可能性がある. 認知機能障害を有する患者は治療に対する理解や記憶が困難になり, 合併症の診断の遅延や治療に対するアドヒアランスの低下が生じる. 認知機能の初期評価は治療の選択に影響を与える可能性があることから臨床的に重要である (表 13.2). 患者ががん専門医と協力して治療方針を決定できる能力を有することは非常に重要である. 多くの場合, 高齢がん患者の認知機能に障害がある場合には, 治療に対するインフォームド・コンセントが困難である. 高齢がん患者をケアする医療提供者には, 患者の意思決定に関わる認知機能障害の影響を理解し, 患者中心の医療の推進が求められる.

## 薬物療法とポリファーマシー

　高齢者は加齢に伴う生理学的変化, 複数の併存症, 多剤併用などにより, 薬物療法に対するさまざまな影響が生じやすい. また, 認知機能障害, 各種機能の低

**表 13.2** 認知機能スクリーニングに用いる一般的な評価尺度

| | |
|---|---|
| MMSE(13) | 広く用いられているスクリーニングツールで, 適応, 記憶, 注意, 計算, 言語, 構成能力などの多数の領域をカバーする |
| MoCA(14) | 軽度認知機能障害の迅速スクリーニング検査として開発された感度の高い検査. 脳腫瘍患者において, MMSE よりも付加的な情報を提供する(24) |
| BOMC(15) | 6 項目からなる簡便な尺度で老年腫瘍学の研究でよく用いられている |
| Mini-Cog assessment instrument(16) | 文化的, 言語的, 教育的に均一ではない高齢者の地域サンプルを対象として認知機能障害をスクリーニングする簡易検査. 実施に必要なトレーニングは最小限であるため, 診療に容易に取り入れることができる |

BOMC：blessed orientation-memory-concentration, MoCA：Montreal Cognitive Assessment, MMSE：ミニメンタルステート検査.

下，介護者の問題などが服薬アドヒアランスに影響する．加齢に伴う生理学的変化と疾患による臓器の機能変化は，薬物療法における薬物動態と薬力学の双方に影響する．高齢がん患者はがんの治療に加えて，支持療法や治療によって誘発される症状の管理などに対しても複数の薬剤を服用している(25)．薬物療法の管理については第8章で述べる．

## 社会的問題と生活の質（QoL）

社会的支援はがんおよびがん治療の予後に大きな影響を及ぼす．乳がん患者では，社会的支援の不足はがんの発症および進行と関連することが示唆されている(26)．がんと診断されると年齢にかかわらず QoL および社会的機能に大きな影響が生じる．また，高齢がん患者では介護者，移動手段，在宅ケア支援などが必要となる．社会的孤立や社会的支援の不足はがん罹患率の上昇や死亡リスクの上昇と関連する(27,28)．社会的孤立はがん治療の副作用に対する忍容性の低下にもつながる(29)．

## 身体機能の評価

身体機能の評価には Eastern Cooperative Oncology Group performance status（ECOG PS）や Karnofsky PS などの主観的尺度が用いられる．身体機能はより感度の高い歩行速度，握力，バランス，下肢筋力などの客観的なパフォーマンス尺度によって評価することもできる．これらの評価値の低下は予後の悪化と関連している(30)．歩行速度の検査として用いられる Timed Up and Go（TUG）テストは短時間で実施可能で臨床現場でも使いやすい(7)．歩行速度は多くの研究において死亡率の独立した予測因子であることが示されており，高齢者において重要な指標である(9)．握力はがん患者においても重視すべき指標であり，比較的迅速かつ容易に評価できる．握力はサルコペニアと相関し，がん患者の予後と関連することが示されている(31,32)．

## 転　倒

転倒は高齢者の自立した生活能力に影響する重大な事象である．65歳以上の高齢者の3分の1以上が1年間に転倒を経験し，その半数は転倒を繰り返している(33)．転倒は多因子性であり，内因的要因（視覚障害，筋力低下，バランス不良，起立性低血圧），外因的要因（ポリファーマシー，副作用），環境要因（絨毯のたるみ・ほつれ，照明の暗さ）などが関与する．転倒に対しては機能的自立を損なわずにリスクを最小限に抑えることを目標に，集学的アプローチ（理学療法，

116 Ⅲ 老年医学的アセスメント

作業療法，家庭の安全性，投薬評価，白内障など）で対応するべきである．
Tinetti Gait and Balance Scale は，転倒リスク，歩行，バランスを評価するための迅速で再現性のある評価ツールである(12)．このツールは患者が特定の作業を行う能力について評価し，所要時間は 10〜15 分で評価者間の信頼性は 85% 以上である．

## 生 活 機 能

　生活機能の評価には日常生活の依存度尺度や患者が手段的日常生活動作（IADL）や日常生活動作（ADL）において介助を必要としているかどうかの判断が含まれる．IADL とは地域社会で自立して生活するために必要な作業のことで，買い物，移動，電話の使用，金銭管理，服薬管理，調理，掃除，洗濯などが含まれる(6)．ADL は施設ではなく家庭で自立した生活を送るために必要な基本的なセルフケア能力で入浴，着替え，身だしなみ，トイレの使用，移動，食事，排泄禁制などが含まれる(5)．ADL と IADL によって PS だけでは得られない付加的な情報を得ることができる．

## 栄 養 状 態

　高齢者は高率に低栄養がみられる．高齢患者およびがん患者において，低栄養と体重は重大な有害因子であり，栄養状態はあらゆる GA の一環として評価されるべきである．スクリーニングツールとしては BMI，意図しない体重減少，Mini Nutrition Assessment（MNA）などがある(17)．MNA は十分に検証されており，臨床評価および栄養状態の客観的指標と高い相関性を示す．栄養不良のスクリーニングおよびリスク評価における妥当性により，MNA は GA に統合されるべきである(34)．低栄養は化学療法，放射線療法，または手術を受けた患者の合併症および死亡率の上昇と関連性がある(35-40)．

## 心理的状態

　うつ病および心理的苦痛は患者の QoL および機能の低下と介護者の負担につながる．不安は加齢とともに減少することが示唆されているが，うつ病と加齢には関連性がある(41)．うつ病は高齢のがん患者に多くみられ，その頻度は 10〜65% とされている(42)．がんとうつ病を併発している患者はうつ病を合併していない患者と比較して，適切な治療を受ける割合が低く，予後不良であるとされている(43)．多忙な臨床において，患者の心理状態の評価には簡便なスクリーニングツールが有用である．Distress Thermometer（DT）は，患者が過去 1 週間

の苦痛を 0（苦痛なし）から 10（極度の苦痛）の尺度で評価するツールである(22)．これは重度の苦痛を有するがん患者を特定する効率的な方法である．DT は精神腫瘍学で用いられており，患者およびがん患者の家族に対して妥当性が確認されている(44)．

## 外科治療を受けるがん患者における GA

外科治療を受ける高齢患者は通常の術前評価では特定できない脆弱性がある(45)．高齢患者の生理的予備能は必ずしも明らかでなく，米国麻酔学会身体状態分類システム（The American Society of Anesthesiology Physical Status Classification System：ASA 分類）は手術によるリスクを予測するのに十分な感度がない(46)．GA は術後の死亡，障害，施設入所，認知機能低下などのリスクのある患者を特定するポテンシャルがあり，周術期における介入の機会を提供する．

手術成績の予測における GA の重要性が報告されている．胸部および腹部の手術患者において，術前の認知機能障害，低アルブミン値，転倒の既往，低ヘマトクリット値，何らかの機能依存，高負荷の合併症は，6 カ月間の死亡率および退院後の施設入所と関連していた(45)．ベースラインの認知機能障害は術後合併症の数，入院期間，長期死亡率の上昇と関連している(47)．Preoperative Assessment of Cancer in the Elderly（PACE）試験では機能依存，疲労，PS の異常は，術後合併症の相対リスクの 50％ 増加と関連していた(48)．65 歳以上の患者では，ミニメンタルステート検査（MMSE）スコアの低値および年齢が術後せん妄の発症と有意な関連があり，せん妄を発症した患者は再入院や再手術のリスクが高かった(49)．膵頭十二指腸切除術を受けた患者において，年齢および GA の低スコアは合併症，入院期間の延長，手術集中治療室（ICU）入室に対する予測因子であった(50)．

## GA とがん治療成績との関連性

過去 10 年間で GA はがん治療に組み込まれるようになり，それまで認識されなかった高齢がん患者のリスクの検出に貢献してきた(42)．これまでの GA の研究で主に評価されたのは機能状態，併存症，うつ病，認知機能であった(51)．GA は化学療法の強度低下，薬剤の減量，支持療法の追加などの治療方針の決定に影響を及ぼす(1)．さらに GA は治療毒性リスクの高い高齢患者において，各患者に適した治療の選択に際しても有効である．GA の実行可能性と有用性に関

する大規模な前向き多施設共同研究によると，GA は 70 歳以上の患者の 51% において未知の老年医学的問題を検出し，それを医師が認識した場合，老年医学的介入と治療がそれぞれ 25.7% および 25.3% の患者で行われたとされている(52).

GA には一定の時間と腫瘍内科医と老年病専門医の緊密な協力が必要である．GA の重要な実践的側面として多忙な臨床に GA を取り入れることの実現可能性がある．GA を実施する上で考慮すべき事項としては，利用可能な資源（スタッフ，スペース，時間），評価対象の患者集団，GA に用いるツール，治療計画の作成に GA を用いる責任者およびケアの実施者を含む臨床的なフォローアップが含まれる．高齢がん患者を対象とした GA 導入における課題としては，老年医学専門家への過度な負担がないこと，追加的な通院による患者の負担，GA チームとがん専門医の連携の確立などが挙げられる(53)．2 段階のアプローチが提案されている．1 つは，生理的・心理社会的に問題のない高齢者と集学的評価を必要とする脆弱な高齢がん患者であるかを選別するスクリーニングツールの使用である（第 14 章参照）.

次は化学療法前のリスク層別化であり，Cancer and Aging Research Group（CARG）スコア[*1](54)や Chemotherapy Risk Assessment Scale for High-Age Patients（CRASH）スコア(55)のような GA に基づくツールが患者の予測化学毒性リスクを決定する上でより効率的である.

1. CARG スコアは化学療法を受けている 65 歳以上のがん患者 500 人を対象とした多施設共同前向き研究で開発された．全患者は機能状態，併存症，精神状態，社会的活動性，社会的支援，栄養状態の測定を含む GA を受けた．化学療法によるグレード 3〜5 の毒性を予測するために，患者背景および臨床的要因とともに変数としての GA を含む予測モデルが開発・検証され，スコアが高いほど化学療法による毒性の増加がみられた(56).
   www.mycarg.org/Chemo_Toxicity_Calculator

2. CRASH スコアは化学療法を受けている 70 歳以上の患者を対象とした多施設共同前向き研究で開発された．変数としての GA が患者の臨床的要因および化学毒性リスクとともに組み込まれ，グレード 4 の血液学的毒性およびグレード 3〜4 の非血液毒性に対する予測モデルが開発された(55).
   www.moffitt.org/eforms/crashscoreform/

---

*1 訳注：CARG スコア日本語版は CARG のホームページで使用可能.
https://www.mycarg.org/?page_id=2405

# ま と め

1. National Comprehensive Cancer Network（NCCN）と国際老年腫瘍学会（SIOG）は，がん専門医が高齢患者に最適な治療法を決定するために，何らかの形で高齢者機能評価（GA）を実施することを推奨している．
2. GA の結果は，患者のリスク層別化，回復のための治療，がん治療に関する意思決定の指針として利用できる．
3. 多忙ながん診療においては，簡単なスクリーニングツールの後に必要であれば完全な GA を行うという 2 段階のアプローチがより効率的である．
4. 化学療法前のリスク層別化のためのツールが開発・検証されており，オンラインで容易に入手可能である．
5. 高齢のがん患者を治療する外科医は，脆弱性，併存症，パフォーマンス，認知機能などの因子が重要な予後因子であることを考慮すべきである．

（石井正紀 訳）

# 参 考 文 献

1. Wildiers H, Heeren P, Puts M, et al. International Society of Geriatric Oncology consensus on geriatric assessment in older patients with cancer. *J Clin Oncol*. 2014; 32（24）: 2595-2603. oi:10.1200/jco.2013.54.8347.
2. Sherbourne CD, Stewart AL. The MOS social support survey. *Soc Sci Med*. 1991; 32（6）: 705-714.
3. Charlson ME, Pompei P, Ales KL, MacKenzie CR. A new method of classifying prognostic comorbidity in longitudinal studies: development and validation. *J Chronic Dis*. 1987; 40（5）: 373-383.
4. Salvi F, Miller MD, Grilli A, et al. A manual of guidelines to score the Modified Cumulative Illness Rating Scale and its validation in acute hospitalized elderly patients. *J Am Geriatr Soc*. 2008; 56（10）: 1926-1931. doi:10.1111/j.1532-5415.2008.01935.x.
5. Katz S. Assessing self-maintenance: activities of daily living, mobility, and instrumental activities of daily living. *J Am Geriatr Soc*. 1983; 31（12）: 721-727.
6. Lawton MP, Brody EM. Assessment of older people: self-maintaining and instrumental activities of daily living. *Gerontologist*. 1969; 9（3）: 179-186.
7. Podsiadlo D, Richardson S. The timed "Up & Go": a test of basic functional mobility for frail elderly persons. *J Am Geriatr Soc*. 1991; 39（2）: 142-148.
8. Guralnik JM, Simonsick EM, Ferrucci L, et al. A short physical performance battery assessing lower extremity function: association with self-reported disability and prediction of mortality and nursing home admission. *J Gerontol*. 1994; 49（2）: M85-94.
9. Studenski S, Perera S, Patel K, et al. Gait speed and survival in older adults. *JAMA*. 2011; 305（1）: 50-58. doi:10.1001/jama.2010.1923.
10. Mathiowetz V, Kashman N, Volland G, et al. Grip and pinch strength: normative data for adults. *Arch Phys Med Rehabil*. 1985; 66（2）: 69-74.

120　Ⅲ　老年医学的アセスメント

11. ATS Committee on Proficiency Standards for Clinical Pulmonary Function Laboratories. ATS statement: guidelines for the six-minute walk test. *Am J Respir Crit Care Med.* 2002; 166 (1): 111-117. doi:10.1164/ajrccm.166.1.at1102.

12. Tinetti ME. Performance-oriented assessment of mobility problems in elderly patients. *J Am Geriatr Soc.* 1986; 34 (2): 119-126.

13. Folstein MF, Folstein SE, McHugh PR. "Mini-mental state": a practical method for grading the cognitive state of patients for the clinician. *J Psychiatr Res.* 1975; 12 (3): 189-198.

14. Nasreddine ZS, Phillips NA, Bedirian V, et al. The Montreal Cognitive Assessment, MoCA: a brief screening tool for mild cognitive impairment. *J Am Geriatr Soc.* 2005; 53 (4): 695-699.doi:10.1111/j.1532-5415.2005.53221.x.

15. Katzman R, Brown T, Fuld P, et al. Validation of a short orientation-memoryconcentration test of cognitive impairment. *Am J Psychiatry.* 1983; 140 (6): 734-739.

16. Shephard JM, Kosslyn SM. The MiniCog rapid assessment battery: developing a "blood pressure cuff for the mind." *Aviat Space Environ Med.* 2005; 76 (6 suppl): B192-B197.

17. Oster P, Rost BM, Velte U, Schlierf G. Comparative nutrition evaluation with the Mini Nutritional Assessment and the Nutritional Risk Assessment Scale. *Nestle Nutr Workshop Ser Clin Perform Programme.* 1999; 1: 35-39; discussion 39-40.

18. American Geriatrics Society 2012 Beers Criteria Update Expert Panel. American Geriatrics Society updated Beers Criteria for potentially inappropriate medication use in older adults. *J Am Geriatr Soc.* 2012; 60 (4): 616-631. doi:10.1111/j.1532-5415.2012.03923.x.

19. Yesavage JA, Brink TL, Rose TL, et al. Development and validation of a geriatric depression screening scale: a preliminary report. *J Psychiatr Res.* 1982; 17 (1): 37-49.

20. Snaith RP. The Hospital Anxiety and Depression Scale. *Health Qual Life Outcomes.* 2003; 1: 29. doi:10.1186/1477-7525-1-29.

21. Kroenke K, Spitzer RL, Williams JB. The PHQ-9: validity of a brief depression severity measure. *J Gen Intern Med.* 2001; 16 (9): 606-613.

22. Roth AJ, Kornblith AB, Batel-Copel L, et al. Rapid screening for psychologic distress in men with prostate carcinoma: a pilot study. *Cancer.* 1998; 82 (10): 1904-1908.

23. Alzheimer's Association. 2014 Alzheimer's disease facts and figures. *Alzheimers Dement.* 2014; 10 (2). Available at: https://www.alz.org/downloads/facts_figures_2014.pdf.

24. Olson RA, Chhanabhai T, McKenzie M. Feasibility study of the Montreal Cognitive Assessment (MoCA) in patients with brain metastases. *Support Care Cancer.* 2008; 16 (11): 1273-1278. doi:10.1007/s00520-008-0431-3.

25. Lichtman SM, Boparai MK. Anticancer drug therapy in the older cancer patient: pharmacology and polypharmacy. *Curr Treat Options Oncol.* 2008; 9 (2-3): 191-203. doi:10.1007/s11864-008-0060-6.

26. Falagas ME, Zarkadoulia EA, Ioannidou EN, et al. The effect of psychosocial factors on breast cancer outcome: a systematic review. *Breast Cancer Res.* 2007; 9 (4): R44. doi:10.1186/bcr1744.

27. Ikeda A, Kawachi I, Iso H, et al. Social support and cancer incidence and mortality: the JPHC study cohort Ⅱ. *Cancer Causes Control.* 2013; 24 (5): 847-860. doi:10.1007/s10552-013-0147-7.

28. Kroenke CH, Kubzansky LD, Schernhammer ES, et al. Social networks, social support, and survival after breast cancer diagnosis. *J Clin Oncol.* 2006; 24 (7): 1105-1111. doi:10.1200/jco.2005.04.2846.

29. Penedo FJ, Traeger L, Benedict C, et al. Perceived social support as a predictor of disease-specific quality of life in head-and-neck cancer patients. *J Support Oncol.* 2012; 10 (3): 119-123. doi:10.1016/j.suponc.2011.09.002.

30. Cesari M, Kritchevsky SB, Newman AB, et al. Added value of physical performance measures in

13 老年医学的アセスメント 121

predicting adverse health-related events: results from the Health, Aging and Body Composition Study. *J Am Geriatr Soc.* 2009; 57（2）: 251-259. doi:10.1111/j.1532-5415.2008.02126.x.

31. Kilgour RD, Vigano A, Trutschnigg B, et al. Handgrip strength predicts survival and is associated with markers of clinical and functional outcomes in advanced cancer patients. *Support Care Cancer.* 2013; 21（12）: 3261-3270. doi:10.1007/s00520-013-1894-4.

32. Chen CH, Ho C, Huang YZ, Hung TT. Hand-grip strength is a simple and effective outcome predictor in esophageal cancer following esophagectomy with reconstruction: a prospective study. *J Cardiothorac Surg.* 2011; 6: 98. doi:10.1186/1749-8090-6-98.

33. Tinetti ME. Clinical practice. Preventing falls in elderly persons. *N Engl J Med.* 2003; 348（1）: 42-49. doi:10.1056/NEJMcp020719.

34. Guigoz Y, Lauque S, Vellas BJ. Identifying the elderly at risk for malnutrition: the Mini Nutritional Assessment. *Clin Geriatr Med.* 2002; 18（4）: 737-757.

35. van der Schaaf MK, Tilanus HW, van Lanschot JJ, et al. The influence of preoperative weight loss on the postoperative course after esophageal cancer resection. *J Thorac Cardiovasc Surg.* 2014; 147（1）: 490-495. doi:10.1016/j.jtcvs.2013.07.072.

36. Gourin CG, Couch ME, Johnson JT. Effect of weight loss on short-term outcomes and costs of care after head and neck cancer surgery. *Ann Otol Rhinol Laryngol.* 2014; 123（2）: 101-110. doi:10.1177/0003489414 523564.

37. Fiorelli A, Vicidomini G, Mazzella A, et al. The influence of body mass index and weight loss on outcome of elderly patients undergoing lung cancer resection. *Thorac Cardiovasc Surg.* 2014; 62（7）: 578-587. doi:10.1055/s-0034-1373733.

38. Langius JA, Bakker S, Rietveld DH, et al. Critical weight loss is a major prognostic indicator for disease-specific survival in patients with head and neck cancer receiving radiotherapy. *Br J Cancer.* 2013; 109（5）: 1093-1099. doi:10.1038/bjc.2013.458.

39. Ehrsson YT, Langius-Eklof A, Laurell G. Nutritional surveillance and weight loss in head and neck cancer patients. *Support Care Cancer.* 2012; 20（4）: 757-765. doi:10.1007/s00520-011-1146-4.

40. Buskermolen S, Langius JA, Kruizenga HM, et al. Weight loss of 5% or more predicts loss of fat-free mass during palliative chemotherapy in patients with advanced cancer: a pilot study. *Nutr Cancer.* 2012; 64（6）: 826-832. doi: 10.1080/01635581.2012.690062.

41. Weiss Wiesel TR, Nelson CJ, Tew WP, et al. The relationship between age, anxiety, and depression in older adults with cancer. *Psychooncology.* 2015; 24（6）: 712-717. doi:10.1002/pon.3638.

42. Caillet P, Laurent M, Bastuji-Garin S, et al. Optimal management of elderly cancer patients: usefulness of the Comprehensive Geriatric Assessment. *Clin Interv Aging.* 2014; 9: 1645-1660. doi:10.2147/cia.s57849.

43. Goodwin JS, Zhang DD, Ostir GV. Effect of depression on diagnosis, treatment, and survival of older women with breast cancer. *J Am Geriatr Soc.* 2004; 52（1）: 106-111.

44. Nelson CJ, Cho C, Berk AR, et al. Are gold standard depression measures appropriate for use in geriatric cancer patients? A systematic evaluation of self-report depression instruments used with geriatric, cancer, and geriatric cancer samples. *J Clin Oncol.* 2010; 28（2）: 348-356. doi:10.1200/jco.2009.23.0201.

45. Robinson TN, Eiseman B, Wallace JI, et al. Redefining geriatric preoperative assessment using frailty, disability and co-morbidity. *Ann Surg.* 2009; 250（3）: 449-455. doi:10.1097/SLA.0b013e3181b45598.

46. Kristjansson SR, Nesbakken A, Jordhoy MS, et al. Comprehensive geriatric assessment can predict complications in elderly patients after elective surgery for colorectal cancer: a prospective observational cohort study. *Crit Rev Oncol Hematol.* 2010; 76（3）: 208-217. doi:10.1016/j.critrevonc.2009.11.002.

47. Robinson TN, Wu DS, Pointer LF, et al. Preoperative cognitive dysfunction is related to adverse postoperative outcomes in the elderly. *J Am Coll Surg.* 2012; 215（1）: 12-17; discussion 7-8. doi:10.1016/j.

## 122　Ⅲ　老年医学的アセスメント

jamcollsurg.2012.02.007.

48. Audisio RA, Pope D, Ramesh HS, et al. Shall we operate? Preoperative assessment in elderly cancer patients (PACE) can help. A SIOG surgical task force prospective study. *Crit Rev Oncol Hematol*. 2008; 65 (2): 156-163. doi:10.1016/j.critrevonc.2007.11.001.

49. Large MC, Reichard C, Williams JT, et al. Incidence, risk factors, and complications of postoperative delirium in elderly patients undergoing radical cystectomy. *Urology*. 2013; 81 (1): 123-128. doi:10.1016/j.urology.2012.07.086.

50. Dale W, Hemmerich J, Kamm A, et al. Geriatric assessment improves prediction of surgical outcomes in older adults undergoing pancreaticoduodenectomy: a prospective cohort study. *Ann Surg*. 2013; 259 (5): 960-965. doi:10.1097/sla.0000000000000226.

51. Puts MT, Santos B, Hardt J, et al. An update on a systematic review of the use of geriatric assessment for older adults in oncology. *Ann Oncol*. 2014; 25 (2): 307-315. doi:10.1093/annonc/mdt386.

52. Kenis C, Bron D, Libert Y, et al. Relevance of a systematic geriatric screening and assessment in older patients with cancer: results of a prospective multicentric study. *Ann Oncol*. 2013; 24 (5): 1306-1312. doi:10.1093/annonc/mds619.

53. Sattar S, Alibhai SM, Wildiers H, Puts MT. How to implement a geriatric assessment in your clinical practice. *Oncologist*. 2014; 19 (10): 1056-1068. doi:10.1634/theoncologist.2014-0180.

54. Hurria A, Togawa K, Mohile SG, et al. Predicting chemotherapy toxicity in older adults with cancer: a prospective multicenter study. *J Clin Oncol*. 2011; 29 (25): 3457-3465. doi:10.1200/jco.2011.34.7625.

55. Extermann M, Boler I, Reich RR, et al. Predicting the risk of chemotherapy toxicity in older patients: the Chemotherapy Risk Assessment Scale for High-Age Patients (CRASH) score. *Cancer*. 2012; 118 (13): 3377-3386. doi:10.1002/cncr.26646.

56. Hurria A, Mohile S, Gajra A, et al. Validation of a prediction tool for chemotherapy toxicity in older adults with cancer. *J Clin Oncol*. 2016; 34 (20): 2366-2371. doi:10.1200/jco.2015.65.4327.

# 14 老年腫瘍学におけるスクリーニングツール

Daniel W. Yokom, Cindy Kenis, Shabbir M. H. Alibhai,
and Martine T. E. Puts

## はじめに

　高齢がん患者の評価における現在のゴールドスタンダードは，高齢者総合機能評価（CGA）である．CGA は，高齢者の医学的，心理社会的，機能的な状態を判定するための多次元で複数の領域にわたるプロセスであり，高齢者の健康とwell-being（訳注：身体的・精神的・社会的に満たされた状態）を最適な状態に向かわせることを目的としている(1,2)．がん患者に対して CGA を実施することによって，それまでに明らかにされていなかった潜在的な健康上の問題を明らかにできることや，治療に関連した毒性を予測できること，全生存期間や治療方針決定に影響する項目などがん診療におけるアウトカムを予測できることが示されている(2-4)．

　CGA を実施するには複数の専門家による多職種チームが必要であり，評価に1〜2 時間を要する場合もあるため(5)，多くの資源を必要とする．そして，がん患者の多くは 65 歳以上であることから，がん診療においてすべての高齢患者に対して CGA を実施することは現実的ではない．そこで，複雑な問題を有する高齢者に限定して CGA を行うことが提案されており(6-8)，CGA の恩恵を受けるであろう患者を選択するために，多くのスクリーニングツールが開発されてきた．

　多忙な臨床医にとって，CGA を必要とする患者を迅速に特定できることが老年腫瘍学におけるスクリーニングツールの主な目的である．一般的に，スクリーニングツールは老年医学の専門家でなくても医療従事者であれば誰でも実施できる短い質問票から構成されており，中には患者自身で回答できるツールもある(9)．CGA では通常，身体機能，転倒，認知機能，気分，併存疾患，ポリファーマシー，社会的サポート，経済状況，嗜好，ケアの目標など，複数の領域（ドメイン）が評価される．一方で，スクリーニングツールは CGA のうち少ない領域に絞って評価するか，それぞれの領域を浅く評価することが一般的である．G8や Vulnerable Elders Survey（VES）-13 といったスクリーニングツールでは，化

124 Ⅲ 老年医学的アセスメント

学療法による毒性を予測できることがこれまでに報告されているが，これはスクリーニングツール本来の目的ではない．化学療法による毒性を予測することに特化したツールとしては，Cancer and Aging Research Group（CARG）スコア(10,11)や Chemotherapy Risk Assessment Scale for High-Age patients（CRASH）スコア(12)が開発されており，これらのツールの有用性は大規模な前向きコホート研究で検証されている．なお，CARG スコアと CRASH スコアの詳細については第 13 章で紹介している．

　国際老年腫瘍学会（SIOG）では，CGA による詳細な評価を必要とする患者を同定するために，スクリーニングツールを使用することを推奨するコンセンサス声明を発表している．高齢がん患者を対象としたスクリーニングツールとして，これまでに少なくとも 17 種類が開発されている．そのうち G8 と VES-13 は最も広く研究されているが(9,13)，これら 2 つのツールはそれぞれ利点と課題を有しており，互いに比較検討する必要がある．また，SIOG では特定のスクリーニングツールを推奨しているわけではなく，どのツールを選択するかについては，診療モデルや対象となる患者集団に最適なツールを医療者が選択するという裁量に任されている．SIOG によるコンセンサス声明では，スクリーニングツールは CGA にとって代わることはできないことが注意点として述べられており，スクリーニング結果が異常であれば，常に CGA で評価するべきとされている(9)．本章では以下の項目を解説する．

■高齢がん患者に対して使用される G8，VES-13，その他のスクリーニングツールの概要
■スクリーニングツールの利点と限界に関するエビデンス
■日常診療にスクリーニングツールを導入する際の推奨

## スクリーニングツール

### G8

　G8（表 14.1）は，一次化学療法を受ける 70 歳以上の高齢がん患者を対象として開発された(14,15)．医療従事者であれば誰でも実施することが可能で，評価に要する時間は約 5 分である(16)．身体機能，栄養状態，認知機能，ポリファーマシー，自身の健康状態に対する評価など，CGA の多くの領域をカバーしていることを特徴としている．G8 のスコアの上限は 17 点であり，14 点以下の場合に異常スコアと判定される(14)．

　他のスクリーニングツールと比べて G8 は最も感度の高いツールの 1 つである

**表 14.1** G8 スクリーニングツール

| 項目 | 点数 |
| --- | --- |
| 1. 過去 3 カ月間に食欲不振，消化器系の問題，咀嚼・嚥下困難などで食事量が減少しましたか？ | 0：著しい食事量の減少<br>1：中程度の食事量の減少<br>2：食事量の減少なし |
| 2. 過去 3 カ月で体重の減少がありましたか？ | 0：3 kg を超える減少<br>1：わからない<br>2：1〜3 kg の減少<br>3：体重減少なし |
| 3. 運動能力 | 0：寝たきりまたは車椅子を常時使用<br>1：ベッドや車椅子を離れられるが外出はできない<br>2：自由に歩いて外出できる |
| 4. 神経・精神的問題の有無 | 0：強度認知症またはうつ状態<br>1：中程度の認知症またはうつ状態<br>2：精神的問題なし |
| 5. BMI：体重 (kg) ÷ 身長 (m)$^2$ | 0：19 未満<br>1：19 以上，21 未満<br>2：21 以上，23 未満<br>3：23 以上 |
| 6. 1 日に 3 種類以上*の薬を飲んでいますか？ | 0：はい<br>1：いいえ |
| 7. 同年齢の人と比べ自分の健康状態をどう思いますか？ | 0：良いとは思わない<br>0.5：わからない<br>1：同じだと思う<br>2：他人より良いと思う |
| 8. 年齢 | 0：86 歳以上<br>1：80〜85 歳<br>2：80 歳未満 |
| 合計スコア | 0〜17 点 |
| 異常スコア | 14 点以下 |

BMI：body mass index.
*訳注：日本では 4 種類以上とすることが多い.

126    Ⅲ 老年医学的アセスメント

が，特異度は低いという特徴がある(9)．いくつかのスクリーニングツールを扱った系統的レビューでは，G8 の精度に関する 7 つの研究において，感度の平均値が 82.8％（範囲：65〜95％），特異度の平均値が 61.1％（範囲：3〜75％）と報告されている(9)．特異度を改善するために G8 のバリエーションが開発されているものの，これらのバージョンは広く研究・検証されているわけではなく，日常臨床で受け入れられているわけでもない(17,18)．

　G8 を使用する際には，その限界をいくつか認識しておくことが重要となる．1つめとして，G8 には神経・精神的問題を評価する項目が含まれており，この項目自体は非常に重要であるが，神経・精神的問題に関する定義は評価者によって解釈が異なる可能性がある．また，さらに詳細な認知機能あるいは精神的問題の評価を必要とする可能性，以前の評価を参照することが必要になる可能性もある．2つめとして，G8 はがん種や病期が異なると，同じような結果が得られるとは限らない点が挙げられる．例えば，ある研究では G8 の感度は上部消化管がんでは 95％ であったのに対し，前立腺がんでは 65％ しかなかったことが報告されている(19)．

　G8 はスクリーニングツールとして使用されるだけでなく，次に示すようなアウトカムを予測するツールとしての研究も行われている．

1. 治療に関連する毒性：化学療法による毒性予測に関する G8 の有用性を検討した研究が複数行われており，研究によってさまざまな結果が示されている(20,21)．
2. 身体機能低下と転倒：2 つの前向き研究において，G8 スコアはがん治療の方針決定から 3 カ月以内の転倒あるいは身体機能低下の予測因子であることが示されている(22,23)．
3. 全生存期間：G8 で異常スコアを示す患者群は，正常スコアを示す患者群と比較して全生存期間が短かったことが複数の研究で明らかにされている(16,19,22)．

　G8 を正確に実施するにはある程度の経験が必要であるが，CGA で問題点が明らかになる患者を予測するための感度が高く，効果的なツールである．

## Vulnerable Elders Survey-13（VES-13）

　VES-13（表 14.2）は，身体機能低下のリスクを有する 65 歳以上の一般高齢者を対象として作成されたスクリーニングツールである(24,25)．VES-13 に含まれる領域は，自身の健康に対する自己評価と年齢を除いては身体機能を評価する項目に限定されているが，この項目においては G8 よりも詳細にカバーされてい

14 老年腫瘍学におけるスクリーニングツール　127

**表 14.2**　VES-13 スクリーニングツール

| 項目 | 点数 |
|---|---|
| 1. 年齢 | 0：65～74 歳<br>1：75～84 歳<br>3：85 歳以上 |
| 2. 同年齢の人と比べて，あなたの健康状態はどうですか？<br>□ 悪い<br>□ 同じくらい<br>□ 良い<br>□ とても良い<br>□ 非常に良い | 0：良い/とても良い/非常に良い<br>1：悪い/同じくらい |
| 3. 次のような活動は，平均してどのくらい難しいですか？<br>　　（それぞれの活動について，難しくない/少し難しい/いくらか難しい/とても難しい/活動ができない）<br>a. かがむ，しゃがむ，ひざをつく<br>b. 10 ポンド（訳注：約 4.5 kg）の物を持ち上げる，または運ぶ<br>c. 肩の高さより上に腕を伸ばす<br>d. 字を書く，小さな物を扱う，つかむ<br>e. 4 分の 1 マイル（訳注：約 400 m）歩く<br>f. 床磨きや窓拭きなどの重労働の家事 | それぞれの活動について，「とても難しい/活動ができない」に該当する場合は 1 点<br>この項目で 3 つ以上が該当しても最大 2 点 |
| 4. 健康状態や身体的な理由で，次のようなことをするのは難しいですか？<br>a. トイレ用品や薬など，身の回りの買い物<br>　難しい　→買い物をすることに手伝いを必要としますか？<br>　難しくない<br>　していない　→それは健康状態が理由ですか？ | 「はい」に 1 つでも丸がつけば 4 点<br><br>はい/いいえ<br><br>はい/いいえ |
| b. 出費の記録や支払いなどお金の管理<br>　難しい　→お金の管理に手伝いを必要としますか？<br>　難しくない<br>　していない　→それは健康状態が理由ですか？ | はい/いいえ<br><br>はい/いいえ |
| c. 部屋の中を歩くこと（杖や歩行器の使用は問題ありません）<br>　難しい　→歩くのに手伝いを必要としますか？<br>　難しくない<br>　していない　→それは健康状態が理由ですか？ | はい/いいえ<br><br>はい/いいえ |

（つづく）

128　Ⅲ　老年医学的アセスメント

**表 14.2**　VES-13 スクリーニングツール（つづき）

| 項目 | 点数 |
|---|---|
| d. 簡単な家事（皿洗い，整理整頓，簡単な掃除など）<br>　難しい　→簡単な家事をするのに手伝いを必要としますか？<br>　難しくない<br>　していない　→それは健康状態が理由ですか？ | はい/いいえ<br><br>はい/いいえ |
| e. 入浴，シャワー<br>　難しい　→入浴やシャワーに手伝いを必要としますか？<br>　難しくない<br>　していない　→それは健康状態が理由ですか？ | はい/いいえ<br><br>はい/いいえ |
| 合計スコア | 0〜10 点 |
| 異常スコア | 3 点以上 |

VES-13：Vulnerable Elders Survey-13.
出典：文献(25). Vulnerable Elders Survey (VES-13). Available at: www.rand.org/health/projects/acove/survey.html.

る．最高得点は 10 点であり，3 点以上の場合に異常スコアと判定される．特に，85 歳以上では年齢の項目で 3 点になることから，自動的に異常スコアの範囲に分類される．

　多くのスクリーニングツールとは異なり，VES-13 は自記式検査であるため，医療従事者が実施する必要はなく，受診の前に患者自身で 4〜5 分で完了させることができる(16,26)．ごく一部の患者では，言語が障壁となることや，認知障害，低学歴のために調査票を患者自身で記入できないことがありうる(27,28)．

　がん患者において，VES-13 と CGA とを比較した 10 件の研究を含んだ SIOG システマティックレビューによると，VES-13 の感度の平均値は 68.3%（範囲：39〜87%）であり，特異度の平均値は 71.6%（範囲：61〜100%）であった(16,26, 29-35)．このレビューでは，VES-13 は他のスクリーニングツールと比較して，CGA で異常を呈する患者を同定するための感度は低いものの，特異度が高いと判断されている(9)．

　高齢がん患者においては，次に示すように VES-13 の予測因子としての有用性についても評価されている．

■治療に関連する毒性：4 つの観察研究および前向き研究を統合したプール解析では 65 歳以上のがん患者 648 名を対象としており，VES-13 で異常スコアを示した患者群においては，化学療法による毒性のリスクが 2 倍になることが示されている(36)．

14 老年腫瘍学におけるスクリーニングツール　129

■全生存期間：VES-13 の予後予測能に関しては，2 つの研究で異なった結果が示されている(16,37)．

　VES-13 は，CGA で異常を呈する患者を同定するための特異度が高く，自記式という利点もあるため，臨床現場でも受け入れやすいツールである．これらの利点は，感度の低さ，すなわち VES-13 が正常スコアの場合でも，CGA で何らかの問題を有すると判断される患者が多く存在することを考慮しても，VES-13 の優れた点といえる．

## その他の老年腫瘍学スクリーニングツール

　CGA のスクリーニングツールは他にもいくつか研究されている．Flemish version of the Triage Risk Screening Tool（fTRST）は医療従事者が 5 つの質問のみで実施する簡便なツールであり，高齢がん患者を対象とした前向き試験では，fTRST と G8 は CGA で異常を呈する患者を同定するための感度と特異度が同程度であったことが示されている(22)．G8 による評価が 5 分かかるのに対し，fTRST は 2 分であるため，実施時間がさらに短いことが fTRST の特徴である(9,38)．Groningen Frailty Indicator（GFI）スクリーニングツールは，15 の質問項目から構成されるやや長いツールであり(39)，高齢がん患者を対象として CGA と比較された 3 つの研究において，感度は 39〜66% と他のツールより低いものの，特異度が 86〜87% と高いことが示されている(25,40,41)．健康に関する項目を評価するスクリーニングツールに加え，Fried Frailty Criteria のように歩行速度や握力など脆弱性に関する項目が組み込まれているものもある(42)．現時点では，fTRST や GFI と同様に，脆弱性に関する項目についてはまだ研究の初期段階にあり，日常的ながん診療で受け入れられているわけではない．

## スクリーニングツールの限界

　老年腫瘍学におけるスクリーニングツールには，重要な限界がいくつかある．
■スクリーニングツールの適用を開始する年齢が 65 歳以上なのか，70 歳以上なのかは不明確であり，臨床試験で使用された年齢カットオフとガイドラインにおける推奨が一致していない場合もある(9,43,44)．
■CGA とは異なり，スクリーニングツールはフォローアップや介入可能なリスクを同定するものではない．
■老年医学の専門家が関わることができない施設では，スクリーニングツールの結果が異常であった場合には施設外の老年医学チームに紹介するべきである

130　Ⅲ　老年医学的アセスメント

**表 14.3**　G8 と VES-13 の比較

| | G8 | VES-13 |
|---|---|---|
| ツール開発の対象となった集団 | 一次化学療法を受ける 70 歳以上のがん患者 | 65 歳以上の一般高齢者 |
| 評価実施者 | 医療従事者 | 患者による自記式±医療従事者 |
| 評価する場所 | 病院 | 自宅<br>待合室<br>病院 |
| コスト | 無料 | 無料 |
| 対象領域（ドメイン） | 身体機能<br>自身の健康状態に対する評価<br>併存症<br>栄養状態<br>認知機能 | 身体機能<br>自身の健康状態に対する評価 |
| 評価に必要な時間 | 〜5分 | 4〜5分 |
| CGA と比較された研究の数 | 8 | 11 |
| CGA で異常となる感度の平均値（範囲） | 82.8（65〜92）% | 61.1（39〜87）% |
| CGA で異常となる特異度の平均値（範囲） | 68.3（3〜75）% | 71.6（62〜100）% |
| 予測因子としての有用性<br>　化学療法の毒性<br>　身体機能低下<br>　転倒 | <br>さまざまな結果<br>あり<br>あり | <br>あり<br>研究なし<br>研究なし |
| 全生存期間予測因子としての有用性 | あり | さまざまな結果 |
| 限界 | 神経・精神的問題について特別な評価が必要となる場合がある | 患者によっては自記式が難しい場合がある |

CGA：高齢者総合機能評価，VES-13：Vulnerable Elders Survey-13.

　が，このことが治療方針決定や計画の遅延につながる可能性がある．一方で，スクリーニングツールの結果が正常であれば，その患者は CGA でも問題が同定されない可能性が高く，標準的な治療に耐えうることがわかるため，がん治療を担当するチームは安心感を得ることができる．

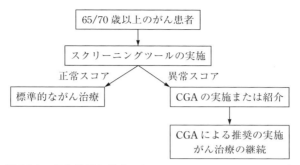

**図 14.1** 高齢者がん患者のケアにスクリーニングツールを
どのように組み込むことができるかを示したフロー

## 老年腫瘍学におけるスクリーニングツールをがん診療の現場に導入する方法

スクリーニングツールを日常診療に取り入れることを決定する際には，考慮すべき重要なポイントがいくつかある．
1. 使いやすさ：誰が検査を行うか，評価にかかる時間はどのくらいか，他に必要な情報があるかどうか．
2. コスト：スクリーニングツールを使用する際に費用がかかるか，利用できる資源がどのくらいあるか，評価にかけられる時間がどのくらいあるか．
3. 目的に対するスクリーニングツールの有用性．
4. スクリーニングツールの結果が異常と判定された場合，追加の評価を行うためにどこに紹介するか．この点は，地域における専門知識の水準と医療資源による．

本章で取り上げたスクリーニングツールは，すべてオンラインで自由に利用することができる[*1](15,25)．

図14.1は，日常的ながん診療におけるスクリーニングツールの使用方法を示したフローである．VES-13は，CGAを早期に実施することを促進することや，初期段階の患者評価法をカスタマイズすることに役立つため，受診前のスクリーニングに使用することも可能である．表14.4は，G8とVES-13のいずれかを日常診療において使用する場合に，どのようなことが期待できるかを説明するた

---

[*1] 訳注：日本語版においては，G8がJCOGホームページからダウンロードできる．
　https://jcog.jp/assets/pdf/A_040_gsc_20210517.pdf

132　Ⅲ　老年医学的アセスメント

**表 14.4**　高齢のがん患者 100 人に G8 または VES-13 を実施した場合に期待される結果*の例

| 100 人の患者が評価された場合 | CGA で異常（73%） | CGA で正常（27%） |
| --- | --- | --- |
| スクリーニングツールで異常スコアとなる患者数<br>G8：73 人<br>VES-13：54 人 | **真の陽性（真の異常）**<br>スクリーニングのスコア異常に基づいて CGA が行われ，治療前に何らかの介入が必要であることが判明する患者数<br>G8：60 人<br>VES-13：50 人 | **偽陽性**<br>スクリーニングのスコア異常に基づいて不必要に CGA に紹介されたが，その後の CGA では問題点が判明せず，介入することなく標準治療に進むことができる患者数<br>G8：13 人<br>VES-13：4 人 |
| スクリーニングツールで正常スコアとなる患者数<br>G8：27 人<br>VES-13：46 人 | **偽陰性**<br>スクリーニングの結果が正常であったために CGA が実施されることはなかったが，CGA が実施された場合は問題点が判明した患者数（これらの患者は治療前に何らかの介入を受けるべきだった）<br>G8：11 人<br>VES-13：27 人 | **真の陽性（真の正常）**<br>スクリーニングの結果が正常で，CGA でも問題点が判明せず，介入なしで標準治療に耐えられると思われる患者数<br>G8：16 人<br>VES-13：19 人 |

CGA：高齢者総合機能評価，VES-13：Vulnerable Elders Survey-13.
*CGA で問題点が判明する患者が 73% と仮定すると，G8 で異常スコアを示す患者は 73% であり，感度は 82.8%，特異度は 61.1% となる．VES-13 で異常スコアを示す患者は 54% であり，感度は 68.3%，特異度は 71.6% となる（スクリーニングツールに関する SIOG システマティックレビュー(9)に基づく）.

め，結果の概要を示し，これら 2 つのスクリーニングツールの違いを記載したものである．平均すると，G8 を使用した場合は 73% の患者がスクリーニング検査で異常スコアを示すのに対し，VES-13 を使用した場合は 54% が異常スコアを示すことになる．感度が低いため，VES-13 を用いたスクリーニングでは偽陰性，すなわち CGA で問題点が指摘されるはずの患者が VES-13 では正常と判定されることが多くなる．対照的に，G8 を使用すると，偽陽性，つまり CGA で正常となるはずの患者が G8 では異常スコアと判定されることが多くなる．どちらのツールも，CGA を必要としない患者を正しく同定するという点においては同等である．

　G8 と VES-13 のどちらを使用するかについては，最終的には個人の好み，利用可能な資源，偽陰性と偽陽性をどのくらい許容できるかによる．

## ま と め

1. スクリーニングツールは，一般的ながん診療の現場で容易に使用することができ，高齢がん患者を迅速に評価し，高齢者総合機能評価（CGA）が必要かどうかを判断することができる.
2. G8 と Vulnerable Elders Survey-13（VES-13）は，特徴に違いはあるものの，両者とも優れたスクリーニングツールである．どちらのツールを使用するかは，適用する患者集団や診療の環境によって異なる.
3. スクリーニングツールは，治療関連毒性，身体機能低下のリスク，全生存期間に関する重要な情報をもたらしてくれるが，CGA にとって代わるものではない.

（高橋昌宏 訳）

## 参 考 文 献

1. Reuben DB, Borok GM, Wolde-Tsadik G, et al. A randomized trial of comprehensive geriatric assessment in the care of hospitalized patients. *N Engl J Med*. May 18, 1995; 332（20）: 1345-1350.
2. Wildiers H, Heeren P, Puts M, et al. International Society of Geriatric Oncology consensus on geriatric assessment in older patients with cancer. *J Clin Oncol*. August 20, 2014; 32（24）: 2595-2603.
3. Kenis C, Bron D, Libert Y, et al. Relevance of a systematic geriatric screening and assessment in older patients with cancer: results of a prospective multicentric study. *Ann Oncol*. May 2013; 24（5）: 1306-1312.
4. Puts MTE, Santos B, Hardt J, et al. An update on a systematic review of the use of geriatric assessment for older adults in oncology. *Ann Oncol*. February 1, 2014; 25（2）: 307-315.
5. Puts MTE, Hardt J, Monette J, et al. Use of geriatric assessment for older adults in the oncology setting: a systematic review. *J Natl Cancer Inst*. August 8, 2012; 104（15）: 1133-1163.
6. Extermann M. Integrating a geriatric evaluation in the clinical setting. *Semin Radiat Oncol*. 2012; 22（4）: 272-276.
7. Van Cleave JH, Kenis C, Sattar S, et al. A research agenda for gero-oncology nursing. *Semin Oncol Nurs*. February 2016; 32（1）: 55-64.
8. Extermann M. Geriatric oncology: an overview of progresses and challenges. *Cancer Res Treat*. June 2010; 42（2）: 61-68.
9. Decoster L, Van Puyvelde K, Mohile S, et al. Screening tools for multidimensional health problems warranting a geriatric assessment in older cancer patients: an update on SIOG recommendations. *Ann Oncol*. 2015; 26（2）: 288-300.
10. Hurria A, Mohile S, Gajra A, et al. Validation of a prediction tool for chemotherapy toxicity in older adults with cancer. *J Clin Oncol*. July 10, 2016; 34（20）: 2366-2371.
11. Hurria A, Togawa K, Mohile SG, et al. Predicting chemotherapy toxicity in older adults with cancer: a prospective multicenter study. *J Clin Oncol*. 2011; 29（25）: 3457-3465.
12. Extermann M, Boler I, Reich RR, et al. Predicting the risk of chemotherapy toxicity in older patients: the Chemotherapy Risk Assessment Scale for High-Age Patients（CRASH）score. *Cancer*. 2012; 118（13）:

3377-3386.

13. Hamaker ME, Jonker JM, de Rooij SE, et al. Frailty screening methods for predicting outcome of a comprehensive geriatric assessment in elderly patients with cancer: a systematic review. *Lancet Oncol.* October 2012; 13 (10): e437-e444.

14. Bellera CA, Rainfray M, Mathoulin-Pelissier S, et al. Screening older cancer patients: first evaluation of the G-8 geriatric screening tool. *Ann Oncol.* August 2012; 23 (8): 2166-2172.

15. G8 screening tool. Available at: http://siog.org/content/comprehensivegeriatric- assessment-cga-older-patient-cancer. Accessed March 16, 2017.

16. Soubeyran P, Bellera C, Goyard J, et al. Screening for vulnerability in older cancer patients: the ONCODAGE Prospective Multicenter Cohort Study. *PLoS One.* January 11, 2014; 9 (12): e115060.

17. Martinez-Tapia C, Canoui-Poitrine F, Bastuji-Garin S, et al. Optimizing the G8 screening tool for older patients with cancer: diagnostic performance and validation of a six-item version. *Oncologist.* January 13, 2016; 21 (2): 188-195.

18. Petit-Moneger A, Rainfray M, Soubeyran P, et al. Detection of frailty in elderly cancer patients: improvement of the G8 screening test. *J Geriatr Oncol.* February 8, 2016; 7 (2): 99-107.

19. Liuu E, Canoui-Poitrine F, Tournigand C, et al. Accuracy of the G-8 geriatric-oncology screening tool for identifying vulnerable elderly patients with cancer according to tumour site: the ELCAPA-02 study. *J Geriatr Oncol.* 2014; 5 (1): 11-19.

20. Dubruille S, Bron D, Roos M, et al. The respective usefulness of the G8 and a comprehensive geriatric assessment (CGA) to predict intolerance to chemotherapy and survival of fit and vulnerable older patients with hematological malignancies. *J Geriatr Oncol.* October 1, 2013; 4: S56.

21. Stokoe JM, Pearce J, Sinha R, Ring A. G8 and VES-13 scores predict chemotherapy toxicity in older patients with cancer. *J Geriatr Oncol.* October 1, 2012; 3: S81.

22. Kenis C, Decoster L, Van Puyvelde K, et al. Performance of two geriatric screening tools in older patients with cancer. *J Clin Oncol.* January 1, 2014; 32 (1): 19-26.

23. Vande Walle N, Kenis C, Heeren P, et al. Fall predictors in older cancer patients: a multicenter prospective study. *BMC Geriatr.* January 2014; 14: 135.

24. Saliba D, Elliott M, Rubenstein LZ, et al. The Vulnerable Elders Survey: a tool for identifying vulnerable older people in the community. *J Am Geriatr Soc.* December 2001; 49 (12): 1691-1699.

25. Vulnerable Elders Survey (VES-13). Available at: http://www.rand.org/health/projects/acove/survey. html. Accessed March 16, 2017.

26. Mohile SG, Bylow K, Dale W, et al. A pilot study of the Vulnerable Elders Survey- 13 compared with the comprehensive geriatric assessment for identifying disability in older patients with prostate cancer who receive androgen ablation. *Cancer.* 2007; 109 (4): 802-810.

27. Bononi A, Stievano L, Modena Y, et al. P9 comparison of three different CGA screening tests in daily practice: preliminary results. *Crit Rev Oncol Hematol.* October 1, 2009; 72 (1): S22.

28. Monfardini S, Basso U, Fiduccia P, et al. Can the short screening test Vulnerable Elders Survey 13 (VES-13) substitute for the time-consuming comprehensive geriatric assessment (CGA) to identify vulnerable/frail elderly breast cancer patients? [meeting abstracts]. *J Clin Oncol.* 2010; 28 (15 suppl): 9114.

29. Pottel L, Boterberg T, Pottel H, Goethals L. Determination of an adequate screening tool for identification of vulnerable elderly head and neck cancer patients treated with radio (chemo) therapy. *J Geriatr Oncol.* 2012; 3 (1): 24-32.

30. Luciani A, Ascione G, Bertuzzi C, et al. Detecting disabilities in older patients with cancer: comparison between comprehensive geriatric assessment and Vulnerable Elders Survey-13. *J Clin Oncol.* 2010; 28 (12): 2046-2050.

31. Biganzoli L, Boni L, Becheri D, et al. Evaluation of the cardiovascular health study（CHS）instrument and the Vulnerable Elders Survey-13（VES-13）in elderly cancer patients: are we still missing the right screening tool? *Ann Oncol*. 2013; 24（2）: 494-500.

32. Owusu C, Koroukian SM, Schluchter M, et al. Screening older cancer patients for a comprehensive geriatric assessment: a comparison of three instruments. *J Geriatr Oncol*. 2011; 2（2）: 121-129.

33. Molina-Garrido MJ, Guillen-Ponce C. Comparison of two frailty screening tools in older women with early breast cancer. *Crit Rev Oncol Hematol*. 2011; 79（1）: 51-64.

34. Kellen E, Bulens P, Deckx L, et al. Identifying an accurate pre-screening tool in geriatric oncology. *Crit Rev Oncol Hematol*. September 1, 2010; 75（3）: 243-248.

35. Falci C, Basso U, Fiduccia P, et al. P4 is Vulnerable Elders Survey 13（VES-13）a sensitive and specific screening tool for identifying vulnerable/frail elderly cancer patients compared to full comprehensive geriatric assessment（CGA）? *Crit Rev Oncol Hematol*. October 1, 2009; 72（1）: S19-S20.

36. Luciani A, Biganzoli L, Colloca G, et al. Estimating the risk of chemotherapy toxicity in older patients with cancer: the role of the Vulnerable Elders Survey-13（VES-13）. *J Geriatr Oncol*. 2015; 6（4）: 272-279.

37. Kitamura H, Nagashima F, Miyajima K, et al. Continuous comprehensive geriatric assessment could predict the prognosis in elderly cancer patients. *J Geriatr Oncol*. October 1, 2013; 4: S82-S83.

38. Meldon SW, Mion LC, Palmer RM, et al. A brief risk-stratification tool to predict repeat emergency department visits and hospitalizations in older patients discharged from the emergency department. *Acad Emerg Med*. March 2003; 10（3）: 224-232.

39. Schuurmans H, Steverink N, Lindenberg S, et al. Old or frail: what tells us more? *J Gerontol A Biol Sci Med Sci*. September 1, 2004; 59（9）: M962-M965.

40. Baitar A, Van Fraeyenhove F, Vandebroek A, et al. Evaluation of the Groningen Frailty Indicator and the G8 questionnaire as screening tools for frailty in older patients with cancer. *J Geriatr Oncol*. January 2013; 4（1）: 32-38.

41. Kenis C, Schuermans H, Van Cutsem E, et al. Screening for a geriatric risk profile in older cancer patients: a comparative study of the predictive validity of three screening tools. *Crit Rev Oncol Hematol*. October 1, 2009; 72（1）: S22.

42. Fried LP, Tangen CM, Walston J, et al. Frailty in older adults: evidence for a phenotype. *J Gerontol A Biol Sci Med Sci*. March 2001; 56（3）: M146-M156.

43. NCCN. Older adult oncology. 2015. Available at: www.nccn.org. Accessed September 17, 2015.

44. Pallis AG, Fortpied C, Wedding U, et al. EORTC elderly task force position paper: approach to the older cancer patient. *Eur J Cancer*. 2010; 46（9）: 1502-1513.

# IV

## 高齢者における
## がんの選択

# 15　乳がん

Shlomit Strulov Shachar, Trevor A. Jolly,
Noam VanderWalde, and Hyman B. Muss

## はじめに

　医療と公衆衛生の大きな進歩により，平均寿命は飛躍的に延びた．現在，女性の平均寿命は 81 歳であり，米国の 65 歳以上の女性人口は 2015 年の 2,640 万人から 2050 年には 4,620 万人に増加する(1)．乳がんの罹患率は年齢とともに劇的に上昇しているため，このような女性の高齢人口の急増は乳がんの顕著な増加に合致している．乳がんは米国では女性に最も多いがんで，女性のがんのほぼ 3 人に 1 人を占める．乳がんの平均診断年齢は 62 歳で，乳がんで死亡する女性の大半は 65 歳以上である．人口の高齢化と乳がんの罹患率の上昇，加齢に関連する他の併存疾患の組合せにより，この拡大する高齢患者集団の管理が大きな課題となっている．高齢者に対する乳がんの治療は特に困難である．それは，高齢者ではたとえパフォーマンスステータスが正常であっても，生理学的変化，機能障害，併存疾患，ポリファーマシーを有する可能性が高く，それらが治療毒性のリスクを高めるからである(3)．高齢者機能評価は，このような障害を同定し，治療毒性を予測し，生活の質（QoL）を改善し，機能を維持するための介入につながる可能性がある(4)．

## マンモグラフィ検診

　米国がん学会（ACS）は，女性の全般的な健康状態が良好で余命が 10 年以上ある限り，マンモグラフィ検診を継続するよう推奨している（制限付き推奨）(5)．米国予防医学専門委員会（USPSTF）は，75 歳以上の女性については確固たる推奨を支持する証拠が不十分であるとして，推奨は出していない(6)．Surveillance, Epidemiology, and End Results（SEER）のデータに基づく大規模研究では，75～84 歳の黒人および白人女性で，マンモグラフィを年 1 回受けた女性は，2 年に 1 回またはマンモグラフィなし/不定期に受けた対応する女性よりも，10 年乳がん死亡率が低かった(7)．少なくとも平均余命が 10 年以上あり，

リスクと利益を検討した上で，65歳以上の女性には年1回または隔年での検診を推奨する．このテーマに関する優れた総説があり(8)，ウェブベースのモデル（https://eprognosis.ucsf.edu）が意思決定に役立つ(9)．

## 乳がんの表現型

　年齢，余命，および治療目標を考慮した後，乳がんの治療決定は病期，組織型，腫瘍の悪性度，および表現型に基づいて行うことができる．簡略化のため，乳がんは3つの主要な表現型に分けられる：(a) ホルモン受容体（hormone receptor：HR）（エストロゲン受容体およびプロゲステロン受容体）陽性およびヒト上皮成長因子受容体-2（HER2）陰性腫瘍（大多数の患者にみられる），(b) HR陰性およびHER2陰性腫瘍（いわゆる「トリプルネガティブ」乳がん），(c) HER2陽性腫瘍（HRの状態を問わない）．HR陽性およびHER2陰性腫瘍は年齢とともに増加し，70歳以上の女性では乳がんの約75%を占め，ほとんどの再発は診断から5年以降に起こる．HER2陽性およびトリプルネガティブ乳がんに罹患した患者が再発を経験するのは，一般的に診断から5年以内である．最近では，腫瘍組織の遺伝子アッセイにより，乳がんはいくつかの主要なサブタイプに分類されている(10)．高齢患者ほど予後良好なサブタイプ（ルミナルAおよびB乳がん）の頻度が高いが，多くの高齢女性が再発リスクの高いサブタイプを有している．これは，サブタイプごとの予後および治療成績は年齢とは関係なく同等であるため，重要な研究結果である(11)．

## 原発巣の管理

### 内分泌療法

　高齢患者の大部分は，HR陽性およびHER2陰性乳がんであり，また加齢に伴う併存疾患があるため，時には余命が数カ月から数年しかないこともある．このような患者にとって，内分泌療法から開始することは優れた選択肢となりうる．この治療戦略は，HR陽性およびHER2陰性の切除不能な原発巣を有する患者にも適切であり，術前内分泌療法により腫瘍サイズを縮小し，乳房切除術または乳房温存を可能にする．治療効果と毒性プロファイルがより良好で，タモキシフェンとは異なり子宮体がんや血栓塞栓症のリスクが増加しないことから，このような状況ではアロマターゼ阻害薬（aromatase inhibitor：AI）が望ましい(12)．一次内分泌療法は平均して約18～24カ月間腫瘍の増殖を抑制するため(13)，余命

の短い患者にとって適切な治療法である．効果が発現するまでに数カ月あるいは
それ以上かかることもあるが(14)，多くの患者は残りの人生を通じて継続的な病
勢コントロールが可能である．しかし，余命が短い，手術を拒否する，あるいは
手術の適応がない患者を除いては，年齢にかかわらず早期乳がん治療の基本は手
術であることに変わりはない(15).

## 手 術

　一般的に高齢患者は乳がんの手術をよく乗り越えることができ，合併症の発生
率も低い(16)．ほとんどの高齢女性は乳房温存の候補となる．センチネルリンパ
節生検は安全で正確な手技であり(17)，臨床的に腋窩リンパ節転移陰性の女性に
は，その情報が意思決定に役立つのであれば行うべきである．腋窩リンパ節郭清
は，臨床的に腋窩リンパ節転移陽性患者において，そのような患者に妥当な余命
がある場合に考慮されるべきである．

## 放射線療法（RT）

　術後 RT は，早期乳がんの乳房温存手術を受けるほとんどの女性の治療におい
て重要な役割を果たす．Early Breast Cancer Trialists, Group（EBCTG）のメタ
アナリシスでは，乳房温存手術後に RT を追加することで，全患者において 10
年後の再発が 15.7%（35.0% vs. 19.3%），15 年後の乳がん関連死が 3.8%（25.2%
vs. 21.4%）減少したことが示されている(18)．しかし，再発リスクが低く，併
存疾患による死亡の可能性が高い高齢患者に対しては，乳房照射の価値を疑問視
する声が多く，早期乳がんの高齢女性を対象に，術後 RT と RT 省略を比較した
大規模ランダム化試験が少なくとも 5 件行われた(19-23)．これらの研究のうち，
これまでで最もインパクトがあったのは，間違いなく Cancer and Leukemia
Group B（CALGB）9343 である．10 年後の局所再発率は，RT を受けなかった
群では 10% であったのに対し，RT を受けた群では 2% であった（$P < 0.001$）.
疾患特異的生存期間および全生存期間に差は認められず，死亡の大部分は乳がん
以外の原因によるものであった(21)．RT なしでも局所再発のリスクが比較的低
いことから，この研究や他の研究は，T1N0 ホルモン陽性乳がんの高齢女性にお
ける RT の省略を正当化するために用いられてきた(24)．これらの研究結果を，
試験参加のための厳格な適格規準を満たさない患者に外挿しないよう注意すべき
である．局所再発リスクが高い患者，つまり腫瘍径が大きく悪性度の高い，およ
びホルモン陰性の乳がんを有する患者においては，乳房温存術後の RT 省略は勧
められない(25).

表 **15.1** 術後放射線療法に関する研究

| 試験 | 主な適格規準 | 試験治療群 | 局所再発 | 全生存期間 |
|---|---|---|---|---|
| プリンセス・マーガレット病院 (19) | 50歳以上<br>BCS<br>断端陰性<br>T1またはT2 (5 cm以下)<br>リンパ節転移陰性<br>術後化学療法なし | タモキシフェン単独療法 (n=383)<br>vs. RT＋タモキシフェン (n=386) | 5年再発率 7.7% vs. 0.6% (P<0.001) | 5年生存率：93.2%<br>vs. 92.8% (P=0.83) |
| ABCSG 8A (20) | 閉経後女性<br>BCS<br>断端陰性<br>T1またはT2 (3 cm未満)<br>ホルモン受容体陽性<br>リンパ節転移陰性<br>グレード1または2 | タモキシフェンまたはアナストロゾール (n=417) vs. RT＋タモキシフェンまたはアナストロゾール (n=414) | 5年再発率：5.1% vs. 0.4% (P<0.001) | 5年生存率：94.5%<br>vs. 97.9% (P=0.18) |
| RT 55-75 Trial (23) | 閉経後の女性<br>55～75歳<br>大きさ2.5 cm未満<br>広範な乳管内成分または脈管浸潤なし<br>腋窩リンパ節転移は2個まで可 | 乳房部分切除術単独 vs. 乳房部分切除術＋RT | 5年再発率：2.5% vs. 0.7% (P=0.07) | 5年生存率 96%<br>vs. 95% |

(つづく)

表 15.1 術後放射線療法に関する研究（つづき）

| 試験 | 主な適格規準 | 試験治療群 | 局所再発 | 全生存期間 |
|---|---|---|---|---|
| CALGB 9343 (21) | 70 歳以上<br>BCS<br>断端陰性<br>T1 (2 cm 以下)<br>ホルモン受容体陽性または不明<br>リンパ節転移陰性 | タモキシフェン単独療法 (n=319)<br>vs. RT＋タモキシフェン (n=317) | 局所再発：<br>5 年再発率：4%<br>vs. 1% (P<0.001)<br>10 年再発率：9%<br>vs. 2% (P<0.001) | 5 年生存率 86%<br>vs. 87% (P=0.94)<br>10 年生存率 66%<br>vs. 67% (P=0.64) |
| PRIME II (22) | 65 歳以上<br>BCS<br>断端陰性<br>T1 または T2 (3 cm 未満)<br>リンパ節転移陰性<br>ホルモン受容体陽性<br>グレード 3 または脈管浸潤（両方ではない） | 内分泌療法＋RT (n=658)<br>vs. 内分泌療法，RT なし (n=668) | 5 年再発率：4% vs.<br>1% 未満 (P<0.001) | 5 年生存率：94%<br>vs. 95% (P=0.34) |

ABCSG：Austrian Breast & Colorectal Cancer Study Group, BCS：乳房温存手術, CALGB：Cancer and Leukemia Group B.

大きな腫瘍および結節病変を有する乳房切除後の女性に対しては，局所放射線療法を考慮すべきである．このような場合，照射は局所再発を大幅に減少させ，生存率を改善しうる．すべての高齢患者に対して，乳腺外科医，腫瘍内科医，放射線腫瘍医による集学的なチーム医療が推奨される（詳細は表15.1参照）．

## 補助全身薬物療法

早期乳がん患者における術後補助全身薬物療法の目的は，長期にわたって無病生存率を高めることである．全身薬物療法を決定する前に，治療の目標，余命の評価，高齢者機能評価を行うべきである．内分泌療法，化学療法，抗HER2療法の潜在的な治療効果の予測は，オンラインツール（例えば，Adjuvant! www.adjuvantonline.com，PREDICT www.predict.nhs.uk/predict.html，表15.2参照）を用いて行うことができ，詳細なレビューが入手可能である(26)．PREDICTはまた，HER2陽性乳がん患者におけるトラスツズマブを含むレジメ

**表15.2** 治療効果，毒性リスク，余命に関するウェブベースの評価ツール

| 名称 | 詳細 |
| --- | --- |
| **BC予測サイト** | |
| Adjuvant!*（登録とパスワードが必要）<br>www.adjuvantonline.com | 術後補助療法の有益性を推定する計算ツール．併存疾患も考慮する． |
| PREDICT<br>www.predict.nhs.uk | BC患者に対する術後補助療法の有益性を算出．併存疾患は考慮しない．抗HER2療法の有益性を考慮する． |
| **がん検診の有益性，余命，有害事象予測の評価ツール** | |
| ePrognosis<br>https://eprognosis.ucsf.edu/calculators/ | 平均余命を推定するための計算ツール |
| ePrognosis<br>https://eprognosis.ucsf.edu/cancer/ | がん検診の有益性を推定する計算ツール |
| モフィットがんセンター腫瘍学プログラムツール<br>moffitt.org/cancer-types-treatment/cancers-we-treat/senior-adult-oncology-program-tools | 化学療法の毒性を推定するための計算ツール |
| CARG（Cancer and Aging Research Group）<br>www.mycarg.org/ | 化学療法の毒性を推定する計算ツール |

BC：乳がん，HER2：ヒト上皮成長因子受容体-2.

144  Ⅳ 高齢者におけるがんの選択

ンが，全生存期間をどの程度改善するかを数値的に推定し，高齢者における5年
生存率を正確に予測することができる(27)．しかしながら，ある臨床試験では化
学療法の上乗せ効果を過大評価していると報告されている(28)．高齢者に対する
全身薬物療法に関する一般的な推奨のフローチャートを図15.1に示す．国際老
年腫瘍学会（SIOG）のガイドライン(30)や，80歳以上の女性における乳がんの
マネジメントに関するものを含む最新の総説なども参考になる(31,32)．

## 内分泌療法

HR陽性乳がんに対しては，AIを5年間投与するか，タモキシフェンを2〜3
年間投与した後にAIを投与する内分泌療法を考慮すべきである．AIもタモキシ
フェンも通常，高齢の患者においても忍容性が良好である(33)．最近のデータで
は，内分泌療法を長期間続けることが，より優れた転帰と関連することが示唆さ
れている．高齢患者では，内分泌療法の延長はケースバイケースで決定すべきで
ある．タモキシフェンと比較してAI療法は再発率が数%低いことより，我々は
AI療法の使用を勧める．また，AI療法はタモキシフェンと比較して生存率のわ
ずかな改善(34)とより良好な毒性プロファイルがある．内分泌療法のコンプライ
アンスとアドヒアランスが大きな問題であることは，多くの研究で示されている
(35)．患者が指示通りに服薬しているかどうかを確認するために，患者に問診を
行うべきである．

## 化 学 療 法

トリプルネガティブ乳がん患者のほとんどは，腫瘍が非常に小さいか，患者の
余命が5年未満でない限り，化学療法を考慮すべきである．HR陽性および
HER2陰性の患者については，腫瘍が大きく，かつ/またはリンパ節転移がある
場合に化学療法を考慮すべきである．このような表現型を有し，余命が少なくと
も5年以上あり，リンパ節転移陰性腫瘍が5cm未満の高齢患者については，内
分泌療法に対する化学療法の上乗せ効果を決定するために，遺伝子に基づくアッ
セイを考慮すべきである(36)．治療方法の決定において，治療のリスクと利益だ
けでなく，患者の嗜好と治療目標を必ず考慮に入れるべきである．オンライン
ツールのPREDICTでは，治療効果は高いが毒性の高いアントラサイクリン系お
よびタキサン系レジメンが非アントラサイクリン系レジメンと比較して5年生存
率を3%以上改善しない限り，一般に非アントラサイクリン系化学療法を支持す
る．新しい化学療法レジメンの治療効果は高齢患者でも若年患者でも同様である
が，高齢患者では血液毒性の発現率が高い(37)．HER2陽性乳がんを有する患者

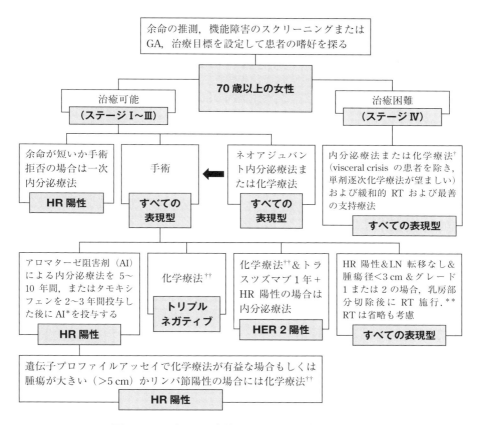

**図 15.1** 70 歳以上の女性における BC 治療のフロー図

BC：乳がん，GA：高齢者機能評価，HR：ホルモン受容体，LN：リンパ節，RT：放射線療法.
[†] 併用化学療法は，奏効率および無増悪生存率を高め，重篤で進行の早い（visceral crisis）臓器転移を有する患者には好ましいが，生存期間の改善をもたらさない可能性がある(29).
[††] 特定の化学療法については，駆出率の低下およびうっ血性心不全（アントラサイクリン系，トラスツズマブ），神経障害（タキサン系），骨髄異形成および急性白血病（アントラサイクリン系）などの潜在的毒性を考慮すべきである．アントラサイクリンおよび/またはトラスツズマブ投与前，およびトラスツズマブ治療中は心機能を評価すべきである．治療計画に白血球増殖因子を組み込むかどうかの決定，肝機能，腎機能，心機能，投与量や治療スケジュールに注意を払うことはすべて，最も安全な治療を選択し実施する上で重要な検討項目である．
*腫瘍が小さく（1 cm 未満）低悪性度，リンパ節転移陰性，または余命が極端に短い場合を除き，ほとんどの高齢女性に対して考慮すべきである．
**出典：文献(21,22)より引用．

に対しては，数％以上の全生存率の向上が，トラスツズマブ併用化学療法を提案する根拠となるべきである．

グレード 3 以上の化学療法毒性を推定するオンラインツールがいくつか利用可能であり（表 15.1 参照），早期および転移性乳がん（metastatic breast cancer：MBC）を有する患者に対する化学療法選択の決定に役立つ(4,38)．

## 転移性疾患

米国では 2016 年，41,000 人が MBC による死亡と推定されている(39)．全体として，MBC 患者の予後は依然として不良であり，5 年生存率は約 25％，10 年生存率は約 10％ である(40)．MBC は現在の治療法では治癒困難であるため，最終的な治療目標は，症状の発現を遅らせること，症状の緩和，疾患の進行を遅らせること，QoL を維持または改善，そして可能であれば全生存期間を延長することである．MBC に対する標準治療は存在せず，腫瘍の表現型，腫瘍の進行速度，臓器機能，併存疾患，転移部位，腫瘍量，身体的機能，および患者の嗜好に基づいて，個々の患者に合わせた治療を行う必要がある．一般的に，内臓クリーゼを認めない HR 陽性の患者には，内分泌療法に対して抵抗性となるまで内分泌療法を行い，その後，治療目標に沿って適切であれば化学療法を施行する．標準的な内分泌療法に新たな分子標的薬（エベロリムスや CDK4/6 阻害剤）を追加することで，病勢コントロールの持続期間は改善するが，高齢患者におけるこれらの薬剤の安全性のデータは少ない．HER2 過剰発現を認める乳がんは，一般に抗 HER2 療法（トラスツズマブ，ペルツズマブ，アドトラスツズマブ・エムタンシン）を単独または化学療法と併用して行う．転移性トリプルネガティブ乳がんに対して，化学療法が主な治療選択肢となる．

支持療法と緩和ケアは，すべての患者の MBC 治療に不可欠な要素である．MBC を有する高齢者のマネジメントに関する詳細な総説がある(41)．

## おわりに

図 15.1 は，新たに乳がんと診断された 70 歳以上の女性に対する治療のフローチャートである．高齢女性の余命予測，患者の目標，治療の予想される利益とリスク，身体機能および QoL に及ぼす影響を考慮しながら，乳がん未発症の高齢女性に対する検診と乳がんを有する高齢者の最善の治療方針を決定すべきである．意思決定における主な欠点は，臨床試験における高齢患者に関するデータの

不足である(42). 何よりも, 臨床試験に適格な高齢患者には参加を勧めるべきである.

## ま と め

1. マンモグラフィ検診の推奨は, 平均余命と検診の長所と短所に基づいて行われるべきである.
2. 内分泌療法は, ホルモン受容体 (HR) 陽性の早期乳がんを有する高齢女性に対して主軸となる術後薬物療法である.
3. 高齢の乳がん患者では, 若年患者と同程度の化学療法の効果を得られるが, 毒性によるリスクはより高い.
4. 腫瘍径が小さく腋窩リンパ節転移陰性で HR 陽性の高齢患者において, 内分泌療法の内服コンプライアンスがよい場合には, 乳房温存術後の放射線療法 (RT) を省略可能である.
5. 転移性乳がん (MBC) では, HR 陽性乳がんに対する治療の基本は内分泌療法であり, トリプルネガティブ乳がんに対しては化学療法が用いられる.

（相良安昭 訳）

## 参 考 文 献

1. United Nations. World population ageing 2015. 2015. Available at: http://www.un.org/en/development/desa/population/theme/ageing/WPA2015.shtml. Accessed February 1, 2016.
2. DeSantis C, Ma J, Bryan L, Jemal A. Breast cancer statistics, 2013. *CA Cancer J Clin*. 2014; 64 (1): 52-62.
3. Jolly TA, Deal AM, Nyrop KA, et al. Geriatric assessment-identified deficits in older cancer patients with normal performance status. *Oncologist*. 2015; 20: 379-385.
4. Hurria A, Togawa K, Mohile SG, et al. Predicting chemotherapy toxicity in older adults with cancer: a prospective multicenter study. *J Clin Oncol*. 2011; 29 (25): 3457-3465.
5. Oeffinger KC, Fontham ET, Etzioni R, et al. Breast cancer screening for women at average risk: 2015 guideline update from the American Cancer Society. *JAMA*. 2015; 314 (15): 1599-1614.
6. Siu AL. Screening for breast cancer: U.S. Preventive Services Task Force recommendation statement. *Ann Intern Med*. 2016; 164 (4): 279-296.
7. Sanderson M, Levine RS, Fadden M, et al. Mammography screening among the elderly: a research challenge. *Am J Med*. 2015; 128 (12): 1362.e7-1362.e14.
8. Walter LC, Schonberg MA. Screening mammography in older women: a review. *JAMA*. 2014; 311 (13): 1336-1347.
9. Cruz M, Covinsky K, Widera EW, et al. Predicting 10-year mortality for older adults. *JAMA*. 2013; 309

（9）: 874-876.

10. Perou CM, Parker JS, Prat A, et al., Clinical implementation of the intrinsic subtypes of breast cancer. *Lancet Oncol*. 2010; 11 (8): 718-719.

11. Jenkins EO, Deal AM, Anders CK, et al. Age-specific changes in intrinsic breast cancer subtypes: a focus on older women. *Oncologist*. 2014; 19 (10): 1076-1083.

12. Muss HB, Tu D, Ingle JN, et al. Efficacy, toxicity, and quality of life in older women with early-stage breast cancer treated with letrozole or placebo after 5 years of tamoxifen: NCIC CTG intergroup trial MA.17. *J Clin Oncol*. 2008; 26 (12): 1956-1964.

13. Hind D, Wyld L, Beverley CB, Reed MW. Surgery versus primary endocrine therapy for operable primary breast cancer in elderly women (70 years plus). *Cochrane Database Syst Rev*. 2006; 25 (1): CD004272.

14. Dixon JM, Wyld L, Beverley CB, Reed MW. Increase in response rate by prolonged treatment with neoadjuvant letrozole. *Breast Cancer Res Treat*. 2009; 113 (1): 145-151.

15. Hind D, Wyld L, Reed MW. Surgery, with or without tamoxifen, vs tamoxifen alone for older women with operable breast cancer: Cochrane Review. *Br J Cancer*. 2007; 96 (7): 1025-1029.

16. Kemeny MM. Surgery in older patients. *Semin Oncol*. 2004; 31 (2): 175-184.

17. Gennari R, Rotmensz N, Perego E, et al. Sentinel node biopsy in elderly breast cancer patients. *Surg Oncol*. 2004; 13 (4): 193-196.

18. Early Breast Cancer Trialists' Collaborative Group. Effect of radiotherapy after breast-conserving surgery on 10-year recurrence and 15-year breast cancer death: meta-analysis of individual patient data for 10,801 women in 17 randomised trials. *Lancet*. 2011; 378 (9804): 1707-1716.

19. Fyles AW, McCready DR, Manchul LA, et al. Tamoxifen with or without breast irradiation in women 50 years of age or older with early breast cancer. *N Engl J Med*. 2004; 351 (10): 963-970.

20. Potter R, Gnant M, Kwasny W, et al. Lumpectomy plus tamoxifen or anastrozole with or without whole breast irradiation in women with favorable early breast cancer. *Int J Radiat Oncol Biol Phys*. 2007; 68 (2): 334-340.

21. Hughes KS, Schnaper LA, Bellon JR, et al. Lumpectomy plus tamoxifen with or without irradiation in women age 70 years or older with early breast cancer: long-term follow-up of CALGB 9343. *J Clin Oncol*. 2013; 31 (19): 2382-2387.

22. Kunkler IH, Williams LJ, Jack WJ, et al. Breast-conserving surgery with or without irradiation in women aged 65 years or older with early breast cancer (PRIME II): a randomised controlled trial. *Lancet Oncol*. 2015; 16 (3): 266-273.

23. Tinterri C, Gatzemeier W, Zanini V, et al. Conservative surgery with and without radiotherapy in elderly patients with early-stage breast cancer: a prospective randomised multicentre trial. *Breast* 2009; 18 (6): 373-377.

24. National Comprehensive Cancer Network. *Clinical Practice Guidelines in Oncology: Breast Cancer*. 2014. Available at: http://www.nccn.org. Accessed February 1, 2016.

25. Smith BD, Gross CP, Smith GL, et al. Effectiveness of radiation therapy for older women with early breast cancer. *J Natl Cancer Inst*. 2006; 98 (10): 681-690.

26. Shachar SS, Muss HB. Internet tools to enhance breast cancer care. *NPJ Breast Cancer*. 2016; 2: 16011.

27. de Glas NA, Bastiaannet E, Engels CC, et al. Validity of the online PREDICT tool in older patients with breast cancer: a population-based study. *Br J Cancer*. 2016; 114 (4): 395-400.

28. de Glas NA, van de Water W, Engelhardt EG, et al. Validity of Adjuvant! Online program in older patients with breast cancer: a population-based study. *Lancet Oncol*. 2014; 15 (7): 722-729.

29. Miles DG, von Minckwitz G, Seidman AD. Combination versus sequential single- agent therapy in

metastatic breast cancer. *Oncologist*. 2002; 7 (suppl 6): 13-19.

30. Biganzoli L, Wildiers H, Oakman C, et al. Management of elderly patients with breast cancer: updated recommendations of the International Society of Geriatric Oncology (SIOG) and European Society of Breast Cancer Specialists (EUSOMA). *Lancet Oncol*. 2012; 13 (4): e148-e160.

31. Shachar SS, Hurria A, Muss HB. Breast cancer in women older than 80 years. *J Oncol Pract*. 2016; 12 (2): 123-132.

32. Jolly TA, Williams GR, Bushan S, et al. Adjuvant treatment for older women with invasive breast cancer. *Womens Health (Lond)*. 2016; 12 (1): 129-146.

33. Crivellari D, Sun Z, Coates AS, et al. Letrozole compared with tamoxifen for elderly patients with endocrine-responsive early breast cancer: the BIG 1-98 trial. *J Clin Oncol*. 2008; 26 (12): 1972-1979.

34. Early Breast Cancer Trialists' Collaborative Group. Aromatase inhibitors versus tamoxifen in early breast cancer: patient-level meta-analysis of the randomised trials. *Lancet*. 2015; 386 (10001): 1341-1352.

35. Hershman DL, Kushi LH, Shao T, et al. Early discontinuation and nonadherence to adjuvant hormonal therapy in a cohort of 8,769 early-stage breast cancer patients. *J Clin Oncol*. 2010; 28 (27): 4120-4128.

36. Zelnak AB, O'Regan RM. Genomic subtypes in choosing adjuvant therapy for breast cancer. *Oncology (Williston Park)*. 2013; 27 (3): 204-210.

37. Muss HB, Berry DA, Cirrincione C, et al. Toxicity of older and younger patients treated with adjuvant chemotherapy for node-positive breast cancer: the Cancer and Leukemia Group B Experience. *J Clin Oncol*. 2007; 25 (24): 3699-3704.

38. Extermann M, Boler I, Reich RR, et al. Predicting the risk of chemotherapy toxicity in older patients: the Chemotherapy Risk Assessment Scale for High-Age Patients (CRASH) score. *Cancer*. 2012; 118 (13): 3377-3386.

39. Siegel RL, Miller KD, Jemal A. Cancer statistics, 2016. *CA Cancer J Clin*. 2016; 66 (1): 7-30.

40. SEER stat fact sheets. Available at: http://seer.cancer.gov/statfacts. Accessed February 1, 2016.

41. Jolly T, Williams GR, Jones E, Muss HB. Treatment of metastatic breast cancer in women aged 65 years and older. *Womens Health (Lond)*. 2012; 8 (4): 455-469; quiz 470-471.

42. Lewis JH, Kilgore ML, Goldman DP, et al. Participation of patients 65 years of age or older in cancer clinical trials. *J Clin Oncol*. 2003; 21 (7): 1383-1389.

# 16 高齢者における前立腺がん

Pedro Recabal, Chung-Han Lee, and Dana E. Rathkopf

## はじめに

　前立腺がん（prostate cancer：PCa）は男性において最も一般的な悪性腫瘍であり，米国におけるがん死亡の第2位の原因である(1)．米国がん協会（ACS）は，2016年の新規患者数は180,000人以上，死亡者は26,000人以上と推定している．疾病負荷は高齢化に伴いさらに増加すると予想されている．PCaと診断された男性(2)の半数以上は，従来の高齢者の定義（65歳以上）に当てはまる(3)が，本章では，高齢者を70歳以上と定義する．偶発的PCaの有病率は年齢とともに上昇する（79歳以上の男性の剖検例では59%がPCa）(4)．高齢者は若い患者よりも高リスクの特徴を示す可能性が高く，それには，高いGleasonグレード(5,6)や転移性病変などが含まれる．これらの患者は，PCaによる死亡の半分以上を占める(7)．ある研究では，死亡を避けられたかもしれない集団の約3分の1は高齢者であると推定している(8)．しかし，現在のエビデンスに基づく推奨事項は，前立腺特異抗原（prostate-specific antigen：PSA）スクリーニングは70歳で終了すべきであると示唆しており，PSAが平均以上で非常に健康な男性の場合を除き，すべての男性に対しては75歳で終了すべきであるとされている(9)．

## 余命と健康状態の評価

　治療法の決定には，治療による延命効果を患者の平均余命と比較して検討する必要がある．限局性PCa患者を対象とした予測モデルは検証されており，オンラインで入手可能である(10)．暦年齢だけでは生存率の予測因子としては不十分(11)であるのに対して，併存疾患は非がん死亡のより強い予測因子とされる(12)．現在の国際老年腫瘍学会（SIOG）のガイドラインでは，70歳以上のPCa患者に対しては，G8スクリーニングツール（第14章および図16.1参照）を用いて，併存疾患，自立度，栄養状態，認知・身体機能に基づいて健康状態を3つのグループ（Fit, Vulnerable, Frail*1）に層別化した上で個別に管理することを推奨している(13)．

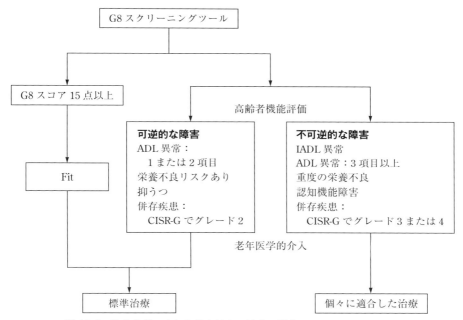

**図 16.1** 健康状態に応じた前立腺がん治療に関する SIOG ガイドライン
ADL：日常生活動作，IADL：手段的日常生活動作，CISR-G：Cumulative Illness Score Rating-Geriatrics，SIOG：国際老年腫瘍学会．

## 疾患の臨床的状態

　PCa の長い自然史と進化する治療選択肢は，原発腫瘍の状態，転移の有無，前治療と現在の治療，およびテストステロンレベルといった特徴に基づき，疾患の進行様態をいくつかの臨床的状態に区分するモデルを開発するための理論的根拠となった（図 16.2）．このモデルは，ノモグラムや従来の病期分類では考慮されていない情報を組み入れたさまざまな臨床状態における予後を評価するのに役立つ(14)．

---

＊1　訳注：日本老年医学会の提唱している片仮名の亜「フレイル」と SIOG が提唱している "Frail" は一致しない概念であるため，Fit, Vulnerable も含め，ここでは英語で表記した．

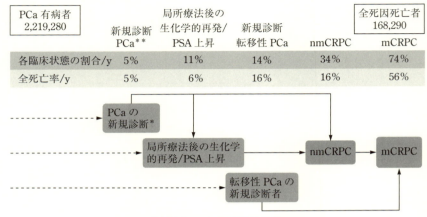

**図 16.2** PCa の臨床的状態

mCRPC：転移を有する去勢抵抗性前立腺がん，nmCRPC：転移のない去勢抵抗性前立腺がん，PCa：前立腺がん，PSA：前立腺特異抗原．
*限局性，局所進行性，転移性と診断された患者の加重平均．
**局所病変または局所進行病変．

## 疾病リスクの層別化

　TNM 病期分類システムは，Gleason スコアおよび PSA とともに，進行，再発，がん関連死のリスクを評価するために使用される．さまざまな分類システムが利用可能である．これらは，各変数のカットオフ値に従って患者を分類する．National Comprehensive Cancer Network（NCCN）のリスクグループ(15)と規準を表 16.1 に示す．個人のリスクをより適切に推定できるノモグラムもいくつか公表されている．ただし，これらのツールによるリスク推定は一般化できない可能性がある．例えば，手術後の再発を予測するノモグラムの精度は施設によって異なる．

## 治療：新規に診断された限局性/局所進行性 PCa

　高齢 PCa 患者の治療決定においては，がんおよび非がんの死亡リスク，治療の副作用プロファイル，および患者の嗜好を考慮すべきである．Fit と分類される高齢者（G8 スコアが 15 点以上）および障害が可逆的である Vulnerable と判定される患者は，がんリスク層別化に基づいて原発腫瘍の治療を行うことが有益

表16.1 新規診断前立腺がんに対する NCCN のがんリスク層別化および治療オプション

| 病巣の局在 | 局所限局性 | | | | | 局所進行性 | 転移性ホルモン感受性 | |
|---|---|---|---|---|---|---|---|---|
| リスク分類 | 超低リスク | 低リスク | 中間リスク | | 高リスク | 超高リスク | オリゴ転移 | 高腫瘍量転移 |
| CT診断ステージ | T1c | T1~T2a | T2b~T2c | | T3a | T3b~T4 | 全Tステージ | |
| Gleason スコア | 6 | 6 | 3+4 | 4+3 | 8~10 | プライマリー Gleason スコア パターン 5 | 全 Gleason スコア | |
| PSA | <10 ng/mL | <10 ng/mL | 10~20 ng/mL | | >20 ng/mL | | N1 or M1 | |
| その他の要件 | 陽性コアが3本未満，コア単位のがん占有率が50%以下 | | | | | Gleason スコア 8~10の陽性コアが4本より多い | 内臓転移あるいは4カ所以上の骨転移（1個以上の椎体と骨盤の病変を含む）* | |
| | PSA density が0.15 ng/mL/g 未満 | | | | | 高リスク要因が2項目以上 | | |
| 治療オプション | 監視療法/無治療経過観察 → 局所療法 → 根治的前立腺摘除術＋リンパ節郭清／放射線療法／放射線療法＋アンドロゲン除去療法 | | | | | アンドロゲン除去療法 | アンドロゲン除去療法＋CT | |

NCCN：National Comprehensive Cancer Network，PSA：前立腺特異抗原．
*文献(16)より引用．Sweeney CJ, Chen YH, Carducci M, et al. Chemohormonal therapy in metastatic hormone-sensitive prostate cancer. N Engl J Med. August 20, 2015; 373 (8): 737-746. doi:10.1056/NEJMoa1503747.

であろう．一方，Frail な患者は治癒を目指した治療は避けるべきであり，特に低リスク腫瘍や余命が短い患者の場合は経過観察が優先される．

根治的前立腺摘除術（radical prostatectomy：RP）を選択する高齢者にとって，併存疾患が年齢よりも合併症率と死亡率の予測因子となる．Fit な手術死亡率が低く（70～79 歳の患者では 0.66% [17]），長期全生存率も良好である(18)．ほとんどの患者は手術後に排尿機能と性機能を回復するが，年齢は機能回復に負の影響を及ぼす．大規模な後ろ向き研究では，65 歳未満，65～70 歳，70～75 歳，および 75 歳以上の各年齢群における術後 1 年の尿禁制率は 93.2%，90.8%，86.0%，86.5% であり，勃起機能保持率は 59.3%，46.9%，44.4%，31.3% であった(19)．70 歳以上の患者では，低侵襲 RP は実施可能であり，開腹アプローチと比較して輸血，術後合併症，吻合部狭窄の発生率が低いことが報告されている(20)．

放射線療法（RT）も，中・高リスクの限局性腫瘍を有する Fit または Vulnerable な高齢患者にとって実施可能な治療法である(21)．ランダム化比較試験（randomized control trial：RCT）では，RT とアンドロゲン除去療法（ADT）の併用が ADT 単独より生存率を改善することが示されている(22)．しかし，これらの試験に登録した集団は一般的な高齢者集団を代表していない可能性がある．あるコホート研究では，RT と ADT の併用は，ADT 単独と比較して，高齢男性の疾患特異的死亡率および全死亡率の低下と関連していた(23)．対照的に，70 歳以上の患者では，RP 後の補助放射線照射が悪影響を及ぼす可能性があった(24)．

ADT は，非転移性高リスク PCa を有する Frail な患者の一次治療として用いられてきた．同患者群（T0-4 N0-2 M0）において，即時 ADT は遅延 ADT と比較して，わずかではあるが有意に全生存率を改善した（ただし，無症状生存率やがん特異的率では有意差なし）(25)．この利益は，ADT の副作用（骨密度の低下，体重増加・筋肉量減少・インスリン抵抗性の増加などの代謝異常，性欲減退と性機能障害，ホットフラッシュ，女性化乳房，精巣サイズ低下，貧血，倦怠感など）と比較検討されるべきである(26)．

## PSA の上昇（局所療法後の生化学的再発）

治療の決定に先立ち，PSA が上昇している高齢男性では健康状態の評価を行うべきである(27)．早期救援 RT は生存率を向上させる可能性があるが，高齢患者に対する利益は不明であり，年齢は長期的なグレード 3 の尿路毒性の独立した

予測因子である．生化学的再発に対する早期 ADT は生存率を改善することは証明されていない．早期 ADT は，進行リスクが最も高い患者（PSA-DT＜6〜12 カ月，Gleason スコア＞7，および期待余命が長い）にのみ行うべきである(28)．

## 転移性去勢感受性 PCa

RCT がないにもかかわらず，ADT は何十年もの間，この領域における治療の主軸となってきた(21)．ADT が症状を緩和し，生活の質（QoL）を改善する役割を支持していることを示すエビデンスレベルは 1b である．完全なアンドロゲン遮断は，わずかな生存改善をもたらすが，毒性を増加させる(28)．持続的 ADT と間欠的 ADT を比較した 7 つの第 III 相試験が実施されたものの，どちらの治療がよいかの結論には至らなかった(29-31)．

最近の研究では，ドセタキセル 6 コースと持続的 ADT の併用によるホルモン化学療法が，去勢感受性転移性患者（特に，内臓転移または 4 個以上の骨転移を有し 1 個以上が椎体と骨盤を越えていることで定義される「高腫瘍量」の患者）における全体率および無増悪生存率の延長と関連することが明らかになった(16)．この利益は，化学療法を受けることができる Fit な高齢患者にも拡大される可能性がある(30)．

## 転移性去勢抵抗性 PCa（mCRPC）

近年，生存率に影響を及ぼす可能性のあるいくつかの新規薬剤が mCRPC の治療薬として承認されている．タキサン系化学療法の延命効果は患者の年齢に関係なく認められ，毒性も許容範囲内であると考えられている(32-34)．高齢者では，次世代アンドロゲン標的薬であるアビラテロン(35)およびエンザルタミド(36)も生存率を改善することが示されている．ほかにも，mCRPC 患者の生存率改善効果に基づき，免疫療法（Sipuleucel-T）や放射性医薬品（ラジウム 223）などの薬剤が承認されている（ただし，高齢患者を対象とした研究は現在進行中）(37)．これらの新たに承認された薬剤の最適な投与順序と適切な患者選択は，現在のところ不明である(38)．

## 緩 和 ケ ア

進行性 PCa 患者には，原疾患に対する治療と同時に緩和ケアが提供されるべ

きである．緩和ケアチームはがん臨床医と協力して，複雑な疼痛，倦怠感，抑う
つ，不安，介護者の苦痛，および実存的苦痛を管理することができる(39)．

# ま と め

1. 高齢患者の前立腺がん（PCa）の適切な管理には，高齢者機能評価が不可欠である．
2. スクリーニングツールは，疾患のリスクや臨床状態に応じて，標準治療の恩恵を受ける可能性がある Fit な高齢患者を特定することができる．
3. 可逆性の障害を有する Vulnerable な患者は，標準治療の対象となりうる．
4. Frail な患者は根治的治療を免れ，調整された治療管理を受けるべきである．
5. 症状管理を含む緩和ケアは，原疾患の治療と同時に進行性 PCa 患者に提供されるべきである．

（永江浩史 訳）

# 参 考 文 献

1. Siegel R, Miller K, Jemal A. Cancer statistics, 2016. *CA Cancer J Clin*. 2016; 66: 7-30.
2. Barbosa PV, Thomas IC, Srinivas S, et al. Overall survival in patients with localized prostate cancer in the US Veterans Health Administration: is PIVOT generalizable? *Eur Urol*. February 29, 2016; pii: S0302-2838（16）00215-3.
3. Orimo H, Ito H, Suzuki T, et al. Reviewing the definition of "elderly." *Geriatr Gerontol Int*. 2006; 6（3）: 149-158. doi:10.1111/j.1447-0594.2006.00341.x.
4. Bell KJL, Del Mar C, Wright G. Prevalence of incidental prostate cancer: a systematic review of autopsy studies. *Int J Cancer*. 2015; 137: 1749-1757.
5. Pepe P, Pennisi M. Gleason score stratification according to age at diagnosis in 1028 men. *Contemp Oncol (Pozn)*. 2015; 19（6）: 471-473.
6. Muralidhar V, Ziehr DR, Mahal BA, et al. Association between older age and increasing Gleason score. *Clin Genitourin Cancer*. December 2015; 13（6）: 525-30.e1-3.
7. Scosyrev E, Messing EM, Mohile S, et al. Prostate cancer in the elderly: frequency of advanced disease at presentation and disease-specific mortality. *Cancer*. June 15, 2012; 118（12）: 3062-3070.
8. Gulati R, Tsodikov A, Etzioni R, et al. Expected population impacts of discontinued prostate-specific antigen screening. *Cancer*. November 15, 2014; 120（22）: 3519-3526.
9. Vickers AJ, Eastham JA, Scardino PT, et al. The Memorial Sloan Kettering Cancer Center recommendations for prostate cancer screening. *Urology*. February 2, 2016; pii: S0090-4295（16）00070-4.
10. Kent M, Penson DF, Albertsen PC, et al. Successful external validation of a model to predict other cause mortality in localized prostate cancer. *BMC Med*. February 9, 2016; 14（1）: 25.

16 高齢者における前立腺がん 157

11. Walter LC, Covinsky KE. Cancer screening in elderly patients: a framework for individualized decision making. *JAMA*. June 6, 2001; 285 (21): 2750-2756.

12. Daskivich TJ, Chamie K, Kwan L, et al. Comorbidity and competing risks for mortality in men with prostate cancer. *Cancer*. October 15, 2011; 117 (20): 4642-4650.

13. Droz JP, Aapro M, Balducci L, et al. Management of prostate cancer in older patients: updated recommendations of a working group of the International Society of Geriatric Oncology. *Lancet Oncol*. August 2014; 15 (9): e404-414.

14. Scher HI, Solo K, Valant J, et al. Prevalence of prostate cancer clinical states and mortality in the United States: estimates using a dynamic progression model. *PLOS ONE*. October 13, 2015; 10 (10): e0139440.

15. Mohler JL, Armstrong AJ, Bahnson RR, et al. Prostate cancer, version 1.2016. *J Natl Compr Canc Netw*. January 2016; 14 (1): 19-30.

16. Sweeney CJ, Chen YH, Carducci M, et al. Chemohormonal therapy in metastatic hormone-sensitive prostate cancer. *N Engl J Med*. August 20, 2015; 373 (8): 737-746. doi:10.1056/NEJMoa1503747.

17. Alibhai SM, Leach M, Tomlinson G, et al. 30-day mortality and major complications after radical prostatectomy: influence of age and comorbidity. *J Natl Cancer Inst*. October 19, 2005; 97 (20): 1525-1532.

18. Mandel P, Kriegmair MC, Kamphake JK, et al. Tumor characteristics and oncological outcome after radical prostatectomy in men 75 years and older. *J Urol*. January 18, 2016; pii: S0022-5347 (16) 00038-0.

19. Mandel P, Graefen M, Michl U, et al. The effect of age on functional outcomes after radical prostatectomy. *Urol Oncol*. May 2015; 33 (5): 203.e11-203.e18.

20. Adejoro O, Gupta P, Ziegelmann M, et al. Effect of minimally invasive radical prostatectomy in older men. *Urol Oncol*. January 12, 2016; pii: S1078-1439 (15) 00568-2.

21. Kunkler IH, Audisio R, Belkacemi Y, et al. Review of current best practice and priorities for research in radiation oncology for elderly patients with cancer: the International Society of Geriatric Oncology (SIOG) task force. *Ann Oncol*. November 2014; 25 (11): 2134-2146.

22. Mason MD, Parulekar WR, Sydes MR, et al. Final report of the intergroup randomized study of combined androgen-deprivation therapy plus radiotherapy versus androgen-deprivation therapy alone in locally advanced prostate cancer. *J Clin Oncol*. July 1, 2015; 33 (19): 2143-2150.

23. Bekelman JE, Mitra N, Handorf EA. Effectiveness of androgen-deprivation therapy and radiotherapy for older men with locally advanced prostate cancer. *J Clin Oncol*. March 1, 2015; 33 (7): 716-722.

24. Bolla M, van Poppel H, Tombal B, et al. Postoperative radiotherapy after radical prostatectomy for high-risk prostate cancer: long-term results of a randomised controlled trial (EORTC trial 22911). *Lancet*. December 8, 2012; 380 (9858): 2018-2027.

25. Studer UE, Whelan P, Albrecht W, et al. Immediate or deferred androgen deprivation for patients with prostate cancer not suitable for local treatment with curative intent: European Organisation for Research and Treatment of Cancer (EORTC) trial 30891. *J Clin Oncol*. April 20, 2006; 24 (12): 1868-1876.

26. Nguyen PL, Alibhai SM, Basaria S, et al. Adverse effects of androgen deprivation therapy and strategies to mitigate them. *Eur Urol*. May 2015; 67 (5): 825-836.

27. Goineau A, d'Aillières B, de Decker L, et al. Integrating geriatric assessment into decision-making after prostatectomy: adjuvant radiotherapy, salvage radiotherapy, or none? *Front Oncol*. October 15, 2015; 5: 227.

28. van den Bergh RC, van Casteren NJ, van den Broeck T, et al. Role of hormonal treatment in prostate cancer patients with nonmetastatic disease recurrence after local curative treatment: a systematic review. *Eur Urol*. December 12, 2015; pii: S0302-2838 (15) 01178-1.

29. Bernard B, Sweeney CJ. Management of metastatic hormone-sensitive prostate cancer. *Curr Urol Rep*. March 2015;16 (3): 14.

30. Heidenreich A, Bastian PJ, Bellmunt J, et al. EAU guidelines on prostate cancer. Part II: treatment of

158　Ⅳ　高齢者におけるがんの選択

advanced, relapsing, and castration-resistant prostate cancer. *Eur Urol*. February 2014; 65 (2): 467-479.

31.　Hussain M, Tangen C, Higano C, et al. Evaluating intermittent androgen-deprivation therapy phase III clinical trials: the devil is in the details. *J Clin Oncol*. January 20, 2016; 34 (3): 280-285.

32.　Miller RE, Sweeney CJ. Chemotherapy for metastatic castrate-sensitive prostate cancer. *Prostate Cancer Prostatic Dis*. June 2016; 19 (2): 139-144.

33.　Droz JP, Efstathiou E, Yildirim A, et al. First-line treatment in senior adults with metastatic castration-resistant prostate cancer: a prospective international registry. *Urol Oncol*. January 14, 2016; pii: S1078-1439 (15) 00583-9.

34.　Veccia A, Caffo O, De Giorgi U, et al. Clinical outcomes in octogenarians treated with docetaxel as first-line chemotherapy for castration-resistant prostate cancer. *Future Oncol*. February 2016; 12 (4): 493-502.

35.　Smith MR, Rathkopf DE, Mulders PF, et al. Efficacy and safety of abiraterone acetate in elderly (75 years or older) chemotherapy naïve patients with metastatic castration resistant prostate cancer. *J Urol*. November 2015; 194 (5): 1277-1284.

36.　Sternberg CN, de Bono JS, Chi KN, et al. Improved outcomes in elderly patients with metastatic castration-resistant prostate cancer treated with the androgen receptor inhibitor enzalutamide: results from the phase III AFFIRM trial. *Ann Oncol*. February 2014; 25 (2): 429.

37.　Parker C, Nilsson S, Heinrich D, et al. Alpha emitter radium-223 and survival in metastatic prostate cancer. *N Engl J Med*. July 18, 2013; 369 (3): 213-223.

38.　Gillessen S, Omlin A, Attard G, et al. Management of patients with advanced prostate cancer: recommendations of the St Gallen Advanced Prostate Cancer Consensus Conference (APCCC) 2015. *Ann Oncol*. August 2015; 26 (8): 1589-1604.

39.　Rabow MW, Lee MX. Palliative care in castrate-resistant prostate cancer. *Urol Clin North Am*. November 2012; 39 (4): 491-503.

# 17 大腸がん

Armin Shahrokni

## はじめに

　毎年約14万人の患者が大腸がんと診断されている(1). 高齢のがん患者は特に大きな影響を受けている. 大腸がんによる死亡者のうち, 男性の約29%, 女性の43%が80歳以上で占められている(2). 65歳以上の高齢者は全人口と比較すると少数派であるが, 大腸がんの60%はこの年齢層で罹患する(2). 高齢化社会では, 大腸がん検診や局所がんに対する外科的治療により, 大腸がんによる罹患率や死亡率は低下しているものの, 治療を必要とする高齢の大腸がん患者の数は依然として非常に多い(2).

　高齢の大腸がん患者の治療には, 若年患者の治療とは異なる課題がある. 一般に, 患者は高齢になるにつれて, より多くの合併症を併存し, より多くの薬剤を服用し, 自立性を失い, より社会的に孤立していく. その結果, これらの問題に対処することなく標準治療を適用することは, 利益を得るどころか, むしろ害をもたらす可能性がある.

　本章では, 化学療法の意思決定に影響する脆弱性（frailty）の概念について簡単に述べ, 高齢の大腸がん患者を担当する腫瘍内科医が直面する可能性のある最も一般的な課題について概説する.

## 脆弱性と加齢に伴う生理学的変化の交差点 （図 17.1）

■高齢者機能評価（GA）とは, 高齢患者の機能的活動, 心理社会的幸福, 認知機能, ポリファーマシー, 栄養状態などを多面的に評価するものである.
■GA に基づく欠損が多い患者は虚弱であると考えられる.
■より時間のかからないスクリーニング版 GA が利用可能である(3).
■高齢の大腸がん患者の GA と臓器機能に基づいて, がん治療の意思決定が行われる.

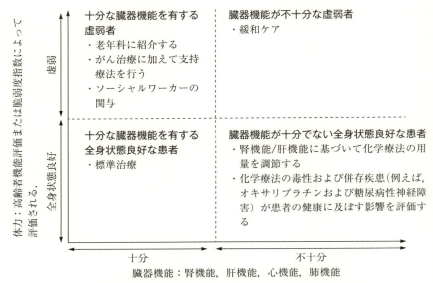

**図 17.1** 脆弱性と臓器機能障害が治療の意思決定に及ぼす影響

## 切除可能進行大腸がんに対する補助療法（図 17.2）

1. **frailty/fitness の評価**：frailty/fitness の評価にはさまざまな定義やスクリーニングツールが存在する．広義の定義では，適合した患者とは，合併症のない，あるいは1つしかない患者であり，基本的日常生活動作・手段的日常生活動作が自立している患者である（第3章および第13章参照）．
2. **患者の余命の評価**：高齢患者は若年患者よりもがん以外の原因で死亡する可能性が高い(4)．余命が5年を超える患者やリンパ節転移の多い患者には，術後補助化学療法の実施を考慮する．この評価には，合併症調整余命表(5)が有用である．余命を計算する他の有用な方法として，Schonberg mortality index (6)，ePrognosis(7)がある．
3. **高齢がん患者に対するがん薬物療法毒性予測スコア**：少なくとも2つの化学療法毒性予測モデルが高齢がん患者において検証されている．Cancer and Aging Research Group（CARG）スコア(8)では，毒性は加齢に関連した機能の欠損，ヘモグロビンおよび腎機能，化学療法の薬剤数により評価される．Chemotherapy Risk Assessment Scale for High-Age Patients（CRASH）スコア

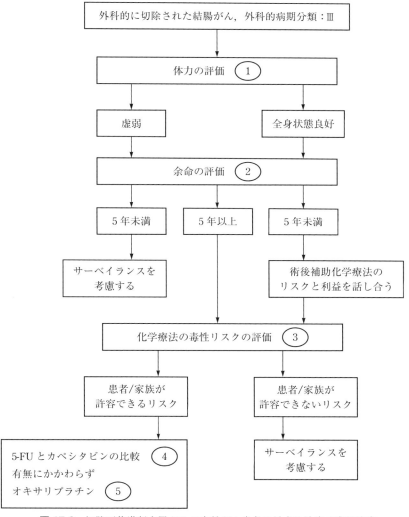

**図 17.2** 切除可能進行大腸がんの高齢がん患者に対する治療の意思決定
5-FU：フルオロウラシル．

162　Ⅳ　高齢者におけるがんの選択

(9)では，加齢に関連する機能の欠損，拡張期血圧，乳酸脱水素酵素（LDH）値，特定の化学療法剤およびレジメンに関連する毒性リスクにより評価される．CRASHスコアは血液学的および非血液学的毒性リスクを推定するが，CARGスコアは1つのリスクスコアのみを提供する．

4. **カペシタビンとフルオロウラシル（5-FU）の比較**：A；5-FUとカペシタビンは，患者の予後を改善する上で同程度の有効性を有する(10)．B；5-FUとカペシタビンの選択は，毒性プロファイルと患者の全身状態から使いやすさを考慮して決定すべきである．C；約30%の患者は1〜4カ月の補助化学療法しか受けていない(11)．このような患者は，術後補助化学療法を完了した患者に比べて死亡リスクが2倍高い．このことは，術後補助化学療法を受ける高齢大腸がん患者の適切な選択，単剤化学療法と2剤化学療法，5-FUとカペシタビンに関する適切な意思決定，高齢大腸がん患者に対するサポートの重要性を示している．

5. **オキサリプラチンの併用**：A；オキサリプラチンによる高齢結腸がん患者の予後改善効果は限定的である．5年生存率は，5-FUとオキサリプラチンを投与された患者では75.8%であったのに対し，5-FU/ロイコボリン（leucovorin：LV）のみを投与された患者では76.1%であった(12)．B；確かな有用性がないにもかかわらず，地域では70〜79歳の患者の50%，80〜84歳の患者の33%，85歳以上の患者の13%が術後補助療法の一部としてオキサリプラチン併用療法を受けている(13)．C；糖尿病および糖尿病性神経障害のある患者，複数回の転倒歴のある患者，その他の感覚障害（視力低下など）のある患者では，蓄積性末梢神経障害の毒性を有するオキサリプラチンの投与を省略することを強く考慮する．

# 切除不能な遠隔転移を有する大腸がん（metastatic colorectal cancer：mCRC）；治療の決定 （図17.3）

1. 前セクションの高齢がん患者の化学療法毒性予測スコアを参照のこと．
2. 単剤治療として5-FU，カペシタビン，またはイリノテカンを選択する際は，表17.1を参照のこと．
3. オキサリプラチン併用投与の決定については，前節の5.を参照のこと．
4. ある研究では，標準用量化学療法に適さない患者において，80%減量化学療法から開始することは，毒性が少なく，全生存率に有意な変化がない許容可能な選択肢であることが示された(14)．

17 大腸がん  163

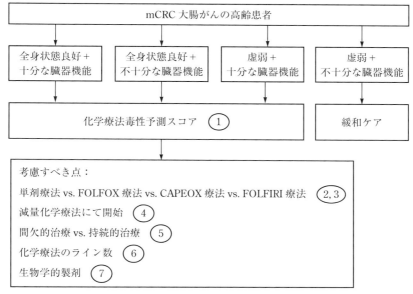

**図 17.3** 高齢 mCRC 患者に対する治療の意思決定

5. 2つの研究で，治療開始12週後に治療を中止し，病勢進行後に治療を再開しても，患者の転帰に影響を与えず，生活の質（QoL）の改善につながる可能性があることが示された（15,16）[*1]．

---

[*1] 訳注：現時点では，例えば，フッ化ピリミジン＋オキサリプラチン＋ベバシズマブ療法での治療中断は，初回化学療法開始後に奏効または病勢が安定している患者，特に臨床的完全奏効または少量の転移性病変を有する患者にとって，オキサリプラチンを含まないフルオロピリミジンベースの維持化学療法に代わる有効な選択肢となるが，一般の患者では，フルオロウラシル＋ベバシズマブの維持療法が用いられている．

- CAIRO3：Simkens LH, et al. Maintenance treatment with capecitabine and bevacizumab in metastatic colorectal cancer (CAIRO3): a phase 3 randomised controlled trial of the Dutch Colorectal Cancer Group. *Lancet*. 2015; 385 (9980): 1843. Epub 2015 Apr 7.
- KRK0207trial：Hegewisch-Becker S, et al. Maintenance strategies after first-line oxaliplatin plus fluoropyrimidine plus bevacizumab for patients with metastatic colorectal cancer (AIO 0207): a randomised, non-inferiority, open-label, phase 3 trial. *Lancet Oncol*. 2015; 16 (13): 1355. Epub 2015 Sep 8.
- STOP and GO trial：Yalcin S, et al. Bevacizumab + capecitabine as maintenance therapy after initial bevacizumab + XELOX treatment in previously untreated patients with metastatic colorectal cancer: phase III 'Stop and Go' study results–a Turkish Oncology Group Trial. *Oncology*. 2013; 85 (6): 328. Epub 2013 Nov 12.

164　Ⅳ　高齢者におけるがんの選択

**表 17.1**　カペシタビン，5-FU，イリノテカンの障壁と利点

|  | **カペシタビン** | **5-FU** | **イリノテカン** |
|---|---|---|---|
| 主な副作用 | 手足症候群 | 好中球減少症 | 下痢，脱毛 |
| 利点 | 3 週間のスケジュールであるため，通院回数が少なくて済む可能性がある | ポリファーマシーを有する患者は追加の化学療法薬を服用する必要がない | ポート留置の必要がない |
| あまり有用でない患者 | 認知障害のある患者，すでにポリファーマシーに苦しんでいる患者 | ポートの衛生状態を維持できない患者/2 週ごとに化学療法を注入するための適切なアクセスがない患者 | 脱毛を心配する患者 |
| 用量調整 | 腎不全 | 肝不全 | 肝不全 |

5-FU：フルオロウラシル．

6. 2000 年から 2009 年の間に治療を受けた転移性結腸・直腸がんの高齢患者を対象とした研究では，75 歳以上の患者では，3 ライン以上の治療を追加しても生存期間が 1 カ月延長するだけであった．65〜74 歳では，結腸がんで 6 カ月，直腸がんで 10 カ月の生存期間の延長であった(17)．

7. mCRC の高齢患者において，ベバシズマブを治療の第一選択薬に追加すると，無増悪生存期間が約 3 カ月延長する．ベバシズマブの投与を受けている患者は，動脈血栓塞栓イベント，消化管穿孔，創傷治癒の遅延，血圧上昇のリスクが高くなる(18)．そのため，mCRC の高齢患者の併存疾患を慎重に評価することが重要である．セツキシマブとパニツムマブは上皮成長因子受容体に対する抗体である．V-Ki-ras2 クリステンネズミ肉腫（KRAS）野生型[*2]の mCRC 患者は，併用化学療法にセツキシマブまたはパニツムマブを追加することが有効である(19,20)．前治療の化学療法で進行した患者に対して，セツキシマブまたはパニツムマブの投与を受けたことがなければ，単剤で使用することができる．この場合，これらの薬剤の有用性は約 1.5 カ月の延命効果(21)，あるいはまったくないことが，クロスオーバー試験(22)によって部分的に説明されている．これらの薬剤は皮疹，下痢，倦怠感を引き起こすことがある(23)．我々の経験では，転移性大腸がん患者に対して，全身状態が良好で転移病変の範囲が少ない場合には，第一選択として 3 剤併用療法[*3]を

*2　訳注：現時点では，pMMR（もしくは MSS）および RAS/BRAF 野生型の切除不能な遠隔転移を有する大腸がん（mCRC）となる．

用いる．化学療法の後に治癒可能と判断された場合には手術が検討される．

## ま と め

1. 高齢大腸がん患者の全身状態と臓器機能を評価し，治療方針を決定する．
2. 臓器機能が不十分な虚弱な高齢患者は，サーベイランスと最善の支持療法を受けるべきである．これらの患者に転移がある場合は，緩和ケアも行うべきである．
3. オキサリプラチンの併用は，術後補助化学療法における効果は限定的であり，mCRC においては，特に神経障害に罹患している場合は慎重に行う．
4. 薬剤の数や投与量を決定する際には，化学療法毒性予測スコアを活用する．
5. 75 歳以上の mCRC 患者に2ライン以上の化学療法を実施することは，きわめて限られた利益しかもたらさない．このような状況では，治療の目標について話し合うことを考慮する．

（濱口哲弥 訳）

## 参 考 文 献

1. Siegel RL, Miller KD, Jemal A. Cancer statistics, 2015. *CA Cancer J Clin*. 2015; 65 (1): 5-29.
2. Siegel R, DeSantis C, Jemal A. Colorectal cancer statistics, 2014. *CA Cancer J Clin*. 2014; 64 (2): 104-117.
3. Wildiers H, Heeren P, Puts M, et al. International Society of Geriatric Oncology Consensus on geriatric assessment in older patients with cancer. *J Clin Oncol*. 2014; 32 (24): 2595-2603.
4. Sargent DJ, Goldberg RM, Jacobson SD, et al. A pooled analysis of adjuvant chemotherapy for resected colon cancer in elderly patients. *N Engl J Med*. 2001; 345 (15): 1091-1097.
5. Cho H, Klabunde CN, Yabroff KR, et al. Comorbidity-adjusted life expectancy: a new tool to inform recommendations for optimal screening strategies. *Ann Intern Med*. 2013; 159 (10): 667-676.
6. Schonberg MA, Davis RB, McCarthy EP, Marcantonio ER. External validation of an index to predict up to 9-year mortality of community-dwelling adults aged 65 and older. *J Am Geriatr Soc*. 2011; 59 (8): 1444-1451.
7. Diab SG, Elledge RM, Clark GM. Tumor characteristics and clinical outcome of elderly women with breast cancer. *J Natl Cancer Inst*. 2000; 92 (7): 550-556.
8. Rollig C, Thiede C, Gramatzki M, et al. A novel prognostic model in elderly patients with acute myeloid leukemia: results of 909 patients entered into the prospective AML96 trial. *Blood*. 2010; 116 (6): 971-918.

---

＊3 訳注：3剤併用療法とは 5-FU/ロイコボリン（国内ではアイソボリン）＋オキサリプラチン＋イリノテカンを併用したレジメンを意味する．

166　Ⅳ　高齢者におけるがんの選択

9. Luciani A, Balducci L. Multiple primary malignancies. *Semin Oncol.* 2004; 31 (2): 264-273.
10. Twelves C, Wong A, Nowacki MP, et al. Capecitabine as adjuvant treatment for stage Ⅲ colon cancer. *N Engl J Med.* 2005; 352 (26): 2696-2704.
11. Neugut AI, Matasar M, Wang X, et al. Duration of adjuvant chemotherapy for colon cancer and survival among the elderly. *J Clin Oncol.* 2006; 24 (15): 2368-2375.
12. Tournigand C, Andre T, Bonnetain F, et al. Adjuvant therapy with fluorouracil and oxaliplatin in stage Ⅱ and elderly patients (between ages 70 and 75 years) with colon cancer: subgroup analyses of the Multicenter International Study of Oxaliplatin, Fluorouracil, and Leucovorin in the Adjuvant Treatment of Colon Cancer trial. *J Clin Oncol.* 2012; 30 (27): 3353-3360.
13. Lund JL, Sturmer T, Sanoff HK, et al. Determinants of adjuvant oxaliplatin receipt among older stage Ⅱ and Ⅲ colorectal cancer patients. *Cancer.* 2013; 119 (11): 2038-2047.
14. Seymour MT, Thompson LC, Wasan HS, et al. Chemotherapy options in elderly and frail patients with metastatic colorectal cancer (MRC FOCUS2): an open-label, randomised factorial trial. *Lancet.* 2011; 377 (9779): 1749-1759.
15. Maughan TS, James RD, Kerr DJ, et al. Comparison of intermittent and continuous palliative chemotherapy for advanced colorectal cancer: a multicentre randomised trial. *Lancet.* 2003; 361 (9356): 457-464.
16. Adams RA, Meade AM, Seymour MT, et al. Intermittent versus continuous oxaliplatin and fluoropyrimidine combination chemotherapy for first-line treatment of advanced colorectal cancer: results of the randomised phase 3 MRC COIN trial. *Lancet Oncol.* 2011; 12 (7): 642-653.
17. Bradley CJ, Yabroff KR, Warren JL, et al. Trends in the treatment of metastatic colon and rectal cancer in elderly patients. *Med Care.* 2016; 54 (5): 490-497.
18. Kabbinavar FF, Hurwitz HI, Yi J, et al. Addition of bevacizumab to fluorouracil-based first-line treatment of metastatic colorectal cancer: pooled analysis of cohorts of older patients from two randomized clinical trials. *J Clin Oncol.* 2009; 27 (2): 199-205.
19. Van Cutsem E, Kohne CH, Lang I, et al. Cetuximab plus irinotecan, fluorouracil, and leucovorin as first-line treatment for metastatic colorectal cancer: updated analysis of overall survival according to tumor KRAS and BRAF mutation status. *J Clin Oncol.* 2011; 29 (15): 2011-2019.
20. Douillard JY, Siena S, Cassidy J, et al. Randomized, phase Ⅲ trial of panitumumab with infusional fluorouracil, leucovorin, and oxaliplatin (FOLFOX4) versus FOLFOX4 alone as first-line treatment in patients with previously untreated metastatic colorectal cancer: the PRIME study. *J Clin Oncol.* 2010; 28 (31): 4697-4705.
21. Jonker DJ, O'Callaghan CJ, Karapetis CS, et al. Cetuximab for the treatment of colorectal cancer. *N Engl J Med.* 2007; 357 (20): 2040-2048.
22. Hecht JR, Patnaik A, Berlin J, et al. Panitumumab monotherapy in patients with previously treated metastatic colorectal cancer. *Cancer.* 2007; 110 (5): 980-988.
23. Widakowich C, de Castro G, Jr, de Azambuja E, et al. Review: side effects of approved molecular targeted therapies in solid cancers. *Oncologist.* 2007; 12 (12): 1443-1455.

# 18 肺 が ん

Shreya Sinha, Mariam Alexander, and Ajeet Gajra

## は じ め に

　肺がんは，米国におけるがん死亡原因の第1位である(1)．2016年には新たに224,390例の肺がんが診断され，158,080人が死亡すると推定されている．肺がんは新規がん診断の14%を占めるにもかかわらず，男女ともにがん関連死亡原因の第1位である．また，肺がんと診断される患者のうち50%以上が65歳以上の患者であり，45歳未満の患者は2%未満である(1,2)．

## 病 態 生 理

　肺がんは，発生する細胞の種類によって非小細胞肺がん（NSCLC）と小細胞肺がん（small cell lung cancer：SCLC）に大別される．NSCLCが上皮細胞から発生するのに対し，SCLCは神経内分泌細胞の悪性化により生じる．病理組織学的解析に基づき，NSCLCはさらに腺がん，扁平上皮がん，大細胞がんに大別され，腺がんは肺がん症例の半数以上を占める(3)．NSCLCの病因に関与する分子経路は数多くある．このうち，上皮成長因子受容体（epidermal growth factor receptor：EGFR）と未分化リンパ腫キナーゼ（anaplastic lymphoma kinase：ALK）をコードする遺伝子の変異は，標的治療薬として最も特徴的である(4)．頻度は低いものの，NSCLCで現在標的とされている他のタンパク質には，ROS1，HER2，BRAF，MET，RETがある(5,6)．EGFR遺伝子変異は高齢の患者，特に喫煙歴のない女性によくみられるが，NSCLCを解析した最近のデータでは，全体的に高齢の患者はEGFRやKRAS遺伝子変異よりもMET遺伝子変異を保有する可能性が高いことが示唆されている(7)．現在，MET経路に対する阻害剤はないが，臨床試験が進行中である[*1]．

---

[*1]　訳注：2024年2月時点で，米国および日本では2種類のMET阻害剤（テボチニブ，カプマチニブ）が承認され使用可能となっている．

168    Ⅳ    高齢者におけるがんの選択

## 臨床的特徴

　最初に患者に現れる徴候や症状は，サブタイプ，部位，遠隔転移によって異なる．高齢者では，体重減少，胸痛，継続する咳嗽，呼吸困難，慢性肺炎，喀血などの症状が現れることがある(8)．縦隔への浸潤は，上大静脈症候群，心嚢液貯留，胸水貯留，嚥下困難として現れる．肺尖への腫瘍浸潤またはパンコースト腫瘍は，腕神経叢圧迫およびホルネル症候群を引き起こすことがある．腫瘍随伴症候群は，SCLC（クッシング症候群，抗利尿ホルモン不適合分泌症候群［syndrome of inappropriate antidiuretic hormone secretion：SIADH］など）および NSCLC（高カルシウム血症，肥大性骨関節症，ばち状指）の両方でみられることがある(9)．転移の多い部位は脳，骨，肝臓，副腎である．

## 初期評価と病期分類

　すべての肺がん患者，特に早期で手術可能な可能性のある患者は，縦隔およびその他の潜在的な病変を評価するために PET/CT 検査を受けるべきである．がんの診断と分子生物学的解析には，腫瘍の細胞学的または病理組織学的評価が必要である．組織は，軟性気管支鏡，経胸壁針生検，胸水分析で採取できる．縦隔リンパ節サンプリングは，縦隔鏡または超音波気管支鏡（endobronchial ultrasound：EBUS）ガイド下リンパ節穿刺で行うことができる．腫瘍因子（病期，組織学的サブタイプ，特異的分子プロファイル）および患者因子（パフォーマンスステータス［PS］，併存疾患，栄養状態，認知状態，心理状態，社会的サポート）は，特に高齢者において，治療選択肢，治療効果，および全体的な予後を決定づける．本章で後述する高齢者機能評価（GA）ツールが臨床医と患者の治療決定を支援することができるのはこのためである．肺がんは TNM システムに基づいて病期分類され，T は腫瘍の広がり，N は所属リンパ節転移，M は遠隔転移を示す(10)．歴史的に，SCLC の病期分類は限局型と進展型であった．限局型は，腫瘍が片側の胸郭と同側のリンパ節に限局しており，1 つの放射線照射野に含めることができるものと定義される．この定義を超える腫瘍の進展は進展型と呼ばれる．

## 管　理

　NSCLC の管理戦略は病期によって異なる（表 18.1）．

18 肺 が ん　169

**表 18.1**　高齢者の病期分類に基づく NSCLC の治療選択肢*

| 病期 | ⅠA/ⅠB 期 | ⅡA/ⅡB 期 | ⅢA/ⅢB 期 | Ⅳ 期 |
|---|---|---|---|---|
| | 早期 | 早期で広がりが限定的 | 局所・領域進行 | 遠隔転移 |
| 第一選択療法 | 手術 | 手術後に補助化学療法（シスプラチンベース）を行う | 手術に適さない腫瘍に対しては，化学放射線療法を併用する | 細胞障害性化学療法に生物学的製剤/標的治療を併用する，または併用しない |
| 代替療法 | 放射線または SBRT | ■ 手術適応がない場合，放射線療法±化学療法<br>■ シスプラチンベースの術後補助化学療法；シスプラチン候補でない場合はカルボプラチンベース | ■ 放射線療法後に化学療法<br>■ 治癒または緩和を目的とした放射線療法 | 緩和ケア |

NSCLC：非小細胞肺がん，SBRT：定位体放射線療法.
*訳注：TNM 分類第 7 版に基づく表となっている.

## 早期 NSCLC：Ⅰ 期および Ⅱ 期

　Ⅰ 期の主な治療法は外科的切除である．Surveilance, Epidemiology, and End Results（SEER）データベースの研究では，肺葉切除術は区域切除や部分切除を含む縮小手術，従来の放射線療法，経過観察，定位体放射線療法（stereotactic body radiation therapy：SBRT）と比較して長期生存率が良好であることが明らかにされた(10)．しかし，高齢者集団では，年齢による二次的な術後転帰の悪さから，手術が行われる頻度は低い(11,12)*2.

　Ⅱ 期は腫瘍の広がりは局所にとどまっており手術が可能で，白金製剤をベースとした術後補助化学療法を追加する．Ⅱ 期または Ⅲ 期および IB 期（4 cm 以上）の全患者に，白金製剤をベースとした術後補助化学療法を 4 コース行うべきである．早期 NCSLC 患者における術後補助化学療法の有効性を確立するために行われた臨床試験のうち，高齢者を十分に対象としたものはなかった(13-15)．これらの試験で得られた患者の年齢に基づく post hoc 解析では，白金製剤をベースとした術後補助化学療法を受けた高齢患者において全生存期間の延長が認められた（表 18.2）．シスプラチンベースの術後補助化学療法を受けた高齢患者を対象

---

*2　訳注：高齢者では併存疾患や心肺機能の低下のために肺葉切除に非耐術な場合もあり，その際には「消極的縮小手術」が行われることがある．また，微小な末梢早期肺がんで葉切除と同等の予後が期待できる場合には「積極的縮小手術」も選択される.

170 IV 高齢者におけるがんの選択

**表 18.2** NSCLC における術後補助化学療法の主な臨床試験

| 参考文献 | ANITA(14) | IALT(12) | JBR.10(13) |
|---|---|---|---|
| 合計（n） | 840 | 1867 | 482 |
| 66〜69 歳（%） | 170(20) | 328(18) | 84(17) |
| 71 歳以上（%） | 64(8) | 168(9) | 71(15) |
| 病期 | IB〜ⅢA | I〜Ⅲ | IB〜Ⅱ |
| PS | 0〜2 | 0〜2 | 0, 1 |
| シスプラチン投与量（mg/m²） | 400 | 300〜400 | 400 |
| 5 年 OS の改善率 | 8.6 | 4.1 | 15 |

ANITA：Adjuvant Navelbine International Trialist Association, IALT：International Adjuvant Lung Cancer Trial, NSCLC：非小細胞肺がん, OS：全生存期間, PS：パフォーマンスステータス.
前述した 3 つの試験のサブセット解析では，高齢者が白金製剤をベースとした併用化学療法を受けた場合，生存に有利であることが示された.

とした別のプール解析では，若年患者（65 歳未満）と比較して高齢患者（70 歳以上）では毒性発現率に差がないことが明らかにされた(16). 毒性による投与量の減少にもかかわらず，有意な有益性が認められた. 白金製剤をベースとした化学療法は，80 歳以上の患者を除いて，高齢者における標準治療となっており，このグループは研究されていない(17,18). シスプラチンに禁忌のある高齢者では，カルボプラチンベースの化学療法を考慮することは妥当である(19)[*3,4].

**SBRT**：SBRT は手術不能な早期 NSCLC に対する治療法の 1 つである. SBRT は，通常 3〜5 回の治療で腫瘍を追跡する小型の集束放射線ビームを使用する. 高齢の T1-T3N0M0 NSCLC 患者を対象とした研究では，SBRT は何も治療を受けなかった患者と比較して死亡リスクを低下させることが示された. したがって，SBRT は外科的切除の候補とならない患者に考慮されるべきである(20).

---

[*3] 訳注：日本の「肺癌診療ガイドライン 2023 年版」では，術後病理病期 Ⅱ〜Ⅲ A 期の完全切除例に対して，シスプラチンベースの術後補助化学療法を推奨しているが，カルボプラチンベースの化学療法については言及していない. 日本では高齢者にカルボプラチンベースの化学療法を行うことは一般的ではない.

[*4] 訳注：2024 年時点では，白金製剤ベースの術後補助化学療法に免疫チェックポイント阻害薬であるアテゾリズマブを行うことが標準となっている. さらにニボルマブと白金製剤を併用した術前化学療法のエビデンスも登場しており，治療体系は複雑化している.

## 局所進行病変：Ⅲ期 NSCLC

　NSCLC 患者のほぼ3分の1はⅢ期または局所進行期である(2)．米国では，Ⅲ期でも手術を受ける患者は少数派（腫瘍量，肺機能，合併症，PS などで考慮）ではあるが，これらの手術が実施できる患者は術後補助化学療法も行うべきである．年齢に関係なく PS が良好な患者に対するゴールドスタンダードは，同時併用化学放射線療法である．年齢を特定しない試験では，PS の良好な高齢患者は放射線単独療法と比較して化学放射線療法により生存率が改善することが示されているが，高齢者のみを対象とした前向き試験は少ない(21-23)．化学放射線療法を併用すると放射線食道炎を合併することがある．したがって，栄養状態に特別な注意を払うことが不可欠である．その他の急性合併症には骨髄抑制や感染症があり，食道狭窄，栄養不良，放射線肺炎は経過の後半に起こりうる．合併症の負担が大きい脆弱な高齢者は，化学放射線療法との同時併用は不適応であり，放射線単独療法で治療すべきである(24)．

## 転移性/緩和性疾患：Ⅳ期 NSCLC

　Ⅳ期の治療選択肢は，患者の PS に基づき，単剤化学療法または白金製剤をベースとした2剤併用細胞障害性化学療法である．単剤化学療法は最善の支持療法のみと比較して，高齢患者の予後を改善することが示されている(25)．2剤併用化学療法の有用性に関するデータは相反するものであるが，高齢者に限定したある試験では，高齢者では単剤化学療法と比較してカルボプラチンとパクリタキセルの併用療法が有用であることが示されている(26-29)（表 18.3）[*5]．維持化学療法の使用に関して，高齢者に特化したデータはない．ベバシズマブの役割は限定的であるが，それは高齢の患者では若年患者と同程度の効果が得られず，毒性も強いと考えられるからである(30)．進行した肺腺がん患者はすべて，EGFR，ALK，ROS1 遺伝子の変異を検査すべきである[*6]．このようなドライバー変異が検出された場合は，それぞれ次に示すような適切な経口標的薬を治療の第一選択とすべきである：EGFR（エルロチニブ，ゲフィチニブ，またはアファチニブ），ALK（クリゾチニブ，セリチニブ，またはアルセチニブ），ROS1（クリゾチニブ）[*7]．

---

[*5]　訳注：日本では高齢者におけるエビデンスのある白金製剤併用化学療法として，カルボプラチンとペメトレキセドの併用療法，カルボプラチンとナブパクリタキセルの併用療法がある．
[*6]　訳注：日本の「肺癌診療ガイドライン 2023 年版」では，進行期の NSCLC の患者では，EGFR，ALK，ROS1，BRAF，RET，MET，KRAS，HER2 の遺伝子検査を行うように推奨している．

**表 18.3** 進行 NSCLC における高齢者に特化した重要な試験

| 研究，発表年（参考文献） | 合計 n | レジメン | OS 中央値（月） |
|---|---|---|---|
| ELVIS, 1999(25) | 161 | Vin vs. | 6.5* |
| | | BSC | 4.9 |
| Frasci et al., 2000(26) | 120 | Gem + Vin vs. | 6.7* |
| | | Vin | 4.2 |
| Gridelli et al., MILES trial(27) | 698 | Gem | 5.1 |
| | | Vin vs. | 4.0 |
| | | Gem + Vin | 4.3 |
| WJCOG0803/WJOG4307L, 2011(28) | 276 | Doc vs. | 17.3 |
| | | Doc + Cis | 13.3 |
| IFCT-0501, 2011(29) | 451 | Pac + Carbo vs. | 10.3* |
| | | Vin or Gem | 6.2 |

Carbo：カルボプラチン，Cis：シスプラチン，Doc：ドセタキセル，Gem：ゲムシタビン，MILES：Multicenter Italian Lung cancer in the Elderly Study，NSCLC：非小細胞肺がん，Pac：パクリタキセル，Vin：ビノレルビン．
*統計学的に有意差あり．

## 高齢者の NSCLC に対する免疫療法

最近，NSCLC に対する免疫チェックポイント阻害薬が登場し，治療の選択肢が増えた．これらの阻害剤は，programmed cell death protein 1（PD-1）などの免疫系を制御するタンパク質を標的とすることにより，腫瘍細胞に対する免疫系の反応を増強する．最近報告された 2 つの臨床試験（1 つは扁平上皮 NSCLC 患者，もう 1 つは非扁平上皮 NSCLC 患者に限定）では，化学療法後に進行した患者が PD-1 抗体（ニボルマブ）またはドセタキセルに無作為に割り付けられた(31,32)．これらの試験では，患者の 42～44% が 65 歳以上，7～11% が 75 歳以上であった．ニボルマブは，両試験において全生存期間の改善と関連していた（扁平上皮の試験では 9.2 カ月 vs. 6 カ月，$P<0.001$，非扁平上皮の試験では 12.2 カ月 vs. 9.4 カ月，$P=0.002$）．もう 1 つの抗 PD-1 モノクローナル抗体であるペ

---

*7　訳注：2024 年 2 月時点で日本で使用な薬剤は以下の通りである：EGFR（エルロチニブ，ゲフィチニブ，アファチニブ，ダコミチニブ，オシメルチニブ），ALK（クリゾチニブ，セリチニブ，アレクチニブ，ブリグチニブ，ロルラチニブ），ROS1（クリゾチニブ，エヌトレクチニブ），BRAF（ダブラフェニブ＋トラメチニブ併用療法），MET（テポチニブ，カプマチニブ），RET（セルペルカチニブ），KRAS G12C（ソトラシブ），HER2（トラスツズマブデルクステカン），NTRK（エヌトレクチニブ，ラロトレクチニブ）．

ムブロリズマブは，白金製剤をベースとした化学療法と比較して無増悪生存期間と奏効率が高いことから，腫瘍細胞の 50％ 以上に PD-L1 が発現している未治療の進行 NSCLC の一次治療として承認された(33)．この試験では，患者の 54％ が 65 歳以上であったが，免疫療法は若年患者と同等の効果を示した．これらの薬剤の毒性プロファイルは細胞障害性化学療法とは異なるが，PS の良好な高齢者ではかなり忍容性が高い*8．

## 小細胞肺がん（SCLC）

SCLC の罹患率は低いが（全肺がんの 12〜15％），侵攻性が強く，再発率が高い．過去 20 年間，SCLC を対象とした臨床試験への高齢者の登録はほとんど改善されていない(34)．NSCLC に比べて SCLC は化学療法への感受性が高い．SCLC の治療の基本は白金製剤（シスプラチンまたはカルボプラチン）とトポイソメラーゼ阻害剤（エトポシドまたはイリノテカン）を併用した化学療法である．PS が良好な限局型に対しては，胸部放射線療法が併用される．シスプラチンの高い毒性（催吐性，耳毒性，神経障害，腎毒性）を考慮し，高齢者にはカルボプラチンで代用するのが一般的である．SCLC は脳に転移する傾向が高いため，化学療法に良好な反応を示す限局した病変の患者には予防的全脳照射が推奨される．米国食品医薬品局（Food and Drug Administration：FDA）が承認した第二選択薬のトポテカンは，有効性に限界があり，毒性も高い．タキサン系薬剤やゲムシタビンなどの他の薬剤は，再発時に緩和目的で使用されることがある．免疫療法剤ニボルマブとイピリムマブの併用療法は，再発病変において有望視されている(35)*9．

## GA ツール

GA とその簡略版は，リスク層別化を支援し，高齢肺がん患者の意思決定と転帰を改善することができる．さまざまな GA 領域が肺がんの生存率の低下と関連しており，これには Eastern Cooperative Oncology Group PS（ECOG PS），手段

---

*8 訳注：2024 年 2 月時点では，NSCLC の初回治療の標準は細胞障害性化学療法に免疫チェックポイント阻害剤を同時併用する 3 剤ないしは 4 剤の化学療法が標準となっている．この併用レジメンにおける高齢者の忍容性・有効性については限定的であるが，PS 良好な患者では併用レジメンが選択されることが多い．

*9 その後行われた臨床試験ではニボルマブとイピリムマブの併用療法は SCLC には有効性を示せなかった．2024 年時点では，米国および日本では白金製剤とエトポシドと免疫チェックポイント阻害剤（アテゾリズマブまたはデュルバルマブ）の併用療法が初回治療の標準となっており，高齢者においても PS が良好な患者では使用される．

174　Ⅳ　高齢者におけるがんの選択

的日常生活動作（IADL）I 依存，認知症，うつ病，体重減少，アルブミン値，脆弱性などが含まれる(36)．高齢の進行 NSCLC に特化した研究では，治療前の生活の質（QoL）と IADL のスコアが高いほど予後が良好であったが，別の研究では合併症と生存率との関連が認められた(26,37)．早期疾患では，術前の GA が術後の罹患率や死亡率を予測することができる．ある前向き研究では，術前の認知機能障害は術後合併症，せん妄，日常生活動作（ADL）依存のリスクを増加させた(38)．ある研究では，脆弱な肺がん患者の半数で治療方針の決定が変更された(39)．肺がんに特化したものではないが，他の GA ベースのツールは，高齢者における化学療法関連の毒性を予測する能力を実証しており，意思決定の改善と毒性の抑制を可能にしている(40,41)．ある多施設共同試験では，高齢の進行肺がん患者において GA に基づく治療割付け戦略を用いた場合，生存率を低下させることなく毒性が減少することが確認された(42)．これらの評価ツールは毒性に対する優れた予測能力を示しているので，高齢者の初期評価に何らかの GA を含めることが推奨される．

## 緩和ケアの役割

　現在のところ，緩和ケアは一般的に病期の後期や晩期にのみ検討される．しかし，早期に緩和ケアを利用することが，気分，QoL，生存率の改善につながることが研究で示されている(43)．これらの知見は，年齢や性別によって多少の違いがあるかもしれない(44)．

## スクリーニングの推奨

　喫煙は肺がんの 85〜90% を引き起こす(45)．National Lung Screening Trial は，低線量 CT 検診が肺がんによる死亡率を有意に低下させることを明らかにした(46)．現在，米国予防医学専門委員会（USPSTF）は，喫煙歴が 30 pack-years（訳注：pack-years＝1 日のタバコの箱数×喫煙年数）以上の 55〜80 歳の患者，または喫煙歴があり過去 15 年以内に禁煙した患者に対して，年 1 回の低線量胸部ヘリカル CT 検査を推奨している(47)．胸部単純 X 線写真はスクリーニングに有効でないことが示されており，使用すべきではない(48)．

# ま　と　め

1. パフォーマンスステータス（PS）の良好な高齢者（ECOG 0, 1）は，若年者と同様に扱うべきである．
2. 高齢者機能評価（GA）に基づくツールは，よりよいリスク層別化と治療の意思決定を助けるために臨床医が利用すべきである．
3. 高齢患者は，標的遺伝子変異がある場合，適切な分子標的治療薬で治療されるべきであり，適応があれば免疫療法も行われるべきである．
4. 緩和ケアの早期導入は，進行肺がん患者，特に高齢者の適切な管理における重要な介入である．
5. 80歳までのリスク定義された患者に対する肺がん検診が推奨される．

（大森翔太　訳）

# 参 考 文 献

1. Siegel RL, Miller KD, Jemal A. Cancer statistics, 2016. *CA Cancer J Clin*. 2016; 66（1）: 7-30.
2. American Cancer Society. *Cancer Facts & Figures 2016*. Atlanta, GA: American Cancer Society; 2016.
3. Molina JR, Yang P, Cassivi SD, et al. Non-small cell lung cancer: epidemiology, risk factors, treatment, and survivorship. *Mayo Clin Proc*. May 2008; 83（5）: 584-594.
4. Roviello G. The distinctive nature of adenocarcinoma of the lung. *Onco Targets Ther*. September 2, 2015; 8: 2399-2406.
5. Herbst RS, Heymach JV, Lippman SM. Lung cancer. *N Engl J Med*. September 25, 2008; 359: 1367-1380.
6. Larsen JE, Minna JD. Molecular biology of lung cancer: clinical implications. *Clin Chest Med*. December 2011; 32: 703-740.
7. Awad MM, Oxnard GR, Jackman DM, et al. MET Exon 14 mutations in non- small- cell lung cancer are associated with advanced age and stage-dependent MET genomic amplification and c-Met overexpression. *J Clin Oncol*. March 1, 2016; 34（7）: 721-730. doi:10.1200/JCO.2015.63.4600. Epub 2016 January 4. PMID: 26729443.
8. Nadpara P, Madhavan SS, Tworek C. Guideline concordant timely lung cancer care and prognosis among elderly patients in the United States: a population-based study. *Cancer Epidemiol*. December 2015; 39: 1136-1144.
9. Pelosof LC, Gerber DE. Paraneoplastic syndromes: an approach to diagnosis and treatment. *Mayo Clin Proc*. September 2010; 85: 838-854.
10. Nicholson AG, Chansky K, Crowley J, et al. The International Association for the Study of Lung Cancer lung cancer staging project: proposals for the revision of the clinical and pathologic staging of small cell lung cancer in the forthcoming eighth edition of the TNM classification for lung cancer. *J Thorac Oncol*. March 2016; 11（3）: 300-311.
11. Shrivani S, Jiang J, Chang JY, et al. Comparative effectiveness of 5 treatment strategies for early-stage non-small cell lung cancer in the elderly. *Int J Radiat Oncol Biol Phys*. 2012; 84: 1060-1070.
12. Mery CM, Pappas AN, Bueno R, et al. Similar long-term survival of elderly patients with non-small cell

176　Ⅳ　高齢者におけるがんの選択

lung cancer treated with lobectomy or wedge resection within the surveillance, epidemiology, and end result database. *Chest*. 2005; 128: 237-245.

13. Arriagada R, Bergman B, Dunant A, et al. Cisplatin-based adjuvant chemotherapy in patients with completely resected non-small-cell lung cancer. *N Engl J Med*. 2004; 350: 351-360.

14. Winton T, Livingston R, Johnson D, et al. Vinorelbine plus cisplatin vs. observation in resected non-small-cell lung cancer. *N Engl J Med*. 2005; 352: 2589-2597.

15. Douillard JY, Rosell R, De Lena M, et al. Adjuvant vinorelbine plus cisplatin versus observation in patients with completely resected stage IB―ⅢA non- small-cell lung cancer (Adjuvant Navelbine International Trialist Association [ANITA]): a randomized controlled trial. *Lancet Oncol*. 2006; 7 (9): 719-727.

16. Fruh M, Rolland E, Pignon J-P, et al. Pooled analysis of the effect of age on adjuvant cisplatin based chemotherapy for completely resected non-small cell lung cancer. *J Clin Oncol*. 2008; 26: 3573-3581.

17. Poudel A, Sinha S, Gajra A. Navigating the challenges of adjuvant chemotherapy in older patients with early-stage non-small cell lung cancer. *Drugs Aging*. April 2016; 33 (4): 223-232. doi:10.1007/s40266-016-0350-9.

18. Cuffe S, Booth CM, Peng Y, et al. Adjuvant chemotherapy for non-small cell lung cancer in the elderly: a population-based study in Ontario, Canada. *J Clin Oncol*. 2012; 30 (15): 1813-1821.

19. Ganti AK, Williams CD, Gajra A, Kelley MJ. Effect of age on the efficacy of adjuvant chemotherapy for resected non-small cell lung cancer. *Cancer*. August 1, 2015; 121 (15): 2578-2585.

20. Nanda RH, Liu Y, Gillespie TW, et al. Stereotactic body radiation therapy versus no treatment for early stage non-small cell lung cancer in medically inoperable elderly patients: a National Cancer Data Base analysis. *Cancer*. De 1, 2015; 121 (23): 4222-4230.

21. Schild SE, Mandrekar SJ, Jatoi A, et al. The value of combined-modality therapy in elderly patients with stage Ⅲ nonsmall cell lung cancer. *Cancer*. 2007; 110 (2): 363-368.

22. Rocha-Lima CM, Herndon JE, Kosty M, et al. Therapy choices among older patients with lung carcinoma: an evaluation of two trials of the Cancer and Leukemia Group B. *Cancer* 2002; 94 (1): 181-187.

23. Atagi S, Kawahara M, Yokoyama A, et al. Thoracic radiotherapy with or without daily low-dose carboplatin in elderly patients with non-small-cell lung cancer: a randomised, controlled, phase 3 trial by the Japan Clinical Oncology Group (JCOG0301). *Lancet Oncol*. 2012; 13 (7): 671-678.

24. Lee JH, Wu HG, Kim HJ, et al. Influence of comorbidities on the efficacy of radiotherapy with or without chemotherapy in elderly stage Ⅲ non-small cell lung cancer patients. *Cancer Res Treat*. 2012; 44: 242-250.

25. Gridelli C. Effects of vinorelbine on quality of life and survival of elderly patients with advanced non-small-cell lung cancer: The Elderly Lung Cancer Vinorelbine Italian Study Group. *J Natl Cancer Inst*. 1999; 91: 66-72.

26. Frasci G, Lorusso V, Panza N, et al. Gemcitabine plus vinorelbine versus vinorelbine alone in elderly patients with advanced non-small-cell lung cancer. *J Clin Oncol*. 2000; 18 (13): 2529-2536.

27. Gridelli C, Perrone F, Gallo C, et al. Chemotherapy for elderly patients with advanced nonsmall-cell lung cancer: the Multicenter Italian Lung Cancer in the Elderly Study (MILES) phase Ⅲ randomized trial. *J Natl Cancer Inst*. 2003; 95: 362-372.

28. Abe T, Yokoyama A, Takeda K, Ohe Y. Randomized phase Ⅲ trial comparing weekly docetaxel (D) -cisplatin (P) combination with triweekly D alone in elderly patients (pts) with advanced non-small cell lung cancer (NSCLC): an intergroup trial of JCOG0803/WJOG4307L. *J Clin Oncol*. 2011; 29 (suppl 15). Abstract 7509.

29. Quoix E, Zalcman G, Oster JP, et al. Carboplatin and weekly paclitaxel doublet chemotherapy compared with monotherapy in elderly patients with advanced non-small-cell lung cancer: IFCT-0501 randomised, phase 3 trial. *Lancet*. 2011; 378: 1079-1088.

30. Ramalingam SS, Dahlberg SE, Langer CJ, et al. Outcomes for elderly, advanced-stage non small-cell lung cancer patients treated with bevacizumab in combination with carboplatin and paclitaxel: analysis of Eastern Cooperative Oncology Group Trial 4599. *J Clin Oncol.* 2008; 26: 60-65.

31. Brahmer J, Reckamp KL, Baas P, et al. Nivolumab versus docetaxel in advanced squamous- cell non-small-cell lung cancer. *N Engl J Med.* July 9, 2015; 373 (2): 123-135.

32. Borghaei H, Paz-Ares L, Horn L. Nivolumab versus docetaxel in advanced nonsquamous non-small-cell lung cancer. *N Engl J Med.* October 22, 2015; 373 (17): 1627-1639.

33. Reck M, Rodriguez-Abreu D, Robinson AG, et al. Pembrolizumab versus chemotherapy for PD-L1-positive non-small-cell lung cancer. *N Engl J Med.* October 8, 2016; 375: 1823-1833.

34. Pang HH, Wang X, Stinchcombe TE, et al. Enrollment trends and disparity among patients with lung cancer in National Clinical Trials, 1990 to 2012. *J Clin Oncol.* September 19, 2016; pii: JCO677088. [Epub ahead of print]

35. Antonia SJ, Lopez-Martin JA, Bendell J, et al. Nivolumab alone and nivolumab plus ipilimumab in recurrent small-cell lung cancer (CheckMate 032): a multicentre, open-label, phase 1/2 trial. *Lancet Oncol.* July 2016; 17 (7): 883-895. doi:10.1016/S1470-2045 (16) 30098-5.

36. Girones R, Torregrosa D, Maestu I, et al. Comprehensive Geriatric Assessment (CGA) of elderly lung cancer patients: a single-center experience. *J Geriatr Oncol.* 2012; 3 (2): 98-103.

37. Maione P. Pretreatment quality of life and functional status assessment significantly predict survival of elderly patients with advanced non-small-cell lung cancer receiving chemotherapy: a prognostic analysis of the multicenter Italian lung cancer in the elderly study. *J Clin Oncol.* 2005; 23 (28): 6865-6872.

38. Fukuse, T, Naoki S, Kyoko H, Fujinaga T. Importance of a comprehensive geriatric assessment in prediction of complications following thoracic surgery in elderly patients. *Chest.* 2005; 127 (3): 886-891.

39. Aliamus V, Adam C, Druet-Cabanac M, et al. Geriatric assessment contribution to treatment decision-making in thoracic oncology. *Rev Mal Respir* 2011; 28 (9): 1124-1130.

40. Hurria A, Togawa K, Mohile SG, et al. Predicting chemotherapy toxicity in older adults with cancer: a prospective multicenter study. *J Clin Oncol.* September 1, 2011; 29 (25): 3457-3465.

41. Extermann M, Boler I, Reich RR, et al. Predicting the risk of chemotherapy toxicity in older patients: the Chemotherapy Risk Assessment Scale for High-Age Patients (CRASH) score. *Cancer.* July 1, 2012; 118 (13): 3377-3386.

42. Corre R, Greillier L, Le Caer H, et al. Use of a comprehensive geriatric assessment for the management of elderly patients with advanced non-small-cell lung cancer: the phase III randomized ESOGIA-GFPC-GECP 08-02 study. *J Clin Oncol.* 2016; 34 (13): 1476-1483.

43. Temel J, Greer J, Muzikansky A, et al. Early palliative care for patients with metastatic non-small-cell lung cancer. *N Engl J Med.* 2010; 363: 733-742.

44. Nipp RD, Greer JA, El-Jawahri A, et al. Age and gender moderate the impact of early palliative care in metastatic non-small cell lung cancer. *Oncologist.* January 2016; 21 (1): 119-126. doi:10.1634/theoncologist. 2015-0232.

45. Alberg AJ, Samet JM. Epidemiology of lung cancer. *Chest.* 2003; 123 (suppl 1): 21S.

46. National Lung Screening Trial Research Team. Reduced lung-cancer mortality with low-dose computed tomographic screening. *N Engl J Med.* 2011; 365 (5): 395-409.

47. U.S. Preventive Services Task Force. Final Recommendation Statement: Lung Cancer: Screening. July 2015. Available at: http://www.uspreventiveservicestaskforce.org/Page/Document/UpdateSummary Final/lung-cancer-screening.

48. Manser R, Lethaby A, Irving LB, et al. Screening for lung cancer. *Cochrane Database Syst Rev.* 2013; 6: CD001991.

# 19 高齢女性における卵巣がん

William P. Tew

## 背　景

　卵巣がんは加齢に伴う疾患として認識されており，新規に診断される症例の30％以上が70歳以上の女性である(1)．人口が高齢化し平均寿命が延伸するにつれて高齢者の卵巣がん罹患率は上昇すると予想されている(2-4)．卵巣がんの予後は年齢とともに悪化し，1年後の相対生存率は65～69歳で57％，70～74歳で45％，80～84歳で33％である(5)．卵巣がんにおいて高齢患者で生存率が低下することには次のようないくつかの理由が考えられている．（a）高齢者ではがんの生物学的特徴がより活動的になり，悪性度が高く，進行がんが増えること，（b）化学療法に対する生来の抵抗性があること，（c）複数の医学的問題の併発，複数の薬剤服用，機能的依存，認知障害，うつ病，虚弱，栄養不良などの患者要因のために治療による毒性が強くなること，（d）不十分な手術，最適とはいえない化学療法，臨床試験への不十分な登録につながる医師や医療従事者の偏見(6)．高齢者のケアについて腫瘍医に情報を提供するためのガイドラインが作成されている(7)．

## 高齢者機能評価（GA）

　GA は，患者の機能状態，併存する医学的状態，認知，心理学的状態，社会的機能と支援，栄養状態に関する情報を臨床医に提供する（第13章参照）．いくつかの研究で，化学療法や手術による重篤な毒性のリスクを推定するための GA を用いた予測式が示されている(8,9)．婦人科がんの女性に特に使用される GA ツール（表19.1参照）には，Cancer and Aging Research Group（CARG）スコア(9,10)，Geriatric Vulnerability Score（GVS）(11)，GOG 273 における手段的日常生活動作（IADL）(12)，Gynecologic Oncology Group（GOG）の GA/術前スコアなどがある．特に IADL を用いた機能評価が最も予測しやすいようで，すべてのスコアに含まれている．

表 19.1 高齢卵巣がん患者の臨床試験で使用された GA ツール

| | NRG-CC002：GOG 術前評価試験 | GOG 273 IADL スコア | NRG-GOG GAS | GINECO：GVS |
|---|---|---|---|---|
| 設定 | 術前 | 化学療法前 | 化学療法前 | 化学療法前 |
| 対象 | GOG 試験実施中。70 歳以上の新規卵巣がん症例。 | GOG 273 Arm1 および Arm2。70 歳以上の新規卵巣がん症例. | GOG 273 Arm 3。70 歳以上の新規卵巣がん症例. | |
| 変数 | 収集する指標：<br>1. 機能 (ADL, IADL, PS, 転倒歴)<br>2. 併存疾患 (OARS の身体的健康セクション)<br>3. 心理的状態 (Mental Health Inventory-17)<br>4. 社会活動/支援 (MOS 調査)<br>5. 簡易疲労インベントリー<br>6. 栄養 (BMI, 体重減少)<br>7. 投薬リスト GYN-GA スコアは CARG モデルと同様に計算されるが、次の変数が除かれる：がんの種類（胃腸系または泌尿生殖系）、標準的な投与量、おおび多剤併用化学療法. | | 収集する指標：<br>1. 機能 (ADL, IADL, PS)<br>2. 併存疾患 (チャールソンスコア、難聴、転倒)<br>3. FACT-O<br>4. FACT/GOG-NTX-4<br>5. 栄養 (BMI, 体重減少)<br>GA スコアは CARG モデルと同じであるが、次の変数を除く：がんの種類（胃腸系または泌尿生殖器系）、標準または多剤併用化学療法. | 以下の項目に「はい」の場合、毒性スコア (GVS) に段階的な値が追加される：<br>1. 低アルブミン (35 g/L 未満)<br>2. ADL スコアが低い (6 点未満)<br>3. IADL スコアが低い (25 点未満)<br>4. リンパ球減少 (<1 G/L)<br>5. HADS スコア (14 点以上) |
| 研究の結論 | 最終報告書作成中. | | 最終報告書作成中. | 現在登録中. |

ADL：日常生活動作, CARG：Cancer and Aging Research Group, FACT-O：卵巣がんに対するがん治療の機能評価, FACT/GOG-NTX-4：神経毒性に対するがん治療の機能評価, GA：高齢者機能評価, GOG：Gynecologic Oncology Group, GVS：Geriatric Vulnerability Score, HADS：Hospital Anxiety and Depression Scale, IADL：手段的日常生活動作, MOS：medical outcomes study, OARS：Older American Resources and Services, PS：パフォーマンスステータス.

## 手 術

　手術と白金製剤ベースの化学療法は，進行卵巣がんの女性に対する標準的な治療法である．高齢の患者，特に 80 歳以上の患者は，手術を受ける可能性が低く，手術を受けた場合も，周術期合併症の頻度が高く，最適（optimal）な腫瘍減量術の達成率が低く，婦人科腫瘍専門医を受診していない可能性が高い(13,14)．初回腫瘍減量手術（primary debulking surgery：PDS）を受けた高齢女性（$n$＝4,517）を対象とした Surveilance, Epidemiology, and End Results（SEER）の解析では，術後 30 日以内の死亡率は 5.6% であった．緊急入院した患者の 30 日死亡率は 20.1% であった．また，75 歳以上で進行期が Ⅳ 期または Ⅲ 期，合併症スコア 1 以上の症例では，予定入院の場合でも 30 日死亡率は 12.7% であった(15)．加えて，手術の侵襲によって高齢女性が化学療法を受けられないことが懸念された．腫瘍減量手術（ほとんどが PDS）を受けた 80 歳以上の患者 85 人に関するあるレトロスペクティブ報告では，13% が退院前に死亡し，20% が術後 60 日以内に死亡した．13% は術後補助療法を受けておらず，補助療法を受けた患者のうち 43% は 3 コース以下しか化学療法を受けていなかった(16)．

　高齢者における PDS の毒性増加に関するこれらのデータや他のデータから，高齢患者におけるネオアジュバント化学療法（neoadjuvant chemotherapy：NACT）とインターバル腫瘍減量手術（interval debulking surgery：IDS）の治療選択が増加している．誰が積極的な腫瘍減量手術に続いて化学療法を受けるに適しているのか，誰が NACT と IDS または化学療法単独などの代替治療法を提供されるべきかを評価する能力は，アンメットニーズである．Aletti らは，PDS の恩恵を受けないと思われる高リスク群を特定した．リスクの特徴としては，Ⅳ 期，治療開始時点での腫瘍分布が大きい，パフォーマンスステータス（PS）が悪い（ASA スコア≧3），栄養状態が悪い（アルブミン<3.0 g/dL），高齢（≦75 歳）などが挙げられる(17)．各患者の計画は個別化されなければならないが，現時点では，これらの基準を NACT アプローチのガイドラインとして使用することは妥当である．米国臨床腫瘍学会（ASCO）と米国婦人科腫瘍学会（Society of Gynecologic Oncology：SGO）は共同で，腫瘍医が PDS と NACT の患者選択を行う際のガイドラインを作成した(18)．

# 化学療法

## 背　景

　一次化学療法は高齢の卵巣がん女性の生存率を改善する．65歳以上の女性における白金製剤をベースとした化学療法は，化学療法を行わない場合と比較して，生存成績の38%の改善と関連していた(18,19)．しかしながら，この集団の半数しか白金製剤を用いた化学療法を受けていない．65歳以上のⅢ期またはⅣ期の上皮性卵巣がん患者約8,000人を対象としたSEERのレビューでは，手術のみを受けた患者の生存期間は無治療の患者と同程度（2.2カ月 vs. 1.7カ月）であったが，化学療法を単独で受けた患者の全生存期間（OS）は14.4カ月と良好であった(20)．腫瘍減量手術と至適化学療法（適切な期間内に6コース）を受けた患者のOSが最も良好であり（39カ月），この関連性は人口統計学，がんの種類，合併症をコントロールした多変量解析後も維持された．

　高齢の患者は特定の化学療法毒性に対してより脆弱である．卵巣がんに対する通常の第一選択療法である白金-タキサン系レジメンの最も一般的な毒性は，血球減少症と神経障害である．このことは，新たに卵巣がんと診断された患者に対する3剤併用化学療法レジメンを検討した第Ⅲ相試験であるGOG 182に登録された70歳以上の患者620人の転帰と毒性に関する大規模なレトロスペクティブ解析で強調された(21)．この試験に登録された高齢女性は，卵巣がんの平均的な高齢女性よりも健康である可能性が高いが，高齢患者は依然としてPSが悪く，化学療法の全完遂率（8コース）が低く，毒性，特にグレード3以上の好中球減少症とグレード2以上の神経障害が増加した（標準的なカルボプラチン/パクリタキセル群では，高齢女性と若年女性で36% vs. 20%）．病勢進行までの期間中央値の差はわずか1カ月であったが，高齢女性は若年女性よりOS中央値が有意に短かった（37カ月 vs. 45カ月，$P < 0.001$）．

　卵巣がんの前向き臨床試験の多くは，高齢女性のみが登録されているか，高齢被験者を個別に解析している．脆弱な集団で研究された，あるいは研究されている修正レジメンには，成長因子の使用の増加，カルボプラチン単剤化学療法，週1回の低用量化学療法などがある．

## 化学療法—ファーストライン

　**欧州の研究**：French National Group of Investigators for the study of Ovarian and Breast Cancer（GINECO）は，70歳以上の進行卵巣がん患者を対象とした一連のフロントライン化学療法試験を実施し，積極的化学療法に耐えられない患

182    Ⅳ    高齢者におけるがんの選択

者を特定するための意思決定支援因子（Geriatric Vulnerability Score：GVS）を開発した(11,22-24)．試験ではカルボプラチン/シクロホスファミド，パクリタキセル/シクロホスファミド，カルボプラチン単剤が使用された．化学療法 6 コースの完了率は，3 つの試験でそれぞれ 75.6%，68.1%，74% であった．OS は各試験で 21.6 カ月/25.9 カ月/17.4 カ月であった．現在進行中の Elderly Women in Ovarian Cancer（EWOC）試験では，GVS スコアが 3 以上の新規診断卵巣がん患者を，カルボプラチン AUC 5-6 単剤，カルボプラチン AUC 5-6＋パクリタキセル 175 mg/m² を 3 週間ごとに投与する群，カルボプラチン AUC 2＋パクリタキセル 60 mg/m² を 4 週間ごとに投与する群に無作為に割り付けた．

　化学療法の週 1 回投与は特に注目されている．カルボプラチンとパクリタキセルの併用療法は，第 Ⅱ 相 Multicenter Italian Trial in Ovarian cancer（MITO-5）試験で検討され，70 歳以上の脆弱な患者 26 人が組み入れられた(25)．奏効率は 38.5% で，OS 中央値は 32.0 カ月であった．毒性は低く，重篤な有害事象を経験することなく治療を受けた患者は 23 人（89%）であった．高齢女性に特化したものではないが，これらのデータは，その後の第 Ⅲ 相 MITO-7 試験で確認された．この試験では，年齢（中央値 59 歳と 60 歳），病期（80% 以上が Ⅲ 期から Ⅳ 期）を問わず，新たに卵巣がんと診断された 800 人以上の女性を対象に，カルボプラチン（AUC 6）とパクリタキセル（175 mg/m²）を 3 週間ごとに投与するレジメンと，カルボプラチン（AUC 2）とパクリタキセル（60 mg/m²）を 18 週間にわたって毎週投与するレジメンが比較された(26)．3 週間ごと投与群の女性と比較して，毎週投与群では無増悪生存期間（PFS）に差はなかった（中央値，17.3 カ月 vs. 18.3 カ月，HR 0.96，$P = 0.066$）．しかしながら，週 1 回投与は生活の質（QoL）スコアの改善と，グレード 2 以上の神経障害や重篤な血液毒性（グレード 3〜4）を含む毒性の低下と関連していた．これらのデータは，カルボプラチンとパクリタキセルの週 1 回投与が，高齢患者，特に治療関連毒性のリスクが高いと考えられる患者にとって，より妥当な選択肢であることを示唆している (25)．

　**米国での研究**：カルボプラチンとパクリタキセルの減量投与が，70 歳以上の患者群でレトロスペクティブに評価された(27)．減量して投与した場合と比較すると，標準用量で投与した場合グレード 3〜4 の好中球減少症の発生率が有意に高かった（54% vs. 19%）．さらに，標準用量で治療を受けた患者は累積毒性を経験しやすく，治療の遅延を必要とした．重要なことは，PFS と OS にコホート間で差がなかったことである．

　Von Gruenigen は，新たに卵巣がんと診断され，白金製剤をベースとした一次

化学療法を受ける 70 歳以上の女性を対象とした試験（GOG 273）を主導した（12）.
患者および担当医は 2 つの異なるレジメンから選択した：（Arm1）3 週間ごとの
カルボプラチン AUC 5，パクリタキセル 135 mg/m²，ペグフィルグラスチムサ
ポート，（Arm 2）3 週間ごとのカルボプラチン単剤 AUC 5. 患者は CRS 後また
は外科的介入前に登録された. 153 人が Arm 1 に，59 人が Arm 2 に登録された.
Arm 2 の女性は年齢が高く（中央値 83 歳 vs. 77 歳），PS が低く（PS 2-3：37%
vs. 11%），手術前に化学療法を受ける傾向が高く（58% vs.49%），減量または 7
日以上の遅延なしに 4 コースすべてを完了する傾向が低かった（54% vs. 82%）.
しかしながら，全般的に 4 コースの化学療法を完了した割合は高かった（Arm 1：
92%，Arm 2：75%）. 減量または遅延なく 4 コースの化学療法を完了できたこ
とは，ADL の自立，社会活動の改善，QoL の向上に有意に関連していた. IADL
依存は生存率の低下および化学療法による毒性の増加と関連していた. いずれの
レジメンにおいても，QoL，社会的活動，および機能（ADL）を含む患者報告ア
ウトカムは，化学療法コースの累積により経時的に改善した. このことは，高齢
の年齢群においても化学療法による重要な症状の改善を示唆している.

　Arm 1 と Arm 2 の登録が完了した後，Tew らは広く使用されているパクリタ
キセルの高用量レジメンを検討した. 患者はカルボプラチン（AUC 5）を 3 週間
ごとに投与され，パクリタキセルを 60 mg/m² に減量して毎週投与された. この
Arm は，GOG GAS が化学療法に対する忍容性を予測するという仮説を検証する
ためにデザインされた.

　NACT とは，腫瘍減量手術の前に化学療法を行うことである. NACT の使用
は，外科的侵襲が少ないことから，特に高齢で脆弱な患者に対して，米国でも欧
州でも人気が高まっている. メディケアの分析では，診断から 6 カ月以上生存し
た II〜IV 期の卵巣がん患者において NACT の使用率は 1991 年の 19.7% から
2007 年には 31.8% に上昇しており，現在ではさらに高くなっている可能性が高
い（28）. ランダム化試験のデータから，NACT と PDS の転帰は全体として類似
しているが，異なるサブグループは異なるアプローチから利益を得る可能性があ
る. NACT のプロスペクティブ無作為化試験（29）では，新たに IIIC 期または IV
期の上皮性卵巣がんと診断された 632 人の患者を，PDS 後に白金製剤ベースの
化学療法を 6 コース行う群と，白金製剤ベースの NACT を 3 コース行った後に
IDS を行い，さらに白金製剤ベースの化学療法を 3 コース行う群に無作為に割り
付けた. 年齢中央値は PDS 群で 62 歳（25〜86 歳），NACT 群で 63 歳（33〜81 歳）
であった. 両群の生存成績は同等で，OS 中央値は PDS 群で 29 カ月，NACT 群
で 30 カ月であった. 手術合併症は PDS 群で多く，術後死亡は 2.5% vs. 0.7%，

感染症は 8.1% vs. 1.7% であった．同様の結果は MRC CHORUS 試験の予備報告でもみられ，この試験では同一の無作為化が行われ，12 カ月生存率は PDS 群で70%，NACT 群で 76% であった(30)．69 歳以上の患者（$n=166$）の 5 年生存率は，PDS で 20%，NACT で 18% であった(31)．興味深いことに，Ⅳ 期で腫瘍量が多い患者は NACT の方が良好であったが，腫瘍量が少ない患者は PDS の方が良好であった．

**腹腔内化学療法**：腹腔内化学療法（intraperitoneal chemotherapy：IP）は，最適（optimal）に腫瘍減量された卵巣がん患者を対象とした複数のランダム化試験において生存期間延長効果を示した(32-34)．これらの試験に登録された女性のうち 70 歳以上の女性はごく一部であった．すべての無作為化試験でシスプラチンが使用されたが，このシスプラチンはカルボプラチンに比べて腎毒性，神経毒性，耳毒性が強く，高齢の患者には注意が必要である．健康で体力のある高齢患者であれば IP 化学療法に耐えられるという報告もあるが(35)，75 歳以上の女性で積極的な手術に続いて温熱 IP 療法を受けた患者に関する 1 件の小規模な報告では，78% の合併症が認められた(36)．

## 再発病変に対する化学療法

白金製剤感受性（最後の白金製剤治療から 6 カ月以上の寛解期間）の患者に対しては，無作為化試験で，カルボプラチン単独療法に対して，カルボプラチンとパクリタキセル，ゲムシタビン(37)，リポソームドキソルビシン(38)のいずれかとの 2 剤併用療法が PFS に有利であることが示されている．したがって，白金製剤ベースの 2 剤併用療法が標準的である．しかしながら，あるレトロスペクティブ研究では，高齢の女性では二次手術が少なく，単剤化学療法の頻度が高く，化学療法に対する奏効率が低かった（67.2% vs. 46.5%）(39)．レジメンの選択は毒性プロファイルに基づくことが多く，高齢患者ではゲムシタビンは細胞減少を，パクリタキセルは神経障害を引き起こす率が高い．CALYPSO 試験（カルボプラチン/パクリタキセル［CP］vs. カルボプラチン/リポソームドキソルビシン［CD］）で治療された 70 歳以上の患者のサブセット解析によると，高齢患者は若年患者と同じ割合（CP では 79%，CD では 82%）で計画された 6 コースを完了し，血液学的毒性も同程度であった．グレード 2 以上の末梢神経障害は，パクリタキセルで治療された高齢患者でより多く（36% vs. 若年患者 24%），興味深いことに，カルボプラチン過敏症反応は高齢女性で有意に少なかった(40)．

白金製剤抵抗性再発の場合，化学療法は通常単剤で行われ，奏効率は 10～25%，奏効期間の中央値は 4～8 カ月である．一般的な選択肢としては，リポ

ソームドキソルビシン，トポテカン，ゲムシタビン，weekly パクリタキセル，ビノレルビンなどがある(41)．リポソームドキソルビシンまたはゲムシタビンは，毒性プロファイルが比較的良好であることから，白金製剤抵抗性の高齢患者にとって妥当な選択肢である．しかしながら，これらの化学療法は疾患緩和の可能性が低いため，白金製剤抵抗性疾患では化学療法を増やすよりも，よりよい支持療法に重点を置くのが妥当であろう．治療中止の目安として，2 ライン連続での病勢進行が推奨されている(42)．ある研究では，積極的な化学療法を受けた卵巣がん患者とホスピスに登録された卵巣がん患者との間で，有意なコスト差が認められたが，生存率の改善は認められなかった．著者らは，特に高齢の虚弱患者では，ホスピスへの早期登録が有益であることを示唆している(43)．

## 分子標的薬剤

　現在，卵巣がん治療に最も関連性のある分子標的薬剤は，ポリ（ADP-リボース）ポリメラーゼ（poly［ADP-ribose］polymerase：PARP）阻害剤と血管新生阻害剤である．PARP 阻害剤に関する高齢者特有のデータはないが，一般的に忍容性は良好であると思われる（低度の倦怠感，消化器症状，貧血，発疹）(44)．PARP 阻害剤は，BRCA 遺伝子変異を有する女性において活性が増加する．BRCA に関連した遺伝性卵巣がん，特に BRCA1 関連がんは非遺伝性/散発性卵巣がんよりも若年で発症する傾向があるが，変異保有者の卵巣がん診断時の平均年齢はかなり幅がある（BRCA1：54 歳［31〜79］，BRCA2：62 歳［44〜77］，散発性：63 歳［25〜87］）(45)．遺伝カウンセリングと PARP 阻害剤治療の考慮は年齢に関係なく適切である．

　血管新生阻害剤は高齢者ではより注意が必要である．ベバシズマブの生存成績に対する効果は，高齢の卵巣がん患者と若年齢の卵巣がん患者で同等と思われるが(46)，高齢者ではさまざまな毒性が増加する．特に懸念されるのは血管障害である．2014 年 9 月時点のベバシズマブの添付文書には，5 つのランダム化比較試験で治療を受けた患者 1,745 人の探索的プール解析において，ベバシズマブ治療患者における動脈血栓塞栓イベントの発生率は，65 歳以上では 8.5 ％ であったのに対し，65 歳未満では 2.9 ％ であったと記載されている(47)．脳卒中または一過性脳虚血発作（transient ischemic attack：TIA）の既往のある患者はベバシズマブを投与すべきではなく，血圧コントロールに細心の注意を払う必要がある．Mohile らは，結腸がんまたは非小細胞肺がん（NSCLC）に対する化学療法にベバシズマブを併用する高齢患者における毒性について前向き解析を行った．ベバシズマブの追加は毒性，特にグレード 3 の高血圧を増加させたが，毒性増加と関

連する GA 変数は認められなかった(48)．抗 VEGF チロシンキナーゼ阻害剤は卵巣がんで関心が高まっているが，高齢者では重大な副作用（倦怠感，下痢，高血圧）が観察されている(49-53)．

## ま と め

1. 高齢の卵巣がん患者は生存率が低く，手術や化学療法の合併症が多く，標準治療の実行率が低い．
2. より脆弱な患者の毒性を軽減するために，化学療法の投与量，スケジュール，タイミング（ネオアジュバントまたは術後）の変更を考慮すべきである．
3. 高齢者機能評価（GA），特に手段的日常生活動作（IADL）による機能依存は，合併症を起こしやすい患者の予測に役立ち，脆弱な高齢女性が手術を受け化学療法を受ける能力を改善するための介入策の開発に役立つ可能性がある．

（石川光也 訳）

## 参 考 文 献

1. Tew WP. Ovarian cancer in the older woman. *J Geriatric Oncol*. September 2007; 7 (5): 354-361.
2. Oberaigner W, Minicozzi P, Bielska-Lasota M, et al. Survival for ovarian cancer in Europe: the across-country variation did not shrink in the past decade. *Acta Oncologica*. 2012; 51 (4): 441-453.
3. Edwards BK, Howe HL, Ries LA, et al. Annual report to the nation on the status of cancer, 1973-1999, featuring implications of age and aging on U.S. cancer burden. *Cancer*. 2002; 94 (10): 2766-2792.
4. Yancik R, Ries LA. Cancer in older persons: an international issue in an aging world. *Seminars in Oncology*. 2004; 31 (2): 128-136.
5. Vercelli M, Capocaccia R, Quaglia A, et al. Relative survival in elderly European cancer patients: evidence for health care inequalities. The EUROCARE Working Group. *Crit Rev Oncol Hematol*. 2000; 35 (3): 161-179.
6. Tew WP, Muss HB, Kimmick GG, et al. Breast and ovarian cancer in the older woman. *J Clin Oncol*. Aug 20, 2014; 32 (24): 2553-2561.
7. VanderWalde N, Jagsi R, Dotan E, et al. NCCN guidelines insights: older adult oncology, version 2.2016. *J Natl Compr Canc Netw*. November 2016; 14 (11): 1357-1370.
8. Kanesvaran R, Li H, Koo KN, et al. Analysis of prognostic factors of comprehensive geriatric assessment and development of a clinical scoring system in elderly Asian patients with cancer. *J Clin Oncol*. 2011; 29 (27): 3620-3627.
9. Hurria A, Togawa K, Mohile SG, et al. Predicting chemotherapy toxicity in older adults with cancer: a prospective multicenter study. *J Clin Oncol*. 2011; 29 (25): 3457-3465.

19 高齢女性における卵巣がん　187

10. Won E, Hurria A, Feng T, et al. CA125 level association with chemotherapy toxicity and functional status in older women with ovarian cancer. *Int J Gynecol Cancer*. July 2013; 23 (6): 1022-1028.

11. Falandry C, Weber B, Savoye AM, et al. Development of a geriatric vulnerability score in elderly patients with advanced ovarian cancer treated with first-line carboplatin: a GINECO prospective trial. *Ann Oncol*. 2013; 24 (11): 2808-2813.

12. Von Gruenigen VE, Huang H, Tew WP, et al. Geriatric assessment and tolerance to chemotherapy in elderly women with ovarian, primary peritoneal or fallopian tube cancer: a Gynecologic Oncology Group study. *Gyn Oncol*. 2014; 134 (2): 439.

13. Hightower RD, Nguyen HN, Averette HE, et al. National survey of ovarian carcinoma. IV: patterns of care and related survival for older patients. *Cancer*. 1994; 73 (2): 377-383.

14. Fairfield KM, Lucas FL, Earle CC, et al. Regional variation in cancer-directed surgery and mortality among women with epithelial ovarian cancer in the Medicare population. *Cancer*. 2010; 116 (20): 4840-4848.

15. Thrall MM, Goff BA, Symons RG, et al. Thirty-day mortality after primary cytoreductive surgery for advanced ovarian cancer in the elderly. *Obstet Gynecol*. 2011; 118 (3): 537-547.

16. Moore KN, Reid MS, Fong DN, et al. Ovarian cancer in the octogenarian: does the paradigm of aggressive cytoreductive surgery and chemotherapy still apply? *Gyn Oncol*. 2008; 110 (2): 133-139.

17. Aletti GD, Eisenhauer EL, Santillan A, et al. Identification of patient groups at highest risk from traditional approach to ovarian cancer treatment. *Gyn Oncol*. 2011; 120 (1): 23-28.

18. Wright AA, Bohlke K, Armstrong DK, et al. Neoadjuvant chemotherapy for newly diagnosed, advanced ovarian cancer: Society of Gynecologic Oncology and American Society of Clinical Oncology Clinical Practice Guidelines. *J Clin Oncol*. 2016; 34 (28): 3460-3473.

19. Hershman D, Jacobson JS, McBride R, et al. Effectiveness of platinum-based chemotherapy among elderly patients with advanced ovarian cancer. *Gyn Oncol*. 2004; 94: 540.

20. Lin JJ, Egorova N, Franco R, et al. Ovarian cancer treatment and survival trends among women older than 65 years of age in the United States, 1995-2008. *Obstet Gynecol*. 2016; 127: 81.

21. Tew WP Java J, Chi D, et al. Treatment outcomes for older women with advanced ovarian cancer: results from a phase III clinical treal (GOG182) [abstract]. *J Clin Oncol*. 2010; 28 (suppl 15). Abstract 5030.

22. Tredan O, Geay JF, Touzet S, et al. Carboplatin/cyclophosphamide or carboplatin/paclitaxel in elderly patients with advanced ovarian cancer? Analysis of two consecutive trials from the Groupe d'Investigateurs Nationaux pour l'Etude des Cancers Ovariens. *Ann Oncol*. 2007; 18 (2): 256-262.

23. Freyer G, Geay JF, Touzet S, et al. Comprehensive geriatric assessment predicts tolerance to chemotherapy and survival in elderly patients with advanced ovarian carcinoma: a GINECO study. *Ann Oncol*. 2005; 16 (11): 1795-1800.

24. Tinquaut F, Freyer G, Chauvin F, et al. Prognostic factors for overall survival in elderly patients with advanced ovarian cancer treated with chemotherapy: results of a pooled analysis of three GINECO phase II trials. *Gyn Oncol*. 2016; 143 (1): 22-26.

25. Pignata S, Breda E, Scambia G, et al. A phase II study of weekly carboplatin and paclitaxel as first-line treatment of elderly patients with advanced ovarian cancer. A Multicentre Italian Trial in Ovarian cancer (MITO-5) study. *Crit Rev Oncol Hematol*. 2008; 66: 229.

26. Pignata S, Scambia G, Katsaros D, et al. Carboplatin plus paclitaxel once a week versus every 3 weeks in patients with advanced ovarian cancer (MITO-7): a randomised, multicentre, open-label, phase 3 trial. *Lancet Oncol*. 2014; 15 (4): 396-405.

27. Fader AN, von Gruenigen V, Gibbons H, et al. Improved tolerance of primary chemotherapy with reduced-dose carboplatin and paclitaxel in elderly ovarian cancer patients. *Gynecol Oncol*. 2008; 109: 33.

188　Ⅳ　高齢者におけるがんの選択

28. Wright JD, Ananth CV, Tsui J, et al. Comparative effectiveness of upfront treatment strategies in elderly women with ovarian cancer. *Cancer*. 2014; 120 (8): 1246-1254.

29. Vergote I, Trope CG, Amant F, et al. Neoadjuvant chemotherapy or primary surgery in stage ⅢC or Ⅳ ovarian cancer. *New Engl J Med*. 2010; 363 (10): 943-953.

30. Kehoe S, Hook J, Nankivell M, et al. Chemotherapy or upfront surgery for newly diagnosed advanced ovarian cancer: results from the MRC CHORUS Trial [abstract]. *J Clin Oncol*. 2013; 31 (suppl). Abstract 5500.

31. van Meurs HS, Tajik P, Hof MH, et al. Which patients benefit most from primary surgery or neoadjuvant chemotherapy in stage ⅢC or Ⅳ ovarian cancer? An exploratory analysis of the European Organisation for Research and Treatment of Cancer 55971 randomised trial. *Eur J Cancer*. 2013; 49 (15): 3191-3201.

32. Markman M, Bundy BN, Alberts DS, et al. Phase Ⅲ trial of standard-dose intravenous cisplatin plus paclitaxel versus moderately high-dose carboplatin followed by intravenous paclitaxel and intraperitoneal cisplatin in small-volume stage Ⅲ ovarian carcinoma: an intergroup study of the Gynecologic Oncology Group, Southwestern Oncology Group, and Eastern Cooperative Oncology Group. *J Clin Oncol*. 2001; 19 (4): 1001-1007.

33. Armstrong DK, Bundy B, Wenzel L, et al. Intraperitoneal cisplatin and paclitaxel in ovarian cancer. *New Engl J Med*. 2006; 354 (1): 34-43.

34. Alberts DS, Liu PY, Hannigan EV, et al. Intraperitoneal cisplatin plus intravenous cyclophosphamide versus intravenous cisplatin plus intravenous cyclophosphamide for stage Ⅲ ovarian cancer. *New Engl J Med*. 1996; 335 (26): 1950-1955.

35. Tew WP, O'Cearbhaill R, Zhou Q, et al. Intraperitoneal chemotherapy in older women with epithelial ovarian cancer [abstract]. *J Clin Oncol*. 2009; 27 (15s). Abstract 5541.

36. Cascales-Campos P, Gil J, Gil E, et al. Cytoreduction and HIPEC after neoadjuvant chemotherapy in stage ⅢC-Ⅳ ovarian cancer: critical analysis in elderly patients. *Eur J Obstet Gynecol Reprod Biol*. 2014; 179: 88-93.

37. Pfisterer J, Plante M, Vergote I, et al. Gemcitabine plus carboplatin compared with carboplatin in patients with platinum-sensitive recurrent ovarian cancer: an intergroup trial of the AGO-OVAR, the NCIC CTG, and the EORTC GCG. *J Clin Oncol*. 2006; 24 (29): 4699-4707.

38. Pujade-Lauraine E, Wagner U, Aavall-Lundqvist E, et al. Pegylated liposomal doxorubicin and carboplatin compared with paclitaxel and carboplatin for patients with platinum- sensitive ovarian cancer in late relapse. *J Clin Oncol*. 2010; 28 (20): 3323-3329.

39. Pignata S, Ferrandina G, Scarfone G, et al. Poor outcome of elderly patients with platinum- sensitive recurrent ovarian cancer: results from the SOCRATES retrospective study. *Crit Rev Oncol Hematol*. 2009; 71 (3): 233-241.

40. Kurtz JE, Kaminsky MC, Floquet A, et al. Ovarian cancer in elderly patients: carboplatin and pegylated liposomal doxorubicin versus carboplatin and paclitaxel in late relapse: a Gynecologic Cancer Intergroup (GCIG) CALYPSO sub-study. *Ann Oncol*. 2011; 22 (11): 2417-2423.

41. Tew WP, Lichtman SM. Ovarian cancer in older women. *Semin Oncol*. 2008; 35 (6): 582-589.

42. Griffiths RW, Zee YK, Evans S, et al. Outcomes after multiple lines of chemotherapy for platinum-resistant epithelial cancers of the ovary, peritoneum, and fallopian tube. *Int J Gyn Cancer*. 2011; 21 (1): 58-65.

43. Lewin SN, Buttin BM, Powell MA, et al. Resource utilization for ovarian cancer patients at the end of life: how much is too much? *Gyn Oncol*. 2005; 99 (2): 261-266.

44. Kaye SB, Lubinski J, Matulonis U, et al. Phase Ⅱ, open-label, randomized, multicenter study comparing the efficacy and safety of olaparib, a poly (ADP-ribose) polymerase inhibitor, and pegylated liposomal doxorubicin in patients with BRCA1 or BRCA2 mutations and recurrent ovarian cancer. *J Clin Oncol*. 2012;

30（4）: 372-379.

45. Boyd J, Sonoda Y, Federici MG, et al. Clinicopathologic features of BRCA-linked and sporadic ovarian cancer. *JAMA*. 2000; 283（17）: 2260-2265.

46. Burger RA, Brady MF, Bookman MA, et al. Incorporation of bevacizumab in the primary treatment of ovarian cancer. *New Engl J Med*. 2011; 365（26）: 2473-2483.

47. Insert AP. Highlights of Prescribing Information. 2014.

48. Mohile SG, Hardt M, Tew W, et al. Toxicity of bevacizumab in combination with chemotherapy in older patients. *Oncologist*. 2013; 18（4）: 408-414.

49. Du Bois A, Floquet A, Kim JW, et al. Randomized, double-blind, phase III trial of pazopanib versus place bo in women who have not progressed after first-line chemotherapy for advanced epithelial ovarian, fallopi an tube, or primary peritoneal cancer（AEOC）: Results of an international intergroup trial（AGO-OVAR16）[abstract]. *J Clin Oncol*. 2013; 31（suppl）. Abstract LBA5503.

50. Ledermann JA, Perren T, Raja FA, et al. Randomized double-blind phase III trial of cediranib（AZE 2171）in relapsed platinum sensitive ovarian cancer: results of the ICON6 trial. *NCRI Conference*; November 3-6, 2013; Liverpool, UK. LB80.

51. Liu J, Barry WT, Birrer MJ, et al. A randomized phase 2 trial comparing efficacy of the combination of the PARP inhibitor olaparib and the antiangiogenic cediranib against olaparib alone in recurrent platinum-sensitive ovarian cancer. *J Clin Oncol*. 2014; 32（5s）: LBA5500.

52. Wong H, Tang YF, Yao TJ, et al. The outcomes and safety of single-agent sorafenib in the treatment of elderly patients with advanced hepatocellular carcinoma（HCC）. *Oncologist*. 2011; 16（12）: 1721-1728.

53. Gonsalves W, Ganti AK. Targeted anti-cancer therapy in the elderly. *Crit Rev Oncol Hematol*. 2011; 78（3）: 227-242.

# 20 高齢者における頭頸部がん

Ronald J. Maggiore, Noam VanderWalde, and Melissa Crawley

　頭頸部がん（head and neck cancer：HNC）は通常，副鼻腔，鼻腔，口腔，咽頭（上咽頭，中咽頭，下咽頭），喉頭の領域に扁平上皮がんとして発現する．2016年には，米国で口腔/咽頭および喉頭のがんが新たに61,760例発生し，13,190人が関連死すると推定される(1)．ヒトパピローマウイルス（human papilloma virus：HPV）関連がん（通常は中咽頭がん）が若年患者において増加傾向にもかかわらず(2,3)，HNCは依然として主に高齢者（診断時年齢中央値＝62歳）のがんである(4)．さらに，高齢者が新たにHNCと診断される発生率は，2030年までに60%以上増加すると予想されている(5)．

　高齢のHNC患者に対する治療方針の決定は依然として困難であり，「ゴールドスタンダード」の治療法は十分に定義されていない．HNC患者の大部分は，局所領域進行（locoregionally advanced：LA；Ⅲ期およびⅣA-B期）であり，しばしば同時化学放射線療法（CRT）などの多剤併用療法が必要とされる(6)．これらの治療はしばしば急性および晩期の毒性を引き起こし，治療アドヒアランス，生活の質（QoL），生存率に影響を及ぼす可能性がある．したがって，高齢かつ体機能的に脆弱な患者は，しばしば多剤併用療法の適応に乏しいとみなされ，その結果，非高齢者と比較して標準治療を受ける可能性が低くなる(7,8)．この二項対立は，高齢のHNC患者に対する放射線療法（RT）の実施においても明らかである(9)．

## 高齢なHNC患者：確かなエビデンスベースの欠如

　高齢者はHNCに人口比に比べて不釣合いに多く罹患しているにもかかわらず，既存の臨床試験データには65歳以上の成人がほとんど含まれていない（表20.1）．このため，高齢なHNC患者における治療決定のためのエビデンスベースはまだ不十分である（表20.2）．加齢に伴う嚥下機能および身体機能の変化とそれに伴う合併症の増加により，HNCに一般的に採用される併用療法の強度を考慮すると，この患者集団は脆弱である．例えば，高齢者はHNCにおける急性RT関連嚥下障害のリスクが増加し，ベースラインの嚥下障害はその後のRT関

**表 20.1** 代表的な HNC 臨床試験における高齢者の参加

| 試験 | 無作為化 | 患者数 | 年齢中央値 | 結果 |
|---|---|---|---|---|
| **喉頭温存試験** | | | | |
| VA 喉頭 (10) | 根治逐次的化学療法（シスプラチン + 5-FU）+ RT vs. 手術 + 術後 RT | 322 | 62 歳 (range 24〜79) | OS：差なし 64％で喉頭温存 |
| RTOG 91-11 (11) | 逐次的化学療法（シスプラチン + 5-FU）+ RT 群 vs. 同時 CRT（シスプラチン）群 vs. RT 単独群 | 547 | 59 歳 (range 26〜79) | 喉頭温存，LC：同時化学放射線療法でより良好 |
| EORTC 24954 (12) | 逐次的化学療法（シスプラチン + 5-FU）+ RT vs. 交互化学療法 + RT | 450 | 55 歳 (range 35〜76) | 差なし |
| **根治的 CRT** | | | | |
| GORTEC 中咽頭 Calais et al. (13) | RT 単独 vs. CRT（カルボプラチン + 5-FU） | 226 | 55 歳（中央値） (range 32〜74) | OS，DFS，LC はすべて化学療法により改善した |
| グループ間比較試験 Adelstein et al. (14) | RT 単独群 vs. CRT（シスプラチン急速静注）群 vs. スプリットコース RT（シスプラチン急速静注および 5-FU 持続静注） | 295 | 57 歳（平均） (range 25〜80) | 治験登録数に到達しなかった：OS は RT とシスプラチン静注投与で改善した |
| RTOG 97-03 (15) | CRT（シスプラチンと 5-FU の毎日投与）vs. CRT（ヒドロキシウレアと 5-FU [FHX] の毎日投与）vs. CRT（シスプラチンとパクリタキセルの毎週投与） | 241 | 56 歳 (range 21〜83) | 第 II 相試験：3 レジメンとも実施可能 |
| HeCOG (16) | RT 単独 vs. CRT（シスプラチン）vs. CRT（カルボプラチン） | 128 | 57 歳 (range 31〜78) | 同時併用化学療法により OS は改善した．シスプラチンが OS 中央値と TTP 中央値で最も良好であった |

（つづく）

**表20.1** 代表的なHNC臨床試験における高齢者の参加（つづき）

| 試験 | 無作為化 | 患者数 | 年齢中央値 | 結果 |
|---|---|---|---|---|
| UKHAN1試験(17)(非手術群) | RT単独群 vs. CRT（ビンブラスチン＋メトトレキサート＋5-FU [VbMF] またはメトトレキサート単独）群 vs. 補助化学療法併用RT群 vs. 同時および補助化学療法併用RT群 | 713 | 60歳 (range 17～84) | RT＋同時併用療法によるEFSの改善 |
| Bonner et al.の試験(18) | CRT（セツキシマブ併用）vs. RT単独群 | 424 | 57歳 (range 34～83) | LCおよびOSはセツキシマブにより改善した |
| **補助療法CRT** | | | | |
| RTOG 9501(19) | RT単独 vs. CRT（シスプラチン併用） | 459 | ～56歳 (range 24～80) | 化学療法によりLCとDFSが改善 |
| EORTC 22931(20) | RT単独 vs. CRT（シスプラチン） | 167 | 54歳 (範囲不明) | 化学療法によりLC, PFS, OSが改善 |
| フランスリンパ節転移陽性試験 Racadot et al.(21) | RT単独 vs. CRT（カルボプラチン併用） | 144 | 55.5歳 (平均)(範囲不明) | 差なし |
| UKHAN1試験(17)(手術群) | RT単独 vs. CRT（VbMF）. | 253 | ～58歳 (range 32～81) | 差なし |

CRT：化学放射線療法, DFS：無病生存期間, EFS：無イベント生存期間, EORTC：European Organization for Research and Treatment of Cancer（欧州がん研究機関）, HeCOG：Hellenic Cooperative Oncology Group（ギリシャがん臨床試験グループ）, 5-FU：5-フルオロウラシル, GORTEC：French Head and Neck Cancer Group（フランス頭頸部がんグループ）, HNC：頭頸部がん, LC：局所制御, OS：全生存期間, PFS：無増悪生存期間, RT：放射線治療, RTOG：Radiation Therapy Oncology Group（米国腫瘍放射線治療グループ）, TTP：無増悪期間, VA：United States Department of Veterans Affairs（米国退役軍人省）.

表 **20.2** 高齢者の HNC を対象とした進行中の臨床試験（2016 年 3 月 30 日現在）

| 試験名 | 対象患者 | 研究成果 |
|---|---|---|
| EGESOR：HNSCC を有する高齢患者において高齢者総合機能評価が栄養不良，体機能状態および生存に及ぼす影響：無作為化比較多施設臨床試験（//clinicaltrials.gov/ct2/show/NCT02025062）（多施設，フランス） | 年齢：65 歳以上<br>機能：該当なし<br>がん種：頭頸部扁平上皮がんと診断されたすべてのがん | 主要評価項目：複合 OS＋ADL 2 点以上低下＋10％ 以上の体重減少<br>副次評価項目：入院，PFS，HR-QoL（24 カ月まで）[*1] |
| ELAN-RT：非劣性試験．高齢の頭頸部扁平上皮がん患者における標準 RT と寡分割コースの比較試験（GORTEC-ELAN-RT）（//clinicaltrials.gov/ct2/show/NCT01864850）（多施設，フランス）https://classic.clinicaltrials.gov/ct2/show/NCT01864850 | 年齢：70 歳以上<br>機能：ベースライン GA："Unfit"，ECOG PS 0-1<br>がん種：II 期-IVB 期 HNSCC<br>治療：RT 単独：標準群：70 Gy/7 週 vs.<br>実験群：寡分割分割群 55 Gy/7 週（プロトコールにより 1 回あたり 2.5～3 Gy）[*2] | 主要評価項目：局所領域コントロール（6 カ月）<br>副次評価項目：OS，PFS，DC，ADL 障害，HR-QoL，安全性/毒性（18 カ月まで） |
| ELAN-FIT：再発または転移性頭頸部扁平上皮がん患者を対象とした第 II 相多施設共同試験（カルボプラチン，5-FU，セツキシマブの一次投与，70 歳以上，老年医学的評価で Fit（虚弱なし）と判定された患者を対象）（//clinicaltrials.gov/ct2/show/NCT01864772）（多施設，フランス） | 年齢：70 歳以上，CrCl 50 以上（MDRD）<br>体機能：ベースライン GA："Fit"，ECOG PS 0-1<br>がん種：NPC，SNC を除く R/M HNSCC<br>治療：EXTREME 療法（カルボプラチン/5-FU/セツキシマブ×6 コース，その後セツキシマブ維持療法） | 主要評価項目：ORR＋安全性/毒性（化学療法後 1 カ月および 3 カ月時）および ADL 2 点未満低下（化学療法後 1 カ月時）<br>副次的評価項目：最良の ORR，OS，PFS，維持療法における奏効期間，安全性/毒性（最長 1 年），HR-QoL，ADL，IADL（治療後 1 カ月まで） |

（つづく）

194　Ⅳ　高齢者におけるがんの選択

**表 20.2**　高齢者の HNC を対象とした進行中の臨床試験（2016 年 3 月 30 日現在）（つづき）

| 試験名 | 対象患者 | 研究成果 |
| --- | --- | --- |
| ELAN-UNFIT：Geriatric Evaluation に基づく高齢の不適応患者における再発および転移性頭頸部扁平上皮がんのファーストライン治療において，メトトレキサートとセツキシマブを比較する多施設共同無作為化第Ⅲ相試験（//clinicaltrials.gov/ct2/show/NCT01884623）（多施設，フランス）． | 年齢：70 歳以上，CrCl＞50（MDRD）<br>機能：ベースライン GA："Unfit"，ECOG PS 0-2<br>がん種：NPC，SNC を除く R/M HNSCC<br>治療：セツキシマブ週 1 回投与 vs. メトトレキサート週 1 回投与 | 主要評価項目：ORR＋安全性/毒性（化学療法後 1 カ月および 3 カ月時）および ADL 2 点未満低下（化学療法後 1 カ月時）<br>副次評価項目：最良 ORR，OS，PFS，維持療法における奏効期間，安全性/毒性（最長 1 年），HR-QoL，ADL，IADL（治療後 1 カ月まで） |

ADL：日常生活動作，CrCl：クレアチニンクリアランス，CRT：化学放射線療法，DC：遠隔制御，ECOG PS：Eastern Cooperative Oncology Group performance status，5-FU：5-フルオロウラシル，5-GA：高齢者機能評価，HNC：頭頸部がん，HNSCC：頭頸部扁平上皮がん，HR-QoL：健康関連 QoL，IADL：手段的日常生活動作，MDRD：modification of diet in renal disease calculation，NPC：上咽頭がん，ORR：客観的奏効率，OS：全生存期間，PFS：無増悪生存期間，R/M：再発・転移性，RT：放射線療法，SNC：鼻副鼻腔がん．

＊1　訳注：結果　主要評価項目：複合エンドポイント：OS＋Loss≧10% 以上の体重減少　有意な差なし/副次的評価項目：入院，PFS，HR-QoL（24 カ月まで）改善せず（*Cancers* 2022;14:3290. https://doi.org/10.3390/cancers14133290, 2024/02/20 accessed）

＊2　訳注：中断 2 週間をはさむ 7 週間，3 Gy/回，30 Gy まで，2 週間の中断をはさみ 2.5 Gy/回を 55 Gy まで．いずれも Standard RT and Hypofractionated RT in Head and Neck Squamous Cell Carcinoma - Clinical Trials Registry - ICH GCP　2024 年 2 月 29 日参照．

連嚥下障害の独立した危険因子である(24)．さらに，年齢に関係なく，HNC 患者の 80% 以上が，根治的 RT または CRT を終了するまでにサルコペニアを発症する(25,26)．このような治療による長期的な後遺症は，体機能的転帰に重大な影響を及ぼす可能性がある(27)．

## 有害事象のリスク：高齢の HNC 患者の治療に関する問題

### 局所限局病変

　早期 HNC に対する治療の主軸は依然として手術である．口腔の局所進行がんであっても，初回の外科的管理が優先されることが多い．経口ロボット手術（transoral robotic surgery：TORS）の進化により，この技術は中咽頭がんの早期および LA 症例に選択的な治療として導入され，術後補助療法である RT/CRT

とそれに伴う毒性を回避できる可能性がある．しかしながら，切除不能な原発腫瘍を有する患者，あるいは画像上明らかな被膜外進展が認められる患者では，切除後に補助的 CRT が必要となるため，up front な CRT を行うよりも TORS を行う利点は疑問である．喉頭の浸潤性の強い T4 腫瘍の場合，最初の喉頭全摘術が依然として最良の長期病勢コントロールをもたらす可能性がある(28)．さらに，年齢は周術期の合併症の割合に対し他の危険因子ほど重要ではないかもしれないが，それでも 70 歳以上の患者では死亡率が高い可能性がある(29,30)．

早期がんに対する根治的 RT は，一部の患者，特に喉頭がん患者において手術の代替となり，がんのコントロールが良好で，音声の温存も良好である可能性が高い(31,32)．T1/T2N0 声門がん患者は，寡分割 RT 単独で優れた長期成績を示し，しばしば合併症の割合も低い(28)．さらに，T1/T2N0 の口蓋扁桃原発患者では，歴史的に RT 単独で優れた局所制御と生存が得られている(30,31)．このような早期の HNC 患者の多くは，現在，まず手術でアプローチされているが(32)，手術の候補となりにくい高齢の患者では，RT 単独療法，特に片側で行うことが可能な場合は，より最適なリスクと利益のバランスが得られる(33,34)．

## 局所領域進行（LA）病変

特定の部位を含む局所領域進行 HNC（LA-HNC）の多くの症例では，周術期の合併症を回避し，長期的な発声・嚥下機能を維持できる可能性があり，局所再発に対する救済療法として手術を温存するために，RT や CRT を用いた臓器温存アプローチが好まれるようになっている．CRT は，LA 中咽頭がんや喉頭がんに対しては，RT よりも優先され，特に局所制御の改善と無喉頭摘出生存割合の改善が認められている．しかし，全生存割合は CRT では改善せず，場合によっては悪化することもある（RTOG 91-11)(35)．同時 RT を併用した場合の化学療法の生存期間延長効果は小さく（6.5％），年齢が高くなるにつれて，特に 70 歳以上の患者では小さくなる(36)．その後の研究では，LA-HNC の高齢者における RT に化学療法またはセツキシマブを追加することの有益性に関して，さらにさまざまな結果が得られている(37-39)．しかし，単一施設のレトロスペクティブ研究により，吟味された高齢の LA-HNC 患者は依然として CRT から利益を得られる可能性があることが示されている(40,41)．

2 つの大規模ランダム化試験(42,43) の統合解析によると，術後補助 RT または CRT は，「高リスク」の病理学的特徴（すなわち，顕微鏡的切除断端陽性，節外浸潤陽性）の有無によってほぼ決定されることが示された．これらの 2 つの試験では，高齢の HNC 患者の割合が有意に低かったことに注意することが重要で

196 Ⅳ 高齢者におけるがんの選択

ある．さらに，化学療法の追加は急性治療関連毒性を 2～3 倍に増加させることがわかっており，体機能的に脆弱な患者および複数の併存疾患を有する患者では，長期的な全生存期間のわずかな改善を慎重に検討する必要がある．「中間リスク」（リンパ管侵襲，神経周囲浸潤など）の病理学的特徴を有する HNC 患者において，術後補助 RT に全身療法としてセツキシマブを追加することの有益性は，RTOG0920 の一部であり，この RTOG0920 では，高齢者を年齢で除外していないが，パフォーマンスステータスが 0 から 1 の患者に限定している(44)．

## 再発・転移性（R/M）病変

ほとんどの再発およびすべての転移性 HNC 症例に対して，化学療法は依然として治療の要である．高齢者は併用化学療法によく耐えるが，特有な毒性のリスクがある(45)．事実上すべての併用化学療法は，単剤療法と比較して奏効率と無増悪生存期間を改善するが，全生存期間は改善しないことを示す研究に注意することが重要である(46)．白金製剤/5-フルオロウラシルにセツキシマブを追加することで全生存期間が改善することが示されたのは，EXTREME 試験まで待たねばならなかった(47)．しかしながら，非高齢者における 3 剤併用療法（トリプレットレジメン）の毒性と，高齢者におけるデータの不足（登録患者の 20% 未満が 65 歳以上）が相まって，転移性 HNC を有する多くの高齢者や，体機能的に脆弱な非高齢者にとって，本治療は実臨床では扱いにくいものとなっている．将来的には，前治療歴の多い患者でも有効性を示すペムブロリズマブ(48)のような PD-1 阻害剤を含む，分子標的薬や免疫治療薬をより評価することが重要であろう*1．

選択された局所および局所領域再発に対しては，症例ごとに RT や CRT を併用した手術による救済療法が考慮されることがある．寛解後に局所再発した患者の死亡率は 50～60% とされる(49)．歴史的には，救済手術が治療の柱であり，局所制御率は 60～70% であるが，病変の広がり，重要な解剖学的関与，QoL の低下などのために，多くの患者にとって手術は選択肢とはならないだろう(50,51)．慎重に選ばれた患者に対する化学療法併用再照射（re-irradiation with chemotherapy：CRRT）でも生存率が低く，重篤な毒性の発生率が高い(52)．

---

＊1　訳注：プラチナ感受性の再発または遠隔転移を有する頭頸部扁平上皮がん患者を対象にセツキシマブ，5-フルオロウラシルおよび白金製剤の併用投与を対照としてペムブロリズマブ単独療法および 5-フルオロウラシルおよび白金製剤の併用下でペムブロリズマブ投与の有効性および安全性を検証した国際共同第 Ⅲ 相試験である KEYNOTE-048 試験が実施された．本試験の結果，ペムブロリズマブの有効性が示され，2019 年 12 月 20 日に日本で再発または遠隔転移を有する頭頸部がんに対して適応追加された．

CRRT の有効性を評価する 2 つの第 II 相試験が実施されている：RTOG 9610 試験(53)（年齢中央値＝62 歳）と RTOG 9911 試験（年齢中央値＝60 歳）（54）である．CRRT によるグレード 3～5 の毒性は 25～36%（グレード 5＝死亡 8～11%）であり，2 年生存率はわずか 15～25% であった(53,54)．RT の標準的技術は，従来の周辺組織の線量耐性の限界により制限され，頸部線維症，骨壊死，三叉神経麻痺，頸動脈出血などの晩期毒性のリスクが高い(55)．しかし，定位体放射線治療（stereotactic body radiation therapy：SBRT）の技術がこの設定でも開発され(56)，再照射の実現可能性が改善し，治療時間が短縮されることで，高齢者にとって魅力的な選択肢となる可能性がある(56)．

## 高齢者とリスクのある非高齢 HNC 患者の体機能的・精神的問題

　HNC 治療の晩期毒性は，年齢に関係なく（発声，嚥下，栄養への悪影響を与えることがある）サバイバーの QoL に大きな影響を及ぼし(27)，RT または CRT を受けた HNC の高齢者は，非高齢者と比較して，自己報告による身体能力評価が悪い(57)．年齢，蝸牛への放射線線量，シスプラチンをベースとした CRT は，長期にわたる耳毒性のリスクを高める(58)．前述のサルコペニアの有病率と相まって，誤嚥および胃瘻依存の短期および長期のリスクを伴う栄養不良は，継続的なケアにとって重要な側面であり続ける．しかし，RT/CRT の毒性を緩和するための運動および栄養に基づいた介入研究は，非高齢 HNC 患者においてもまだ少ない(59)．

　もう 1 つのアプローチは，高齢者機能評価（GA）ツールを組み込み，それを検証し，HNC の治療強度および支持療法の介入を個々に調整するために予測因子を利用することである．GA が高齢者の HNC 治療において評価されるようになったのは最近のことである．パイロットデータでは，RT や CRT を受ける HNC の高齢者では，必ずしも GA が毒性の予測因子となるとは限らないが，手段的日常生活動作障害は予測因子となる可能性があることが示されている(60)．老年医学的スクリーニング（G8）および GA により根治的 RT または CRT を受ける HNC の高齢者のベースラインから RT/CRT 開始 4 週までのいくつかの老年医学領域における累積的な障害を評価できる(61)．高齢者 HNC の文献の多くは患者報告の結果に依存している長期的な客観的データが必要である．この知識ギャップを解決するために，フランスで高齢 HNC 患者を対象とする一連の試験が開始された(62)．これらの試験には「アンブレラ」試験である EGESOR

（//clinicaltrials.gov/ct2/show/NCT02025062）が含まれ，65 歳以上の HNC 患者のすべてを対象に包含している．高齢 HNC 患者は，全生存期間，体重減少，日常生活動作（ADL）低下の複合アウトカムを評価するために治療を受けている．本試験の範囲内で，化学療法を伴わない根治的 RT が選択された 70 歳以上の患者は，GA により "Unfit" または "Fit" と判定され，それぞれ寡分割 RT と標準的 RT のいずれかを受け，主要評価項目として局所領域制御を評価する（ELAN-RT：//clinicaltrials.gov/ct2/show/NCT01864850）．さらに，転移・再発病変を有する患者は，GA に基づいた適合性が判断され，3 剤併用療法（EXTREME レジメン）（ELAN-FIT：//clinicaltrials.gov/ct2/show/NCT01864772）または単剤療法（セツキシマブまたはメトトレキサート）（ELAN-UNFIT：//clinicaltrials.gov/ct2/show/NCT01884623）のいずれかに層別化される．これらの試験では，主要アウトカムとして毒性，ADL 低下とともに奏効率が評価される．高齢者および体機能的に脆弱な患者を対象とした集学的治療（CRT など）は，特に新しい全身薬物療法や治療パラダイム（免疫療法，反応適応治療など）が出現していることから，さらなる検討が必要であろう．

# ま　と　め

1. 高齢者は頭頸部がん（HNC）患者の重要な割合を占め，特に非中咽頭がん患者で顕著である．
2. 集学的治療は，早期および晩期障害のリスクが大きく，エビデンスに乏しい．
3. 放射線単独療法は，早期病変を有する患者や全身状態が不良，複数の合併症を有する局所領域進行 HNC（LA-HNC）患者に望ましいかもしれない．
4. 化学療法併用再照射（CRRT）または多剤併用化学療法の合併症を考慮すると，再発・転移性 HNC（R/M HNC）の治療選択には，非がんリスクと患者の嗜好を考慮しなければならない．
5. HNC 治療による体機能的，栄養的，心理社会的問題は，年齢に関係なく，生存期間中に晩期の合併症と，影響を及ぼすことがある．

（伊東和恵　訳）

# 参 考 文 献

1. American Cancer Society. *Cancer Facts and Figures* 2016. Atlanta, GA: American Cancer Society; 2016.

2. Patel SC, Carpenter WR, Tyree S, et al. Increasing incidence of oral tongue squamous cell carcinoma in young white women, age 18 to 44 years. *J Clin Oncol*. 2011; 29: 1488-1494.

3. Gillison ML, Broutian T, Pickard RK, et al. Prevalence of oral HPV infection in the United States, 2009-2010. *JAMA*. 2012; 307: 693-703.

4. American Cancer Society. *Cancer Treatment and Survivorship Facts and Figures* 2014-2015. Atlanta, GA: American Cancer Society; 2014.

5. Smith BD, Smith GL, Hurria A, et al. Future of cancer incidence in the United States: burdens upon an aging, changing nation. *J Clin Oncol*. 2009; 27: 2758-2765.

6. Argiris A, Eng C. Epidemiology, staging, and screening of head and neck cancer. *Cancer Treat Res*. 2003; 114: 15-60.

7. de Rijke JM, Schouten LJ, Schouten HC, et al. Age-specific differences in the diagnostics and treatment of cancer patients aged 50 years and older in the province of Limburg, the Netherlands. *Ann Oncol*. 1996; 7: 677-685.

8. Fentiman IS, Tirelli U, Monfardini S, et al. Cancer in the elderly: why so badly treated? *Lancet*. 1990; 335: 1020-1022.

9. Huang SH, O'Sullivan B, Waldron J, et al. Patterns of care in elderly head-and-neck cancer radiation oncology patients: a single-center cohort study. *Int J Radiat Oncol Biol Phys*. 2011; 79: 46-51.

10. Department of Veterans Affairs Laryngeal Cancer Study Group. Induction chemotherapy plus radiation compared with surgery plus radiation in patients with advanced laryngeal cancer. *N Engl J Med*. 1991; 324: 1685-1690.

11. Forastiere AA, Goepfert H, Maor M, et al. Concurrent chemotherapy and radiotherapy for organ preservation in advanced laryngeal cancer. *N Engl J Med*. 2003; 349: 2091-2098.

12. Lefebvre JL, Rolland F, Tesselaar M, et al. Phase 3 randomized trial of larynx preservation comparing sequential vs alternating chemotherapy and radiotherapy. *J Natl Cancer Inst*. 2009; 101: 142-152.

13. Calais G, Alfonsi M, Bardet E, et al. Randomized trial of radiation therapy versus concomitant chemotherapy and radiation therapy for advanced-stage oropharynx carcinoma. *J Natl Cancer Inst*. 1999; 91: 2081-2086.

14. Adelstein DJ, Li Y, Adams GL, et al. An intergroup phase Ⅲ comparison of standard radiation therapy and two schedules of concurrent chemoradiotherapy in patients with unresectable squamous cell head and neck cancer. *J Clin Oncol*. 2003; 21: 92-98.

15. Garden AS, Harris J, Vokes EE, et al. Preliminary results of Radiation Therapy Oncology Group 97-03: a randomized phase Ⅱ trial of concurrent radiation and chemotherapy for advanced squamous cell carcinomas of the head and neck. *J Clin Oncol*. 2004; 22: 2856-2864.

16. Fountzilas G, Ciuleanu E, Dafni U, et al. Concomitant radiochemotherapy vs radiotherapy alone in patients with head and neck cancer: a Hellenic Cooperative Oncology Group Phase Ⅲ Study. *Med Oncol*. 2004; 21: 95-107.

17. Tobias JS, Monson K, Gupta N, et al. Chemoradiotherapy for locally advanced head and neck cancer: 10-year follow-up of the UK Head and Neck (UKHAN1) trial. *Lancet Oncol*. 2010; 11: 66-74.

18. Bonner JA, Harari PM, Giralt J, et al. Radiotherapy plus cetuximab for squamous-cell carcinoma of the head and neck. *N Engl J Med*. 2006; 354: 567-578.

19. Cooper JS, Pajak TF, Forastiere AA, et al. Postoperative concurrent radiotherapy and chemotherapy for high-risk squamous-cell carcinoma of the head and neck. *N Engl J Med*. 2004; 350: 1937-1944.

20. Bernier J, Domenge C, Ozsahin M, et al. Postoperative irradiation with or without concomitant chemotherapy for locally advanced head and neck cancer. *N Engl J Med*. 2004; 350: 1945-1952.

21. Racadot S, Mercier M, Dussart S, et al. Randomized clinical trial of post-operative radiotherapy versus concomitant carboplatin and radiotherapy for head and neck cancers with lymph node involvement. *Radiother Oncol*. 2008; 87: 164-172.

22. Talarico L, Chen G, Pazdur R. Enrollment of elderly patients in clinical trials for cancer drug registration: a 7-year experience by the US Food and Drug Administration. *J Clin Oncol*. 2004; 22: 4626-4631.

23. Hutchins LF, Unger JM, Crowley JJ, et al. Underrepresentation of patients 65 years of age or older in cancer-treatment trials. *N Engl J Med*. 1999; 341: 2061-2067.

24. Mortensen HR, Overgaard J, Jensen K, et al. Factors associated with acute and late dysphagia in the DAHANCA 6 & 7 randomized trial with accelerated radiotherapy for head and neck cancer. *Acta Oncol*. 2013; 52: 1535-1542.

25. Chamchod S, Fueller CD, Grossberg AJ, et al. Sarcopenia/cachexia is associated with reduced survival and locoregional control in head and neck cancer patients receiving radiotherapy: results from quantitative imaging analysis of lean body mass. *Oncology* (Williston Park). 2015; 29 (4 suppl 1): pii: 205153.

26. Hasan S, Miranda D, Landau E, et al. Sarcopenia in head-and-neck cancer: a significant problem in patients receiving intensity modulated (IMRT) and image guided radiation (IGRT) as assessed by a validated CT-based assessment tool. *Int J Radiat Oncol Biol Phys*. 2014; 88: 496-497.

27. Murphy BA, Deng, J. Advances in supportive care for late effects of head and neck cancer. *J Clin Oncol*. 2015; 33: 3314-3321.

28. Grover S, Swisher-McClure S, Mitra N, et al. Total laryngectomy versus larynx preservation for T4a larynx cancer: patterns of care and survival outcomes. *Int J Radiat Oncol Biol Phys*. 2015; 92: 594-601.

29. Sanabria A, Carvalho AL, Melo Rl, et al. Predictive factors for complications in elderly patients who underwent head and neck oncologic surgery. *Head Neck*. 2008; 30: 170-177.

30. Milet PR, Mallet Y, El Bedoui S, et al. Head and neck cancer surgery in the elderly—does age influence the postoperative course? *Oral Oncol*. 2010; 46: 92-95.

31. Chera BS, Amdur RJ, Morris CG, et al. T1N0 to T2N0 squamous cell carcinoma of the glottic larynx treated with definitive radiotherapy. *Int J Radiat Oncol Biol Phys*. 2010; 78: 461-466.

32. Aaltonen LM, Rautiainen N, Sellman J, et al. Voice quality after treatment of early vocal cord cancer: a randomized trial comparing laser surgery with radiation therapy. *Int J Radiat Oncol Biol Phys*. 2014; 90: 255-260.

33. Chronowski GM, Garden AS, Morrison WH, et al. Unilateral radiotherapy for the treatment of tonsil cancer. *Int J Radiat Oncol Biol Phys*. 2012; 83: 204-209.

34. Kennedy WR, Herman MP, Deraniyagala RL, et al. Ipsilateral radiotherapy for squamous cell carcinoma of the tonsil. *Eur Arch Otorhinolaryngol*. 2016; 273 (8): 2117-2125.

35. Forastiere AA, Zhang Q, Weber RS, et al. Long-term results of RTOG 91-11: a comparison of three nonsurgical treatment strategies to preserve the larynx in patients with locally advanced larynx cancer. *J Clin Oncol*. 2013; 31 (7): 845-852.

36. Pignon JP, Le Maitre A, Maillard E, et al. Meta-analysis of chemotherapy in head and neck cancer (MACH-NC): an update of 93 randomised trials and 17, 346 patients. *Radiother Oncol*. 2009; 92: 4-14.

37. VanderWalde NA, Meyer AM, Deal AM, et al. Effectiveness of chemoradiation for head and neck cancer in an older patient population. *Int J Radiat Oncol Biol Phys*. 2014; 89: 30-37.

38. Amini A, Jones BL, McDermott JD, et al. Survival outcomes with concurrent chemoradiation for elderly patients with locally advanced head and neck cancer according to the National Cancer Data Base. *Cancer*. 2016; 122 (10): 1533-1543.

20　高齢者における頭頸部がん　201

39. Bonner JA, Harari PM, Giralt J, et al. Radiotherapy plus cetuximab for locoregionally advanced head and neck cancer: 5-year survival data from a phase 3 randomised trial, and relation between cetuximab-induced rash and survival. *Lancet Oncol*. 2010; 11: 21-28.

40. Maggiore RJ, Curran EK, Witt ME, et al. Survival and selected outcomes of older adults with locally advanced head/neck cancer treated with chemoradiation therapy. *J Geriatr Oncol*. 2013; 4: 327-333.

41. Michal SA, Adelstein DJ, Rybicki LA, et al. Multi-agent concurrent chemoradiotherapy for locally advanced head and neck squamous cell cancer in the elderly. *Head Neck*. 2011; 34: 1147-1152.

42. Bernier J, Domenge C, Ozsahin M, et al. Postoperative irradiation with or without concomitant chemotherapy for locally advanced head and neck cancer. *N Engl J Med*. 2004; 350: 1945-1952.

43. Cooper JS, Pajak TF, Forastiere AA, et al. Postoperative concurrent radiotherapy and chemotherapy for high-risk squamous cell carcinoma of the head and neck. *N Engl J Med*. 2004; 350: 1937-1944.

44. RTOG 0920 Protocol Information. Available at: https://www.rtog.org/ClinicalTrials/ProtocolTable/StudyDetails.aspx?study = 0920. Accessed March 12, 2016.

45. Argiris A, Li Y, Murphy BA, et al. Outcome of elderly patients with recurrent or metastatic head and neck cancer treated with cisplatin-based chemotherapy. *J Clin Oncol*. 2004; 22: 262-268.

46. Price KA, Cohen EE. Current treatment options for metastatic head and neck cancer. *Curr Treat Options Oncol*. 2012; 13: 35-46.

47. Vermorken JB, Mesia R, Rivera F, et al. Platinum-based chemotherapy plus cetuximab in head and neck cancer. *N Engl J Med*. 2008; 359: 1116-1127.

48. Seiwert TY, Haddad RI, Gupta S, et al. Antitumor activity and safety of pembrolizumab in patients (pts) with advanced squamous cell carcinoma of the head and neck (SCCHN): preliminary results from the KEYNOTE-012 expansion cohort [abstract]. *J Clin Oncol*. 2015; 33 (suppl). Abstract LBA6008.

49. Hong WK, Bromer RH, Amato DA, et al. Patterns of relapse in locally advanced head and neck cancer patients who achieved complete remission after combined modality therapy. *Cancer*. 1985; 56: 1242-1245.

50. Taussky D, Dulguerov P, Allal AS. Salvage surgery after radical accelerated radiotherapy with concomitant boost technique for head and neck carcinomas. *Head Neck*. 2005; 27: 182-186.

51. Gokhale AS, Lavertu P. Surgical salvage after chemoradiation of head and neck cancer: complications and outcomes. *Curr Oncol Rep*. 2001; 3: 72-76.

52. Salama JK, Vokes EE. Concurrent chemotherapy and re-irradiation for locoregionally recurrent head and neck cancer. *Semin Oncol*. 2008; 35: 251-261.

53. Spencer SA, Harris J, Wheeler RH, et al. Final report of RTOG 9610, a multi-institutional trial of reirradiation and chemotherapy for unresectable recurrent squamous cell carcinoma of the head and neck. *Head Neck*. 2008; 30: 281-288.

54. Langer CJ, Harris J, Horwitz EM, et al. Phase II study of low-dose paclitaxel and cisplatin in combination with split-course concomitant twice-daily reirradiation in recurrent squamous cell carcinoma of the head and neck: results of Radiation Therapy Oncology Group Protocol 9911. *J Clin Oncol*. 2007; 25: 4800-4805.

55. Heron DE, Ferris RL, Karamouzis M, et al. Stereotactic body radiotherapy for recurrent squamous cell carcinoma of the head and neck: results of a phase I dose-escalation trial. *Int J Radiat Oncol Biol Phys*. 2009; 75: 1493-1500.

56. Xu KM, Quan K, Clump DA, et al. Stereotactic ablative radiosurgery for locally advanced or recurrent skull base malignancies with prior external beam radiation therapy. *Front Oncol*. 2015; 5: 65.

57. Van der Schroeff MP, Derks W, Hordijk GJ, et al. The effect of age on survival and quality of life in elderly head and neck cancer patients: a long-term prospective study. *Eur Arch Otorhinolaryngol*. 2007; 264: 415-422.

58. Theunissen EA, Bosma SC, Zuur CL, et al. Sensorineural hearing loss in patients with head and neck

202　Ⅳ　高齢者におけるがんの選択

cancer after chemoradiotherapy and radiotherapy: a review of the literature. *Head Neck*. 2015; 37: 281-292.

59. Capozzi LC, McNeely ML, Lau HY, et al. Patient-reported outcomes, body composition, and nutritional status in patients with head and neck cancer: results from an exploratory randomized controlled exercise trial. *Cancer*. 2016; 122 (8): 1185-1200.

60. VanderWalde NA, Deal AM, Comitz E, et al. Functional age and tolerance to radiotherapy: a prospective study of a comprehensive geriatric assessment [abstract]. *J Clin Oncol*. 2015; 33 (suppl). Abstract e20534.

61. Pottel L, Lycke M, Boterberg T, et al. G-8 indicates overall and quality-adjusted survival in older head and neck cancer patients treated with curative radiochemotherapy. *BMC Cancer* 2015; 15: 875-886.

62. Brugel L, Laurent M, Caillet P, et al. Impact of comprehensive geriatric assessment on survival, function, and nutritional status in elderly patients with head and neck cancer: protocol for a multicentre randomised controlled trial (EGeSOR). *BMC Cancer*. 2014; 14: 427-435.

# 21 膵 が ん

Elizabeth Won

## はじめに

　米国では，年間 48,000 人以上の患者が膵がんと診断され，がんによる死亡原因の第 4 位となっている．膵がんは高齢者に発生する疾患であり，診断時の年齢中央値は 71 歳で，75〜84 歳の年齢層の発生率が最も高い(1)．しかし，高齢患者は若年患者に比べて手術を勧められる可能性が低く，化学療法を受ける可能性も低い(2)．併存疾患や身体機能の問題，社会的支援が限られていることなどの患者素因が，治療の実施可能性や忍容性に影響し，高齢者の生存に直接的な影響を及ぼすことは明らかである．しかし，高齢患者は高齢というだけで治療が行われる可能性が低いというデータもある(3,4)．本章では，高齢の膵がん患者の最適なマネジメントにおける現在の知見と残された課題について述べる．

## 高齢者における早期膵がんの治療

### 膵がんに対する手術

　膵がんに対する唯一の根治的治療は外科的切除である．膵切除術または膵頭十二指腸切除術（Whipple 法）の適応となる患者は膵がん全体の 15〜20% に過ぎないが，これは複雑で侵襲的な手術であり，罹患率と死亡率が高い．このため，高齢の患者は手術を受ける可能性が低い．Surveillance, Epidemiology, and End Results（SEER）データベースの 1983 年から 2007 年までの膵がん治療を調査した研究によると，70 歳以上の高齢患者では，手術が行われる割合が若年患者に比べて 55% と低いことが示された(4)．単一施設の報告では，80 歳以上の患者でも安全に Whipple 手術が行えることが示されており(5-7)，また，手術件数の多い施設では少ない施設に比べて周術期死亡割合は低い．しかし，全国的な手術死亡割合（退院前の死亡）は，65〜69 歳の患者では 6.7%，70〜79 歳の患者では 9.3%，80 歳以上の患者では 15.5% と，高齢者ほど増加することが示されている(8)．残念なことに，限局性膵がんの 5 年生存率は約 29% と非常に低いままであるため，手術の利益とリスクを慎重に比較した上で手術適応について検討する必

要がある(9).

高齢者に対する周術期は，脱水，せん妄，転倒，骨折，離床困難，褥瘡などの高齢者特有の合併症が重要であるが，手術の文献にはあまり報告されていない．Tan らは，米国の全国データベースを用いて，膵がん手術後の高齢者特有の合併症の発生状況について調査した(10)．膵がん手術を受けた 65 歳以上の患者の 4 分の 1 が老年期イベントを経験しており，75 歳以上ではさらに高い割合であった．これらの高齢者特有の合併症は，入院期間の延長（オッズ比［OR］5.97，95% 信頼区間［CI］5.16〜5.80）および費用の増加（OR 4.97，95% CI 4.58〜5.39）と関連していた．このことは，高齢患者では術後合併症が多く，入院期間が長くなると報告している他の文献と一致している(11,12)．さらに，65〜69 歳の患者と 80 歳以上の患者を比較すると，介護施設への退院は 10.6% から 36.7% に増加すると報告されている(8).

膵臓手術後の全体的な予後については相反するデータがあり，高齢患者では全生存期間が短くなることを示唆する研究もある(8,13,14)．Sho らによると，80 歳以上の患者の生存期間中央値は 16.6 カ月であったのに対し，80 歳未満の患者では 23.2 カ月であり，高齢患者群では疾患特異的生存期間も短かった（$P = 0.013$）(15)．手術後の予後には，腫瘍の性質，補助化学療法完遂能力，身体機能の低下，膵切除後の回復に影響する老年症候群の併存など，複数の因子が関与している可能性が高い．

## 術前の高齢者機能評価

高齢者総合機能評価（CGA）は，術後合併症，機能障害，認知機能低下のリスクを有する患者を同定し，術前，術中，術後に介入や支援を実施する必要性を認識する契機となる(16,17)．シカゴ大学の研究チームは，Whipple 手術を受ける高齢患者における CGA の手術成績予測能を前向きに評価した(18)．日常診療では評価されていない，虚弱の指標としての「自己申告による疲労」が，主要な手術合併症（OR 4.06，$P = 0.01$），集中治療室（ICU）入院の必要性（OR 4.30，$P = 0.01$），および全入院期間（$\beta = 0.27$，$P = 0.02$）の予測因子であった．

高齢手術患者の術後管理は，せん妄，栄養不良，褥瘡，転倒，感染，機能低下，ポリファーマシーなどの高齢者特有の合併症を回避するために専門的な対応が必要である．外科医チームと老年医チームが適切かつ協力的な周術期管理を行うことが，高齢患者の合併症発症と死亡のリスクの軽減に有用であると考えられる．

## 術後補助化学療法

　術後補助化学療法は，2つの大規模第Ⅲ相試験において，外科的切除単独と比較して全生存期間を改善することが示されている（表21.1）．これらの試験において高齢者がどの程度含まれていたかの情報は限られているが，両試験とも多変量解析において年齢による全生存期間に差はないと報告している．ただし，これらの試験における年齢の中央値はそれぞれ62歳と63歳であるのに対して，米国における膵がん診断時の年齢の中央値は71歳であり，臨床試験では一般臨床よりも高齢者が少ないため，解釈には注意が必要である．ゲムシタビンは術後補助化学療法の標準治療として受け入れられており，術後に全身状態が回復した患者には考慮されるべきである．頻度が高く重要なゲムシタビンの有害事象は，骨髄抑制，倦怠感，下痢，悪心，食欲低下，投与後のインフルエンザ様症状などがある．高齢患者においてゲムシタビンを減量することが忍容性を改善させるか，また有効性にも影響するかに関するデータはないが，高齢患者では毒性を毎週注意深く観察し，早めに減量することが推奨される．

　膵がん術後補助化学療法は，その有効性が確立しているが，高齢患者では行われる割合が依然として低い．高齢患者が治療を受ける割合は依然として低い．SEERデータベースの解析によると，65歳以上の患者では術後補助化学療法を受けた割合は半数以下であった(21)．しかし，術後補助化学療法の有益性は明らかであり，術後補助化学療法を受けていないことは，高齢患者における独立した予後不良因子であることが示されている．70歳以上の高齢患者178人を含むコホート研究において，術後補助化学療法を受けなかった高齢患者の全生存期間中央値は13.1カ月であり，術後補助化学療法を受けた高齢患者の21.8カ月に対して有意に不良であった（ハザード比［HR］1.89，$P=0.002$）．一方，術後補助化学療法を受けた高齢患者は，若年患者と同様の生存期間が得られていた（21.8カ月 vs. 22.5カ月，$P=0.576$）(22)．また，術後補助化学療法実施，未実施にかかわらず，主な死因は両群とも膵がんであり，補助化学療法に伴う有害事象死亡の懸念は少ない．これらのことから，高齢患者においても術後補助化学療法を可能な限り導入することで，高齢患者の予後が改善するものと思われる．今後もこの領域の研究は必要であり，術後に高齢者機能評価を行うことが，術後補助化学療法が有効な高齢患者を選別することに有用であるかもしれない．

表 21.1 膵がんに対する術後補助化学療法の臨床試験

| 試験名 | レジメン | 患者背景 | 主な有害事象 | 有効性 | まとめ |
|---|---|---|---|---|---|
| CONKO-001 (19) | GEM 単剤療法 (1,000 mg/m² day 1, 8, 15 of 28-d x 6 コース) vs. 経過観察 | N=368 年齢中央値 62歳 | GEM 群の有害事象： ■血液毒性： ・全 Grade 30% ・Grade 3~4 2.4% ■非血液毒性： ・悪心・嘔吐：21% ・下痢・浮腫 9% ・感染 4% ■肝機能障害 ・全 Grade 20% ・Grade 3~4 0.5% | GEM 群 vs. 経過観察群 ■DFS 中央値 13.4 vs. 5.7 カ月 ■OS 中央値 22.8 vs. 20.2 カ月 ■5 年生存割合 20.7% vs. 10.4% | ■忍容性が高く生存期間が改善 ■コース完遂できるのはわずか 62%；平均 DI は 700 mg/m² ■骨髄抑制と FN に注意 |
| ESPAC-03 (20) | 5-FU/LV 療法 (LV 20 mg/m², 5-FU 425 mg/m² 静注 day 1-5 of 28-d x 6 コース) vs. GEM 単剤療法 (1,000 mg/m² day 1, 8, 15 of 28-d x 6 コース) vs. 経過観察 | N=1,088 年齢中央値 63歳 | ■5-FU/LV 群：Grade 3~4 の口内炎、下痢が有意に多い ■GEM 群：Grade 3~4 の血液毒性が多い ■SAE の頻度は 5-FU 群が 14% に対して GEM 群が 7.5% (P<.001) | 5-FU/LV 群 vs. GEM 群 ■OS 中央値 23.0 vs. 23.6 カ月 | ■5-FU/LV 群 6 コース完遂割合 55% DI 中央値 79% ■GEM 群 6 コース完遂割合 60% DI 中央値 89% ■QoL は両群間に有意差認めず |

DFS：無病生存期間, DI：用量強度, FN：発熱性好中球減少症, 5-FU：5-フルオロウラシル, GEM：ゲムシタビン, OS：全生存期間, QoL：生活の質, SAE：重篤な有害事象.

## 進行性/転移性疾患の管理

### 全身化学療法

　膵がん患者の半数以上が診断時に転移を有しており，予後は依然として悪く，5年生存率は7%である(1)．これまで長らく，ゲムシタビン単剤療法が転移性膵がん患者の標準治療と考えられていたが，ゲムシタビンとナブパクリタキセル併用療法（GnP療法）が，MPACT第Ⅲ相試験においてゲムシタビン単剤療法に対する優越性を示した．全生存期間中央値はそれぞれ8.5カ月および6.7カ月（$P<0.001$）であった(23)．この試験に登録された患者の年齢中央値は63歳であり，65歳以上の患者は42%に過ぎなかった．FOLFIRINOX療法はACCORD-11試験において，ゲムシタビン単剤療法に対する優越性を示し，全生存期間中央値はそれぞれ11.1カ月および6.8カ月（$P<0.001$）であった(24)．FOLFIRINOXの毒性は強く，グレード3または4の有害事象の発生割合がゲムシタビン単剤よりも高い．なお，ACCORD-11試験では，Eastern Cooperative Oncology Group performance status（ECOG PS）が2以上の患者と75歳以上の患者は除外されていた．このため，登録された患者の年齢中央値は61歳であり，65〜75歳の患者は29%に過ぎなかった．このため，MPACT試験およびACCORD-11試験は転移性膵がんの治療を進歩させたが，いずれの試験も高齢患者の割合が限られていたため，高齢患者全体にデータを外挿することは困難である．

　多くは小規模かつ後ろ向きの研究であるが，高齢患者のみを対象とした研究の報告がある（表21.2）．これらの研究は，高齢の膵がん患者でも化学療法が可能であり，全身機能が良好な患者では若年患者と同等の治療効果が得られることを示唆している．

　併用化学療法レジメンの減量および投与間隔の延長は，有効性に影響を与えることなく副作用を軽減できることを示すデータがある．単一施設での研究によると，GnP療法を週1回から隔週に変更した結果，全生存期間中央値は11.1カ月，無増悪生存期間（PFS）中央値は4.8カ月であり，MPACT試験と比べて同程度の有効性が得られていた．一方，グレード3の神経毒性の発生割合が2%未満と，MPACT試験では17%であったのに対し有意に少なかった(32)．メモリアル・スローン・ケタリングがんセンターのグループは，ACCORD-11試験の投与量より20%減量してFOLFIRINOXを使用し，ACCORD-11試験と同様の有効性が保たれつつ（OS中央値12.5カ月），有害事象発現割合が低減されたと報告している(33)．

　これまで得られている情報から，図21.1（p.210）に治療アルゴリズムを提案

表 21.2 高齢進行膵がんに限定した臨床試験

| 著者 | 研究デザイン | レジメン | 高齢者の定義 | 患者背景 | 結果 |
|---|---|---|---|---|---|
| Aldoss et al. (25) | 1995〜2007年の退役軍人省がん登録後ろ向き解析 | レジメン情報なし | 80歳以上 | ■ N＝440 | ■ 83%が無治療、12%（52人）がん化学療法を受けた<br>■ OS中央値はそれぞれ1.7カ月および4.9カ月 |
| Locher et al. (26) | 前向き観察研究 | Gem | 70歳以上 | ■ N＝39<br>・遠隔転移17人<br>・局所進行22人<br>■ 年齢中央値74歳<br>■ 多くはECOG PS 2〜3 | ■ 23人（59%）はDI 100%であったが、38%は減量を要した<br>■ 38%がGrade 3〜4の好中球減少発現<br>■ ECOG PSおよび膵がんによる症状改善：18%および16%<br>■ OS中央値10カ月 |
| Marechal et al.(27) | 第II〜III相試験のレビュー | ■ Gem<br>■ Gem含有併用レジメン | 70歳以上 | ■ N＝99<br>・高齢者42人<br>■ 70%以上がKPS 90〜100% | ■ 高齢者の方が好中球減少、末梢神経障害発現頻度が高い<br>■ OSおよびTTPは年齢による差を認めず |
| Vickers et al. (28) | 第III相試験の後付け解析 | Gem＋エルロチニブ vs. Gem単剤＋プラセボ | 65歳以上 | ■ N＝569<br>・高齢者268人 | ■ 年齢および併存症はいずれもOSと関連なし<br>■ 高齢者/非高齢者いずれもOS中央値は6カ月で有意差なし<br>■ 高齢者では非高齢者に比べて<br>・併用療法では感染症が多い<br>・Gem単剤療法では毒性の差を認めず |

（つづく）

**表 21.2** 高齢進行膵がんに限定した臨床試験（つづき）

| 著者 | 研究デザイン | レジメン | 高齢者の定義 | 患者背景 | 結果 |
|---|---|---|---|---|---|
| Nakai et al. (29) | 2001～2009年の後ろ向きレビュー | ■Gem ■Gem＋S-1 | 75歳以上 | ■N＝237 ・高齢者69人（化学療法実施は59%） | ■併存症スコアが予後因子であるが、年齢は有意ではなかった |
| Li et al. (30) | 2005～2013年の後ろ向きレビュー | ■Gem（55%）■Gem併用レジメン（33%）■FOLFOX（3%）■FOLFIRINOX（3%） | 75歳以上 | ■N＝237 ・75～79歳114人 ・80～84歳84人 ・85歳以上39人 化学療法実施は197人（83%） | ■全体のOS中央値は7カ月 ■化学療法実施例と非実施例のOS中央値は7.9カ月および2.3カ月（P＜0.01）■56%がGrade 3以上の有害事象を発現し、入院を要した |
| Alessandretti et al. (31) | 後ろ向きレビュー | 減量FOLFIRINOX | 65歳以上 | ■N＝21 ■年齢中央値67歳（範囲：65～79） | ■33%がGrade 3～4の有害事象発現 ■約25%がさらなる減量を要した ■OS中央値が11.8カ月、PFS中央値が6.9カ月 |

DI：用量強度, ECOG PS：Eastern Cooperative Oncology Group performance status, Gem：ゲムシタビン, KPS：Karnofsky Performance Status, OS：全生存期間, PFS：無増悪生存期間, TTP：無増悪期間.

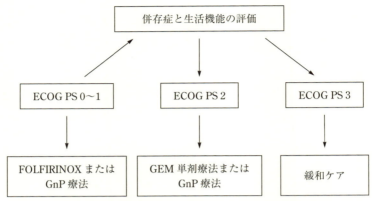

**図 21.1** 遠隔転移を有する高齢膵がん患者における治療選択

する．機能が保たれており FOLFIRINOX の適格となりうる高齢患者には，FOLFIRINOX 療法の減量投与が推奨される．このアルゴリズム案は腫瘍内科医が患者を評価するために日常臨床において使用している ECOG PS スコアに基づいている．しかし，ECOG PS スコアは高齢者機能評価と相関せず，身体機能および化学療法毒性に対する患者の脆弱性を誤認する可能性があるというエビデンスがあるため，注意が必要である．

## 緩和と支持療法

　進行した膵がん患者は，しばしば強い症状を伴うため，緩和ケアは膵がん患者の治療に不可欠である．一般に，高齢患者は痛みを過小報告することが多く，がん性疼痛の治療が十分でないことが多い．疼痛があると，生活の質（QoL）の低下，気分の落ち込み，機能状態の悪化を招くことが考えられる(34)．経口麻薬はがん性疼痛のコントロールに非常に有効である．しかし，多剤併用による毒性，せん妄，転倒リスクの増大を避けるために注意が必要である．疼痛コントロールのためのもう1つの選択肢として腹腔神経叢ブロックがあり，必要な麻薬の量を減らすことができる．また，胆管閉塞と十二指腸閉塞は膵がんによくみられる合併症である．胆道ステント留置により 90% の患者で胆道閉塞が解消され，QoLが改善することが示されている．十二指腸閉塞は，十二指腸ステントや胃空腸吻合術を用いて緩和することができる．すべての膵がん患者において，診断時から終末期にわたり，患者の症状，不安，個人的な期待や目標に対処するための集学的アプローチが推奨される．

## おわりに

　患者の高齢化に伴い，腫瘍学の研究と治療ガイドラインもそれに合わせて適応しなければならない．暦年齢だけで膵がん患者の治療法を選択すべきではない．治療を受けた高齢患者は，若年患者と同様に生存転帰が改善する．CGAは，高齢患者における治療の個別化に役立つだけでなく，高齢者膵がんについて今後必要な研究の方向性を示してくれるであろう．

## ま　と　め

1. 外科的手術は切除可能膵がんに対する唯一の根治的治療であるが，侵襲が大きく，高齢者では合併症の発生割合が高い可能性がある．
2. 手術適応となる高齢患者に対しては，術前の高齢者機能評価を考慮すべきであり，術後は，心肺および老年医学的合併症について注意深い観察が必要である．
3. 術後に十分に回復した高齢患者では，術後補助化学療法は生存期間を改善しうるが，その毒性について注意深い経過観察が必要である．
4. 進行膵がん患者において，全身化学療法は予後を改善することが示されているが，それでも予後は非常に不良である．患者の目標や希望の変化に応じて治療方針を立て，症状緩和のための支持療法を継続的に行うべきである．
5. 高齢患者に全身化学療法を行う場合，その目的が緩和的であることを考慮して，投与量の減量やスケジュールの変更を考慮すべきである．

（小林　智　訳）

## 参 考 文 献

1. SEER Cancer Statistics Factsheets: Pancreas Cancer. National Cancer Institute. Bethesda, MD. Available at: https://seer.cancer.gov/statfacts/html/pancreas.html. Accessed March 13, 2017.
2. Niederhuber JE, Brennan MF, Menck HR. The National Cancer Database report on pancreatic cancer. *Cancer*. 1995; 76: 1671-1676.
3. Bouchardy C, Rapiti E, Blagojevic S, et al. Older female cancer patients: importance, causes, and consequences of undertreatment. *J Clin Oncol*. 2007; 25: 1858-1869.
4. Amin S, Lucas AL, Frucht H. Evidence for treatment and survival disparities by age in pancreatic adenocarcinoma: a population-based analysis. *Pancreas*. 2013; 42（2）: 249-253.

212　Ⅳ　高齢者におけるがんの選択

5. Sohn TA, Yeo CJ, Cameron JL, et al. Should pancreaticoduodenectomy be performed in octogenarians? *J Gastrointest Surg*. 1998; 2: 207-216.

6. Stauffer JA, Grewal MS, Martin JK, et al. Pancreas surgery is safe for octogenarians. *J Am Geriatr Soc*. 2011; 59: 184-186.

7. Hatzaras I, Schmidt C, Klemanski D, et al. Pancreatic resection in the octogenarian: a safe option for pancreatic malignancy. *J Am Coll Surg*. 2011; 212: 373-377.

8. Finlayson E, Fan Z, Birkmeyer JD. Outcomes in octogenarians undergoing high-risk cancer operation: a national study. *J Am Coll Surg*. 2007; 205: 729-734.

9. Howlader N, Noone AM, Krapcho M, et al., eds. *SEER Cancer Statistics Review（CSR）*, 1975-2013, Bethesda, MD: National Cancer Institute. Available at: http://seer. cancer.gov/csr/1975_2013. Accessed March 13, 2017.

10. Tan H-J, Saliba D, Kwan L, et al. Burden of geriatric events among older adults undergoing major cancer surgery. *J Clin Oncol*. 2016; 34（11）: 1231-1238. doi:10.1200/JCO.2015.63.4592.

11. Riall TS, Sheffield KM, Kuo YF, et al. Resection benefits older adults with locoregional pancreatic cancer despite greater short-term morbidity and mortality. *J Am Geriatr Soc*. 2011; 59: 647-654.

12. Brozzetti S, Mazzoni G, Miccini M, et al. Surgical treatment of pancreatic head carcinoma in elderly patients. *Arch Surg*. 2006; 141（2）: 137-142.

13. Makary MA, Winter JM, Cameron JL, et al. Pancreaticoduodenectomy in the very elderly. *J Gastrointest Surg*. 2006; 10: 347-356.

14. Bathe OF, Levi D, Caldera H, et al. Radical resection of periampullary tumors in the elderly: evaluation of long-term results. *World J Surg*. 2000; 24: 353-358.

15. Sho M, Murakami Y, Kawai M, et al. Prognosis after surgical treatment for pancreatic cancer in patients aged 80 years or older: a multicenter study. *J Hepatobiliary Pancreat Sci*. 2016; 23: 188-197.

16. Korc-Gordzicki B, Downey RJ, Sharokni A, et al. Surgical considerations in older adults with cancer. *J Clin Oncol*. 2014; 32: 2647-2653.

17. PACE Participants, Audisio RA, Pope D, et al. Shall we operate? Preoperative assessment in elderly cancer patients（PACE）can help. A SIOG surgical task force prospective study. *Crit Rev Oncol Hematol*. 2008; 65: 156-163.

18. Dale W, Hemmerich J, Kamm A, et al. Geriatric assessment improves prediction of surgical outcomes in older adults undergoing pancreaticoduodenectomy: a prospective cohort study. *Ann Surg*. 2014: 259: 960-965.

19. Oettle H, Neuhaus P, Hochhaus A, et al. Adjuvant chemotherapy with gemcitabine and long-term outcomes among patients with resected pancreatic cancer: the CONKO-001 randomized trial. *JAMA*. 2013; 310（14）: 1473-1481. doi:10.1001/jama.2013.279201.

20. Oettle H, Post S, Neuhaus P, et al. Adjuvant chemotherapy with gemcitabine vs observation in patients undergoing curative-intent resection of pancreatic cancer: a randomized controlled trial. *JAMA*. 2007; 297（3）: 267-277.

21. Davila JA, Chiao EY, Hasche JC, et al. Utilization and determinants of adjuvant therapy among older patients who receive curative surgery for pancreatic cancer. *Pancreas*. 2009; 38: e18-e25.

22. Nagrial AM, Chang DK, Nguyen NQ, et al. Adjuvant chemotherapy in elderly patients with pancreatic cancer. *Br J Cancer*. 2014; 110: 313-319.

23. Von Hoff DD, Ervin T, Arena FP, et al. Increased survival in pancreatic cancer with nab-paclitaxel plus gemcitabine. *N Eng J Med*. 2013; 369: 1691-1703.

24. Conroy T, Desseigne F, Ychou M, et al. FOLFIRINOX versus gemcitabine for metastatic pancreas cancer. *N Engl J Med*. 2011; 364: 1817-1825.

21 膵 が ん 213

25. Aldoss IT, Tashi T, Gonsalves W. Role of chemotherapy in very elderly patients with metastatic pancreatic cancer—a Veterans Affairs Cancer Registry analysis. *J Geriatr Oncol*. 2011; 2: 209-214.
26. Locher C, Fabre-Guillevin E, Brunetti F, et al. Fixed-dose rate gemcitabine in elderly patients with advanced pancreatic cancer: an observational study. *Crit Rev Oncol Hematol*. 2008; 68: 172-182.
27. Marechal R, Demols A, Gay F, et al. Tolerance and efficacy of gemcitabine and gemcitabine-based regimens in elderly patients with advanced pancreatic cancer. *Pancreas*. 2008; 36: e16-e21.
28. Vickers MM, Powell ED, Asmis TR, et al. Comorbidity, age and overall survival in patients with advanced pancreatic cancer—results from NCIC CTG PA.3: a phase III trial of gemcitabine plus erlotinib or placebo. *Eur J Cancer*. 2012; 48 (10): 1434-1442.
29. Nakai Y, Isayama H, Sasaki T, et al. Comorbidity, not age, is prognostic in patients with advanced pancreatic cancer receiving gemcitabine-based chemotherapy. *Crit Rev Oncol Hematol*. 2011; 78 (3): 252-259.
30. Li D, Capanu M, Yu KH, et al. Treatment, outcomes, and clinical trial participation in elderly patients with metastatic pancreas cancer. *Clin Colorectal Cancer*. 2015; 14: 269-276.
31. Alessandretti MB, Moreira RB, Brandao EP, et al. Safety and efficacy of modified dose attenuated FOLFIRINOX chemotherapy in patients over 65 years with advanced pancreatic adenocarcinoma [abstract]. *J Clin Oncol*. 2013. (suppl). Abstract e15176.
32. Krishna K, Blazer MA, Wei L, et al. Modified gemcitabine and nab-paclitaxel in patients with metastatic pancreatic cancer (MPC): a single-institution experience [abstract]. *J Clin Oncol*. 2015; 33 (suppl 3). Abstract 366.
33. Lowery MA, Yu KH, Adel NG, et al. Activity of front-line FOLFIRINOX (FFX) in stage III/IV pancreatic adenocarcinoma (PC) at Memorial Sloan-Kettering Cancer Center (MSKCC) [abstract]. *J Clin Oncol*. 2012; 30 (suppl). Abstract 4057.
34. Ferrell BR, Wisdom C, Wenzl C. Quality of life as an outcome variable in the management of cancer pain. *Cancer*. 1989; 63: 2321-2327.

# 22　膀胱がんと腎がん

Ravindran Kanesvaran

## 高齢者の膀胱がん

　がんは高齢者の疾患であり，膀胱がん（bladder cancer：BC）は高齢者がんの典型例といえる．2008 年から 2012 年までの米国における BC の診断年齢中央値は 73 歳であった(1)．BC は米国で 5 番目に多く診断されるがんであり，患者の大半は高齢者である(1)．高齢者における BC の管理は，身体的機能や多くの併存疾患によって複雑になる．したがって，これらの患者をより適切な治療群に層別化するためには，高齢者総合機能評価（CGA）を実施することが重要となる．CGA に関する数多くの研究から，CGA は予後を予測するだけでなく，治療毒性や治療選択を予測する重要なツールとなることがわかっている(2-4)．一般的に，これらの高齢患者は Fit[*1]，Vulnerable[*2]，Frail[*3] の 3 つのカテゴリーに分類することができる(5)．本章では，高齢者における BC に使用されるさまざまな治療選択に関して，一般健康状態と CGA の結果を考慮しながらまとめる．

## 筋層非浸潤性膀胱がん

　Fit な高齢 BC 患者には，経尿道的膀胱腫瘍切除術（transurethral resection of the bladder tumor：TURBT）と膀胱内注入療法を行うことが推奨される．高齢の筋層非浸潤性 BC 患者における膀胱内注入療法の有用性を示す報告は限られている．筋層非浸潤性 BC 患者を 70 歳以上と 70 歳未満に層別化した単一施設による研究では，BCG 膀胱内注入療法の施行にもかかわらず，高齢患者ではがんの再発リスクが高いことが明らかになった(6)．Surveillance, Epidemiology, and End Results（SEER）データベースの研究では，65 歳以上の筋層非浸潤性膀胱がんの全生存期間（OS）は，補助 BCG 膀胱内注入療法を行った場合の方が，行わなかった場合よりも長かった(7)．CGA に基づき Frail に分類された患者は利用

---

*1 訳注：元気な非高齢者と同じ標準治療を受けることができる状態.
*2 訳注：元気な非高齢者と同じ標準治療は受けることはできないが，何らかの治療を受けることはできる状態.
*3 訳注：積極的な治療の適応にならないと思われる状態.

可能な治療選択肢が限られているかもしれない．低リスク症例の治療として
TURBT は適切であると考えられ，全身麻酔に適さない場合は局所麻酔で行うこ
とができる．中・高リスクの Frail の患者でも，BCG 膀胱内注入療法は低リスク
の局所処置であるため，施行可能である．しかし，期待余命が短い患者は，疾患
から生じる症状を緩和する治療のみを受けるべきである．

## 筋層浸潤性膀胱がん

　筋層浸潤性膀胱がん（muscle invasive bladder cancer：MIBC）は，膀胱壁の
筋層に浸潤したがん（病期 T2 以上）と定義される．限局性 MIBC の治療には集
学的治療が行われる．したがって，これらのさまざまな治療法を受ける患者の適
性を評価する CGA とは別に，Tumor Board の場で議論することも重要である．

### 根治的膀胱全摘除術

　Fit な高齢 MIBC 患者は，根治を目的とするならば，治療の一環として根治的
膀胱全摘除術を受けるべきである．しかし，手術に伴う術後合併症率と死亡率上
昇の危険性を減らすためには，患者選択が重要である．一般集団において，多く
の研究から得られた根治的膀胱全摘除術による合併症発症率と死亡率は，それぞ
れ 30〜70％，0.3〜7.9％ であった(8)．ノモグラムの開発は，この手術による 90
日生存率と合併症発生を予測するのに役立っている(8,9)．しかし，ノモグラム
に基づくリスク層別化とは別に，根治的膀胱全摘除術を受けた患者では，加齢自
体が予後予測因子であり，がん特異的死亡と関連している(10)．尿路変向の種類
は高齢患者の術後合併症に影響する．高齢患者において，回腸導管と新膀胱造設
では，合併症，手術死亡率，生活の質（QoL）に差がないことが報告されている
(11)．高齢の MIBC 患者に特化した根治的膀胱全摘除術の手術手技に関する
データは限られているが，いくつかの手術方法が報告されている(1)．腹腔鏡下
根治的膀胱全摘除術と開放根治的膀胱全摘除術を比較したメタアナリシスでは，
腹腔鏡下手術の方が術中出血量は少ないが手術時間は長いと報告された(12)．高
齢の MIBC 患者を対象とした無作為化試験では，最近普及しつつあるロボット
支援根治的膀胱全摘除術は，開放手術群と比較して，出血量が少なく，術前時間
が長かったが，在院日数は同等であった(13)．まとめると，Fit な高齢 MIBC 患
者は，術後死亡率と合併症発症率について検証されたノモグラムを用いて慎重に
評価した後，標準治療として根治的膀胱全摘除術を受けるべきである．尿路変向
術と手術法の選択は，先に述べたエビデンスと特定の施設で利用可能な選択肢に
ついて患者と話し合った後に決定される．

## 化 学 療 法

化学療法は進行性・転移性 MIBC 患者の治療に不可欠な治療である．化学療法はネオアジュバント療法，アジュバント療法，あるいは MIBC 治療における同時化学放射線療法（CRT）に用いられる．シスプラチンは，ゲムシタビンとの併用（GC 療法），またはメトトレキサート，ビンブラスチン，ドキソルビシンとの併用（MVAC 療法）といった，MIBC の治療で有用性が証明された 2 つの併用化学療法が主である．しかし，毒性が強いため，2011 年に発表されたコンセンサスグループの声明で定義されたシスプラチン適格 MIBC 患者または転移性 BC 患者の一部にのみ使用することができる(14)．シスプラチン適格患者は，パフォーマンスステータス（PS），クレアチニンクリアランス，難聴の程度，末梢神経障害の程度，ニューヨーク心臓協会の分類に基づいて規定される(15)．大規模なメタアナリシスで報告されているように，シスプラチン適格 MIBC 患者に対しては，根治的膀胱全摘除術前のネオアジュバント化学療法が，OS 改善の観点から選択される治療法であろう(16)．一方で，MIBC に対する術後補助療法に関する試験では，登録数が少なく統計学的に有意な生命予後改善を示すことができなかった(17)\*4．したがって，より望ましい治療法はネオアジュバント化学療法である．これらのデータは試験に登録された全患者から得られたものであり，高齢の MIBC 患者に特化したものではない．よって，化学療法の毒性予測ツール(3)に基づいて，グレード 3〜5 の化学療法関連毒性に罹患する危険性を評価すべきである．高齢者 BC の治療法に関するある総説では，高齢者患者に関するデータ欠如に言及し，利用可能なデータからの治療推奨がまとめられている(18)．

## 化学放射線療法

手術が適さない，あるいは膀胱温存を希望する高齢 MIBC 患者には，化学放射線療法（CRT）を行うことが適切な選択肢となりうる．これらの患者は，隣接臓器への浸潤，リンパ節転移，上皮内がん（carcinoma *in situ*：CIS），水腎症を伴う膀胱三角部近傍病変がないことが望ましい．これらの患者は maximal TURBT\*5 を受けている必要があり，最も重要なことは，同時 CRT に耐えられるだけの健康状態にあることである．その後，これらの患者は監視下膀胱鏡検査を遵守し，再発時の根治的膀胱全摘除術に備えるべきである．多くの高齢者に限定

---

\*4 訳注：本試験ではサブグループ解析で cN0 症例において術後早期化学療法群の生命予後改善が認められたと報告されている（HR 0.37, 95% CI 0.16〜0.83, *P* = 0.012）.

\*5 訳注：経尿道的に可能な限りの腫瘍を切除する TURBT.

した研究において有望な成績が示され，完全奏効率と無病生存率は根治的膀胱全摘除術を受けた患者と同等であった(19). Radiation Therapy Oncology Group (RTOG) 研究のプール解析では，高齢患者は若年患者と比較して CRT を完遂する割合は低いものの，若年患者と同様の完全奏効率，膀胱温存率，疾患特異的生存率であることを報告している(20). まとめると，CRT は膀胱温存を希望する高齢がん患者に考慮すべき根治治療の選択肢の 1 つである. Frail な MIBC 患者は根治的膀胱全摘除術や CRT の候補にはなりにくいが，症状コントロールのための緩和ケアを提供することは可能である. RT 単独療法は，疼痛や血尿などの症状をコントロールし，腫瘍の成長を遅らせることができるため，妥当な緩和的選択肢と考えられる(21).

### 転移性膀胱がん

転移性膀胱がん (metastatic bladder cancer：MBC) の OS は，化学療法を併用しても平均約 1 年と比較的不良である(22). MBC 患者の一次治療における現在の標準治療は，MVAC 療法または GC 療法である. これら両レジメンを比較した第 III 相試験では，MVAC の使用により毒性が増加するものの，生存率は同等であることが報告されている(22). したがって，シスプラチン適格の高齢 MBC 患者には GC 療法が選択されている. シスプラチン不適格の患者に対しては，MCV（メトトレキサート，カルボプラチン，ビンブラスチン）療法と同等の治療成績で低毒性であるカルボプラチンを代用することができる(23). ごく近い将来，高齢の MBC 患者においても副作用プロファイルから忍容性が高い免疫チェックポイント阻害薬が重要な治療選択肢となる可能性がある(24)[*6]. Frail な高齢 MBC 患者には，単剤化学療法を行うか(25)，症状緩和のための緩和治療による最善の支持療法が選択される.

## 高齢者の腎細胞がん

腎細胞がん（renal cell cancer：RCC）は主に高齢者に多い疾患であり，診断年齢の中央値は 64 歳である. RCC は病理組織学的に不均一な集団であり，淡明細胞がんが RCC 全体の 75％ 以上を占める. また，RCC 患者の約 30％ は診断時に転移があり，限局治療を受けた患者の再発率は 50％ と高い. すべての高齢

---

[*6] 訳注：2023 年 12 月現在，転移性膀胱がんに対して日本では免疫チェックポイント阻害薬であるキイトルーダ，抗悪性腫瘍剤/抗 Nectin-4 抗体微小管阻害薬複合体であるエンホルツマブベドチンが保険収載の上使用可能となっている.

RCC 患者は高齢者機能評価（GA）を受けるべきであると考えられる．現在，国際老年腫瘍学会（SIOG）タスクフォースによって 2009 年に作成されたものが唯一の高齢者転移性 RCC に特化した治療ガイドラインである(26)．

## 限局性 RCC

### Fit な高齢限局性 RCC

Fit な高齢限局性 RCC の治療には多くの選択肢がある．これらの選択肢は腫瘍の大きさと部位によって異なる．4 cm 以上の孤立性 RCC の場合，選択すべき治療は根治的腎摘除術（radical nephrectomy：RN）であろう[*7]．RN は腹腔鏡下で安全に行うことができ，ある研究では，高齢の RCC 患者において，腹腔鏡下腎部分切除（partial nephrectomy：PN）や開放 PN と比較して，泌尿生殖器合併症の発生率が低く，出血量が少ないことが示されている(27)．有症状の高齢患者に対する画像診断の汎用に伴い，小さな腎腫瘍（4 cm 未満）の発見が増加しており，そのうちの多くが RCC である(28)．Fit な高齢患者では，小さな限局性 RCC に対しては，その部位に応じて腎温存手術が選択される．部位によっては PN が不可能な場合もあり，そのような場合には RN を使用する必要がある．現在のところ，RCC の外科的切除後の補助療法を支持するデータはない(29)[*8]．したがって，これらの患者は積極的なサーベイランスを受けるべきであるが，画像診断の正確な頻度について，現在のところ，さまざまなガイドラインの中でもコンセンサスが得られていない(30)．

### Frail な高齢限局性 RCC

単発性の腎腫瘍を有する Frail な高齢患者は，利用可能な治療選択肢が多くない．大きな腫瘍（4 cm 以上）の場合，このような患者はどのような手術にも適さない可能性があり，緩和ケアによる症状コントロールを期待して治療を受けることになる．しかし，小さな RCC（4 cm 未満）であれば，局所アブレーション治療等より多くの選択肢がある．アブレーション治療の一般的な方法は，ラジオ波焼灼療法（radiofrequency ablation：RFA）または凍結療法である[*9]．凍結療法と PN を比較したシステマチックレビューでは，凍結療法は腫瘍進行がより高率

---

[*7] 訳注：ロボット支援手術の普及により腎温存手術の適応拡大が進んでおり，2016 年から日本においては 7 cm 以下の腎腫瘍に対してロボット支援腹腔鏡下腎部分切除術が保険適応となっている．

[*8] 訳注：腎摘除および腎部分切除後の再発リスクの高い淡明細胞型腎細胞がん患者を対象とした KEYNOTE-564 試験においてペンブロリズマブの術後補助療法の無増悪生存期間改善を受け，2022 年より日本において保険収載の上，広く施行されている．

と報告されているが，遠隔転移率はどちらも 2% 未満と同様に低かった(31)．Frail な高齢 RCC 患者にとってのもう 1 つの選択肢は，監視療法（active surveillance）である(32)．

## 転移性 RCC（mRCC）

　2005 年以来，多くの分子標的治療薬が開発され，高齢 mRCC 患者の治療にも革命をもたらした．少数例の若年患者で有効性が示されたインターロイキン-2 の大量投与を除けば，高齢者におけるサイトカイン使用を支持するデータはない(33)．mRCC 患者は，まず MSKCC または IMDC 規準によって定義された適切な予後リスク群に層別化されるべきである(34)．mRCC 治療における分子標的療法の承認につながった第 III 相臨床試験を表 22.1 に示す．これらの第 III 相臨床試験に登録された患者の約 3 分の 1 が 65 歳以上であったことから，高齢者に関するデータはこれらの第 III 相臨床試験から推定することができる(26)．スニチニブとパゾパニブの患者嗜好を比較した研究では，毒性プロファイルと QoL が優れているため，大多数の患者がパゾパニブを好むと報告している(44)．本試験は高齢者に特化した研究ではないが，毒性が低く，QoL 評価も良好であることから，パゾパニブは高齢者に適した選択といえる．

　MSKCC 高リスク患者に対しては，テムシロリムスが選択薬であるが，65 歳以上の患者ではインターフェロン（interferon：IFN）に比べて生存期間が延長することは示されていない(38)．二次治療では，多くの薬剤の使用が承認されている（表 22.1）．最近報告された研究では，ニボルマブ（PD-1 阻害薬）またはチロシンキナーゼ阻害薬カボザンチニブによる治療が，エベロリムスと比較して優れた有効性と良好な忍容性を有することが明らかになり，高齢の mRCC 患者にとって適切な選択肢となる可能性が示された(39,40)[*10]．これらの薬剤は，試験対象となった若年集団では忍容性がある程度良好であることが示されているが，高齢患者には，これらの薬剤で治療する場合には考慮しなければならない他の多くの問題（併存症，生理的予備能の低下，ポリファーマシーなど）があることに注意を要する．

---

[*9]　訳注：2020 年に直径 5 cm 以下の原発性腎がんに定位放射線療法が保険適応となり，2022 年に海外から長期成績が報告（Siva et al., *Lancet Oncol.* 2022）され，日本でも施行症例が増加している．

[*10]　訳注：転移性腎がんの一次治療として，日本においても 2023 年 12 月現在，イピリムマブ＋ニボルマブ，ペンブロリズマブ＋アキシチニブ，ニボルマブ＋カボザンチニブ，レンバチニブ＋カボザンチニブ，アベルマブ＋アキシチニブなどの免疫複合療法が保険承認されており，治療戦略が大きく変化している．

220  Ⅳ 高齢者におけるがんの選択

**表 22.1** 高齢 mRCC に対する薬剤承認に関連した第 Ⅲ 相臨床試験のまとめ

| 治療ライン（MSKCCリスク分類） | 第Ⅲ相試験 | 年齢中央値（年） | 最高齢者年齢 | 無増悪生存期間（月） | 全生存期間（月） | 頻出有害事象 |
|---|---|---|---|---|---|---|
| 一次治療（低リスク） | スニチニブ（35） | 62 | 87 | 11 | 26.4 | 下痢，嘔吐，高血圧，手足症候群，好中球減少，貧血，血小板減少 |
| 一次治療（低リスク） | ベバシズマブ＋IFN-α（36） | 61 | 82 | 8.5 | 18.3 | 出血，高血圧，タンパク尿 |
| 一次治療（低リスク） | パゾパニブ（37） | 59 | 85 | 9.2 | 22.9 | 下痢，嘔吐，高血圧，毛髪色変化，悪心，食思不振，ALT/AST 上昇 |
| 一次治療（低リスク） | テンシロリムス（38） | 58 | 81 | 3.8 | 10.9 | 皮疹，浮腫，口内炎，悪心，高血糖，脂質異常症 |
| 二次治療 | ニボルマブ（39） | 62 | 88 | 4.6 | 25 | 倦怠感，悪心，瘙痒症，下痢 |
| 二次治療 | カボザンチニブ（40） | 63 | 86 | 7.4 | — | 下痢，倦怠感，悪心，食欲低下，手足症候群 |
| 二次治療 | エベロリムス（41） | 61 | 85 | 4 | 14.8 | 口内炎，発疹，倦怠感，肺炎，下痢 |
| 二次治療 | アキシチニブ（42） | 61 | 82 | 8.3 | 20.1 | 下痢，倦怠感，高血圧，手足症候群 |
| 二次治療 | ソラフェニブ（43） | 58 | 86 | 5.5 | 17.8 | 倦怠感，下痢，悪心，発疹 |

ALT：アラニンアミノトランスフェラーゼ，AST：アスパラギン酸アミノトランスフェラーゼ，
IFN-α：インターフェロン-α，mRCC：転移性腎細胞がん.

# ま と め

1. すべての高齢の膀胱がん（BC）および腎細胞がん（RCC）患者は高齢者機能評価（GA）を受け，Tumor Board で症例を検討した上で，最も適切な治療法を決定すべきである．化学療法が計画されている場合は，化学療法の毒性予測ツールも使用すべきである．
2. Fit な高齢 BC 患者には，病期に応じて手術，化学放射線療法（CRT），緩和的化学療法など，若年患者と同様の治療選択肢を提供すべきである．
3. Frail な転移性高齢 BC 患者には緩和ケアによる待機療法を提供すべきである．しかし表在性 BC では，Frail な高齢患者でも忍容性を考慮し，経尿道的膀胱腫瘍切除術（TURBT）や膀胱内注入療法を行うことが可能である．
4. Fit の高齢 RCC 患者には，手術（病変の大きさと位置に応じて根治的腎摘除術［RN］または腹腔鏡下腎部分切除［PN］）を行うべきである．転移性 RCC（mRCC）患者は，リスク分類に応じて，若年患者と同様に分子標的治療を受けるべきである．
5. Frail な限局性 RCC 高齢患者には，アブレーション治療または監視療法を行う．mRCC 患者には，虚弱の程度，同時に使用している薬剤，期待余命に応じて分子標的療法が提案することができる．

（成田伸太郎 訳）

# 参 考 文 献

1. Guancial EA, Roussel B, Bergsma DP, et al. Bladder cancer in the elderly patient: challenges and solutions. *Clin Interv Aging*. 2015; 10: 939-949.
2. Caillet P, Canoui-Poitrine F, Vouriot J, et al. Comprehensive geriatric assessment in the decision-making process in elderly patients with cancer: ELCAPA study. *J Clin Oncol*. 2011; 29（27）: 3636-3642.
3. Hurria A, Togawa K, Mohile SG, et al. Predicting chemotherapy toxicity in older adults with cancer: a prospective multicenter study. *J Clin Oncol*. 2011; 29（25）: 3457-3465.
4. Kanesvaran R, Li H, Koo KN, et al. Analysis of prognostic factors of comprehensive geriatric assessment and development of a clinical scoring system in elderly Asian patients with cancer. *J Clin Oncol*. 2011; 29（27）: 3620-3627.
5. Balducci L, Extermann M. Management of the frail person with advanced cancer. *Crit Rev Oncol Hematol*. 2000; 33（2）: 143-148.
6. Herr HW. Age and outcome of superficial bladder cancer treated with bacille Calmette- Guerin therapy. *Urology*. 2007; 70（1）: 65-68.
7. Spencer BA, McBride RB, Hershman DL, et al. Adjuvant intravesical bacillus Calmette- Guerin therapy and survival among elderly patients with non-muscle-invasive bladder cancer. *J Oncol Pract*. 2013; 9（2）: 92-98.

222  Ⅳ 高齢者におけるがんの選択

8. Aziz A, May M, Burger M, et al. Prediction of 90-day mortality after radical cystectomy for bladder cancer in a prospective European multicenter cohort. *Eur Urol*. 2014; 66 (1): 156-163.

9. Isbarn H, Jeldres C, Zini L, et al. A population based assessment of perioperative mortality after cystectomy for bladder cancer. *J Urol*. 2009; 182 (1): 70-77.

10. Nielsen ME, Shariat SF, Karakiewicz PI, et al. Advanced age is associated with poorer bladder cancer-specific survival in patients treated with radical cystectomy. *Eur Urol*. 2007; 51 (3): 699-706; discussion 706-708.

11. Sogni F, Brausi M, Frea B, et al. Morbidity and quality of life in elderly patients receiving ileal conduit or orthotopic neobladder after radical cystectomy for invasive bladder cancer. *Urology*. 2008; 71 (5): 919-923.

12. Tang K, Li H, Xia D, et al. Laparoscopic versus open radical cystectomy in bladder cancer: a systematic review and meta-analysis of comparative studies. *PLOS ONE*. 2014; 9 (5): e95667.

13. Nix J, Smith A, Kurpad R, et al. Prospective randomized controlled trial of robotic versus open radical cystectomy for bladder cancer: perioperative and pathologic results. *Eur Urol*. 2010; 57 (2): 196-201.

14. Galsky MD, Hahn NM, Rosenberg J, et al. A consensus definition of patients with metastatic urothelial carcinoma who are unfit for cisplatin-based chemotherapy. *Lancet Oncol*. 2011; 12 (3): 211-214.

15. Galsky MD, Chen GJ, Oh WK, et al. Comparative effectiveness of cisplatin-based and carboplatin-based chemotherapy for treatment of advanced urothelial carcinoma. *Ann Oncol*. 2012; 23 (2): 406-410.

16. Advanced Bladder Cancer Meta-analysis Collaboration. Neoadjuvant chemotherapy in invasive bladder cancer: update of a systematic review and meta-analysis of individual patient data advanced bladder cancer (ABC) meta-analysis collaboration. *Eur Urol*. 2005; 48 (2): 202-205; discussion 5-6.

17. Sternberg CN, Skoneczna I, Kerst JM, et al. Immediate versus deferred chemotherapy after radical cystectomy in patients with pT3-pT4 or N + M0 urothelial carcinoma of the bladder (EORTC 30994): an intergroup, open-label, randomised phase 3 trial. *Lancet Oncol*. 2015; 16 (1): 76-86.

18. Galsky MD. How I treat bladder cancer in elderly patients. *J Geriatr Oncol*. 2015; 6 (1): 1-7.

19. Clayman RH, Galland-Girodet S, Niemierko A, et al. Outcomes of selective bladder preservation in the elderly treated with conservative surgery and chemoradiation. *Int J Radiat Oncol Biol Phys*. 2013; 87 (2): S83.

20. Mak RH, Hunt D, Shipley WU, et al. Long-term outcomes in patients with muscle-invasive bladder cancer after selective bladder-preserving combined-modality therapy: a pooled analysis of Radiation Therapy Oncology Group protocols 8802, 8903, 9506, 9706, 9906, and 0233. *J Clin Oncol*. 2014; 32 (34): 3801-3809.

21. Kouloulias V, Tolia M, Kolliarakis N, et al. Evaluation of acute toxicity and symptoms palliation in a hypofractionated weekly schedule of external radiotherapy for elderly patients with muscular invasive bladder cancer. *Int Braz J Urol*. 2013; 39 (1): 77-82.

22. von der Maase H, Hansen SW, Roberts JT, et al. Gemcitabine and cisplatin versus methotrexate, vinblastine, doxorubicin, and cisplatin in advanced or metastatic bladder cancer: results of a large, randomized, multinational, multicenter, phase Ⅲ study. *J Clin Oncol*. 2000; 18 (17): 3068-3077.

23. De Santis M, Bellmunt J, Mead G, et al. Randomized phase Ⅱ/Ⅲ trial assessing gemcitabine/carboplatin and methotrexate/carboplatin/vinblastine in patients with advanced urothelial cancer who are unfit for cisplatin-based chemotherapy: EORTC study 30986. *J Clin Oncol*. 2012; 30 (2): 191-199.

24. Powles T, Eder JP, Fine GD, et al. MPDL3280A (anti-PD-L1) treatment leads to clinical activity in metastatic bladder cancer. *Nature*. 2014; 515 (7528): 558-562.

25. Stadler WM, Kuzel T, Roth B, et al. Phase Ⅱ study of single-agent gemcitabine in previously untreated patients with metastatic urothelial cancer. *J Clin Oncol*. 1997; 15 (11): 3394-3398.

26. Bellmunt J, Negrier S, Escudier B, et al. The medical treatment of metastatic renal cell cancer in the

22　膀胱がんと腎がん　　223

elderly: position paper of a SIOG taskforce. *Crit Rev Oncol Hematol.* 2009; 69（1）: 64-72.

27. Becker A, Ravi P, Roghmann F, et al. Laparoscopic radical nephrectomy vs laparoscopic or open partial nephrectomy for T1 renal cell carcinoma: comparison of complication rates in elderly patients during the initial phase of adoption. *Urology.* 2014; 83（6）: 1285-1291.

28. Sun M, Thuret R, Abdollah F, et al. Age-adjusted incidence, mortality, and survival rates of stage-specific renal cell carcinoma in North America: a trend analysis. *Eur Urol.* 2011; 59（1）: 135-141.

29. Haas NB, Manola J, Uzzo RG, et al. Adjuvant sunitinib or sorafenib for high-risk, non-metastatic renal-cell carcinoma（ECOG-ACRIN E2805）: a double-blind, placebo- controlled, randomised, phase 3 trial. *Lancet.* 2016; 387（10032）: 2006-2016.

30. Williamson TJ, Pearson JR, Ischia J, et al. Guideline of guidelines: follow-up after nephrectomy for renal cell carcinoma. *BJU Int.* 2016; 117（4）: 555-562.

31. Klatte T, Grubmuller B, Waldert M, et al. Laparoscopic cryoablation versus partial nephrectomy for the treatment of small renal masses: systematic review and cumulative analysis of observational studies. *Eur Urol.* 2011; 60（3）: 435-443.

32. Borghesi M, Brunocilla E, Volpe A, et al. Active surveillance for clinically localized renal tumors: an updated review of current indications and clinical outcomes. *Int J Urol.* 2015; 22（5）: 432-438.

33. Fyfe GA, Fisher RI, Rosenberg SA, et al. Long-term response data for 255 patients with metastatic renal cell carcinoma treated with high-dose recombinant interleukin-2 therapy. *J Clin Oncol.* 1996; 14（8）: 2410-2411.

34. Heng DY, Xie W, Regan MM, et al. Prognostic factors for overall survival in patients with metastatic renal cell carcinoma treated with vascular endothelial growth factor-targeted agents: results from a large, multicenter study. *J Clin Oncol.* 2009; 27（34）: 5794-5799.

35. Motzer RJ, Hutson TE, Tomczak P, et al. Sunitinib versus interferon alfa in metastatic renal-cell carcinoma. *N Engl J Med.* 2007; 356（2）: 115-124.

36. Rini BI, Halabi S, Rosenberg JE, et al. Phase Ⅲ trial of bevacizumab plus interferon alfa versus interferon alfa monotherapy in patients with metastatic renal cell carcinoma: final results of CALGB 90206. *J Clin Oncol.* 2010; 28（13）: 2137-2143.

37. Sternberg CN, Davis ID, Mardiak J, et al. Pazopanib in locally advanced or metastatic renal cell carcinoma: results of a randomized phase Ⅲ trial. *J Clin Oncol.* 2010; 28（6）: 1061-1068.

38. Hudes G, Carducci M, Tomczak P, et al. Temsirolimus, interferon alfa, or both for advanced renal-cell carcinoma. *N Engl J Med.* 2007; 356（22）: 2271-2281.

39. Motzer RJ, Escudier B, McDermott DF, et al. Nivolumab versus everolimus in advanced renal-cell carcinoma. *N Engl J Med.* 2015; 373（19）: 1803-1813.

40. Choueiri TK, Escudier B, Powles T, et al. Cabozantinib versus everolimus in advanced renal-cell carcinoma. *N Engl J Med.* 2015; 373（19）: 1814-1823.

41. Motzer RJ, Escudier B, Oudard S, et al. Efficacy of everolimus in advanced renal cell carcinoma: a double-blind, randomised, placebo-controlled phase Ⅲ trial. *Lancet.* 2008; 372（9637）: 449-456.

42. Rini BI, Escudier B, Tomczak P, et al. Comparative effectiveness of axitinib versus sorafenib in advanced renal cell carcinoma（AXIS）: a randomised phase 3 trial. *Lancet.* 2011; 378（9807）: 1931-1939.

43. Escudier B, Eisen T, Stadler WM, et al. Sorafenib for treatment of renal cell carcinoma: Final efficacy and safety results of the phase Ⅲ treatment approaches in renal cancer global evaluation trial. *J Clin Oncol.* 2009; 27（20）: 3312-3318.

44. Escudier B, Porta C, Bono P, et al. Randomized, controlled, double-blind, cross-over trial assessing treatment preference for pazopanib versus sunitinib in patients with metastatic renal cell carcinoma: PISCES Study. *J Clin Oncol.* 2014; 32（14）: 1412-1418.

# 23 非ホジキンリンパ腫とホジキンリンパ腫

Colette Owens and Paul A. Hamlin

## はじめに

リンパ腫は，B 細胞，T 細胞，NK 細胞の悪性腫瘍で，60 以上の異なるタイプが存在する．米国では，高齢化社会の影響で 2030 年までに高齢者における非ホジキンリンパ腫（non-Hodgkin lymphoma：NHL）の発生率が 67%，ホジキンリンパ腫（Hodgkin lymphoma：HL）が 70% 増加すると見込まれている．新規 NHL 患者の 60% は 65 歳以上で，年齢中央値は 66 歳である(1)．このような背景から，腫瘍専門医は加齢に伴う臓器機能の低下や併存疾患を抱える高齢リンパ腫患者の管理に直面している．

## 病期分類と初期検査

最新の世界保健機関（WHO）分類では，リンパ腫を形態学，免疫学，遺伝学，臨床情報に基づいて分類している(2)．リンパ腫の診断には，組織学的，免疫組織化学的（immunohistochemical：IHC），分子生物学的，細胞遺伝学的解析のために十分な検体が必要であり，通常は切除生検が行われるが，コア生検で十分な場合もある．さらに患者に対しては，詳細な病歴聴取と身体所見，全血球数，包括的検査パネル，カルシウム，乳酸脱水素酵素（LDH），尿酸，血清電気泳動，$\beta_2$ ミクログロブリン，B 型および C 型肝炎，HIV ウイルス検査，および PET-CT（胸部，腹部，骨盤）を行う．2014 年に更新された Lugano 病期分類は，FDG-avid な（18F-FDG 集積を示す）リンパ腫の初期の病期分類に PET-CT を組み入れ，治療の効果判定に Deauville 5 ポイントスケールを用いるようになり，HL 以外では A，B の全身症状の記載を廃止して，びまん性大細胞型 B 細胞リンパ腫（diffuse large B-cell lymphoma：DLBCL）と HL では PET-CT を行った場合は骨髄生検を行わなくてもよいとした(3)．中枢神経系（CNS）病変のリスクが高い人は，細胞診とフローサイトメトリーのために腰椎穿刺を行う．

臨床予後スコアは，予後の理解と高齢患者の治療方針を決定するために重要である．主要な組織型ごとに，国際予後指数（International Prognostic Index：

IPI），年齢調整国際予後指数（age adjusted IPI：aaIPI），濾胞性リンパ腫国際予
後指数（Follicular Lymphoma International Prognostic Index：FLIPI）1 および 2，
マントル細胞国際予後指数（Mantle cell lymphoma International Prognostic

**表 23.1** 特定の病型における予後予測モデル

| 疾患病型 | 臨床的因子 | 推定生存期間 |
|---|---|---|
| DLBC<br>IPI<br>aaIPI | 年齢≧61 歳<br>病期 Ⅲ/Ⅳ 期<br>PS≧2<br>LDH＞正常上限<br>節外病変数≧2 個<br>LDH<br>PS≧2<br>病期 Ⅲ/Ⅳ 期 | 低リスク（0〜1）2 年 OS 84%，5 年 OS 73%<br>低中間リスク（2）2 年 OS 66%，5 年 OS 51%<br>高中間リスク（3）2 年 OS 54%，5 年 OS 43%<br>高リスク（4〜5）2 年 OS 34%，5 年 OS 26%<br>低リスク（0）5 年 OS 83%，<br>低中間リスク（1）5 年 OS 69%，高中間リスク<br>　（2）5 年 OS 46%，<br>高リスク（3）5 年 OS 32% |
| FL<br>FLIPI1<br>FLIPI2 | 年齢≧61 歳<br>病期 Ⅲ/Ⅳ 期<br>Hb＜12 g/dL<br>LDH＞正常上限<br>節性病変領域数≧5 領域<br>年齢≧61 歳<br>Hb＜12 g/dL<br>骨髄浸潤<br>$\beta_2$ ミクログロブリン＞正常上限<br>リンパ節長径＞6 cm | 低リスク（0〜1）5 年 OS 91%，10 年 OS 71%<br>中間リスク（1〜2）5 年 OS 78%，10 年 OS 51%<br>高リスク（3〜5）5 年 OS 53%，10 年 OS 36%<br>低リスク（0）3 年 PFS 91%，5 年 PFS 80%<br>中間リスク（1〜2）3 年 PFS 69%，5 年 PFS 51%<br>高リスク（3〜5），3 年 PFS 51%，5 年 PFS 19% |
| マントル<br>細胞リン<br>パ腫 | 年齢<br>Ki67<br>PS<br>LDH/正常上限値<br>白血球数 | 低リスク 5 年 OS 81%<br>中間リスク 5 年 OS 63%<br>高リスク 5 年 OS 35% |
| ホジキン<br>リンパ腫 | 年齢≧45 歳<br>Ⅳ 期<br>Hb＜10.5 g/dL<br>アルブミン＜4 g/dL<br>白血球数＞15,000/mm³ 以上<br>リンパ球数＜600/mm³ または白<br>血球分画で 8% 未満<br>男性 | 0 因子 5 年 FFP 84%，5 年 OS 89%<br>1 因子 5 年 FFP 77%，5 年 OS 90%<br>2 因子 5 年 FFP 67%，5 年 OS 81%<br>3 因子 5 年 FFP 60%，5 年 OS 78%<br>4 因子 5 年 FFP 51%，5 年 OS 61%<br>5 因子以上 5 年 FFP 42%，5 年 OS 56% |

DLBCL：びまん性大細胞型 B 細胞リンパ腫，FFP：無増悪割合，FL：濾胞性リンパ腫，OS：
全生存期間，PFS：無増悪生存期間，PS：パフォーマンスステータス.

**表 23.2** 高齢患者における DLBCL の代表的治療選択肢

| レジメン | 計画 RDI | 年齢中央値<br>（範囲） | ORR<br>（CR/PR） | EFS | OS | TRM |
|---|---|---|---|---|---|---|
| R-CHOP21<br>（第 III 相試験） | 100% | 69<br>（60〜80） | 83%<br>（75%/7%） | 57% at 2 y | 70% at 2 y | 6% |
| R-CHOP21<br>（レトロスペク<br>ティブ） | 70% | 76 | 87%<br>（79%/8%） | 57% at 2 y | 68% at 3 y | NR |
| R-miniCHOP<br>（第 II 相） | 〜50% | 83<br>（80〜95） | 74%<br>（63%/11%） | 47% at 2 y<br>（PFS） | 59% at 2 y | 8% |
| DR-COP<br>（第 II 相） | NA | 69<br>（61〜92） | 86%<br>（75%/11%） | 60% at 3 y | 74% at 3 y | 5% |
| 非アントラサイクリン系治療 | | | | | | |
| R-GCVP<br>（第 II 相） | NA | 76<br>（52〜90） | 61%<br>（39%/23%） | 50% at 2 y<br>（PFS） | 56% at 2 y | NR |
| R-Benda<br>（第 II 相） | NA | 85<br>（80〜95） | 69%<br>（54%/15%） | 40% at 2 y<br>（PFS） | 40% at 2 y | 0% |
| R-miniCEOP<br>（第 III 相） | 100% | 73<br>（64〜84） | 81%<br>（68%/13%） | 54% at 2 y | 74% at 2 y | 6% |

CR：完全寛解，DLBCL：びまん性大細胞型 B 細胞リンパ腫，EFS：無イベント生存期間，
NR：該当なし，ORR：全奏効率，OS：全生存期間，PFS：無増悪生存期間，PR：部分寛解，
RDI：相対投与強度，TRM：治療関連死亡率．

Index：MIPI），国際予後スコア（International Prognostic Score：IPS）などのリ
スクモデルがある（表 23.1）．最近の解析では，高齢患者における予後悪化のよ
り適切な年齢のカットオフは，以前の報告で指摘された 60 歳ではなく，70〜75
歳であることが報告されている(4-6,57)（表 23.2）．

## 組織学的および生物学的危険因子

　リンパ腫は，組織型および予後に基づいてインドレント，アグレッシブ，高度
アグレッシブに分類される．インドレントリンパ腫（小リンパ球性リンパ腫
［small lymphocytic lymphoma：SLL］，濾胞中心細胞リンパ腫［follicular center
cell lymphoma：FCL］，辺縁帯リンパ腫［marginal zone lymphoma：MZL］，ワ

ルデンシュトレームマクログロブリン血症［Waldenström's macroglobulinemia：WM］）は現在，生存期間中央値が 10 年以上であるのに対し，アグレッシブリンパ腫（DLBCL，末梢性 T 細胞リンパ腫［peripheral T-cell lymphoma：PTCL］，マントル細胞リンパ腫［mantle cell lymphoma：MCL］）は治療なしでは数カ月以内に生命を脅かすことがあり，高度アグレッシブリンパ腫（バーキットリンパ腫［Burkitt lymphoma：BL］，高悪性度 DLBCL）は急速に進行して，数週間以内に生命を脅かすことがある．これらの臨床的分類を超え，転機に影響を及ぼす生物学的因子の理解が進んでいる．

　DLBCL においては，遺伝子発現プロファイリング（gene expression profiling：GEP）によって同定される起源細胞のタイプが予後に影響を与え，CHOP 療法やリツキシマブ・シクロホスファミド・ドキソルビシン・ビンクリスチン・プレドニゾン（R-CHOP）療法では，胚中心 B 細胞（germinal center B-cell：GCB）型が非 GC/活性化 B 細胞（activated B-cell：ABC）型より予後がよい(7-9)．IHC モデル（例えば，Hans モデル）は GEP に近似するように設計されており，臨床的有用性から日常臨床で用いられているが，感度と特性度に課題が残っている．将来的には，新しい分子技術 IHC が代わりになる可能性がある．また，t(14;18) の BCL2/IgH 転座と t(8;14) の c-MYC/IgH 転座（あるいは頻度は低いが BCL6 の転座）が同時にある状態は "double hit biology"（DH）と呼ばれており，DLBCL 患者の約 10% で認められ，非常にアグレッシブな病勢，診断時の高年齢，高い CNS リスクと関連している．DLBCL 患者の約 3 分の 1 は，BCL2 または BCL6 と MYC のタンパク質過剰発現を有する可能性があり，"double expressers" と呼ばれる．加えて，Epstein-Barr ウイルス（Epstein-Barr virus：EBV）も高齢 DLBCL および HL 患者の予後不良に関係しており，一般的に病勢がより進行しており，多くの節外病変，高いリスクスコア，無増悪生存期間（PFS）と全生存期間（OS）の低下と関連している．

## 高齢リンパ腫患者の治療

　高齢患者のリンパ腫治療において，DLBCL，MCL，HL などのアグレッシブな組織型においての臨床判断が最も難しい．治療を行わなかった場合には，致命的な経過をたどる可能性が高い．腫瘍内科医は，DLBCL や HL での治癒を目指す治療や，MCL での PFS の改善を目指す一方で，高齢患者における合併症や死亡のリスクとのバランスをとることを目指している．実際の余命を考慮することで，治療が患者にとってどのような意味を持つか，特にリンパ腫を治療しないこ

228 IV 高齢者におけるがんの選択

とが余命を縮めることにつながるかどうかを説明する助けになる．Surveillance, Epidemiology, and End Results（SEER）データベースのデータによると，65歳以上の患者の23%がまったく治療を受けておらず，この割合は80歳以上の患者では33%に増加している(10)．この例でいえば，80歳で平均的な健康状態の人がリンパ腫と診断されない場合の予測余命は約5年である．そのため，アグレッシブNHLはこの患者にとって最も大きな生命のリスクである可能性が高く，患者の目標や希望を考慮した上で，治療を検討するべきである．リンパ腫の診断にもかかわらず余命が1年未満である場合，緩和治療が最も適切である．これまで医師たちは，治療による毒性リスクが最も高い患者を見分けるためにパフォーマンスステータス（PS）と臨床的判断を用いてきた(11,12)．しかし，臨床医の判断だけでは，リスクのあるすべての高齢患者を特定するには不十分であり，治療による毒性リスクが特に高い患者を見極めるための検討がなされてきた(13-15)．高齢者総合機能評価（CGA）は，最もリスクの高い患者を特定するのに適している(16)．Tucciらは，DLBCLに対してCGAを実施して，医師の判断と比較してCGAの方がfitかunfitかの判定に優れていることを示したが，医師がfitと誤認する可能性が約20%あることを指摘した(7)．実際には，毒性のリスクが最も高い患者に対しては，投与量の変更や治療強度の軽減を考慮すべきである．このような観点から，高齢者機能評価は，意思決定の重要な補助手段として確立されつつある(17)．

## 併存疾患

　60歳以上のNHL患者では，60～70%が何らかの併存疾患を有している．併存疾患の数と重症度はリンパ腫患者の年齢が高くなるにつれて増加し，併存疾患の存在は治療関連死亡率の上昇，治療関連毒性，治療強度の低下，およびOSの低下と関連している(18-20)．またチャールソン併存疾患指数のようなリスク指標で評価される併存疾患も，65歳以上の患者において独立した予後不良因子であることが示されている(21,22)．Frailは併存疾患とは別の生理的状態であり，毒性と死亡のリスクが最も高い集団を独立に特定する．Frailtyの標準的な定義はないが，一般に高齢患者では病気やストレス要因に適応できず，生理的予備能が低下していることが特徴である．Frailには，転倒，失禁，せん妄などの老年症候群や，衰弱，動作緩慢，体重減少などの身体症状が含まれることが多い．Tucciらによる Lymphoma Italian Foundation の研究では，fitな患者とfrailな患者を区別した結果，Frailの定義が重複していること，また根治的治療を行う場合に，fit，frailを定義することの有用性を報告している(7)．

## 疾患別管理

### びまん性大細胞型 B 細胞リンパ腫

NHL の最も一般的なサブタイプである DLBCL は，年齢中央値が 70 歳であり，高齢者での発生率が上昇している．アントラサイクリンをベースとする化学療法の初回治療による OS は 60～70％ である(23,24)．どの高齢患者が根治療法に耐えられるかを選択するには，併存疾患，機能状態，疾患の特徴を考慮する必要がある．

#### 治療法

R-CHOP 療法が標準治療である．しかし，このアントラサイクリンベースのレジメンは，治療関連死亡率が約 6～12％，高齢者における心毒性のリスクとの関連が報告されている(23,24)．したがって，アントラサイクリンベースのレジメンを選択するかどうかは，PS，併存疾患，臓器機能を十分に評価して，臨床医が判断する必要がある．

#### 毒性を軽減するための工夫―プレフェーズ

German Non-Hodgkin Lymphoma Study Group は，化学療法開始前にプレドニゾンを 5～7 日間投与し，ビンクリスチンを 1 mg 投与する "プレフェーズ" 治療を実施し，RICOVER-60 試験において第 1 コースおよび第 2 コースの治療関連死亡率を 50％ 低下させた(24)．他の前向き研究でも，この戦略の臨床的有益性が報告されている(25,26)．

#### 限局期

限局期 I/II 期は治癒できる可能性が高く，治療には化学療法単独または放射線併用療法がある(27,28)．リツキシマブ時代の前には，SWOG 8736 試験で CHOP 療法 3 コース後に involved field radiation therapy （IFRT）を行う方法が，PFS と OS のいずれにおいても CHOP 療法 8 コースより優れていることが報告された(29)．しかし長期追跡調査により，8 年後には最終的にこの差が消失することが報告されている(29)．1 つ以上の危険因子を有する患者を対象とした SWOG 0014 試験では，R-CHOP3 コース後に IFRT を行ったところ，追跡期間中央値 5 年での PFS が 88％ と良好な成績であった(29)．LYSA グループは，IPI と中間 PET に基づく適応戦略を用いて，R-CHOP 4 または 6 コースと放射線照射の有無とを比較し，放射線併用療法が R-CHOP 単独療法より優れていないこと

230 Ⅳ 高齢者におけるがんの選択

を報告した(30). 放射線療法を併用するかどうかは, 病変部位, 放射線毒性のリスク, 併存疾患, 余命などに応じて決定される. また, 化学療法に耐えられない患者の最終治療として放射線治療を考慮すべきである.

## 進　行　期

LNH 9805 試験に基づく 21 日ごとの R-CHOP 6～8 コースは, 60～80 歳の患者で確立された標準治療であり, CHOP と比較して 5 年 PFS と OS が有意に改善した(31). 他の臨床試験では, 投与密度 (dose dense) を高めた 14 日ごとのレジメンやリツキシマブ維持療法が検討され, 生存率の改善は認められなかったが, これらの臨床試験ではリツキシマブの重要性が示された. リツキシマブの投与密度を高くすれば, クリアランスがより早くなり, 高齢男性の予後が改善する可能性がある(32).

用量調節 (dose adjusted：DA) エトポシド・プレドニゾン・ビンクリスチン・シクロホスファミド・ドキソルビシン・リツキシマブ (EPOCH-R) は, "double hit" (FISH による BCL2, MYC), GCB, 高増殖率腫瘍 (MYC 発現, 高 Ki67) を含む DLBCL の特定のサブセットにおいて有効性を改善する可能性があり, ドキソルビシンを点滴静注するため心毒性が少ない可能性がある(33,34). しかし, DA-EPOCH-R と R-CHOP を比較した第Ⅲ相試験の初期の報告では, 優位性は確認されていない(35). それでも, 心毒性との関連性が低いことから, この点滴レジメンは特定の高齢患者には有用であろう.

## 減量療法/非アントラサイクリン療法

アントラサイクリンベースによる full-dose の治療が難しい患者には, いくつかの減量療法や非アントラサイクリンベースによる根治を目指したレジメンがある. 一般的に, 80 歳以上の患者や frail な患者, 複数の併存疾患や老年症候群を有する患者は, フルコースの R-CHOP 療法の適応とはならない. このような状況では, 毒性軽減のために有効性をある程度犠牲にすることは, 適切な選択である. GELA の第Ⅱ相試験では, 80 歳以上の患者を対象に R-miniCHOP 療法 (R-CHOP と比較して相対投与強度 [relative dose intensity：RDI] が約 50%) が評価され, 2 年 PFS と OS がそれぞれ 47% と 59% であった(5). ドキソルビシンおよびリポソームドキソルビシン (訳注：日本未適応) の点滴静注は, 心毒性が少なく, より安全な選択肢であり, アントラサイクリンが絶対禁忌でない患者には考慮されうるが, 多くの場合, 非アントラサイクリンベースのレジメンが望ましい(36). Fields らは, R-GCVP (リツキシマブ・ゲムシタビン・シクロホス

ファミド・ビンクリスチン・プレドニゾン）レジメンの 2 年 PFS と OS が 49.8%
と 55.8% であることを報告した(6)．他の非アントラサイクリンレジメンには，
リツキシマブ・シクロホスファミド・エトポシド・プロカルバジン・プレドニゾ
ン（R-CEPP），R-CEOP（ドキソルビシンの代わりにエトポシド），R-CDOP（リ
ポソームドキソルビシン），R-ベンダムスチン・リツキシマブ・シクロホスファ
ミド・ミトキサントロン・ビンクリスチン・プレドニゾン（R-CNOP）などがあ
る(4,37)．

### 高齢者における自家幹細胞移植併用大量化学療法による救援療法

　R-CHOP 療法後に再発した患者では，一般に化学療法単独では治癒しない．二
次化学療法後に自家幹細胞移植併用大量化学療法（high-dose therapy and autolo-
gous stem cell rescue：HDT/ASCR）を行うのが標準治療である．多くの高齢患
者にとって，HDT/ASCR は移植に伴う合併症や治療関連死亡率のために選択肢
とはならない．再発した高齢患者では，治癒よりも緩和が目標となる．患者が移
植不適格の場合，第二選択レジメンとしては，臨床試験，R-CVP，リツキシマ
ブ・ゲムシタビン・オキサリプラチン（訳注：日本未適応）（R-Gem-Ox），リツ
キシマブ-ベンダムスチン，CEPP，リツキシマブとレナリドマイド（訳注：日
本未適応）の併用療法などがある（図 23.1)(4-6,38)．

## マントル細胞リンパ腫

　MCL は，難治性であることからインドレントリンパ腫に分類されるまれな
NHL であるが，よりアグレッシブな病態を示し，生存期間中央値は 5～7 年であ
る．MCL 患者の年齢中央値は 65 歳で，通常，リンパ節，骨髄，消化管に浸潤を
伴う進行期であることが多い．男性が多く（2：1），欧米諸国では NHL の 3～
10% を占める．MCL の重要な特徴は，cyclin D1（まれに D2 または D3）の異常
を引き起こす 11;14 転座である．FISH による t(11;14) を伴う CD5(＋)，CD10
(－)，CD20(＋)，CD23(－/＋)，CD43(＋)，cyclin D1(＋) の免疫表現型によっ
て特徴づけられる．SOX 11 は MCL のもう 1 つのマーカーであり，予後に重要
である．Ki-67 免疫染色高陽性率，p53，MYC 発現は，よりアグレッシブな病勢
を示唆する傾向がある．これらはしばしば blastoid variant に認められ，アグレッ
シブになる傾向があり，予後も悪くなる．

### 治　療

　高齢者の初期治療には，通常の化学療法よりも PFS を改善する可能性がある

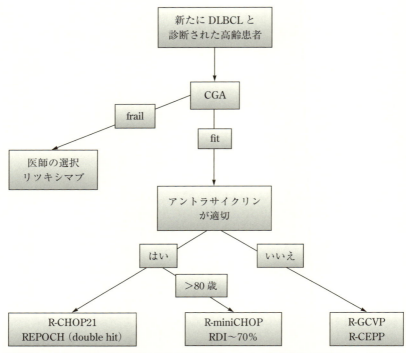

**図 23.1** 高齢の DLBCL 患者における治療決定のための推奨される臨床アルゴリズム
DLBCL：びまん性大細胞型 B 細胞リンパ腫，CGA：高齢者総合機能評価．

ことから，一部の患者ではシタラビンを含む導入療法を先行し，その後 HDT/ASCR または R-HyperCVAD（A コース：シクロホスファミド，ビンクリスチン，アドリアマイシン，デキサメタゾン，B コース：メトトレキサート，シタラビン）を行うことが考慮される．しかし，この治療方法は根治的ではなく毒性も強いため，ほとんどの高齢者には勧められない．アントラサイクリンをベースとした導入療法は，MCL における標準的な治療法の 1 つであった(39)．R-CHOP 療法＋リツキシマブ維持療法は，奏効期間が 6 年以上，OS が 87％ という治療法の 1 つである(40)．しかし，特にアントラサイクリン系レジメンに耐えられない高齢患者では，MCL の治療ではアントラサイクリン系レジメンは必要ない可能性がある．StiL 試験（サブグループ）と BRIGHT 試験に基づくリツキシマブ・ベンダムスチン（BR）療法という非アントラサイクリンベースの治療法が，高齢患者の初期治療として使用されるようになってきている．StiL 試験では，イン

ドレントリンパ腫において R-CHOP 療法と BR 療法の初期治療が比較され，MCL では BR の方が毒性が少なく忍容性が良好で，PFS が改善した（69.5 カ月 vs. 31.2 カ月）ことが報告された(40)．同様に BRIGHT 試験でも，BR は R-CHOP/リツキシマブ・シクロホスファミド・ビンクリスチン・プレドニゾン（R-CVP）療法に対して非劣性であり，忍容性も良好であることが報告された(39)．これらの試験では，患者の大半が 60 歳以上であったことから，BR 療法は毒性が少なく安全で効果的な治療法であり，特に併存疾患がある高齢患者や非アントラサイクリン系レジメンを必要とする場合では考慮すべきである．BR 療法後のリツキシマブ維持療法は転帰を改善しないようである．

　レナリドミドとリツキシマブを投与した後に維持療法を行うなどの免疫調整薬をベースとしたレジメンも，高齢患者を対象として検討されており，予備的な結果としては良好な治療効果が得られている（全奏効率［overall response rate：ORR］87%，2 年 OS 97%）(41)（訳注：日本未適応）．ボルテゾミブベースのレジメンであるボルテゾミブとリツキシマブ，シクロホスファミド，ドキソルビシン，プレドニゾンを併用したレジメン（VR-CAP 療法）では，PFS（24.7 カ月 vs. 14.4 カ月）は R-CHOP 療法と比較して改善したが，OS に差はなかった[*1](42)．

## 再　発

　再発/難治性 MCL に対する標準治療はない．再発の場合，イブルチニブ（ブルトン型チロシンキナーゼ阻害薬），レナリドミド（免疫調節薬），ボルテゾミブ（プロテアソーム阻害薬）など，いくつかの薬剤が最近承認された（訳注：日本ではレナリドミドの適応なし）．標準的な化学療法を順次使用することも，一次治療で使用するレジメンによっては可能である．これらの新規薬剤と化学免疫療法の新たな併用療法を検討する臨床試験もある．MCL に有望な他の薬剤としてはベネトクラクスがあり，現在試験が進行中である．

## ホジキンリンパ腫

　HL は NHL とは異なるリンパ系悪性腫瘍であり，若年者に最も多くみられるが，年齢分布は二峰性であり，60 歳以上の患者が 15〜35% を占める．疾患生物学，併存疾患，機能状態，および臓器機能障害は，高齢の HL 患者の治癒可能性を損なう可能性があり，高齢の HL 患者は進行期，高いリスクスコア，EBV 陽性，および混合細胞性の組織像を有することが多い．後方視的研究や集団データ

---

＊1　訳注：最終報告では，OS 中央値が VR-CAP 療法で 90.7 カ月，R-CHOP 療法で 55.7 カ月であり，VR-CAP 療法が有意に上回った（Robak T. et al. *Lancet Oncol*. 2018; 19: 1449-1458.）

234 Ⅳ 高齢者におけるがんの選択

ベースに基づくと，高齢の HL 患者（60 歳以上）は若年患者と比較して転帰が有意に不良である．全体的な転帰は改善されてきているが，この差は前方視的研究でも依然として残っている．例えば，E2496 試験では，5 年後の累積死亡率は高齢者で 30%，若年者で 10% であった(43)．CALGB 8251 は，アドリアマイシン・ブレオマイシン・ビンブラスチン・ダカルバジン（ABVD）療法の治療効果を報告した前方視的試験で，高齢患者（60 歳以上）の 5 年 OS は 31% であったのに対し，40〜59 歳では 63%，40 歳未満では 79% であった．

## 治　療
### 限　局　期

限局期に対する標準的治療は Bonadonna によって確立されたもので，ABVD 療法 4 コースの後に IFRT を行うものである(44)．長年にわたり，有効性を維持しながら毒性を軽減するために，治療量を減らすことが進められてきた．NCIC HD6 試験では，2 コースの治療後に CT で完全寛解（CR）を達成した場合，ABVD 療法 4 コース単独治療を受けた患者の良好な転帰が報告された．限局期予後良好群において，HD10 German Hodgkin study group（GHSG）は，GHSG が定義した予後リスク因子を持たない患者を対象に，ABVD 療法 2 コースに続いて 20 Gy の IFRT を評価したが，OS は 96.6〜97.5% であった(45)．PET の出現も限局期の治療抑制に役立っている．英国の RAPID 試験では，ABVD 療法 3 コース後に中間 PET を行い，PET が陰性（Deauville1-2）の場合は経過観察した．PET 陽性の患者は，ABVD 療法を 1 コース追加した後，IFRT を受けた(46)．3 年 PFS は 93.8% vs. 90.7%，OS は 97% vs. 99.5% であり，IFRT と経過観察ではそれぞれ 75% の患者で放射線照射が回避された(46)．限局期予後不良群では，GHSG HD11 試験で ABVD 療法 4 コースと IFRT 30 Gy が有効な治療法として確立され，5 年 PFS は 87% であった(47)．ABVD 療法の全 6 コースに放射線を併用する，あるいは併用しない治療法も考慮され，5 年 PFS は 81% vs. 86%，5 年 OS は 90% vs. 97% であった(48)．このように，高齢の限局期 HL 患者には，化学療法や放射線療法を減らすことを利用した治療方法があり，患者に応じて調整することができる．高齢で frail な患者では，化学療法による毒性が懸念される場合，特に放射線関連作用の潜伏期間が 8〜12 日であることを考慮すると，放射線単独療法が考慮される．

### 進　行　期

進行期の HL 患者は IPS に基づいてリスク分類することができ，高齢患者は

IPS スコアが高いことが多い．ABVD 療法は進行期 HL の標準治療である（44,48,49）．Stanford V やブレオマイシン・エトポシド・アドリアマイシン・シクロホスファミド・ビンクリスチン・プロカルバジン・プレドニゾン（escBEACOPP 療法）（HD9 試験）などのレジメンが ABVD 療法と比較されているが，高齢患者では毒性が増加し，転帰は改善しない．高齢患者はブレオマイシンによる毒性リスクが高く，時に致命的となる．RATHL 試験では，進行期 HL 患者を対象に，2 コース後の PET 画像を用いた risk-adapt therapy を行った．PET 陰性患者（Deauville 1-3）を ABVD 療法群と AVD 療法群に無作為に割り付け，さらに 4 コースを追加した．治療効果は，ABVD 療法群と AVD 療法群で同等であり，PFS は 85.4% vs. 84.4%，OS は 97.1% vs. 97.4% であった．この結果，PET2 陰性患者はブレオマイシンを省略することで，有効性に影響に及ぽすことなく肺毒性を減少させることが示された(50,51)．現在，ブレオマイシンの代わりにブレンツキシマブ・ベドチン（BV）を組み入れた研究が進行中である（訳注：BV 併用 AVD 療法は標準治療の 1 つである）．

　アントラサイクリンを投与できない患者には，クロラムブシル・プロカルバジン・プレドニゾン・ビンブラスチン（ChLVVP），メクロレタミン（訳注：日本未承認）・オンコビン・プロカルバジン・プレドニゾン（MOPP），C-MOPP，ビンブラスチン・シクロホスファミド・プロカルバジン・エトポシド・ミトキサントロン・ブレオマイシン・プレドニゾロン（VEPEMB），PVAG などの他のレジメンを考慮することができる(52)．BV 単剤療法は高齢の HL 患者に有効であるが，単独で治癒する可能性は低い(53)．進行期では，放射線の役割は不明であるが，部分奏効または bukly 病変を有する患者では，放射線を考慮することができ，有効である可能性がある．

## 再　発

　救援化学療法に続いて HDT/ASCR を行い，放射線を併用する，または併用しない治療が再発患者に対する標準治療である．これにより 60% 以上の患者で治癒が得られている．しかし，高齢患者における移植の適用は慎重に判断する必要がある．最近では，BV 療法が移植後の再発に対して ORR 75%，CR 34% の効果を示し，HDT/ASCR 後再発，または 2 つの前治療歴がある移植非適応の患者の再発に対して承認されている．高齢の再発 HL 患者では，特に移植適応でない場合には，末梢神経障害に十分注意しながら BV 療法を考慮すべきである．

　PD-1 阻害剤（ニボルマブ，ペムブロリズマブ）による免疫療法は，高い奏効率を示す興味深い研究分野である．再発/難治性 HL を対象としたニボルマブの

第 I 相試験では，ORR は 87%，CR は 17% であった(54)．同様に，ペムブロリズマブ（KEYNOTE-013）で治療された再発/難治性患者は，ORR 66%，CR 21% を示した(55)．ニボルマブは現在，HL に対して FDA の承認を受けている（訳注：日本では両薬剤とも承認されている）．現在進行中の臨床試験では，再発・前治療における抗体薬物複合体（antibody drug conjugate：ADC）と免疫療法および併用療法が検討されている．

## インドレントリンパ腫

　インドレントリンパ腫には，濾胞性グレード 1，2，3a および MZL（脾，結節，節外），リンパ形質細胞性リンパ腫，WM が含まれる．これらのリンパ腫の臨床経過は緩徐であるため，診断時には治療を必要としないことが多い．インドレントリンパ腫の治療にはいくつかの選択肢があり，治療の適応を決定するのに役立つ National Comprehensive Cancer Nerwork/Groupe d'Etude des Lymphomes Folliculaires（NCCN/GELF）規準がある．これらの規準には，血球減少，臓器障害，B 症状，病変の大きさ（1 つの病変が 7 cm 以上，または 3 つ以上の病変が 3 cm 以上），脾腫，および病勢進行速度が含まれる．患者が無症状でこれらの規準を満たさない場合は，無治療経過観察が適切である．重要なことは，70 歳以上でインドレントリンパ腫と診断され，経過観察を受けている患者では，40% が治療を必要としないことである．

　治療が必要な場合は，リツキシマブ単剤療法，化学療法（BR 療法，R-CVP 療法，R-CHOP 療法），放射免疫療法，新規薬剤（イデルサリブ［訳注：日本未承認］，レナリドミド）など多くの選択肢がある．多くの治療選択肢と長い疾患経過を考慮して，患者の忍容性に合わせて治療法を決定することが重要である．前述の StiL 試験と BRIGHT 試験により，インドレントリンパ腫では，BR 療法が R-CHOP 療法より毒性が少なく非劣性，あるいは優越性であることが示されている(39,40)．化学療法後 24 カ月以内に病勢が進行した患者は，よりアグレッシブな経過をたどる可能性がある(56)．

## ま　と　め

1. 臨床医が評価するパフォーマンスステータス（PS）では，治療毒性のリスクが最も高い患者を決定したり，根治的治療が適切な患者を決定したりするには不十分であった．

2. 高齢患者における高齢者総合機能評価（CGA）と疾患因子，身体的因子，社会的・心理的因子の統合的評価は，根治的治療が可能な患者と非根治的選択肢がより適切な患者を区別するのに役立つ．
3. 暦年齢だけで治療法を決定すべきではない．
4. アグレッシブリンパ腫では，根治的治療を考慮すべきであるが，リンパ腫が患者の生命にとって最大のリスクである場合には，適宜修正を加えるべきである．
5. インドレントリンパ腫では，経過観察が適切であることが多い．毒性とのバランスを取りながら病勢コントロールを可能にする多くの治療選択肢がある．

（中村信彦 訳）

# 参 考 文 献

1. Ries LAG, Eisner MP, Kosary CL, et al. eds. *SEER Cancer Statistics Review, 1975-2000*. Bethesda, MD: National Cancer Institute; 2003. Available at: http://seer.cancer.gov/csr/1975_2/1/2010. Accessed February 1, 2016.
2. Swerdllow SH, Campo E, Harris NL. *WHO Classification of Tumours of Haematopoietic and Lymphoid Tissues*. France: IARC Press; 2008.
3. Barrington SF, Mikhaeel G, Kostakoglu L, et al. Role of imaging in the staging and response assessment of lymphoma: consensus of the International Conference on Malignant Lymphomas Imaging Working Group. *J Clin Oncol*. 2014; 32（27）: 3048-3058.
4. Weidmann E, Neumann A, Fauth F, et al. Phase II study of bendamustine in combination with rituximab as first-line treatment in patients 80 years or older with aggressive B-cell lymphomas. *Ann Oncol*. 2011; 22（8）: 1839-1844.
5. Peyrade F, Jardin F, Thieblemon C, et al. Attenuated immunochemotherapy regimen（R-miniCHOP）in elderly patients older than 80 years with diffuse large B-cell lymphoma: a multicentre, single-arm, phase 2 trial. *Lancet Oncol*. 2011; 12: 460-468.
6. Fields PA, Townsend W, Webb A, et al. De novo treatment of diffuse large B-cell lymphoma with rituximab, cyclophosphamide, vincristine, gemcitabine, and prednisolone in patients with cardiac comorbidity: a United Kingdom National Cancer Research Institute Trial. *J Clin Oncol*. 2014; 32: 282-287.
7. Tucci A, Martelli M, Rigacci L, et al. Comprehensive geriatric assessment is an essential tool to support treatment decisions in elderly patients with diffuse large B-cell lymphoma: a prospective multicenter evaluation in 173 patients by the Lymphoma Italian Foundation（FIL）. *Leuk Lymphoma*. 2015; 56（4）: 921-926.
8. Mareschal S, Lanic H, Ruminy P, et al. The proportion of activated B-cell like subtype among de novo diffuse large B-cell lymphoma increases with age. *Haematologica*. 2011; 96（12）: 1888-1890.
9. Klapper W, Kreuz M, Kohler CW, et al. Patient age at diagnosis is associated with the molecular characteristics of diffuse large B-cell lymphoma. *Blood*. 2012; 119: 1882-1887.
10. Hamlin PA, Satram-Hoang S, Reyes C, et al. Treatment patterns and comparative effectiveness in elderly diffuse large B-cell lymphoma patients: a surveillance, epidemiology, and end results-medicare analysis.

238　Ⅳ　高齢者におけるがんの選択

*Oncologist.* 2014; 19 (12): 1249-1257.

11. Thieblemont C, Grossoeuvre A, Houot R, et al. Non-Hodgkin's lymphoma in very elderly patients over 80 years: a descriptive analysis of clinical presentation and outcome. *Ann Oncol.* 2008; 19 (4): 774-779.

12. Siegel AB, Lachs M, Coleman M, Leonard JP. Lymphoma in elderly patients: novel functional assessment techniques provide better discrimination among patients than traditional performance status measures. *Clin Lymphoma Myeloma.* 2006; 7 (1): 65-69.

13. Wildes TM, Goede V, Hamlin P. Personalizing therapy for older adults with lymphoid malignancies: options and obstacles. *American Society of Clinical Oncology educational book/ASCO. ASCO Meeting.* 2013.

14. Extermann M, Boler I, Reich RR, et al. Predicting the risk of chemotherapy toxicity in older patients: the Chemotherapy Risk Assessment Scale for High-Age Patients (CRASH) score. *Cancer.* 2012; 118: 3377-3386.

15. Extermann M, Overcash J, Lyman GH, et al. Comorbidity and functional status are independent in older cancer patients. *J Clin Oncol.* 1998; 16: 1582-1587.

16. Maas HA, Janssen-Heijnen ML, Olde Rikkert MG, Machteld Wymenga AN. Comprehensive geriatric assessment and its clinical impact in oncology. *Eur J Cancer.* 2007; 43 (15): 2161-2169.

17. Balducci L, Extermann M. Management of cancer in the older person: a practical approach. *Oncologist.* 2000; 5: 224-237.

18. Janssen-Heijnen MLG, van Spronsen DJ, Lemmens VEPP, et al. A population-based study of severity of comorbidity among patients with non-Hodgkin's lymphoma: prognostic impact independent of International Prognostic Index. *Br J Haematol.* 2005; 129: 597-606.

19. Wieringa A, Boslooper K, Hoogendoorn M, et al. Comorbidity is an independent prognostic factor in patients with advanced-stage diffuse large B-cell lymphoma treated with R-CHOP: a population-based cohort study. *Br J Haematol.* 2014; 165 (4): 489-496.

20. Kobayashi Y, Miura K, Hojo A, et al. Charlson Comorbidity Index is an independent prognostic factor among elderly patients with diffuse large B-cell lymphoma. *J Cancer Res Clin Oncol.* 2011; 137 (7): 1079-1084.

21. Charlson ME, Pompei P, Ales KL, et al. A new method of classifying prognostic comorbidity in longitudinal studies: development and validation. *J Chronic Dis.* 1987; 40: 373-383.

22. Parmelee PA, Thuras PD, Katz IR, Lawton MP. Validation of the Cumulative Illness Rating Scale in a geriatric residential population. *J Am Geriatr Soc.* 1995; 43 (2): 130-137.

23. Delarue R, Tilly H, Mounier N, et al. Dose-dense rituximab-CHOP compared with standard rituximab-CHOP in elderly patients with diffuse large B-cell lymphoma (the LNH03-6B study): a randomised phase 3 trial. *Lancet Oncol.* 2013; 14 (6): 525-533.

24. Pfreundschuh M, Schubert J, Ziepert M, et al. Six versus eight cycles of bi-weekly CHOP-14 with or without rituximab in elderly patients with aggressive CD20 + B-cell lymphomas: a randomised controlled trial (RICOVER-60). *Lancet Oncol.* 2008; 9 (2): 105-116.

25. Peyrade F, Serge B, Delwail V, et al. Pre-phase chemotherapy followed by ofatumumab (ofa) and reduced dose CHOP (ofa-mini-CHOP) for patients over 80 years with diffuse large B-cell lymphoma (DLBCL) -a lymphoma study association (LYSA) prospective phase Ⅱ study (lnh09-7b). *Blood.* 2014; 124 (21): 3042.

26. Owens CN, Iannotta A, Gerecitano JF, et al. Effect of prednisone and rituximab prephase on early toxicity in older DLBCL patients (pts) receiving RCHOP within a NHL specific comprehensive geriatric assessment (CGA) trial. *ASCO Annual Meeting Proceedings.* 2015; 33 (15) (suppl).

27. Sehn, LH, Savage, KJ, Hoskins, P, et al. Limited-stage diffuse large B-cell lymphoma (DLBCL) patients with a negative pet scan following three cycles of R-CHOP can be effectively treated with abbreviated chemoimmunotherapy alone. *Blood.* 2007; 110 (11): 787-787.

28. Miller TP, Dahlberg S, Cassady JR, et al. Chemotherapy alone compared with chemotherapy plus radiotherapy for localized intermediate and high-grade non-Hodgkin's lymphoma. *N Engl J Med*. 1998; 339 (1): 21-26.

29. Persky DO, Unger JM, Spier CM, et al. Phase II study of rituximab plus three cycles of CHOP and involved-field radiotherapy for patients with limited-stage aggressive B-cell lymphoma: Southwest Oncology Group study 0014. *J Clin Oncol*. 2008; 26 (14): 2258-2263.

30. Lamy T, Damaj G, Gyan E, et al. R-CHOP with or without radiotherapy in non-bulky limited-stage diffuse large B cell lymphoma (DLBCL): preliminary results of the prospective randomized phase III 02-03 trial from the Lysa/Goelams Group. *Blood*. 2014; 124 (21): 393-393.

31. Coiffier B, Thieblemont C, Van Den Neste E, et al. Long-term outcome of patients in the LNH-98.5 trial, the first randomized study comparing rituximab-CHOP to standard CHOP chemotherapy in DLBCL patients: a study by the Groupe d'Etudes des Lymphomes de l'Adulte. *Blood*. 2010; 116: 2040-2045.

32. Pfreundschuh M, Held G, Zeynalova S, et al. Increased rituximab (R) doses eliminate increased risk and improve outcome of elderly male patients with aggressive CD20 + B-cell lymphomas: the SEXIE-R-CHOP-14 trial of the DSHNHL. *Clin Adv Hematol Oncol*. 2014; 12 (8): 8-9.

33. Wilson WH, Grossbard ML, Pittaluga S, et al. Dose-adjusted EPOCH chemotherapy for untreated large B-cell lymphomas: a pharmacodynamic approach with high efficacy. *Blood*. 2002; 99: 2685-2693.

34. Wilson WH, Dunleavy K, Pittaluga S, et al. Phase II study of dose-adjusted EPOCH and rituximab in untreated diffuse large B-cell lymphoma with analysis of germinal center and post-germinal center biomarkers. *J Clin Oncol*. 2008; 26 (16): 2717-2724.

35. Wilson W, Sin-Ho J, Pitcher BN, et al. Phase III randomized study of R-CHOP vs DAEPOCH- R and molecular analysis of untreated diffuse large B cell lymphoma: CALGB/Alliance 50303. In 58th Annual Meeting and Exposition of the American Society of Hematology; December 2-6, 2016; San Diego, CA: ASH. Abstract 469.

36. Hershman DL, McBride RB, Eisenberger A, et al. Doxorubicin, cardiac risk factors, and cardiac toxicity in elderly patients with diffuse B-cell non-Hodgkin's lymphoma. *J Clin Oncol*. 2008; 26 (19): 3159-3165.

37. Merli F, Luminari S, Rossi G, et al. Cyclophosphamide, doxorubicin, vincristine, prednisone and rituximab versus epirubicin, cyclophosphamide, vinblastine, prednisone and rituximab for the initial treatment of elderly "fit" patients with diffuse large B-cell lymphoma: results from the ANZINTER3 trial of the Intergruppo Italiano Linfomi. *Leuk Lymphoma*. 2012; 53: 581-588.

38. Meguro A, Ozaki K, Sato K, et al. Rituximab plus 70% cyclophosphamide, doxorubicin, vincristine and prednisone for Japanese patients with diffuse large B-cell lymphoma aged 70 years and older. *Leukemia Lymphoma*. 2012; 53 (1): 43-49.

39. Flinn IW, van der Jagt R, Kahl BS, et al. Randomized trial of bendamustine-rituximab or R-CHOP/R-CVP in first-line treatment of indolent NHL or MCL: the BRIGHT study. *Blood*. 2014; 123 (19): 2944-2952.

40. Rummel MJ, Niederle N, Maschmeyer G, et al. Bendamustine plus rituximab versus CHOP plus rituximab as first-line treatment for patients with indolent and mantle-cell lymphomas: an open-label, multicentre, randomised, phase 3 non-inferiority trial. *Lancet*. 2013; 381 (9873): 1203-1210.

41. Ruan J, Martin P, Shah B, Schuster SJ, et al. Lenalidomide plus rituximab as initial treatment for mantle-cell lymphoma. *N Engl J Med*. 2015; 373 (19): 1835-1844.

42. Cavalli F, Rooney B, Pei L, et al. Randomized phase 3 study of rituximab, cyclophosphamide, doxorubicin, and prednisone plus vincristine (R-CHOP) or bortezomib (VR-CAP) in newly diagnosed mantle cell lymphoma (MCL) patients (pts) ineligible for bone marrow transplantation (BMT). *ASCO Annual Meeting Proceedings*. 2014; 32 (15) (suppl). Abstract 8500.

43. Gordon LI, Hong F, Fisher RI, et al. Randomized phase III trial of ABVD versus Stanford V with or

240  Ⅳ　高齢者におけるがんの選択

without radiation therapy in locally extensive and advanced-stage Hodgkin lymphoma: an intergroup study coordinated by the Eastern Cooperative Oncology Group (E2496). *J Clin Oncol.* 2013; 31 (6): 684-691.

44. Bonadonna G, Bonfante V, Viviani S, et al. ABVD plus subtotal nodal versus involvedfield radiotherapy in early-stage Hodgkin's disease: long-term results. *J Clin Oncol.* 2004; 22 (14): 2835-2841.

45. Engert A, Diehl V, Pluetschow A, et al. Two cycles of ABVD followed by involved field radiotherapy with 20 gray (Gy) is the new standard of care in the treatment of patients with early-stage Hodgkin lymphoma: final analysis of the randomized German Hodgkin Study Group (GHSG) HD10. *Blood.* 2009; 114 (22): 3495-3502.

46. Radford J, Barrington S, Counsell N, et al. Involved field radiotherapy versus no further treatment in patients with clinical stages IA and ⅡA Hodgkin lymphoma and a "negative" PET scan after 3 cycles ABVD: results of the UK NCRI RAPID trial. *Blood.* 2012; 120: 547.

47. Eich HT, Diehl V, Gorgen H, et al. Intensified chemotherapy and dose-reduced involved-field radiotherapy in patients with early unfavorable Hodgkin's lymphoma: final analysis of the German Hodgkin Study Group HD11 trial. *J Clin Oncol.* 2010; 28 (27): 4199-4206.

48. Straus DJ, Portlock CS, Qin J, et al. Results of a prospective randomized clinical trial of doxorubicin, bleomycin, vinblastine, and dacarbazine (ABVD) followed by radiation therapy (RT) versus ABVD alone for stages I, Ⅱ, and ⅢA nonbulky Hodgkin disease. *Blood.* 2004; 104 (12): 3483-3489.

49. Canellos GP, Anderson JR, Proper KJ, et al. Chemotherapy of advanced Hodgkin's disease with MOPP, ABVD, or MOPP alternating with ABVD. *N Eng J Med.* 1992; 27 (21): 1478-1484.

50. Barrington SF, Kirkwood AA, Franceschetto A, et al. PET-CT for staging and early response: results from the Response-Adapted Therapy in Advanced Hodgkin Lymphoma study. *Blood.* 2016; 127 (12): 1531-1538.

51. Johnson, PW, et al. Response-adapted therapy based on interim FDG-PET scans in advanced Hodgkin lymphoma: first analysis of the safety of de-escalation and efficacy of escalation in the international RATHL study (CRUK/07/033). *Hematological Oncology.* 2015; 33: 102-103.

52. Proctor SJ, Wilkinson J, Jones G, et al. Evaluation of treatment outcome in 175 patients with Hodgkin lymphoma aged 60 years or over: the SHIELD study. *Blood.* 2012; 119: 6005-6015.

53. Forero-Torres A, Holkova B, Goldschmidt J, et al. Phase 2 study of frontline brentuximab vedotin monotherapy in Hodgkin lymphoma patients aged 60 years and older. *Blood.* 2015; 126 (26): 2798-2804.

54. Ansell SM, Lesokhin AM, Borrello I, et al. PD-1 blockade with nivolumab in relapsed or refractory Hodgkin's lymphoma. *N Engl J Med.* 2015; 372 (4): 311-319.

55. Moskowitz CH, Ribrag V, Michot J, et al. PD-1 blockade with the monoclonal antibody pembrolizumab (MK-3475) in patients with classical Hodgkin lymphoma after brentuximab vedotin failure: preliminary results from a phase 1b study (KEYNOTE- 013). *Blood.* 2014; 124 (21): 290.

56. Casulo C, Byrtek M, Dawson K, et al. Early relapse of follicular lymphoma after rituximab plus cyclophosphamide, doxorubicin, vincristine, and prednisone defines patients at high risk for death: an analysis from the National LymphoCare Study. *J Clin Oncol.* 2015; 33 (23): 2516-2522.

57. Advani RH, Chen H, Habermann TM, et al. Comparison of conventional prognostic indices in patients older than 60 years with diffuse large B-cell lymphoma treated with R-CHOP in the US Intergroup Study (ECOG 4494, CALGB 9793): consideration of age greater than 70 years in an elderly prognostic index (E-IPI). *Br J Haemato.* 2010; 151 (2): 143-151.

# 推 薦 文 献

Afifi S, Michael A, Azimi M, et al. Vincristine omission, but not dose reduction, is associated with decreased survival in elderly DLBCL patients. *Hematol Oncol.* 2015; 33: 212-213.

Boll B, Bredenfeld H, Gorgen H, et al. Phase 2 study of PVAG (prednisone, vinblastine, doxorubicin, gemcitabine) in elderly patients with early unfavorable or advanced stage Hodgkin lymphoma. *Blood.* 2011; 118 (24): 6292-6298.

Duggan DB, Petroni GR, Johnson JL, et al. Randomized comparison of ABVD and MOPP/ABV hybrid for the treatment of advanced Hodgkin's disease: report of an intergroup trial. *J Clin Oncol.* 2003; 21 (4): 607-614.

Hainsworth JD, Flinn IW, Spigel DR, et al. Brief-duration rituximab/chemotherapy followed by maintenance rituximab in patients with diffuse large B-cell lymphoma who are poor candidates for R-CHOP chemotherapy: a phase II trial of the Sarah Cannon Oncology Research Consortium. *Clin Lymphoma Myeloma Leuk.* 2010; 10 (1): 44-50.

Hamlin PA, Zelenetz AD, Kewalramani T, et al. Age-adjusted International Prognostic Index predicts autologous stem cell transplantation outcome for patients with relapsed or primary refractory diffuse large B-cell lymphoma. *Blood.* 2003; 102 (6): 1989-1996.

Harris NL, Jaffe ES, Stein H, et al. A revised European-American classification of lymphoid neoplasms: a proposal from the International Lymphoma Study Group. *Blood.* 1994; 84: 1361-1392.

Hermine O, Hoster E, Walewski J, et al. Alternating courses of 3xCHOP and 3xDHAP plus rituximab followed by a high dose ARA-C containing myeloablative regimen and autologous stem cell transplantation (ASCT) increases overall survival when compared to 6 courses of CHOP plus rituximab followed by myeloablative radiochemotherapy and ASCT in mantle cell lymphoma: final analysis of the MCL younger trial of the European Mantle Cell Lymphoma Network [abstract]. *Blood.* 2012; 120 (21): 151.

Hurria A, Togawa K, Mohile SG, et al. Predicting chemotherapy toxicity in older adults with cancer: a prospective multicenter study. *J Clin Oncol.* 2011; 29: 3457-3465.

Kluin-Nelemans JC, Hoster E, Walewski J. R-CHOP versus R-FC followed by maintenance with rituximab versus interferon-alfa: outcome of the first randomized trial for elderly patients with mantle cell lymphoma. *Blood.* 2011; 118 (suppl 1).

Lenz G, Dreyling M, Hoster E, et al. Immunochemotherapy with rituximab and cyclophosphamide, doxorubicin, vincristine, and prednisone significantly improves response and time to treatment failure, but not long-term outcome in patients with previously untreated mantle cell lymphoma: results of a prospective randomized trial of the German Low Grade Lymphoma Study Group (GLSG). *J Clin Oncol.* 2005; 23 (9): 1984-1992.

Merli F, Luminari S, Rossi G, et al. Outcome of frail elderly patients with diffuse large B-cell lymphoma prospectively identified by comprehensive geriatric assessment: results from a study of the Fondazione Italiana Linfomi. *Leuk Lymphoma.* 2014; 55: 38-43.

Moskowitz CH, Nademanee A, Masszi T, et al. Brentuximab vedotin as consolidation therapy after autologous stem-cell transplantation in patients with Hodgkin's lymphoma at risk of relapse or progression (AETHERA): a randomised, double-blind, placebo-controlled, phase 3 trial. *Lancet.* 2015; 385 (9980): 1853-1862.

Shipp MA, Harrington DP, Anderson JR, et al. A predictive model for aggressive non-Hodgkin's lymphoma. *N Engl J Med.* 1993; 329 (14): 987-994.

Tucci A, Ferrari S, Bottelli C, et al. A comprehensive geriatric assessment is more effective than clinical judgment to identify elderly diffuse large cell lymphoma patients who benefit from aggressive therapy. *Cancer.* 2009; 115: 4547-4553.

Vose JM, Armitage JO, Weisenburger DD, et al. The importance of age in survival of patients treated with chemotherapy for aggressive non-Hodgkin's lymphoma. *J Clin Oncol.* 1988; 6: 1838-1844.

# 24 急性骨髄性白血病と骨髄異形成症候群

Li-Wen Huang and Arati V. Rao

## 急性骨髄性白血病

### はじめに

　急性骨髄性白血病（acute myeloid leukemia：AML）は，新たに診断された急性白血病の77%を占め，診断時の年齢中央値は67歳である．米国において2015年には20,830人の患者がAMLと診断され，残念ながらその半数以上がAMLにより死亡した(1)．AMLにおける「高齢患者」は過去の報告では60歳以上と定義されることが多く，導入化学療法の治療成績は，若い患者と比較して完全寛解（CR）に至る割合が低く，再発リスクが高い傾向にある(2)．高齢AML患者における不良な疾患予後は，加齢に伴って生じる，疾患側の生物学特性と患者側の特性の組合せに起因する．

### 高齢患者におけるAMLの生物学的特性

　高齢者のAMLは，二次性AMLの頻度が高いなど，よりアグレッシブな生物学的特性を有する傾向がある（表24.1）．高齢患者は，若年患者と比較して，より予後不良の細胞遺伝学的異常（−7，7q−，−5，5q−，11qの異常，inv3，複雑核型）を有し，一方で予後良好な細胞遺伝学的異常（t[8;21]，t[15;17]，t[16;16]，inv16）の頻度が低い(2,3)．高齢の患者では，multidrug resistance 1 gene（MDR1）などの抗がん剤に対する内因性の耐性機序に関与するタンパク質の発現も増加する(4)．新規に診断され，導入化学療法を実施された高齢AML患者900人以上を対象とした大規模研究では，5年全生存（OS）率は約10%であり，多変量解析の結果，染色体核型，年齢，ヌクレオホスミン1(NPM1)変異の有無，白血球数，乳酸脱水素酵素の値，CD34発現がOSの独立した予後因子であった．多変量Coxモデルに基づいて，4つの予後リスクグループ（良好群，中間良好群，中間不良群，不良群）に分類するスコアが開発され，リスク群別の3年OS率は，それぞれ39.5%（良好群），30%（中間良好群），10.6%（中間不良群），3.3%（不良群）であった(5)．

表 24.1  高齢患者と若年患者における AML の特徴

| 特徴 | 高齢 AML | 若年 AML |
|---|---|---|
| 疫学 | | |
| 　罹患率（10 万人あたり） | 18.3 | 1.9 |
| 　5 年相対生存率（%） | 5.8 | 44 |
| 治療反応性（%） | | |
| 　CR | 43 | 59 |
| 　TRM | 20 | 8 |
| 疾患の特徴 | | |
| 　MDR1 発現頻度（%） | 71 | 35 |
| 　予後良好な細胞遺伝学的特徴の頻度（%） | | |
| 　　t(8;21) | 2 | 8 |
| 　　inv 16 | 1 | 4 |
| 　　t(15;17) | 4 | 12 |
| 　予後不良な細胞遺伝学特徴の頻度（%） | | |
| 　　−7 or del（7q） | 4〜8 | 2〜4 |
| 　　−5 or del（5q） | 5〜7 | 1〜2 |
| 　　複雑核型 | 13 | 6 |

AML：急性骨髄性白血病，CR：完全寛解，del：欠失，inv：逆位，MDR1：multidrug resistance 1，t：転座，TRM：治療関連死亡率.
出典：文献(1-4)より引用.

## 患者側の特性と高齢者機能評価の役割

　予後良好な疾患生物学的特性を有していても，高齢患者は若年患者と比較すると予後が不良であることから，疾患生物学的特性だけでは患者の年齢のみで治療成績の違いをすべて説明することはできない(6)．高齢の AML 患者は併存症が多く，加齢に伴う腎機能や肝機能の低下があるため，化学療法で用いられる薬剤の代謝能が低下し，強力化学療法に対する忍容性が低下している．身体生理機能，認知機能，社会的支援といった他の要因も，化学療法の忍容性に影響する．導入化学療法を受けた高齢患者の治療成績を予測するために，いくつかの予後予測モデルが提案されている(7-9)．これらのモデルは，治療に対する忍容性を予測するための因子として，年齢と Eastern Cooperative Oncology Group performance status（ECOG PS）に重きを置く傾向がある．

　しかし，同じパフォーマンスステータス（PS）の若年患者と比較すると，65歳以上の患者は導入化学療法後の治療関連死亡率（treatment-related mortality：

TRM）が高く，その差は PS が不良なほど顕著である（高齢患者 vs. 若年患者において，TRM は PS 0 の場合 13% vs. 5%，PS 1 の場合 16% vs. 4%，PS 2 の場合 35% vs. 9%，PS 3 の場合 60% vs. 21%）ことから(6)，PS だけでは治療成績に影響する患者側の特性を十分に評価できない可能性が示唆される．例えば併存症を多く有する場合，導入化学療法による CR 割合の低下，TRM の増加，OS の短縮が示されている(10)．

認知機能，身体機能，心理状態，および併存症を評価する高齢者総合機能評価（CGA）は，高齢 AML 患者における複雑な患者側の特性を評価するための有用なツールとなる可能性がある．ある研究では，新たに AML と診断され，強力化学療法が計画されている 60 歳以上の患者に，認知機能，抑うつ，苦痛，身体機能（これらは自己申告あるいは客観的に測定された）および併存症の評価を含む CGA が治療前に実施された．客観的な身体機能は，Short Physical Performance Battery（4 m 歩行に要する時間，椅子からの立ち上がり，立位のバランス）と握力を用いて評価された．年齢，性別，ECOG PS，細胞遺伝学的リスク，骨髄異形成症候群（MDS）の背景，ヘモグロビン値で調整した上で，認知機能の低下（100 点満点の Modified ミニメンタルステート検査で 77 点未満）および客観的評価に基づく身体機能の低下が，高齢 AML 患者における OS 不良と関連していることが示された(11)．

## 治　療

高齢 AML 患者の最適な治療法は，治療に伴う合併症の頻度や死亡率の高さだけでなく，背景にある患者側の特性が多様なために，画一的な方針を立てることが難しい（表 24.2）．未治療のまま放置した場合，AML 患者の生存期間中央値は 2 カ月未満である．過去の報告では，治療を実施しても生存期間中央値は 1 年未満であったが，近年改善傾向にある(6)．一般的に，高齢の患者は CR に到達しにくく，再発しやすく，寛解導入療法期の死亡率が高い(12)．

AML に対する標準的な寛解導入療法は，従来の 7＋3 化学療法（シタラビンを 7 日間，ダウノルビシンやイダルビシンなどのアントラサイクリン，またはミトキサントロンを 3 日間）による強力化学療法である．慎重に選択された患者において，強力化学療法は，支持療法や緩和ケアのみを実施した場合と比較して入院日数の増加・生活の質（QoL）の低下・身体生理機能低下を伴わずに OS を改善することが示されている(13,14)．高齢患者における大量シタラビン（HiDAC）による地固め療法の意義は，これまでに検証的な前向き試験が実施されておらず，定まっていない．シタラビンの投与量増加と毒性増強（特に小脳への毒性と

**表 24.2** 高齢 AML 患者に対する治療方針の考え方

| 患者の状態 | 疾患生物学的な予後 | 考慮する治療 |
| --- | --- | --- |
| Frail<br>ECOG PS≧3<br>HCT-CI>2<br>ADL の障害あり | 良好 | 低強度の化学療法．ただし，PS が不良でも重大な併存症がない場合や，リスクと利益が治療目標に合致していれば，強力化学療法を考慮 |
| | 中間あるいは不良 | 緩和ケア科へコンサルトを伴う最善の支持療法あるいは低強度の化学療法 |
| Vulnerable<br>ECOG PS 0-2<br>HCT-CI≦2<br>CGA risk factor あり | 良好 | 強力化学療法 |
| | 中間あるいは不良 | 低強度の化学療法あるいは，（リスクと利益が治療目標に合致していれば）強力化学療法 |
| Fit<br>ECOG PS 0-1<br>HCT-CI<1<br>CGA risk factor なし | 良好 | 強力化学療法 |
| | 中間あるいは不良 | （リスクと利益が治療目標に合致する場合）RIC を前処置とした造血幹細胞移植による強力な治療あるいは，低強度の化学療法 |

ADL：日常生活動作，AML：急性骨髄性白血病，CGA：高齢者総合機能評価（リスク因子は認知機能や身体機能の低下を含む），ECOG PS：Eastern Cooperative Oncology Group performance status，HCT-CI：Hematopoietic Cell Transplantation Comorbidity Index，PS：パフォーマンスステータス，RIC：強度減弱前処理．

骨髄抑制）との間には明らかな関連があるものの(15)，高齢者に対する地固め療法としてのシタラビンの最適な投与期間や投与量に関する確立されたエビデンスは存在しない．

　PS 不良や併存症のために，強力化学療法の適応にならないと考えられる患者に対しては，アザシチジンやデシタビンなどの DNA メチル化抑制剤（hypomethylating agents：HMA）を用いた低強度の化学療法が実施されることが増えている．ある大規模な単一施設での後方視的研究では，新規に AML と診断された高齢患者において，HMA を用いたエピゲノムに作用する化学療法で，強力化学療法と同程度の生存率が示された．これらの薬剤は 20〜25% の CR 割合を示し，有効であることが示されているが，低強度の化学療法と強力化学療法による導入療法を比較した前方視的なランダム化比較試験は行われていない(16-18)．

　高齢患者は従来，同種造血幹細胞移植（HSCT）の適応ではないと考えられてきたが，強度減弱前処置（RIC）レジメンの開発により，年齢に基づく造血幹細胞移植の適格性に関する認識を再考する必要がある．いくつかの臨床試験では，

RIC による同種造血幹細胞移植は高齢患者にも実施可能であり，適切に選択された患者に対しては利益をもたらす可能性があるものの，OS の明らかな延長は示されていない(19,20).

## 骨髄異形成症候群

### はじめに

骨髄異形成症候群（myelodysplastic syndrome：MDS）は，造血不良と血球数減少を特徴とする，高齢者に多い疾患である．米国では毎年 21,000 人の患者が MDS と診断され，その 70% 以上が 70 歳以上である(1)．MDS には，緩徐な進行を示すものから，速やかに AML に進行するアグレッシブなものまで，多様な臨床像を示す.

### 疾患生物学

MDS は均一な疾患ではないため，治療の意思決定を支援するために，リスクに基づく治療層別化戦略が提案されている．International Prognostic Scoring System-Revised（IPSS-R）は，細胞遺伝学的異常，骨髄中の芽球割合，血球数減少の程度を用いて，患者を 5 つのリスクカテゴリーに分類している．超低リスク患者の OS 中央値は 8.8 年で，25% の患者が AML に進展するまでの期間中央値は 14.5 年であるのに対し，超高リスク患者の OS 中央値は 0.8 年で，25% が AML に進展するまでの期間中央値は 0.7 年である(21)．赤血球輸血の必要性もまた，MDS 患者における IPSS と独立したリスク因子であることが示されている．新しい予後予測モデルである DIPSS plus は 8 つの危険因子により構成され，65 歳以上，ヘモグロビン 10 g/dL 未満，白血球数 $25 \times 10^9$/L 以上，末梢血中の芽球割合 1% 以上，血小板数 $100 \times 10^9$/L 未満，全身症状，予後不良核型とともに，赤血球輸血の必要性をリスク因子の 1 つとしている(22).

### 患者側の特性

MDS の最適な治療戦略を選択するには，疾患リスクを評価するだけでなく，選択した治療介入が患者に与えるリスクを注意深く評価する必要がある．AML と同様に，PS だけでは生命予後や治療忍容性に影響する因子の評価として十分ではない．ある研究では，年齢や疾患リスクとは独立して，併存症の増加と生存率低下との間に明らかな関連があることが示されている(23,24)．MDS および AML 患者を対象として CGA を用いたある前向き研究では，ADL の障害と

24　急性骨髄性白血病と骨髄異形成症候群　247

**表 24.3**　高齢 MDS 患者の治療方針の考え方

| 疾患リスク（IPSS-R） | 患者の状態 | 考慮する治療 |
|---|---|---|
| 無症状の very low, low リスク | 患者の状態によらず | 経過観察 |
| 症状のある very low, low, intermediate リスク | 患者の状態によらず | 造血成長因子，5q 欠失に対するレナリドミド |
| | PS 良好で最低限の併存症（HCT-CI≦1） | DNA メチル化抑制剤 |
| Intermediate, high, very high リスク | PS 不良および/または重大な併存症（HCT-CI＞1） | 支持療法あるいは DNA メチル化抑制剤 |
| | PS 良好で最低限の依存症（HCT-CI≦1） | DNA メチル化抑制剤．PS が極めて良好で，治療目標に合致していれば RIC を前処置とした造血幹細胞移植を考慮 |

HCT-CI：Hematopoietic Cell Transplantation Comorbidity Index，IPSS-R：revised International Prognostic Scoring System，MDS：骨髄異形成症候群，PS：パフォーマンスステータス，RIC：強度減弱前処理.

EORTC QLQ C-30 で評価した高疲労状態は独立した生存の不良因子であることが示された(25)．予後因子の意義を検証し，特定の MDS 治療に対する治療反応を予測するための，より大規模な前向き研究が必要である.

## 治　療

　MDS の治療戦略はリスクに基づくべきである（表 24.3）．一般に，低リスクの患者では治療に伴う合併症を最小限に抑え，高リスクの患者では疾患の進行を抑制することを目標とする．血球数減少に伴う症状への対策として，輸血，造血成長因子，抗生物質などの支持療法は，低リスクの MDS 患者や，虚弱で化学療法の適応とならない患者にとっては，依然として主要な治療法である.

　アザシチジンやデシタビンなどの HMA は，ほとんどの患者に対する主要な治療法であり，生存期間，QoL，AML に進行するまでの期間を改善することが示されている(15,26,27)．予後良好な MDS のサブタイプである 5q－症候群の患者に対しては，免疫調節薬であるレナリドミドがこの細胞遺伝学的異常を有する腫瘍クローンを減少させ，赤血球輸血の頻度を減少させることが示されている(28)．レナリドミドは，5q 欠失を伴わない低リスクの MDS 患者にも有効な可能性があり，輸血依存性がある場合に考慮される(29)．MDS に対する唯一の根

248 Ⅳ 高齢者におけるがんの選択

治療法は同種造血幹細胞移植であり，RIC を用いた造血幹細胞移植は，身体生理
機能が良好で併存症の少ない高齢者に対して検討されるようになってきている．
ある大規模研究では，RIC を用いた造血幹細胞移植は高リスクの MDS 患者の生
存期間と QoL を改善するが，IPSS スコアが低い患者では，RIC を用いた造血幹
細胞移植よりも移植以外の治療の方が生存期間と QoL が良好であることが示さ
れている（30）．

# ま と め

1. 高齢の急性骨髄性白血病（AML）患者は若年患者よりも予後が悪い．こ
   れは高齢者の AML がよりアグレッシブな疾患生物学的な特性を有する
   可能性が高いことと，患者側の加齢に伴う機能低下が要因として考えら
   れる．
2. 骨髄異形成症候群（MDS）は高齢者に多く，低悪性度のタイプから
   AML に急速に進行するアグレッシブなタイプまで，さまざまな臨床像を
   示す不均一な疾患である．
3. 暦年齢とパフォーマンスステータス（PS）だけでは，高齢患者の複雑な
   背景特性を十分にとらえることはできない．治療に対する忍容性と反応
   性を予測する因子として高齢者総合機能評価（CGA）を利用することを，
   さらに検討する必要がある．
4. AML と MDS の両方において，重大な毒性を回避しつつ利益をもたらす
   ことを目指して治療法を決定するが，そのためには疾患側のリスク，予
   定する治療介入によりもたらされるリスクと利益，および患者の治療目
   標を個別に評価することが必要である．
5. 一般的に，高リスクの疾患を有するフィットな高齢患者には強度の強い
   治療を行うべきであるが，虚弱な高齢患者にとっては低強度の治療や支
   持療法を中心とした治療がより有用だろう．

（鈴木智貴 訳）

# 参 考 文 献

1. Howlader N, Noone AM, Krapcho M, et al., eds. *SEER Cancer Statistics Review, 1975-2012*. Bethesda,
   MD: National Cancer Institute; 2015. Available at: http://seer.cancer.gov/csr/1975_2012. Accessed March
   12, 2016.

24 急性骨髄性白血病と骨髄異形成症候群　249

2. Grimwade D, Walker H, Harrison G, et al. The predictive value of hierarchical cytogenetic classification in older adults with acute myeloid leukemia (AML): analysis of 1065 patients entered into the United Kingdom Medical Research Council AML11 trial. *Blood*. 2001; 98: 1312-1320.

3. Grimwade D, Walker H, Oliver F, et al. The importance of diagnostic cytogenetics on outcome in AML: analysis of 1,612 patients entered into the MRC AML 10 trial. The Medical Research Council Adult and Children's Leukaemia Working Parties. *Blood*. 1998; 92: 2322-2333.

4. Leith CP, Kopecky KJ, Chen IM, et al. Frequency and clinical significance of the expression of the multidrug resistance proteins MDR1/P-glycoprotein, MRP1, and LRP in acute myeloid leukemia: a Southwest Oncology Group Study. *Blood*. 1999; 94: 1086-1099.

5. Rollig C, Thiede C, Gramatzki M, et al. A novel prognostic model in elderly patients with acute myeloid leukemia: results of 909 patients entered into the prospective AML96 trial. *Blood*. 2010; 116: 971-978.

6. Appelbaum FR, Gundacker H, Head DR, et al. Age and acute myeloid leukemia. *Blood*. 2006; 107: 3481-3485.

7. Kantarjian H, Ravandi F, O'Brien S, et al. Intensive chemotherapy does not benefit most older patients (age 70 years or older) with acute myeloid leukemia. *Blood*. 2010; 116: 4422-4429.

8. Krug U, Rollig C, Koschmieder A, et al. Complete remission and early death after intensive chemotherapy in patients aged 60 years or older with acute myeloid leukaemia: a web-based application for prediction of outcomes. *Lancet*. 2010; 376: 2000-2008.

9. Rollig C, Thiede C, Gramatzki M, et al. A novel prognostic model in elderly patients with acute myeloid leukemia: results of 909 patients entered into the prospective AML96 trial. *Blood*. 2010; 116: 971-978.

10. Giles FJ, Borthakur G, Ravandi F, et al. The haematopoietic cell transplantation comorbidity index score is predictive of early death and survival in patients over 60 years of age receiving induction therapy for acute myeloid leukaemia. *Br J Haematol*. 2007; 136: 624-627.

11. Klepin HD, Geiger AM, Tooze JA, et al. Geriatric assessment predicts survival for older adults receiving induction chemotherapy for acute myelogenous leukemia. *Blood*. 2013; 121: 4287-4294.

12. Klepin HD. Myelodysplastic syndromes and acute myeloid leukemia in the elderly. *Clin Geriatr Med*. 2016; 32 (1): 155-173.

13. Meyers CA, Albitar M, Estey E. Cognitive impairment, fatigue, and cytokine levels in patients with acute myelogenous leukemia or myelodysplastic syndrome. *Cancer*. 2005; 104: 788-793.

14. Lowenberg B, Zittoun R, Kerkhofs H, et al. On the value of intensive remission induction chemotherapy in elderly patients of 65 + years with acute myeloid leukemia: a randomized phase III study of the European Organization for Research and Treatment of Cancer Leukemia Group. *J Clin Oncol*. 1989; 7: 1268-1274.

15. Mayer RJ, Davis RB, Schiffer CA, et al. Intensive postremission chemotherapy in adults with acute myeloid leukemia. Cancer and Leukemia Group B. *N Engl J Med*. 1994; 331: 896-903.

16. Fenaux P, Mufti GJ, Hellstrom-Lindberg E, et al. Azacitidine prolongs overall survival compared with conventional care regimens in elderly patients with low bone marrow blast count acute myeloid leukemia. *J Clin Oncol*. 2010; 28: 562-569.

17. Kantarjian HM, Thomas XG, Dmoszynska A, et al. Multicenter, randomized, open- label, phase III trial of decitabine versus patient choice, with physician advice, of either supportive care or low-dose cytarabine for the treatment of older patients with newly diagnosed acute myeloid leukemia. *J Clin Oncol*. 2012; 30: 2670-2677.

18. Dombret H, Seymour JF, Butrym A, et al. International phase 3 study of azacitidine vs conventional care regimens in older patients with newly diagnosed AML with >30% blasts. *Blood*. 2015; 126: 291-299.

19. Archimbaud E, Jehn U, Thomas X, et al. Multicenter randomized phase II trial of idarubicin vs mitoxantrone, combined with VP-16 and cytarabine for induction/consolidation therapy, followed by a

250 Ⅳ　高齢者におけるがんの選択

feasibility study of autologous peripheral blood stem cell transplantation in elderly patients with acute myeloid leukemia. *Leukemia*. 1999; 13: 843-849.

20. Bertz H, Potthoff K, Finke J. Allogeneic stem-cell transplantation from related and unrelated donors in older patients with myeloid leukemia. *J Clin Oncol*. 2003; 21: 1480-1484.

21. Greenberg PL, Tuechler H, Schanz J, et al. Revised International Prognostic Scoring System for myelodysplastic syndromes. *Blood*. 2012; 120: 2454-2465.

22. Gangat N, Caramazza D, Vaidya R, et al. DIPSS plus: a refined Dynamic International Prognostic Scoring System for primary myelofibrosis that incorporates prognostic information from karyotype, platelet count, and transfusion status. *J Clin Oncol*. 2011; 29: 392-397.

23. Della Porta MG, Malcovati L, Strupp C, et al. Risk stratification based on both disease status and extra-hematologic comorbidities in patients with myelodysplastic syndrome. *Haematologica*. 2011; 96: 441-449.

24. Naqvi K, Garcia-Manero G, Sardesai S, et al. Association of comorbidities with overall survival in myelo-dysplastic syndrome: development of a prognostic model. *J Clin Oncol*. 2011; 29: 2240-2246.

25. Deschler B, Ihorst G, Platzbecker U, et al. Parameters detected by geriatric and quality of life assessment in 195 older patients with myelodysplastic syndromes and acute myeloid leukemia are highly predictive for outcome. *Haematologica*. 2013; 98: 208-216.

26. Silverman LR, Demakos EP, Peterson BL, et al. Randomized controlled trial of azacitidine in patients with the myelodysplastic syndrome: a study of the Cancer and Leukemia Group B. *J Clin Oncol*. 2002; 20: 2429-2440.

27. Kornblith AB, Herndon JE, Silverman LR, et al. Impact of azacytidine on the quality of life of patients with myelodysplastic syndrome treated in a randomized phase Ⅲ trial: a Cancer and Leukemia Group B study. *J Clin Oncol*. 2002; 20: 2441-2452.

28. List A, Dewald G, Bennett J, et al. Lenalidomide in the myelodysplastic syndrome with chromosome 5q deletion. *N Engl J Med*. 2006; 355: 1456-1465.

29. Sibon D, Cannas G, Baracco F, et al. Lenalidomide in lower-risk myelodysplastic syndromes with karyotypes other than deletion 5q and refractory to erythropoiesis stimulating agents. *Br J Haematol*. 2012; 156: 619-625.

30. Koreth J, Pidala J, Perez WS, et al. Role of reduced-intensity conditioning allogeneic hematopoietic stem-cell transplantation in older patients with de novo myelodysplastic syndromes: an international collaborative decision analysis. *J Clin Oncol*. 2013; 31: 2662-2670.

# 25 高齢患者に対する造血細胞移植

Sergio Giralt

## はじめに

1974年，Thomasらは難治性急性白血病患者100人を対象に，大量化学放射線療法後にヒト白血球抗原（human leucocyte antigen：HLA）適合骨髄の輸注を実施したという画期的な論文を発表した(1)．この論文は，大量化学放射線療法に続いてHLA適合骨髄移植を行うことで，難治性急性白血病患者の一部で長期にわたる病勢コントロールが可能であることを示した．

当初，この治療法の治癒可能性の大部分は，アルキル化剤と放射線治療の急峻な用量反応曲線とヒト腫瘍の腫瘍細胞反応に由来すると考えられていた．アルキル化剤の投与量を2倍にすると，腫瘍細胞の殺傷力は1対数以上増加し，アルキル化剤の投与量を5倍から10倍に増やすと，低用量に対する腫瘍細胞の抵抗性が克服される．こうして，その後20年以上にわたって，大量化学放射線療法とそれに続く自家または同種造血細胞移植（HCT）が，さまざまな血液学的および非血液学的の悪性腫瘍で広く検討されるようになった(2)．

しかしながら，大量化学放射線療法の副作用と，移植前処置レジメン後の強力な骨髄抑制期間中に必要とされる集中的な支持療法のために，同種および自家HCTは当初，合併症がほとんどない若年患者に限定されていた(1,2)．

1997年，強度減弱前処置（RIC）レジメンに関する最初の報告が文献に掲載され，その後，RICレジメンが高齢患者や合併症を有する患者にも施行可能であり，許容できる毒性と転帰を達成できることが報告された(3-5)．RICレジメンの導入と支持療法の改善により，図25.1に示すように，自家または同種造血幹細胞移植レシピエントの平均年齢は著しく上昇し，現在では65歳以上のほとんどの患者にとって標準的な治療と考えられており，多くの移植施設ではもはや手技の年齢制限を設けていない(6)．本章では，高齢患者に対するHCTを検討する根拠，現在の適応と結果，および今後の方向性を要約する．

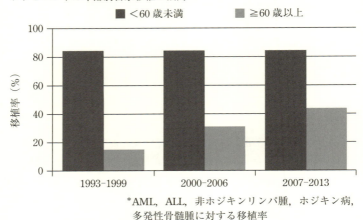

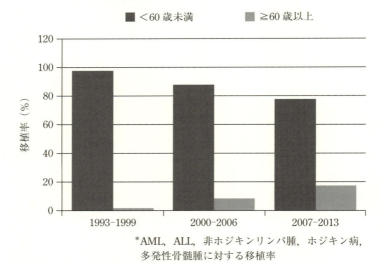

**図25.1** 国際血液・骨髄研究センターに報告された造血幹細胞移植レシピエントの年齢の推移

ALL：急性リンパ芽球性白血病，AML：急性骨髄性白血病，NHL：非ホジキンリンパ腫，HCT：造血細胞移植．

## 高齢患者に HCT を行う根拠

表 25.1 は，今日米国で最も一般的な血液がんの発生率と有病率，発症年齢の中央値，および治療における HCT の役割をまとめたものである．多くの血液がんにおいて，HCT は唯一の根治的治療法，あるいは長期的な病勢コントロールの可能性が最も高い治療法である．それにもかかわらず，この治療法の恩恵を受けることができる患者のほとんどは高齢であるか，医学的に衰弱している．

**表 25.1** 最も一般的な造血器腫瘍と発症年齢中央値，発生率，有病率，および HCT の役割

| 診断名 | 発症年齢中央値 | 年間発生率 | HCT の役割 |
|---|---|---|---|
| AML | 63 | 10,500 | 高リスク CR1 患者の地固め療法としての同種 HCT．進行した患者に対する救済療法としての同種 HCT |
| 急性リンパ芽球性白血病 | 12 | 6,950 | 高リスク CR1 患者の地固め療法としての同種 HCT．進行性患者に対する救済療法としての同種 HCT |
| MDS | 70 | 16,000 推定 | 同種 HCT のみの根治療法 |
| 慢性リンパ性白血病 | 70 | 16,000 | 同種 HCT のみの根治療法 |
| 慢性骨髄性白血病 | 64 | 6,000 | チロシンキナーゼ阻害薬が無効な患者に対する救済療法としての同種 HCT |
| 非ホジキンリンパ腫 | 66 | 72,000 | DLBCL，濾胞性リンパ腫の化学感受性の再発に対する地固め療法としての自家 HCT．CR1 の高リスク患者（マントル細胞リンパ腫，ダブルヒットリンパ腫，高 IPI スコア）の地固め療法<br>自家 HCT 後に再発した患者の救援療法としての同種 HCT |
| 多発性骨髄腫 | 73 | 18,000 | 標準治療と考えられる初回寛解の強化療法としての自家 HCT<br>自家 HCT 後に再発した患者に対する救済療法としての同種 HCT |

AML：急性骨髄性白血病，CR1：完全寛解 1，DLBCL：びまん性大細胞型 B 細胞リンパ腫，HCT：造血細胞移植，MDS：骨髄異形成症候群．
出典：文献(6,7)より引用．

## 造血細胞移植の基礎(8)

　造血細胞移植は複雑な治療法である．患者は，悪性疾患や機能低下した骨髄を排除するために，化学的および物理的な薬剤を組み合わせて投与され，患者または第三者（血縁者または非血縁者）からの造血幹細胞（hematopoietic stem cell：HSC）の輸注によってレスキューされる．固形臓器移植と同様に，造血幹細胞移植の候補者は，臓器機能と心理社会的基準を満たす必要があり，その基準は移植施設によって異なるが，造血幹細胞移植と他の治療法とのリスク・利益比を決定することを目的としている．図25.2に，HCT手技のさまざまな構成要素と段階を示す．

　幹細胞ソースによって，造血幹細胞移植は自家移植（患者から造血幹細胞を得る）と同種移植（第三者から造血幹細胞を得る）に分類される．造血幹細胞は，骨髄腔から採取することもできるし，フィルグラスチム（G-CSF）やプレリキサホル（CXCR4ケモカイン受容体拮抗薬）などの薬剤を用いて末梢血に大量に動員し，アフェレーシス法で採取することもできる．

　移植前処置レジメンは，ほとんどのがん細胞が示す用量反応現象を利用して悪性細胞を排除するために投与される抗がん剤の組合せであり，造血幹細胞移植の場合，ドナー細胞の生着を可能にするために宿主免疫系を抑制する．移植前処置レジメンの強度は骨髄抑制効果により，骨髄破壊的，強度減弱，骨髄非破壊的に

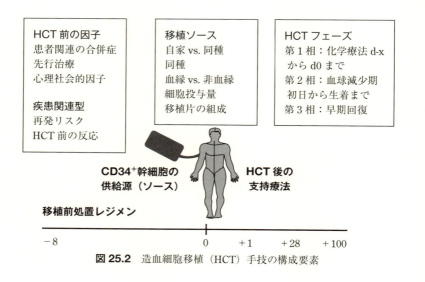

**図 25.2**　造血細胞移植（HCT）手技の構成要素

分類される.

　骨髄破壊的前処置（myeloablative conditioning regimen：MAC）レジメンは移植片の生着に必要であると長い間考えられてきたが，非血液毒性がかなり強いため，その使用は通常，パフォーマンスステータスが良好で合併症のない 60 歳未満の患者に限られていた．RIC レジメンは，低用量のブスルファン，メルファラン，シクロホスファミド，または全身照射（total body irradiation：TBI）（通常 2 Gy）をフルダラビンと併用することが多く，高齢の患者や合併症のある患者に最もよく使用されている．これらのレジメンは腫瘍退縮を誘導するために免疫学的（graft-versus-leukemia：GVL）効果に大きく依存し，細胞破壊活性を有する薬剤の投与量は少ない．移植片対宿主病（graft-versus-host disease：GVHD）と感染症は依然として非再発死亡率（non-relapse mortality：NRM）の主な原因である.

　HCT を成功させるためには，造血幹細胞が十分に増殖し成熟するように，患者が移植前処置レジメンの副作用に耐えることが必要である．また，患者は HCT 後の最初の数カ月間，そのような患者の免疫力が著しく低下した状態で起こりうる感染性合併症の治療と予防にも耐える必要がある．HCT 法は 5 つの段階に分けられる：

第 1 相：化学療法期 | 第 4 相：早期安定期
第 2 相：血球減少期 | 第 5 相：後期安定期
第 3 相：早期回復期 |

　HCT は，表 25.2 に要約したさまざまな合併症を伴う.

**表 25.2**　HCT 後の合併症

| 合併症 | 発生率 | 高齢患者への影響 |
| --- | --- | --- |
| 骨髄抑制 | 真に非破壊的レジメンを除いて普遍的 | 骨髄抑制の長期化は生命を脅かす感染症のリスクを増加させる．したがって，高齢患者において好中球の回復を促進する戦略は有益である |
| 粘膜炎 | MAC レジメンでは 50〜70%<br>RIC レジメンでは 30〜50%<br><真の非骨髄破壊的レジメンでは 10% 未満 | 重度の粘膜炎では疼痛コントロールのためにオピオイド鎮痛薬が必要となることがあるが，高齢患者ではこの鎮痛薬の忍容性が低い．重篤な粘膜炎による誤嚥のリスクは高齢患者ほど高い．RIC の主な利点の 1 つは，重症粘膜炎のリスクの軽減である |

（つづく）

256　Ⅳ　高齢者におけるがんの選択

**表 25.2**　HCT 後の合併症（つづき）

| 合併症 | 発生率 | 高齢患者への影響 |
|---|---|---|
| 感染症 | ＞患者の 50％ 以上に何らかの感染性合併症が認められる．最も一般的なものは好中球減少熱，グラム陽性球菌による敗血症，同種 HCT における CMV 再活性化である | 高齢患者の場合，感染性合併症からの回復能力は，以前に合併していた状態や，ホスカルネットやアムホテリシン B などの感染症治療に耐えられるかどうかによって影響を受ける可能性がある |
| 消化器毒性 | 食欲不振<br>現在の制吐レジメンでは重度の悪心や嘔吐はまれである<br>RIC レジメンではまれな重篤な下痢（メルファランでより頻繁にみられる） | 他の毒性と同様に，消化器毒性は高齢患者でより多く，より重篤になる可能性がある．良好な水分補給と適切な電解質補充を維持することが不可欠である．栄養介入を早期に考慮する必要があるかもしれない |
| 肺毒性 | 肺炎<br>びまん性肺胞出血 特発性肺炎症候群は患者の 5～10％ にみられる | 造血幹細胞移植前に肺に合併症のある患者は肺毒性のリスクが高い |
| 肝毒性 | SOS/VOD は RIC ではまれであるが，高リスク患者では起こりうる | 若年患者と同様の危険因子 |
| 心毒性 | 不整脈<br>うっ血性心不全 | 高用量メルファラン投与後によくみられる心房細動 |
| GVHD | 発疹<br>下痢<br>高ビリルビン血症<br>重度の免疫不全 | 高用量ステロイドは高齢患者では忍容性が低い．グレード 2～4 の GVHD 患者では年齢が予後不良因子である |
| 生着不全 | まれ | まれであるが，高齢のドナーに多い |

CMV：サイトメガロウイルス，GVHD：移植片対宿主病，HCT：造血細胞移植，MAC：骨髄破壊的前処置，RIC：強度減弱前処置，SOS：洞類洞閉塞症候群，VOD：肝中心静脈閉塞症.
出典：文献(8) より引用. Wiedewult M, Giralt S. *Clinical Hematopoietic Cell Transplantation American Society of Hematology Self-Assessment Program 6th Edition*. Washington, DC: American Society of Hematology.

## 高齢患者における造血細胞移植の現状

　北米におけるさまざまな造血器腫瘍の年齢分布を反映して，60歳以上の患者における造血幹細胞移植の最も一般的な適応は，自家移植では骨髄腫，同種移植では急性骨髄性白血病（AML）である(7,9)（表25.3）．それにもかかわらず，臨床的に有益となりうるさまざまな造血器腫瘍に対して実際にHCTを受けている高齢患者は少数派である(7).

　骨髄腫は形質細胞のがんであるが，無作為化試験で大量化学療法併用自家HCTが有意に有効であることが証明されており，死亡率は極めて低く，高齢であることは転帰に有意な影響を及ぼさない(10). CostaらはSurveillance, Epidemiology, and End Results（SEER）のデータとCIBMTRのデータを用いて，65歳以上の患者が自家HCTを受ける可能性は25%以下であり，同様にアフリカ系アメリカ人はこの手技を受ける可能性が50%低いことを示した(10). Pidalaらが実施した調査結果が示すように，誰が同種移植を受けるかに関するこの格差には，おそらく医師の紹介バイアスが関与しており，また自家移植の紹介にも関与している可能性が高い(11,12).

　医学的に元気な高齢の造血器腫瘍患者におけるHCT利用に影響する因子は，

**表25.3** 北米で最も一般的なHCTの適応

| 適応 | HCTの種類 | 2012年に北米で実施されたHCTの概数 | 高齢患者との関連性 |
|---|---|---|---|
| 骨髄腫 | 自家 | 6,000 | 発症年齢中央値70歳．高齢者も若年者と同様に積極的治療が有効 |
| びまん性大細胞リンパ腫 | 自家 | 3,000 | 高齢患者における自家移植のデータは，若年患者と同様の結果を示している |
| AML | 同種 | 3,000 | この疾患は高齢者に多く，化学療法による予後も悪い．ほとんどの比較分析では，経過の早い段階での同種移植の有用性が示されている |
| 骨髄異形成 | 同種 | 1,300 | 主に高齢者が罹患し，他に根治療法がなく，造血幹細胞移植が保険適用となったため，急速に適応が拡大している |

AML：急性骨髄性白血病，HCT：造血細胞移植.
出典：文献(9)より引用．Pasquini MC, Zhu X. Current uses and outcomes of hematopoietic stem cell transplantation: CIBMTR Summary Slides, 2015. Available at: http://www.cibmtr.org.

よく理解されていない．El-Jawahari らは，127 例の進行性骨髄異形成症候群（my-elodysplastic syndromes：MDS）患者について報告し，年齢，性別，細胞遺伝学，国際予後判定システム（International Prognostic Scoring System：IPSS）カテゴリー，パフォーマンスステータス，HCT センターからの距離，およびベースラインの患者報告による生活の質（QoL）が，RIC レジメンによる同種 HCT を受ける可能性に及ぼす影響を検討した．合計 44 例（35％）が RIC レジメンによる同種 HCT を受けた．多変量解析では，年齢が若く，IPSS が高い（中等度-2/高値）ほど，同種 HCT を受ける可能性が高いと予測された(13)．

Mitchell らは，白血病またはリンパ腫患者において，高齢であることが HCT を受けない予測因子であり，HCT を受けることが生存期間の延長と関連することを示した(14)．HCT に至らなかったその他の原因については，Majhail らがレビューしている(7)．

## 高齢患者における自家造血細胞移植の成績

60 歳以上の患者に対する自家 HCT は，非再発死亡（NRM）と全転帰の改善とともに，より頻繁に行われるようになってきている(7,15,16)．表 25.4 は，高齢患者（60 歳以上）に対する自家移植の最も大規模なシリーズをまとめたものである(17-24)．ほとんどのシリーズは，骨髄腫またはびまん性大細胞型 B 細胞リンパ腫（DLBCL）の患者の比重が高く，年齢の中央値は 65 歳未満である．共通するテーマは，NRM は日常的に 5％ 未満であり，若年患者の治療成績と比較した場合，レトロスペクティブではあるが，結果は同等かわずかに劣る程度であった．

高齢の骨髄腫患者に対する自家移植の数も，過去 10 年間で劇的に増加している．欧州骨髄移植レジストリ（European Bone Marrow Transplant：EBMT）のデータを用いて，Auner らは，1991 年から 1996 年の期間に欧州で自家移植を受けた骨髄腫患者は合計 381 人であったのに対し，2006 年から 2010 年の 5 年間では 6,518 人であったと報告している．さらに劇的なのは，70 歳以上の患者における活動の増加で，1991 年から 1996 年にかけて EBMT に報告されたのはわずか 2 例であったのに対し，2006 年から 2010 年にかけては 2,617 例であった(15)．高齢の骨髄腫患者の転帰に関する最も大規模なレジストリ解析は表 25.4 に要約されており，高齢患者と若年患者の HCT 転帰を比較した単一施設後ろ向き研究の結果を支持している．レビューされた 8 件の研究のうち，3 件は HCT を受けた高齢患者の転帰が若年患者と比較して劣るが容認できることを示唆し，NRM 率

は 2〜18% であった．注目すべきは，65 歳以上の患者の多くがメルファラン 200 mg/m$^2$ を投与されたが，若年患者より悪い転帰を示さなかったことである（24-26）．

表 25.4　60 歳以上のリンパ腫および骨髄腫に対する自家移植の転帰

| 参考文献 | N（年齢の中央値） | 診断 | 若年群と比較した治療成績 | コメント |
|---|---|---|---|---|
| （17） | 463（63） | DLBCL | 1 年時点での NRM　4.4% vs. 2.8%<br>3 年時点での PFS　51% vs. 62%<br>3 年時点での OS　60% vs. 70% | EBMT レジストリの解析．<br>若年群で CR1 患者が多い |
| （18） | 93（66） | DLBCL | 1 年時点での NRM　5%, 4% vs. 2.2%<br>4 年時点での PFS　38% vs. 42% | 8 年間の単一施設データ |
| （19） | 202（65） | DLBCL（37%）<br>MCL（34%） | 1 年時点での NRM　4%<br>3 年時点での PFS/OS　60% | 単一施設，若年群との比較なし．<br>HCT-CI は転帰の予測因子ではない |
| （20） | 99（68） | DLBCL（53%） | 3 年時点での NRM　8%<br>3 年時点での OS　61% | 単一施設，MDS の数理的リスク 16% |
| （21） | 79（67） | MCL | 1 年時点での NRM　3.8%<br>5 年時点での PFS　29%<br>5 年時点での OS　61% | EBMT レジストリ. 2 系統の治療が無効であった可能性が高い高齢患者 |
| （22） | 484（64） | DLBCL | 1 年時点での NRM　5.9%<br>3 年時点での PFS　40.6%<br>3 年時点での OS　49.6% | 日本全国登録では，60〜65 歳，70 歳以上の患者の転帰に差はなかった |
| （23） | 15（64） | Hodgkin | 3 年時点での PFS　73%<br>3 年時点での OS　88%<br>毒性死なし | 単一施設. 高齢患者と若年患者で転帰に差はなかった |

DLBCL：びまん性大細胞型 B 細胞リンパ腫，EBMT：欧州骨髄移植レジストリ，HCT：造血細胞移植，MCL：マントル細胞リンパ腫，MDS：骨髄異形成症候群，NRM：非再発死亡，OS：全生存期間，PFS：無増悪生存期間.
出典：文献（17-23）より引用.

260　Ⅳ　高齢者におけるがんの選択

## 高齢患者における同種造血細胞移植の成績

　自家造血幹細胞移植と同様に，60 歳以上の患者に対する同種造血幹細胞移植の使用も過去 10 年間で劇的に増加している．米国だけをみても，2009 年以降，MDS に対する同種移植の使用は 2 倍以上に増加していた．これは，メディケア＆メディケイドサービスセンターが MDS に対する同種移植の適用を承認した後，最終決定を下すためのエビデンスが収集されている(27)．表 25.5 は，主に AML または MDS の高齢患者における同種移植の最も大規模なシリーズをまとめたものである(28-33)．

　Rashidi らは，60 歳以上の AML 患者に対する HCT に関するすべての発表論文のメタアナリシスを行った．合計 13 件（749 例）の研究が同定された．2 年後および 3 年後の無再発生存率（relapse-free survival：RFS）のプール推定値および 95% 信頼区間（CI）は，それぞれ 44%（95% CI，33〜55%）および 35%（95% CI，26〜45%）であった．同様に全生存期間（OS）については，それぞれ 45%（95% CI，35〜54%），38%（95% CI，29〜48%）であった．代表的な研究を表 25.5 にまとめた(34)．

## 非移植療法との比較転帰

　Versluis らは，AML 試験を対象とした 4 つの連続した前向き HOVONSAKK 試験の治療成績を分析した．60 歳以上の患者 1,155 例のうち，640 例が導入化学療法後に完全寛解を得た．寛解後の治療は，RIC 後の同種造血幹細胞移植（$n=97$），ゲムツズマブ・オゾガマイシン（$n=110$），化学療法（$n=44$），自家造血幹細胞移植（$n=23$），または追加治療なし（$n=366$）であった．同種造血幹細胞移植を受けた患者の 5 年 OS は 35% であったのに対し，寛解後追加療法を受けなかった患者では 21%，追加化学療法または自家造血幹細胞移植を受けた患者では 26% であった．同種造血幹細胞移植は，特に中リスクまたは有害リスクの患者において，最良の転帰に関連する寛解後療法であった(30)．

　Devine らは，初回完全寛解期にある 60〜74 歳の AML 患者を対象に，RCT 造血幹細胞移植の有効性を評価するため，前向き多施設共同第 Ⅱ 相試験を実施した．年齢中央値 65 歳の患者 114 人が組み入れられ，ほとんどの患者は HLA が適合した非血縁ドナーから細胞の提供を受けた．移植後 2 年間の無病生存率は 42%，OS は 48% であった．2 年後の NRM は 15%（95% CI，8〜21%）であった．2 年後の再発率は 44% であった(33)．

25 高齢患者に対する造血細胞移植 261

**表 25.5** 同種造血幹細胞移植に関する代表的な臨床試験

| 参考文献 | N（年齢の中央値） | HCT の種類の診断 | OS/NRM/RR | コメント |
|---|---|---|---|---|
| (29) | 757（60） | AML<br>Allogeneic<br>All donors | 50-54: 48% at 3 y<br>55-59: 45%<br>60-64: 38%<br>>65: 37% | In multivariate analyses, age not important for outcome. Disease status, HCT-CI, and KPS were |
| (30) | 142（66） | All heme malignancies<br>Allogeneic<br>unrelated donors | OS at 2 y 50%<br>EFS at 2 y 43%<br>NRM at 2 y 23% | Outcomes for older and younger patients were similar |
| (31) | 97（64） | AML<br>All donor types | OS at 5 y 35%<br>EFS at 5 y 32%<br>NRM at 5 y 18% | On multivariate analysis, allogeneic HCT associated with better outcomes |
| (32) | 79（58） | AML/MDS | CR1: 1 y NRM 19%<br>OS/EFS 71/68% at 2 y<br>All patients: 1 y NRM 20%<br>OS/EFS:46%/44% at 2 y | Fludarabine/busulfan 12.8 mg/kg<br>well-tolerated ablative regimen<br>Age not a major predictor of outcome |
| (33) | 126（62）<br>55（67） | AML/MDS | 60-64 years<br>OS at 2 y 34%<br>EFS at 2 y 31%<br>NRM at 2 y 32% >65 y<br>OS at 2 y 36%<br>EFS at 2 y 34%<br>NRM at 2y 34% | Cytogenetic risk category and performance status not age-important predictors of treatment outcome |
| (34) | 114（65） | AML CR1 | NRM:<br>OS/EFS 48%/42% at 2 y | Prospective trial with fludarabine/busulfan and ATG |

AML：急性骨髄性白血病, ATG：抗胸腺細胞グロブリン, EFS：event-free survival, HCT：造血細胞移植, MDS：骨髄異形成症候群, NRM：非再発死亡率, OS：全生存期間, RR：再発率.

　Farag らは, CIBMTR および Cancer and Leukemia Group B（CALGB）のデータを利用して, 60〜70 歳の CR1 の AML 患者 94 人の治療成績を, CALGB のプロトコールで導入化学療法および寛解後化学療法を受け, 少なくとも 4 カ月以上

の寛解を得た患者の治療成績と比較した．造血幹細胞移植を受けた患者の年齢中央値は，化学療法を受けた患者の年齢中央値よりわずかに低かった（年齢中央値，63 歳 vs. 65 歳）．それ以外は，両群間に有意差はなかった．同種造血幹細胞移植は，再発リスクの有意な低下（3 年時で 32% vs. 81%，$P<0.001$），NRM の上昇（3 年時で 36% vs. 4%，$P<0.001$），および無白血病生存期間の延長（3 年時で 32% vs. 15%，$P=0.001$）と関連し，HCT レシピエントの OS 改善傾向（3 年時で 37% vs. 25%，$P=0.08$）を示した(35)．

## おわりに

60 歳以上の患者における自家および同種造血幹細胞移植の使用は，過去 10 年間で劇的に増加した．成績は若年患者集団で達成された成績に匹敵するが，罹患率や疾患再発のリスクは依然として大きい．暦年齢はもはや HCT を行う上での絶対的な障壁とは考えられていないが，80 歳以上でこの手技を受ける患者はほとんどいない．

今後，病勢コントロール率を向上させるためには，標的薬剤や免疫治療薬を組み込んだ HCT 後療法による再発抑制戦略を探るさらなる前向き試験が不可欠である．同様に，サイトカイン遮断や移植片工学のような新しい戦略によって罹患率や死亡率を減少させる方法に関する研究を計画し実施するための協調的努力が進行中である．

## ま と め

1. 治癒を目的とした大量化学放射線療法は，高齢の造血器腫瘍患者でも可能である．
2. レジメン，移植片対宿主病（GVHD）予防策，支持療法は患者や合併症に合わせる必要がある．
3. 造血細胞移植（HCT）を受けた高齢患者に関する長期フォローアップとサバイバーシップの問題については，大きな知識ギャップがある．
4. 転帰を最適化するためには，集学的アプローチが必要である．
5. 疾患の再発は，この患者集団における治療失敗の最も重要な原因である．

（楠本　茂　訳）

# 参 考 文 献

1. Thomas ED, Storb R, Clift RA, et al. Bone-marrow transplantation. *N Engl J Med*. 1975; 292: 832-843, 895.
2. Appelbaum F. Hematopoietic-cell transplantation at 50. *N Engl J Med*. 2007; 357: 1472-1475.
3. Giralt S, Estey E, Albitar M, et al. Engraftment of allogeneic hematopoietic progenitor cells with purine analog-containing chemotherapy: harnessing graft-versus-leukemia without myeloablative therapy. *Blood*. 1997; 89: 4531-4536.
4. Slavin S, Nagler A, Naparstak E, et al. Nonmyeloablative stem cell transplantation and cell therapy as an alternative to conventional bone marrow transplantation with lethal cytoreduction for the treatment of malignant and nonmalignant hematologic diseases. *Blood*. 1998; 91: 756-763.
5. McSweeney PA, Niederwieser D, Shizuru JA, et al. Hematopoietic cell transplantation in older patients with hematologic malignancies: replacing high-dose cytotoxic therapy with graft-versus-tumor effects. *Blood*. 2001; 97: 3390-3400.
6. Majhail NS, Farnia SH, Carpenter PA, et al. Indications for autologous and allogeneic hematopoietic cell transplantation: guidelines from the American Society for Blood and Marrow Transplantation. *Biol Blood Marrow Transplant*. November 2015; 21 (11): 1863-1869. doi:10.1016/j.bbmt.2015.07.032.
7. Majhail NS, Omondi NA, Denzen E, et al. Access to hematopoietic cell transplantation in the United States. *Biol Blood Marrow Transplant*. 2010; 16: 1070-1075.
8. Wiedewult M, Giralt S. *Clinical Hematopoietic Cell Transplantation American Society of Hematology Self-Assessment Program 6th Edition*. Washington, DC: American Society of Hematology.
9. Pasquini MC, Zhu X. Current uses and outcomes of hematopoietic stem cell transplantation: CIBMTR summary slides, 2015. Available at: http://www.cibmtr.org. Accessed June 1, 2016.
10. Costa LJ, Xing-Huang J, Hari PN. Disparities in utilization of autologous hematopoietic cell transplantation for treatment of multiple myeloma. *Biol Blood Marrow Transplant*. 2015; 21: 701-706.
11. Pidala J, Craig BM, Lee SJ, et al. Practice variation in physician referral for allogeneic hematopoietic cell transplantation. *Bone Marrow Transplant*. January 2013; 48 (1): 63-67. doi:10.1038/bmt.2012.95.
12. Majhail N, Jagasia M. Referral to transplant center for hematopoietic cell transplantation. *Hematol Oncol Clin North Am*. 2014; 28: 1201.
13. El-Jawahri A, Kim HT, Steensma DP, et al. Does quality of life impact the decision to pursue stem cell transplantation for elderly patients with advanced MDS? *Bone MarrowTransplant*. 2016; 51: 1121-1126. doi:10.1038/bmt.2016.40.
14. Mitchell JM, Conklin EA. Factors affecting receipt of expensive cancer treatments and mortality: evidence from stem cell transplantation for leukemia and lymphoma. *Health Serv Res*. February 2015; 50 (1): 197-216. doi:10.1111/1475-6773.12208.
15. Auner HW, Szydlo R, Hoek J, et al. Trends in autologous hematopoietic cell transplantation for multiple myeloma in Europe: increased use and improved outcomes in elderly patients in recent years. *Bone Marrow Transplant*. 2015; 50: 209-215.
16. McCarthy PL Jr, Hahn T, Hassebroek A, et al. Trends in use of and survival after autologous hematopoietic cell transplantation in North America, 1995-2005: significant improvement in survival for lymphoma and myeloma during a period of increasing recipient age. *Biol Blood Marrow Transplant*. 2013; 19: 1116-1123.
17. Jantunen E, Canals C, Rambaldi A, et al. Autologous stem cell transplantation in elderly patients (≥60 years) with diffuse large B-cell lymphoma: an analysis based on data in the European Blood and Marrow Transplantation registry. *Haematologica*. 2008; 93: 1837-1842.

264　Ⅳ　高齢者におけるがんの選択

18. Buadi FK, Micallef IN, Ansell SM, et al. Autologous hematopoietic stem cell transplantation for older patients with relapsed non-Hodgkin's lymphoma. *Bone Marrow Transplant*. 2006; 1017-1022.

19. Dahi PB, Tamari R, Devlin SM, et al. Favorable outcomes in elderly patients undergoing high-dose therapy and autologous stem cell transplantation for non-Hodgkin lymphoma. *Biol Blood Marrow Transplant*. December 2014; 20 (12): 2004-2009. doi:10.1016/j.bbmt.2014.08.019.

20. Hosing C, Saliba RM, Okoroji GJ, et al. High-dose chemotherapy and autologous hematopoietic progenitor cell transplantation for nonHodgkin's lymphoma in patients >65 years of age. *Ann Oncol*. 2008; 19: 1166-1171.

21. Jantunen E, Canals C, Attal M, et al. Autologous stem-cell transplantation in patients with mantle cell lymphoma beyond 65 years of age: a study from the European Group for Blood and Marrow Transplantation (EBMT). *Ann Oncol*. 2012; 23: 166-171.

22. Chihara D, Izutsu K, Kondo E, et al. High-dose chemotherapy with autologous stem cell transplantation for elderly patients with relapsed/refractory diffuse large B cell lymphoma: a nationwide retrospective study. *Biol Blood Marrow Transplant*. 2014; 20: 684-689.

23. Puig N, Pintilie M, Seshadri T, et al. High-dose chemotherapy and auto-SCT in elderly patients with Hodgkin's lymphoma. *Bone Marrow Transplant*. 2011; 46: 1399-1344.

24. Sharma M, Zhang MJ, Zhong X, et al. Older patients with myeloma derive similar benefit from autologous transplantation. *Biol Blood Marrow Transplant*. 2014; 20: 1796-1803.

25. Auner HW, Garderet L, Kroger N. Autologous hematopoietic cell transplantation in elderly patients with multiple myeloma. *Br J Haematol*. 2015; 171; 453-462.

26. Shah N, Callander N, Ganguly S, et al. Hematopoietic stem cell transplantation for multiple myeloma: guidelines from the American Society for Blood and Marrow Transplantation. *Biol Blood Marrow Transplant*. 2015; 21: 1155-1166.

27. Giralt SA, Horowitz M, Weisdorf D, Cutler C. Review of stem-cell transplantation for myelodysplastic syndromes in older patients in the context of the Decision Memo for Allogeneic Hematopoietic Stem Cell Transplantation for Myelodysplastic Syndrome emanating from the Centers for Medicare and Medicaid Services. *J Clin Oncol*. February 10, 2011; 29 (5): 566-572. doi:10.1200/JCO.2010.32.1919.

28. Aoki J, Kanamori H, Tanaka M1, et al. Impact of age on outcomes of allogeneic hematopoietic stem cell transplantation with reduced intensity conditioning in elderly patients with acute myeloid leukemia. *Am J Hematol*. March 2016; 91 (3): 302-307. doi:10.1002/ajh.24270.

29. El Cheikh J, Sfumato P, Sobh M, et al. Allogeneic hematopoietic stem cell transplantation after reduced-intensity conditioning regimen for elderly patients (60 years and older) with hematological malignancies using unrelated donors: a retrospective study from the French Society for Stem Cell Transplantation (SFGM-TC). *Haematologica*. 2016; 101: e262-e265. doi:10.3324/haematol.2015.139345.

30. Versluis J, Hazenberg CL, Passweg JR, et al. Post-remission treatment with allogeneic stem cell transplantation in patients aged 60 years and older with acute myeloid leukaemia: a time-dependent analysis. *Lancet Haematol*. October 2015; 2 (10): e427-e436. doi:10.1016/S2352-3026 (15) 00148-9.

31. Alatrash G, de Lima M, Hamerschlak N, et al. Myeloablative reduced-toxicity i.v. busulfan-fludarabine and allogeneic hematopoietic stem cell transplant for patients with acute myeloid leukemia or myelodysplastic syndrome in the sixth through eighth decades of life. *Biol Blood Marrow Transplant*. October 2011; 17 (10): 1490-1496. doi:10.1016/j.bbmt.2011.02.007.

32. McClune BL, Weisdorf DJ, Pedersen TL, et al. Effect of age on outcome of reduced-intensity hematopoietic cell transplantation for older patients with acute myeloid leukemia in first complete remission or with myelodysplastic syndrome. *J Clin Oncol*. 2010; 28 (11): 1878-1887.

33. Devine SM, Owzar K, Blum W, et al. Phase Ⅱ study of allogeneic transplantation for older patients with

acute myeloid leukemia if first complete remission using a reduced intensity conditioning regimen: results from Cancer and Leukemia Group B 100103 (Alliance for Clinical Trials in Oncology/Blood and Marrow Transplant Clinical Trial Network 0502). *J Clin Oncol.* 2015: 10: 4167-4175.

34. Rashidi A, Ebadi M, Coldtz GA, DiPersio JF. Outcomes of allogeneic stem cell transplantation in elderly patients with acute myeloid leukemia: a systematic review and meta-analysis. *Biol Blood Marrow Transplant.* January 2016; 22 (1): 119-124. doi:10.1016/j.bbmt.2015.08.029.

35. Farag SS, Maharry K, Zhang M-J, et al. Comparison of reduced-intensity hematopoietic cell transplantation with chemotherapy in patients aged 60-70 years with acute myeloid leukemia in first remission. *Biol Blood Marrow Transplant.* 2011; 17: 1796-1803.

# V 高齢がん患者との
コミュニケーション

# 26 インターパート：老年医学における言語横断的医療面接のモデル

Francesca Gany, Xiaoxiao Huang, and Javier Gonzalez

## はじめに

　米国における移民人口は急速に増加している．現在，外国生まれの人口は4,100万人を超え，人口の13.1％以上が米国に居住している(1,2)．米国内では350以上の言語や方言が話されている．英語能力が限られている集団（limited English proficient：LEP）は増加の一途をたどっている．LEPは英語を母国語としておらず，英語の読み，話し，書き，理解する能力が限られている(3)．2014 American Community Surveyによると，米国では約2,500万人が英語を「とても上手」以下にしか話せない，またはLEPであると回答しており，そのうち15％は65歳以上であった(2)．

　医療者と患者の間の効果的なコミュニケーションは，正しい診断と適切な治療計画を確立する上で最も重要な要素の1つである(4,5)．コミュニケーションは，病歴の正確性，治療アドヒアランス，医師と患者の関係，患者満足度，および診療の効率性において最も重要な要素である(6-8)．言語が一致しない医療面接では，医療面接の診断および治療に関する力がしばしば損なわれる．医師は，不必要で危険，または高価な検査を指示したり，逆に必要な検査を指示したりしにくくなることもある(10)．言語の壁は，患者が情報を受け取り，理解し，重要でしばしば複雑な会話に参加する能力を損なう．これには，治療計画の立案や人生の最終段階における意思決定など，老年腫瘍学における鍵となるプロセスが含まれる．

　本章では，老年腫瘍科におけるLEP患者との医療面接について検討し，患者−医師間のコミュニケーションを最大化するための解決策を提示する．

## INTERPRET フレームワークと医療面接

　INTERPRETフレームワークは，通訳者の選択と言語が一致しない医療面接の実施に関するガイドラインとスキルを提供する．INTERPRETは，医療通訳者の

選定を指導し，その通訳者を通じて LEP 患者およびその家族や介護者と協働するためのツールを提供する．INTERPRET は，通訳の必要性の特定，適切な通訳者の選択，期待とガイドラインの明示，情報の提示と処理，理解の確認，および退室指示の提供といった複数の問題に対処する．

さらに，本章では，言語が一致しない場面における介護者や家族の役割についても取り上げている．介護者や家族は，老年腫瘍学の場面で顕著で積極的な参加者となりえる．彼らは患者情報の提供と記憶の補助，アドヒアランスの支援，および共有意思決定への参加に役立つことがある．また，彼らはバイリンガルである可能性もある．

I ：通訳の必要性を見極める
N ：通訳者を絞る
T ：何を期待しているかを伝える
E ：患者と直接関わる
R ：話す長さ，速さ，専門用語の使用，声の大きさを控えめにする
P ：情報を処理する
R ：重要な情報を繰り返す
E ：退室指示は明確にし，書面で提供する必要がある
T ：よりスムーズに治療的な関係を築く

## I—通訳の必要性を見極める

通訳とは，話し言葉を別の言語に変える人のことである．これは，文書で言葉を別の言語に翻訳する翻訳者と混同されがちだが，医療現場では，文書ではなく話し言葉のやり取りが中心なので，翻訳者ではなく通訳が必要である．患者がある程度英語を話せたとしても，医療面談ではより高度な言語能力が求められるため，通訳が必要になることがある．人は自分の母国語で話すときの方が自由に表現でき，相手により理解されていると感じやすい．

患者の言語を少し話せる医療者であっても通訳をつけるべきである．医療者が英語以外の言語に堪能であると主張しても，通訳が必要な場合がある．医療従事者の間では，偽りの流暢さが蔓延している(13)．偽りの流暢さとは，ある言語を理解し，話し，読み，書くことができれば，その言語集団の一員と効果的なコミュニケーションができると錯覚することである(13)．

明らかに通訳が必要な場合もあるが，状況があいまいなときには，通訳の必要性を確認するために「無料なら通訳を希望しますか？」という質問をすることも

できる．この質問は医療面接の開始前に行うことが重要である．

## N——通訳者を絞る

　医療現場における通訳者には，即席の通訳者と訓練を受けたプロの通訳者がいるが，可能な限り，訓練を受けた医療通訳者を選ぶ．

### 訓練を受けた医療通訳者

　医療通訳者は完全なバイリンガルであるべきであり，専門用語（医療用語と口語），通訳者の倫理規定，通訳者の役割，記憶とシャドーイングのスキル，自己批評，言語的・文化的コンピテンシーなど，少なくとも6つの分野で広範な訓練を受けるべきである．現場に通訳者がいない場合，多くの施設では遠隔通訳に頼ることになるが，遠隔通訳には，医療現場における第三者の存在を目立たなくするという効果もある．どのようなタイプの遠隔システムを利用するにしても，医療従事者はすべての会話の秘密が守られることを患者に保証しなければならない．

### 即席の通訳者

　即席の通訳者には，家族や介護者，自分の診療予約を待っている「罪のない傍観者」，訓練を受けていないバイリンガルの病院職員などがいる．善意があったとしても，彼らは言語的・意味的な誤りを犯したり，自分の意見を差し挟んだりすることがある．訓練を受けていないため，情報をフィルターにかけたり，選別したり，省略したり，付け加えたり，差し引いたりする傾向がある．医療用語に不慣れな場合もある．ある観察研究では，23〜52%の単語やフレーズが，その場限りの，つまり専門家ではない「通訳」によって誤って解釈されていた(13)．

### 家族や介護者と協力する際の特別な配慮

　家族は，おそらくほとんどの状況において，最悪の即席の通訳者である．家族や介護者が立会いを強く希望している場合，またはその場の状況が彼らの存在と介入を必要とし，患者が同意している場合は，通訳以外の役割で同席させるのが理想的である．臨床的には最適でないかもしれないが，施設に通訳がいることを患者が知っている前提で，彼らにとって親しい人を選ぶ権利があることを認識することは重要である(14)．身体診察では，施設側で訓練された通訳を介して患者と話をすることで，患者が他に話したいことがないことを確認することができる．これは家庭内暴力が疑われる場合に特に重要である．

## T—何を期待しているかを伝える

患者に会う前に，医療従事者は通訳者に医療面接に対する自身の期待を伝えるべきである．これには通訳者が果たすべき役割や，問診を実施するための全体的な計画を含めるべきである．訓練を受けた通訳者は，その時点で自身の期待を示すことができる．医療従事者は守秘義務があることを保証しなくてはならない．「ここで話されることは，この場所にとどめておかなければならない」または「面接中に話されたことは，秘密にしておかなければならない．情報を他人と共有する許可を与えることができるのは，患者本人だけである」．

会話の具体的な目標を関係者に速やかに伝え，通訳者がその目標を理解し，ターゲット言語で難しい概念や文化に根差した概念を適切に伝えられる能力を評価することが不可欠である．米国の生物医学的ヘルスケアシステムに組み込まれたこれらの概念は，常に同等のものが存在するわけではない．そのような文化に根差した概念の例には，ホスピスケア，精神腫瘍学，サポートグループ，看護師，医療委任状，DNR（心肺蘇生を実施しないこと），共有意思決定，さらには守秘義務などが挙げられる．多くの高齢がん患者は，理解が不足しているために共有意思決定プロセスに参加していなかったり，利用可能なさまざまな緩和ケアサービスを十分に享受していなかったりする(15)．

### 家族や介護者と協力する際の特別な配慮

高齢者のがん治療では，患者の認知および機能の側面，文化的な違いによる家族/介護者の役割が複雑になる側面を考えると，何を期待しているかを伝えることはさらに重要である．したがって，医療従事者はすべての関係者を会話に参加させ，明確な期待と境界を設定することが重要である．さらに注意が必要な特別な状況としては，悪い知らせを伝えること，意思決定の共有，怒っている患者とのコミュニケーション，疼痛管理について話し合うこと，予後について話し合うこと，緩和ケアへの移行，死，死期，および人生の最終段階のケアの目標について話し合うこと，そして文化的および言語的なニュアンスが必要とされる複雑な検査や評価の説明（例えば，精神状態テストでのことわざの使用など）が含まれる．

## E—患者と直接関わる

医療面接は，患者と臨床医との間の核となる臨床的なやり取りである．そのため，医療者が患者の話に完全に関与し，面接に関連する感情的な内容にアクセスできるようにすることが最も重要である．面接の開始は，特に重要な時間であ

る．患者はしばしば，最初に起こったことを最もよく覚えており，これをプライマシー効果（primacy effect）(4)と呼ぶ．医療従事者は，医療通訳者と協力して，患者を引き込むためにいくつかの段階を踏む必要がある．まず，医療者は自己紹介をし，通訳者が何をするかを説明するべきである．これにより患者の不安が軽減され，医療従事者と患者が主要な絆を形成することができる．

医療面接の物理的な配置も，患者との関わりを促進することができる．通訳の存在による注意散漫を最小限にするために，医療従事者は患者の正面に座るか立つべきであり，通訳者は患者の視界の外，患者の背後，または離れた場所に座るか立つべきである．さらに，医療従事者は通訳者ではなく患者をみるべきである．高齢者のがん治療では，移動，聴覚，視覚，その他の空間的な問題や制限があるため，特別な配慮が必要である．

適切な言葉遣いも患者との関わりを深める．したがって，医療提供者は三人称の挨拶は避け，一人称か二人称の挨拶を使うべきである．医療従事者は通訳者に「彼の感じ方を聞いてください」と尋ねるではなく，患者に「どのように感じますか？」と尋ねるべきである．「私」と「あなた」ということで，医療提供者と患者の間に直接的なコミュニケーションが確立され，通訳者と患者の間ではなく，医療提供者と患者の間に関係が育まれる．そうすることで，通訳者が「みえない」ようになる．

### 家族や介護者と協力する際の特別な配慮

情報が患者本人から得られているかどうかを慎重に確認する必要がある．情報が家族や介護者からではなく，患者自身から出ていることを裏付けることが大切である．他の人から提供された情報については，可能な限り患者自身が確認すべきである．

米国で実践されている患者中心のケアモデルは，海外で生まれた高齢者やその介護者には理解しにくいかもしれない．このような場合，通訳者は役割から一歩踏み出して，よりシームレスな異文化交流を促進するような情報をボランティアとして提供することができる．

## R─話す長さ，速さ，専門用語の使用，声の大きさを控えめにする

言語が一致する場面でも一致しない場面でも，患者のリテラシーレベルはさまざまである．患者の教育レベルとリテラシーを評価し，それに応じてコメントを調整する．ただし，患者が英語を話さないからといって，その人が教育を受けていないだとか，言語的に未熟であるというわけではない．これは，家族/介護者

にも当てはまる．患者のリテラシーレベルがどうであれ，ほとんどの患者は，専門用語を使わずに情報が提供されると，医療従事者の話をより理解しやすい．したがって，医療従事者はできるだけ単純で基本的な用語と言葉を使用すべきである．専門用語の使用は通訳のプロセスを妨げ，患者を圧倒してしまう可能性がある(12)．

## P—情報を処理する

　医療従事者は，通訳に「解釈」を求めることなく，患者の情報を処理すべきである．医療従事者は，患者から直接説明を求めるべきである．通訳に頼ってしまうと，重要な診断情報を見逃してしまう可能性があるからである．非言語的コミュニケーションも重要である．非言語的コミュニケーションには，思考，感情，情報を表現する意識的，無意識的なジェスチャー，行動，言動が含まれる(16)．言葉と行動が一致しているかを評価することは非常に重要である．言葉と行動が一致しない患者は，患者が苦痛を感じており，医療者は直接的に表現されていない感情を探る必要があるかもしれない．また，非言語的コミュニケーションに付随する意味は普遍的ではないことを認識することも重要である．例えば，目を合わせないことを無礼と決めつけてはならない．むしろ，文化によっては，目を合わせることが無礼とみなされることもある(17,18)．うなずきも肯定を示すものだと考えるべきではない．それは同意ではなく，尊敬の表れかもしれない(18)．

## R—重要な情報を繰り返す

　医療面接で話されたことは，徹底的に振り返るべきである．患者にその理解と要約を尋ねるべきである．患者に話し合った内容を振り返ってもらうことは，すべての問診において有効なテクニックであるが，通訳付き問診においては，さらに重要な意味を持つ．これは医療提供者のための「逆翻訳」の役割を果たすからである．

### 家族や介護者と協力する際の特別な配慮

　このような環境では，例えば患者が認知障害である場合，介護者をこの取組みに参加させる必要があるかもしれない．介護者の理解度は患者と同じ基準であるべきで，処方や安全上の指示などには特に注意が必要である．

　さらに，患者と介護者に何か漏れていることはないかと尋ねることで，患者，介護者，医療従事者が懸念を提起する最後の機会を得ることができる．もし，医

療従事者が単に「わかりましたか？」と尋ねるだけであれば，患者は実際に理解しているかどうかにかかわらず，「はい」と答える傾向がある．

## E―退室指示は明確にし，書面で提供する必要がある

通常，最初に起こったことと最後に起こったことを最もよく覚えている(4)．したがって，適切な退室指示は，面接に力を与える．このことは，通常治療計画に関する情報をあまり受け取らない LEP 患者にとって非常に重要である(19)．これらの患者は次の予約を守る可能性が低く，同じ言語を話す患者に比べて救急室を訪れる可能性が高くなる．これは，認知障害を持つ高齢患者にとって特に重要かもしれない．

適切なフォローアップ情報を文書で提供することは重要である．医療従事者は患者と服用量について話し合い，指示を書き留めるべきである．可能であれば，通訳は副作用の可能性も含め，直ちに翻訳文書を提供すべきである．正確を期すため，医療提供者は患者または介護者に投与情報を繰り返してもらうか，読み書きができる場合は通訳が書いたものを読み返してもらうべきである．患者が英語の読み書きができないからといって，医療提供者は指示書の作成を怠ってはならない．書いた指示書は，問診に同席していない家族も使うことができる．

問診を正式に終了することは，医療面談の最も重要な部分の1つである．患者の年齢，性別，文化的背景，問診中に築かれた親密さの度合いに応じて，握手やその他のジェスチャーが適切な場合がある．あるいは，患者を待合室まで送り届けるという選択には，患者にとって重要な意味があるかもしれない．どのようなジェスチャーで問診を終えるにしても，医師は元気で前向きな態度で問診を終えることを目指すべきである(21)．

## T―よりスムーズに治療的な関係を築く

治療プロセスは，患者が助けを求める決断をした時点で始まる．このプロセスに対する医療者の貢献は，患者との最初の面接から始まり，その後のすべての出会いに続く．医療提供者が患者の話に注意深く耳を傾けることは，それ自体大きな治療的価値を持つ(22)．治療的な関係を築くために言語の壁を乗り越える必要がある．言語の壁のために，医療提供者は患者と非常に距離を感じるかもしれず，何をいわれているかは聞こえるものの，時には不完全であり，どのようにいわれているかを理解できないことがあり，これらすべてが誤診の可能性を高める(12,23)し，特定の患者に合わせていない治療計画によって，治療が失敗する可能性がある．さらに，通訳がいると信頼を伝えるのが難しくなることもある．こ

のような治療関係の構築に必要な信頼感，開放感，尊敬の念が存在しない場合，面接の他の機能が損なわれる可能性がある（24）．

　要約すると，もし INTERPRET モデルがうまく実践されれば，問診が終わるころには治療関係がより容易に達成されているはずである．患者と医療者は，相互の理解，合意，尊重の念を持って医療面接を終えることができる．米国がより多様化するにつれて，医療通訳の必要性は増すばかりである．通訳者と医療提供者の適切な訓練により，医療面接自体が治療の一環になりうる．したがって，医療面接の習得と通訳の効果的な活用は，核となる臨床スキルとなるべきであり，医学校，看護学校，医師補助者学校のカリキュラムや継続的な医学教育に組み込まれるべきである．

# ま　と　め

1. 医療従事者と患者との間の効果的なコミュニケーションは，正確な診断と適切な治療計画を確立する上で最も重要な要素の1つである．
2. 言語が一致しない医療面接では，医療面接の診断および治療の力がしばしば損なわれる．
3. INTERPRET フレームワークは，通訳者の選択と言語が一致しない医療面接の実施に関するガイドラインとスキルを提供する．

（水谷友紀 訳）

# 参 考 文 献

1. Lopez MH, Passel J, Rohal M. U.S. Foreign-Born Population Trends. *Modern Immigration Wave Brings 59 Million to US, Driving Population Growth and Change Through 2065*. Washington, DC. Pew Research Center; 2015: 65-69; chap 5. Available at: http://www.pewhispanic.org/files/2015/09/2015-09-28_modern-immigrationwave_ REPORT.pdf. Accessed April 14, 2017.
2. U.S. Census. *2014 American Community Survey 5-Year Estimates*. Available at: https://www.census.gov/programs-surveys/acs/news/data-releases/2014/release .html. Accessed March 18, 2016.
3. LEP.gov. Commonly asked questions and answers regarding limited English proficient（LEP）individuals. 2011. Available at: http://www.lep.gov/faqs/faqs.html#OneQ1.
4. Lipkin M, Frankel RM, Beckman HB, et al. Performing the medical interview. In: Lipkin M Jr, Putnam SM, Lazare A, eds. *The Medical Interview: Clinical Care, Education, and Research*. New York, NY: Springer-Verlag; 1995: 65-82.
5. Hornberger JC, Gibson CD Jr, Wood W, et al. Eliminating language barriers for non-English-speaking patients. *Medical Care*. 1996; 34（8）, 845-856.
6. Hampers LD, Cha S, Gutglass DJ, et al. Language barriers and resource utilization in a pediatric

## 276　V　高齢がん患者とのコミュニケーション

emergency department. *Pediatrics*. 1999; 103: 1253-1256.

7. Baker D, Parker R, Williams M, et al. Use and effectiveness of interpreters in an emergency department. *JAMA*. 1996; 275: 783-788.

8. Andrulis D, Goodman N, Pryor C. *What a Difference an Interpreter Can Make: Health Care Experiences with Limited English Proficiency*. Waltham, MA: The Access Project, Brandeis; 2002.

9. Flores G, Abreu M, Olivar MA, Kastner B. Access barriers to health care for Latino children. *Arch Pediatr Adolesc Med*. 1988; 152 (11): 111-125.

10. Woloshin S, Bickell N, Schwartz L, et al. Language barriers in medicine in the United States. *JAMA*. 1995; 273 (9): 724-728.

11. Massachusetts Medical Interpreters Association. *NCIHC National Standards of Practice*. 1996. Available at: http://www.imiaweb.org/standards/ncihcstandards.asp.

12. Granski JM, Carrillo D. The use of bilingual, bicultural paraprofessionals in mental health services: issues for hiring, training and supervision. *Community Ment Health J*. 1997; 33 (1): 51-60.

13. Flores G, Laws B, Mayo SJ, et al. Errors in medical interpretation and their potential clinical consequences in pediatric encounters. *Pediatrics*. 2002; 111 (1): 6-14.

14. Office of Civil Rights. Guidance Memorandum: Title VI (2000).

15. Hurria A, Dale W, Mooney M, et al. Designing therapeutic clinical trials for older and frail adults with cancer: U13 conference recommendations. *J Clin Oncol*. 2014; 32: 2587-2594.

16. Lindberg JB, Hunter ML, Kruszewski AZ. *Introduction to Person-Centered Nursing*. London: JB Lippincott; 1983.

17. Duranti A. Language and bodies in social space: Samoan ceremonial greetings. *Am Anthropol*. 1992; 94 (3): 657-691.

18. Ohta AS. The foreign language learner in Japanese society: successful learners of Japanese respond to Miller's "law of inverse returns." *J Assoc Teach JPN*. 1993; 27 (2): 205-228.

19. Shapiro J, Saltzer E. Cross-cultural aspects of physician-patient communication patterns. *Urban Health*. 1981; 10: 10-15.

20. Manson A. Language concordance as a determinant of patient compliance and emergency room visits in patients with asthma. *Med Care*. 1988; 26: 1119-1128.

21. Lazare A, Putnam S, Lipkin M. Three functions of the medical interview. In: Lipkin M, Putnam S, Lazare A, eds. *The Medical Interview*. New York, NY: Springer; 1995: 3-19.

22. Novack D. Therapeutic aspects of the clinical encounter. In: Lipkin M, Putnam S, Lazare A, eds. *The Medical Interview*. New York, NY: Springer Press; 1995.

23. Marcos L. Effects of interpreters on the evaluation of psychopathology in non-English speaking patients. *Am J Psychiat*. 1979; 136: 171-174.

24. Cohen-Cole SA. The language problem: integration of psychosocial variables in medical care. *Psychosomatics*. 1983; 24: 52-60.

# 27 認知機能に障害のある高齢者とその家族とのコミュニケーション

Rebecca Saracino, Christian J. Nelson, and Andrew J. Roth

　がんの罹患率は，高齢になるほど確実に上昇する(1)．同時に，高齢の患者が感覚障害や身体的脆弱性などの複数の障害を生じた場合，コミュニケーションはさらに困難となる(2)．高齢患者が認知機能の障害により自律性・自立性を失いかけたり，失ったりしている場合，コミュニケーションの問題は極めて困難なものとなる．このような課題は cancer journey（がんの旅路）[*1] 全体にわたって生じうることであり（表 27.1），患者だけでなく，介護者，臨床医，治療スタッフも影響を受ける(2)．そのため，腫瘍チームのスタッフにとって，どのような状況にあっても患者と適切なコミュニケーションをとる方法を知ることが必要となる．コミュニケーションの改善による利点には，信頼関係の強化，情報の正確性と理解の向上，ミスの頻度の減少などが挙げられる(4)．しかし残念ながら，認知機能に障害のある高齢がん患者とのコミュニケーションに関する研究はほとんど行われていない．そこで本章では，老年精神医学と認知機能障害学の分野から，既存のコミュニケーションに関する文献をレビューし，がん診療の現場で生じる一般的な問題に対する実践的な解決策を提供する．

**表 27.1**　患者の意思決定能力を考慮すべき重要なタイミング

■診断直後で，がんを治療するかしないかという複雑な選択を含め，治療を決定する必要があるとき
■医療処置に関するインフォームド・コンセントの問題
■医療代理人への対応，特に周囲に家族や協力者がいない場合の対応
■自立した生活を送る上での問題に対する対処
■診断時に認知症がある場合や，がんの治療継続中に認知症を生じた場合
■一般病棟での混乱やせん妄への対応

出典：文献(3). Roth A, Nelson, C. Issues for cognitively impaired elderly patients. In Kissane D, Bultz B, Butow P, Finlay I, eds. *Handbook of Communication in Oncology and Palliative Care*. New York, NY: Oxford University Press; 2010: 547-556.

---

*1　訳注：がん罹患後の人生．がん体験を cancer journey と呼ぶ．

## コミュニケーションスキル

医師と高齢患者の間では，医師や患者の特性や状況によって，有効なコミュニケーションが難しいことが頻発する．特に，情報提供，心理社会的サポート，感情的なサインへの対応といったコミュニケーションの領域について，あらゆる年齢において相当数の患者がニーズを満たされていないと訴えている(5)．特に高齢の患者において，これらのニーズに対応することは，最適なケアを提供するにあたって極めて重要である．例えば，初診時のコミュニケーションプロセスが，患者の心理的健康やアドヒアランスに長期にわたって影響を及ぼす可能性があることが実証されている．患者の満足度は一貫して医療提供者の行動に関連している(6)．したがって，臨床医は，診察中の高齢患者とのコミュニケーションを改善することで恩恵を受ける可能性がある．コミュニケーションスキルを習得するための最も効果的な方法は，理想的で効果的なコミュニケーション戦略を観察し，その後ロールプレイでスキルをリハーサルし，パフォーマンスに対するフィードバックを即座に受けて修正し，実践を繰り返すことである(7)．こうすることで，訓練生は否定的な経験をすることなく，自分自身のコミュニケーションの型を磨く機会を得ることができる．このような積極的な経験的プロセスが，コミュニケーションスキル習得の中心的な要素とされている．

複数の臨床スタッフと協力し，スタッフ間で適切なコミュニケーションを保つことは，認知機能障害のある高齢患者に対応する上で特に重要であろう．例えば，入院患者では，1人のスタッフが認知機能障害のある患者から正確に情報を得ることはできないので，シフト間や専門間で正確な情報を伝達する必要がある．各医療専門職が患者のニーズについて共通認識を持っていないと，変化やさまざまな治療に対する反応の評価に支障をきたしやすくなる．それが患者に誤った情報を提供しうることに気づいていない専門家もいるだろう．そのため，直接の口頭コミュニケーションと正確かつ明確なカルテの作成が必須となる．

## 家族の協力

家族の意見や医学的問題についての解釈，患者の意思決定を支援することに家族がどの程度協力できるかなども重要な課題である．多くの場合，認知の変化は静的なものではないが，病気の原因や経過，その他の要因によっては，しばらく安定する場合がある．臨床医にとって，認知機能の変化について可逆的か不可逆的かを区別することは重要であり，これらは治療法の決定や予後に大きく影響す

る．親族や介護者は，患者にとって重要なニーズに関連する場合も，そうでない場合もある主観的な偏見を状況に持ち込んでしまう．したがって，患者の秘密を守りながら，誰が患者の人生の代弁者として適切であるかを決めることが重要である．親族や介護者は，決められた時間にのみ患者と面会することもあれば，介護負担に圧倒されていらいらすることもあるだろう．そのため，患者の視点だけでなく，親族や介護者の視点からも正確な情報を引き出せることが重要である．まずは患者1人で診察することを考え，現状に対する患者の認識を理解し，介護者や親族なしで患者があなたに打ち明けたいことがあるかどうか理解する．実際には，家族に会って状況を確認するまで，この必要性がわからない場合がある．相談の構造と制限を維持し，あらゆる視点や懸念に耳を傾けて中立を保って検討するよう努めることも重要である．また，家族の一員が横暴で，特定の治療や管理を要求してくる場合もある．このような場合には，自分の臨床的判断を維持し，場合によっては患者代理人やソーシャルワーカーなどのサービスに相談を依頼して，状況を理解し，より適切に管理できるようにすることが重要である．認知機能障害のある人の介護者に，愛する人とのコミュニケーションにおいて適切な方法を教えることもよいだろう(8)（表27.2）．

**表27.2** 認知機能に障害のある高齢者とのコミュニケーションに役立つスキル

| 問題点 | スキル |
|---|---|
| 情報を提供した上での治療方針の決定 | ■理解しやすく，聴き手に適したレベルで書かれた情報を文書で提供する<br>■平易な表現を用いる<br>■理解を確認するため会話の中で間をとる<br>■患者に言い換えさせる<br>■治療チームとの合同ミーティング |
| 家族の協力 | ■患者1人で診察することを考慮する<br>■相談の構造と制限を維持する<br>■攻撃的な家族に対して患者の代弁者となる<br>■患者代理人やソーシャルワーカーからの相談<br>■家族や介護者が患者とより効果的にコミュニケーションできる方法を提案する |
| 自立性の喪失 | ■認知的，感情的，身体的な障害を評価するための集学的アプローチ<br>■運転能力に疑問がある場合は，DMVの評価を考慮する<br>■活動の代替案，追加のサポート，社会資源について話し合う |

DMV：車両管理局．

## 自立性の喪失

認知機能障害のある高齢患者を扱う際に生じるもう 1 つの問題は，自立性の喪失である．この顕著な例は，患者があまりにも虚弱になったり，認知機能の変化によって障害が生じたりした場合に，運転免許を剥奪するという決定である．通常，自立性の喪失とその影響について話し合うなど，家族を含めた多職種でのアプローチが解決に役立つ．場合によっては，ミニメンタルステート検査（MMSE）*2(9) やその他の簡単なスクリーニング，標準化された神経心理学的評価，および作業療法評価を含む認知機能障害の精査が，障害像を明らかにし，どのような制約が必要かを判断するのに役立つ場合がある．運転の例では，この決定を行うための情報を車両管理局（Department of Motor Vehicles：DMV）*3 での評価によって補足されることがある．患者が自立性を失う中，代替交通機関の手配など，活動を維持するための新しい方法について話し合うことが重要である．

## 倫理的問題/能力

治療の選択に関する倫理的な問題もよく起こる．例えば，認知症患者に新たに診断された肺がんに対する外科的治療を提案すること，あるいは，パフォーマンスステータス（PS）は良好だがアルツハイマー病の前兆と思われる軽度の認知機能低下を抱えた患者に対して厳格な化学療法を開始することの適応判断には，倫理性が問われる．認知機能障害が非常に明白で重度であるため，患者に意思決定能力がないと医師が判断し，家族も理解している場合，医療委任状への指示は非常に簡単である．残念なことに，認知機能障害が曖昧でおそらく不安定な性質であるために，このプロセスが複雑になることがよくある．

意思決定能力の評価には，患者がインフォームド・コンセントに応じることができるか，あるいは生命に関わる可能性がある医療について手順や治療方針を拒否できるかどうかを判断するプロセスが必要である．患者が推奨された治療に同意した場合に比べて，拒否した場合に意思決定能力を判断できることが多い．軽度から重度の認知機能障害や，うつ病，せん妄，認知症などの精神疾患を患う高齢患者では，知的な判断が困難になる可能性があるが，認知機能障害が意思決定能力を低下させるわけではない．認知プロセスや意思決定能力に軽度から中等度

---

*2 訳注：日本では，「MMSE-J 精神状態短時間検査改訂日本版」が用いられることが多い．
*3 訳注：日本における運転免許センターのような機関．

の障害がある場合，より困難な状況では精神科の受診が求められる．意思決定能力の評価には，患者が関連する医学的問題と推奨される治療法を理解しているかどうか，推奨を受け入れるか拒否するかの長所と短所，および希望を述べる能力が考慮される．理解した上で意思決定を行うには通常，包括的かつ一般的な意思決定能力より，特定の状況における意思決定能力（「病気のさらなる進行を確認するためにもう一度 MRI 検査を受けたほうがよいか？」など）が必要とされる．

　患者は，推奨された治療の利点，潜在的なリスク，行わなかった場合の結果を理解する必要がある．簡単な認知機能検査だけでなく，精神状態の検査も有用である．もともとの精神状態や家族や友人からの終末期の指示について，裏付けとなる検査結果があるとよい．患者の意思決定能力が限られている場合は，医療代理人や家族との話し合いとその証明の入手と文書化が重要である．

　十分な意思決定能力があると判断される場合は，治療を進める前にインフォームド・コンセントを確実に得ることが重要である．インフォームド・コンセントは，患者が治療を拒否するまで考慮されないことがよくある．特に，患者や家族に感覚障害がある場合は，時間をかけて患者が理解できる言葉で説明し，患者に確認したり，患者にあなたの話を言い換えてもらったりして，患者が情報を理解していることを確認することが重要である．患者は，治療の必要性，治療による副作用や併存症，治療を行わないことのリスクを説明できなければならない（10）．意思決定能力を考慮する際，提案された疾患や治療が生命を脅かすものであればあるほど，患者自身が治療の必要性，起こりうる副作用や併存症，拒否した場合のリスクを十分に理解できていなければならない．このような状況でインフォームド・コンセントをうまく進めるための基本的な方法としては，理解しやすく，聴き手に適したレベルで書かれた情報を文書で提供すること，平易な表現を用いること，会話の中で頻繁に間をとり，治療計画について確認する（患者に言い換えさせるなど）ことがある．認知機能に障害のある患者が治療選択をする上での理解度や判断能力も含めた治療決定能力に関する評価を精神科医は提供できる．また，このような状況における代理意思決定者の役割を確認することについてもサポートできる．委任状や医療代理人，または裁判所が選任した後見人がいつ必要なのか，またこれらの手段を活用するためにどのような医療資源が利用できるのかを知っておくと，強いストレスを伴う状況下での緊張を和らげることができる．意思決定能力に疑問がある場合には，家族を含めることも推奨される（11）．

## おわりに

　医師と高齢患者とのコミュニケーションを改善する目的の介入は，まだ十分に検討されていない．実際，がんは主に高齢者に発症するという事実にもかかわらず，腫瘍学の現場では高齢者向けコミュニケーション研修プログラムが著しく不足している．臨床医の高齢がん患者およびその家族とのコミュニケーションスキルの向上を図ることで，高齢患者に提供される医療を最適化し，コミュニケーションにおける感受性と有効性を向上させることができる．

## ま　と　め

> 1. コミュニケーションスキルの習得に最も効果的な方法は，理想的なコミュニケーション戦略を観察し，その後にロールプレイでスキルのリハーサルを行い，パフォーマンスについて即座にフィードバックを受けることである．
> 2. 複雑な治療法について高齢患者とコミュニケーションをとるには，チームベースのアプローチを行うことが不可欠である．
> 3. スタッフは，効果的なコミュニケーションを妨げる脆弱性や併存症について教育を受けるべきである．
> 4. 認知機能が低下している可能性のある高齢患者とインフォームド・コンセントを行う際には，理解しやすい情報を文書化し，簡単な表現を用い，会話の途中で頻繁に間を取り，治療計画を確認する．

（小島一宏　訳）

## 参 考 文 献

1. Siegel RL, Miller KD, Jemel A. Cancer statistics, 2016. *CA Cancer J Clin*. 2016; 66: 7-30. doi:10.3322/caac.21332.
2. Amalraj S, Starkweather C, Nguyen C. Health literacy, communication, and treatment decision-making in older cancer patients. *Oncology*. 2009; 23（4）: 369.
3. Roth A, Nelson, C. Issues for cognitively impaired elderly patients. In Kissane D, Bultz B, Butow P, Finlay I, eds. *Handbook of Communication in Oncology and Palliative Care*. New York, NY: Oxford University Press; 2010: 547-556.
4. Arora NK, Street RL, Epstein RM, Butow PN. Facilitating patient-centered cancer communication: a road map. *Patient Educ Couns*. 2009; 77（3）: 319-321.
5. Thompson TL, Robinson JD, Beisecker AE. The older patient-physician interaction. In: Nussbaum JF,

Coupland J, eds. *Handbook of Communication and Aging Research*. Mahwah, NJ: Lawrence Erlbaum; 2004: 451-477.

6. Song L, Bensen JT, Zimmer C, et al. Patient-health care provider communication among patients with newly diagnosed prostate cancer: findings from a populationbased survey. *Patient Educ Couns*. 2013; 91: 79-84.

7. Bylund CL. Communication skills training for healthcare providers. In: *The International Encyclopedia of Interpersonal Communication*. Hoboken, NJ: John Wiley & Sons; 2015. doi:10.1002/9781118540190.

8. Smith ER, Broughton M, Baker MS, et al. Memory and communication support in dementia: research-based strategies for caregivers. *Int Psychogeriatr*. 2011; 23: 256-263. doi:10.1017/S1041610210001845.

9. Folstein MF, Folstein SE, McHugh PR. "Mini-mental state": a practical method for grading the cognitive state of patients for the clinician. *J Psychiatr Res*. 1975; 12 (3): 189-198.

10. Appelbaum PS. Assessment of patients' competence to consent to treatment. *N Engl J Med*. 2007; 357 (18): 1834-1840.

11. Fields LM, Calvert JD. Informed consent procedures with cognitively impaired patients: a review of ethics and best practices. *Psychiatry Clin Neurosci*. 2015; 69 (8): 462-471.

# VI

がんを患う
老人ホーム患者

# 28 高齢者の居宅介護レベルとがん検診の役割

Miriam B. Rodin

がん検診は，検診を受ける集団について一定の仮定を立てているため，臨床医は個々の患者がその仮定にどの程度当てはまるかを理解する必要がある．本章では，健常者から虚弱な患者まで，高齢者に特化したさまざまな居住環境について説明し，老年医学以外の専門家にとってしばしば混乱を招く用語について解説する．各入居形態で提供される支援のレベルを正しく認識することは，臨床医が各入居集団におけるがん検診の役割を理解するのに役立つ．

## 高齢者向け住宅の選択肢

我々はしばしば「老人ホーム」と「長期療養施設」を同義語として使うが，実際には，「長期療養施設」は規制上の言葉や医療財務システムで定義されており，一方「老人ホーム」はそうではない．長期療養施設とは，病院以外で提供される医療，リハビリ，介護サービスの総称である．高齢者人口の爆発的な増加に伴い，健康的な高齢者のテニスプレーヤーから寝たきりの認知症患者まで，幅広い機能的状態の高齢者を対象とした住宅施設や住宅開発が盛んに行われている．正確にいえば，誰もが使う用語であるにもかかわらず老人ホームというものは存在しない．どこに住んでいるかは，その人のパフォーマンス状態を知る手がかりとなる．

表28.1は，高齢者を対象としたさまざまな住居の選択肢を示している．急性期医療や慢性期医療のかなりの部分が自宅で提供されるため，「在宅」がここに含まれている．在宅ケアは，家族（多くの場合，高齢の配偶者）による無給のケアに大きく依存し，有給の介護者や訪問医療専門家によって補完される(1)．介助が必要だが，介護者がいない場合は，他の入所オプションの出番となる．

支援には基本的に2つのレベルがある．1つは手段的日常生活動作（IADL）である．IADLとは，金銭の管理，家の掃除，買い物，食事の準備などを含む，より高度な機能のことである．これらの支援を必要としない高齢者向けには，「リタイアメント・コミュニティ」または「アクティブ・シニア・リビング」と呼ばれる施設があり，これは通常，スポーツ，フィットネス，レクリエーショ

**表 28.1** 高齢者・障害者の居住オプションの類型と特徴，集団スクリーニングの留意点

| 居住タイプ | 必要な支援レベル | 支払い | 医療従事者 | その他のスタッフ |
|---|---|---|---|---|
| リタイアメント・コミュニティ | なし〜軽度 | 居住用私財 メディケア 医療補助および 民間医療保険 | プライマリ ケア医 | ホームメンテナンス 私費介護者 |
| 高齢者向け住宅 | なし〜中等度 | 居住用私財 メディケア 医療補助 | プライマリ ケア医 必要があれ ば訪問看護 | ビルサービス 在宅医療サービス 2〜3週まで |
| インディペンデント・リビング | 軽度 | 私財 | プライマリ ケア医 | 屋外活動，移送，食 事，家事 |
| アシステッド・リビング施設 | 中等度 | 私財 | プライマリ ケア医 | 屋外活動，食事，移 送，健康補助員，日 中の看護師，内服補 助 |
| 長期急性期病床 | 中等度〜高度　不定期間 | メディケア メディケイド 個人医療保険 退役軍人管理局 | 常勤医師 | 病院勤務者　（5：1） 都心部のみ |
| 急性期リハビリテーション施設 | 中等度〜高度　回復が期待される | メディケア メディケイド 個人医療保険 退役軍人管理局 | 常勤リハビ リテーショ ン医 | 病院勤務者　（5：1） 都心部のみ |
| 亜急性期熟練看護施設 | 中等度〜高度　回復が期待され急性疾患に関する特定熟練看護師のケアを必要とする | メディケア メディケイド 退役軍人管理局 100日まで | 医師，高度 実践看護師 による週ご とや月ごと の訪問診察 | RN, LPN, CAN（10-20：1） OT, PT, SLP |
| 亜急性期リハビリテーション施設 | 中等度〜高度　回復が期待され急性疾患に起因する機能低下を有する | メディケア メディケイド 退役軍人管理局 100日まで | 医師，高度 実践看護師 による週ご とや月ごと の訪問診察 | RN, LPN, CAN（10-20：1） OT, PT, SLP |
| 在宅療養/デイケア/高齢者包括ケア・プログラム | 軽度〜中等度　回復が期待される | 公的支援 メディケイド 退役軍人管理局 | 訪問診療 医・看護師 | ホームヘルパー 入浴サービス 社会福祉事業者など |

（つづく）

**表 28.1** 高齢者・障害者の居住オプションの類型と特徴，集団スクリーニングの留意点（つづき）

| 居住タイプ | 必要な支援レベル | 支払い | 医療従事者 | その他のスタッフ |
|---|---|---|---|---|
| 長期療養施設 | 中等度〜高度 認知機能を含めて今後の悪化が予想される | メディケイド 私財 退役軍人管理局 | プライマリケア医 高度実践看護師 | RN, LPN, CAN（10-20：1） OT, PT, SLP |
| 養護施設 | 軽度〜高度 | 二重適格（メディケア＋メディケイド） 個人支払い 退役軍人管理局 家族支払い | プライマリケア医 | ケースマネジメントは州によって異なる |

RN：看護師，LPN：准看護師，CNA：認定看護師，OT：作業療法士，PT：理学療法士，SLP：言語聴覚士．

ン・センターとつながった民家やアパートを小型化したものである．敷地管理，共有スペース，屋外のメンテナンスの補助もある．IADL 支援は，個々のタスクに基づく制限に対応するもので，1 人で安全に家にとどまることを可能にする．例えば，家事援助は家族によって提供されることが多い．家事の「雑用係」は，州の高齢者省が費用を抑えて提供している場合もある．高齢者向けの「呼び出しタクシー」サービスは，高齢者が運転をやめる際に家族の代わりに利用される．

　個人で支払いが可能な人の場合，「インディペンデント・リビング（訳注：自立高齢者向け住宅）」は，送迎の必要性など，ある程度高度な手段的依存を前提とするか予期している．「アシステッド・リビング（訳注：軽度要介護高齢者向け住宅）」は，より高度な IADL 依存を想定しており，アシステッド・リビング施設（assisted living facility：ALF）は通常，買い物や自炊はしないが，社交はできる高齢者のために，計画的なレクリエーション活動や食事施設を宣伝している（2）．ALF は一般的に移動の問題も想定している．歩行補助具の普及率は，もしも調査が行われることがあれば，自宅→自立型→介護付き→住宅型と上昇するだろう．ALF ではしばしば服薬管理が行われる．高齢者向け住宅，インディペンデント・リビング，ALF は，医療施設として定義も規制もされていない．医療保険はこれらの施設に対して支払いを行わない（3）．

　次のレベルの支援は，日常生活動作（ADL）である．ADL とは，食事，入浴，移乗，排泄，服薬，電話などの基本的なセルフケア活動のことで，身体的な病気や障害，感覚や認知機能の低下によって困難になる．高齢者が自宅で過ごせるか

どうかは，家族や他の介護者が毎日そこにいるかどうかにかかっている．デイケアは，夜間に介護者が働いていれば，在宅介護の代わりになる．我々は，ADL依存の高齢者が1人で留守番することに不安を感じることがよくある．このような心配をすると，「老人ホームには入りたくない」と強くいわれることが多い．VA HBHC（病院ベースの在宅ケア）やPACE（高齢者包括ケアプログラム）のような在宅サービスの中には，特に老人ホームへの転換プログラムとして設計されたものもある(2)．これらのサービスは，老人ホームへの入所を防ぐために，在宅の高齢者で老人ホームに入所することが適切な人を対象としている．

「老人ホーム」と呼ばれる構造や建物には，2つの異なる集団がある．基本的な区別は，メディケア・パートA（Medicare Part A：Med A）で定められているように，その滞在が急性期病院のエピソードの継続であるかどうかである．急性期後のケアは，さらに長期急性期ケア（long-term acute care：LTAC）と亜急性期ケアに分けられる．その他の用語として，入院リハビリテーション，中間ケア，ステップダウンケア，移行期ケアなどがある．各レベルの入居資格は，医療保険によって定義され，州によって，記録された機能状態と直前の病歴に関して監督される(4)．LTACは，病院レベル，つまり集中治療室（ICU）レベルのケアを無期限に提供する．急性期（入院）リハビリテーション病院（レベル1～2）は，高強度のリハビリテーションを提供する．熟練看護施設（skilled nursing facility：SNF）と亜急性期リハビリテーション施設は，レベル3～7のリハビリテーションと，ミニマムデータセット（minimum data set：MDS）3.0(1)の標準化された評価によって文書化された3段階の看護強度によって分類される．

Med Aは，1965年にメディケアの原案とともに制定された．1980年代初頭に病院が先行支払い（診断に関連したグループ［diagnosis-related groups：DRG］）を課せられたとき，複雑な処置を要する患者は，これらの患者が必要とする複雑なケアを提供する準備ができていない地域ケア施設に退院した．歴史的にみれば，そのような施設は，貧しかったり体が弱かったりして，介護してくれる家族のいない高齢者のための住居であった．このような状況が受け入れがたいものであることは，すぐに明らかになった．1987年のOBRA規則（Omnibus Budget Reconciliation Act of 1987）では，メディケア受給者を在宅に戻すためには，何がどれだけ必要かを知るために，すべての入居者に対して構造化された機能評価を行うことが規定された．言い換えれば，メディケアは，以前の機能レベルに戻ることを前提とした短期的なケアに対してのみ支払うということである．

表28.1に示すように，急性期後のケア施設は，健康状態やパフォーマンスが改善することを期待して，民間資金，介護保険，メディケア，メディケイド，

VA 第三者支払機関によってカバーされている．健康状態や機能が以前の状態に戻るか，あるいは停滞すると，退院するか，あるいは無期限の入所介護，長期療養のために入所する．メディケアはその費用を負担しない．メディケイドは，人々が残りの個人資産を「使い果たした」時点で，長期入所ケアに支払われる．

Med A は，在宅または亜急性期施設での熟練看護およびリハビリテーションサービスを提供するもので，1 診断につき年間 100 日間に制限されている．Med A は，20 日間の SNF 滞在に対しては 100% 支払われるが，対象となる診断に対して 3 日間以上の入院の後の 80 日間の追加的な急性期後ケアを受けた場合，日当を超える部屋代と食事代しか請求されない．したがって，亜急性期治療を受けている患者は，退院後にスクリーニングを受けることができる．Med A である間は，施設は検診費用を支払わなければならないが，多くは支払わないだろう．

## 「老人ホーム」には誰が住んでいるのか？

約 140 万人の米国人が「老人ホーム」で暮らしている(5)．長期急性期，急性期後，亜急性期の入院の 79.1% は病院からのものである(5)．その違いは，サービスの支払方法，具体的な看護業務，リハビリの量などである．しかし，これらのサービスはすべて同じ建物の中にある．長期療養施設（long-term care facility：LTCF）は亜急性期リハビリや SNF と同じ建物である．2016 年には，LTCF 入所者の 33.2% が Med A の亜急性期保険適用下で入所していた(3)．別の情報源によれば，Med A 適用の LTCF 入所者の 12.5% が，これらの施設の収入の 25% を生み出しているとのことである(2)．Med A の SNF に入所した患者の約 3 分の 1 は 30 日以内に在宅に戻り，さらに 3 分の 1 は 6 カ月以内に在宅に戻り，3 分の 1 は LTCF の「カストディアル・ケア」入所者として残る(5)．LTCF での死亡は入所後 6 カ月間に集中している．全体として，「入所」後の最初の 1 年間で，高齢者の 50～60% が死亡する(4-7)．

つまり，老人ホームとは何かは誰もが知っているが，本当の問題は機能状態なのである．大多数の高齢者は自宅で暮らし，家族から介護の大半を受けている(3)．無報酬の家族介護者は，社会福祉や有料サービス制度では決して提供できないであろう在宅介護を，推定 3,850 億ドルも提供している(8)．自宅ではない施設に住み，家族から介護を受けられないということは，かなりの機能的依存があることを示唆している．

機能的ステータスは，地域生活高齢者のさらなる衰弱を予測することが示されている(9)．SNF のために Med A 給付を利用した場合，受給者の最大半数でさ

らなる衰弱が予測される(10). 入院中および老人ホーム入居者の死亡率については, いくつかの有効な予測ツールがある(11-13). 認知症は, 老人ホームへの入所と4年死亡率の両方に高いリスクをもたらす独立した危険因子である(14-18).

## がん検診の論理

SNFやLTCFで診療を行う医師は, 患者が衰弱していることや, 施設全体の方針としてがん検診を推奨すべきではない多くの理由を認識している. そのような政策はほとんど消滅している. LTCF入所者の90%以上という明らかな大多数は, 加齢, 合併症, 虚弱により寿命が短くなるため, がん検診の恩恵を受ける可能性は低い. その多くは, 検診や悪性腫瘍が発見された場合の治療について, 共有の意思決定に参加する認知能力を欠いている.

高齢者がんワーキンググループは, 高齢がん患者の慎重な機能スクリーニングを推奨している. 臨床的には軽微な機能障害レベルであっても(19), 化学療法による過剰毒性を予測することが示されている(20). このような理由からだけでも, LTCFに入所する場合は, 余命の最良推定期間中に意思決定能力と有益性の可能性を慎重に評価すべきである.

プライマリ・ケア医は, 「質の高い」ケアを提供し, 電子カルテ（electronic health record：EHR）を有意義に使用しなければならないというプレッシャーにさらされている. 診療所での電子カルテの通常の使用は, リアルタイムでの対応を必要とするアルゴリズムを誘発する. 老人ホームでは電子カルテを利用できる施設はほとんどなく, 入所者の診察は担当の医師か高度実践看護師が1〜2カ月に1度行うのが一般的である. 一部の高齢者は, ガイドラインに従ったケアを受けるために, 診療所を拠点とするプライマリ・ケア提供者の診察を受け続けている. 表28.2は, 現在の米国予防医学専門委員会（USPSTF）(21-27) および米国がん協会（ACS）(28-30) のがん検診ガイドラインをまとめたものである. 特に, ガイドラインはがんの「平均的リスクのある」成人を対象としているが, 特殊な集団への適用についてはほとんど指針を示していない(31). 米国老年医学会（AGS）と米国内科学会（American College of Physicians）は, Choosing Wisely キャンペーンを通じて, 高齢者におけるがん検診の価値を取り上げ, 特に検診によってもたらされる負担と利益の評価をどのように個別化するかについて助言している(31). 表28.2によると, 乳がん, 大腸がん, 前立腺がんは, いずれも高齢者に罹患のピークがあり, 少なくとも推定余命が10年以上の人に検診を予約することがガイドラインで推奨されている. 卵巣がん検診の推奨はなく, 高齢女

**表28.2** 乳がん、子宮頸がん、子宮体がん/卵巣がん、大腸がん、前立腺がん、および肺がんに関する現行のACSおよびUSPSTF成人スクリーニングガイドライン

| 部位 | 出典 出版年 | 対象 | 検査 | 対象年齢 | 頻度 | その他備考 |
|---|---|---|---|---|---|---|
| 乳がん | ACS2015 | 20歳以上の女性 | マンモグラフィ | 40~74歳 期待余命10年以上の高齢者 | 毎年 | 自己検診や毎年の臨床的乳房検査については推奨なし |
| | USPSTF2002 | | | 40~74歳 期待余命10年以上の高齢者 | 1~2年ごと | 特に推奨なし |
| 子宮頸がん | ACS2015 | 21~65歳の女性 | 子宮頸部細胞診 | 21~29歳 | 3年ごと | 65歳以上で3回連続細胞診陰性、もしくは10年間で細胞診とHPV遺伝子検査が2回陰性、そのうち直近の検査が5年以内の場合は検診不要の可能性あり 子宮全摘術を良性疾患で受けている場合も検診不要. |
| | | | | 30~65歳 | 5年ごと | |
| | | | | 30~65歳 | 3年ごと：HPVに感染している場合や細胞診のみの場合 | |
| | USPSTF2012 | | HPV遺伝子検査 | | 5年ごと | 高リスク遺伝子キャリア |
| 子宮体がん | なし | | | | | |
| 卵巣がん | なし | | | | | |
| 大腸がん | ACS2008, ACS2016 | 50歳以上の男女 | 大腸内視鏡検査 | | 10年ごと | ACSは認定施設における便潜血検査、便中DNA検査、バリウムX線検査、CTコロノグラフィー検査も推奨している |
| | USPSTF2008 | 50歳以上の男女 | ACS推奨検査のいずれか | 50~75歳 | | |

（つづく）

表28.2 乳がん、子宮頸がん、子宮体がん/卵巣がん、大腸がん、前立腺がん、および肺がんに関する現行の ACS および USPSTF 成人スクリーニングガイドライン（つづき）

| 部位 | 出典 出版年 | 対象 | 検査 | 対象年齢 | 頻度 | その他備考 |
|---|---|---|---|---|---|---|
| 前立腺がん | ACS2001 | 50歳以上の男性 | 直腸指診, PSA検査 | 50歳以上 | 言及なし | 期待余命10年以上の男性には、個別のカウンセリングを行い、意思決定を共有すべきである |
| | USPSTF | 推奨なし (2016年時点) | | | | |
| 肺がん | ACS2013 | 喫煙歴のある男女 | 低線量CT検査 | 55~74歳 | 喫煙指数30以上、禁煙後15年以下 | 健康であること |
| | USPSTF2013 | | | 55~80歳 | | 医学的禁忌なし |

294 VI　がんを患う老人ホーム患者

性は子宮頸がん検診が免除されている．肺がん検診は，比較的最近，80歳までの高リスク者に対する有効性が確認されたが，平均余命に関する要件はない．前立腺がん検診はUSPSTFによって推奨されていない(21-27)．前立腺がんスクリーニングに関するACSのガイドラインでは，高齢者については触れていない(28)．

　乳房X線撮影（マンモグラフィ）や大腸がんのスクリーニングは，高齢者のスクリーニングの個別化を目指した研究が特に行われている(32-36)．75歳以上の高齢者の約25%が10年の余命がないことを示す集団ベースの生存率推定値(33,34)がある．その多くは，複数の合併症を持ち，介助を必要とするほど重度の機能障害を持つ高齢者である．これが長期療養者の特徴である．

## 老人ホームにおけるがん検診の役割はあるのか？

　「老人ホームの入居者はがん検診を受けるべきか」という問いに簡潔に答えることができる．ごく少数の例外を除いて，がん検診は老人ホームに住む人々にとって有益ではない．しかし，これは老人ホームとは何か，そこに住んでいるのは誰かということを検査者が理解しているかどうかにかかっている．本章では，LTCの「老人ホーム」人口が，検診モデルが想定する平均的リスク人口とどのように異なるかを示す，現在の人口記述データを示した．がん検診がLTCF入居者にとっても適切なケアとなりうる状況がいくつか考えられる．LTC入居者の平均年齢は80歳代半ばである．LTCF入居者の約16%は65歳未満で，さらに18%は75歳未満である(2,5)．若年層には，発達障害や，脳損傷，四肢麻痺，変性疾患などの重度の身体障害を持つ成人が含まれる．また，慢性的な精神疾患を持つ成人もおり，いずれは地域ケアに移行する可能性がある．彼らが健康で意思決定に参加できるのであれば，標準的な集団スクリーニングの推奨事項を適用すべきである．特に，精神疾患や身体障害のある女性は，性的虐待のリスクが高く，女性のためのヘルスケアが標準以下であることが多い．この場合，子宮頸部細胞診（パップスメア）とマンモグラフィを指示すべきである．このような集団では，重度の喫煙が蔓延している．肺がんの低線量CT検診や大腸がん検診は，意思決定に参加できる患者には適切かもしれない．

　意図的なスクリーニングとは別に，LTCFの入所者は頻繁に入院することがあり，その際に血液検査や画像診断で偶発的に早期悪性腫瘍がみつかることがある．直腸出血のための大腸内視鏡検査，肺塞栓症（pulmonary embolism：PE）を除外するためのCT，研修医がオーダーした前立腺特異抗原（prostate-specific antigen：PSA）検査など，すべて早期の悪性腫瘍がみつかる可能性がある．この場合，腫瘍専門医に相談し，管理についてアドバイスを受ける．ここでは，老年腫瘍学の原則に従い，虚弱な高齢者の無症候性腫瘍を治療する利益とリスクを天秤にかけるのが最善の方法である（19,20）．個々の患者について考えてみると，根治的治療ができないのであれば，前向きに考えれば，スクリーニングを行うのは妥当ではないように思われる．

「老人ホーム」に入居する高齢者でがんスクリーニングの恩恵を受ける人はほとんどいない．なぜなら平均余命が短く，併存疾患があるためスクリーニングで発見されたがんの治療選択肢が限られ，十分な情報に基づいた意思決定に参加できないためである．高齢者をケアする医師は，スクリーニングと治療の意思決定を支援する予後予測ツールに精通しているべきである．がん専門医が高齢者のスクリーニング検査などで偶発的に早期悪性腫瘍を認め，機能評価で運動機能や認知機能の依存性が明らかになった場合，さまざまな高齢者集団における生存期間を推定する尺度のリポジトリがある（https://eprognosis.ucsf.edu など）．

# ま　と　め

1. 高齢者住宅や住宅介護にまつわる専門用語は混乱しており，医師は患者がどの程度の援助を必要としているかを正確に理解するよう注意すべきである．
2. がん検診は，早期発見の恩恵を受けられるだけの余命があると推定される高齢者に限定すべきである．
3. 長期療養施設（LTCF）に入居している高齢者の中には，機能依存，認知障害，合併症のために，その条件を満たせる人は少ない．
4. 発達障害，身体障害，精神障害のために LTCF に入居している若年成人の一部は，推奨されるスクリーニングを受けるべきである．
5. 高齢者のがんワーキンググループが提供する標準化された高齢者機能評価（GA）ツールは，悪性腫瘍が発見された場合に治療前に推奨されるのと同様に，スクリーニングの前に高齢者にも実施されるべきである．

（福元　剛　訳）

296    Ⅵ がんを患う老人ホーム患者

# 参考文献

1. https://dhhs.cms.gov/statistics. Accessed February 4, 2016.
2. https://www.longtermcarelink.net/eldercare/nursing_home.htm.
3. National Health Policy Forum. The basics: national spending for long-term services and supports. 2014. Available at: www.ahpf.org/library/the-basics/Basics_LTSS_03_27_14.pdf. Accessed January 2016.
4. MedPAC. Skilled Nursing Facility Services, chap 8 pp.181-210.
5. The Henry J. Kaiser Family Foundation. Number of nursing facility residents. 2011. Available at: http://kff.org/other/state-indicator/number-of-nursing-facility-residents/. Accessed January 2015.
6. Congressional Budget Office. Rising demand for long-term services and supports for elderly people. 2013. Available at: https://www.cbo.gov/sites/default/files/113th Congress 201302014/reports/44363-ltc.pdf. Accessed January 2016.
7. Rodin MB. Cancer patients admitted to nursing homes: what do we know? *J Am Med Dir Assoc.* 2008: 9 (3): 149-156. doi:10.1016/jamda.2007.
8. http://caregiveraction.org/resources/caregiver-statistics.
9. Guralnik JM, Simonsick EM, Ferrucci L, et al. A short physical performance battery assessing lower extremity function: association with self-reported disability and prediction of mortality and nursing home admission. *J Gerontol.* 1994; 49 (2): M85-M94. doi:10.1093/geronj/49.2.M85.
10. Buurman BM, Han L, Murphy TE, et al. Trajectories of disability among older persons before and after a hospitalization leading to a skilled nursing facility admission. *J Am Med Dir Assoc.* 2016; 17: 225-231.
11. Carey EC, Covinsky KE, Lui LY, et al. Prediction of mortality in community-living frail elderly people with long-term care needs. *J Am Geriatr Soc.* 2008; 56: 68-75.
12. Lee SJ, Lindquist K, Segal MR, Covinsky KE. Development and validation of a prognostic index for 4-year mortality in older adults. *JAMA.* 2006; 295 (7): 801-808.
13. Hjalltadotrir I, Hallberg IR, Ekwall AK, Nyberg P. Predicting mortality of residents at admission to nursing home: a longitudinal cohort study. *BMC Health Serv Res.* 2011; 11: 86.
14. Seger W, Sittaro N-A, Lohse R, Rabb J. Vergleich von pflegeverlauf und sterblichkert von pflegebedurftigen mit und ohne medizinische rehabilitation [A comparison of care history and mortality of people in need of personal care with or without medical rehabilitation]. *Z Gerontol Geriatr.* 2013; 46: 756-768. doi: 10.1007/s00391-013-05219.
15. Cereda E, Pedrolli C, Zagami A, et al. Alzheimer's disease and mortality in traditional long term care facilities. *Arch Gerontol Geriatr.* 2013; 56: 437-441.
16. Mitchell SL, Miller SG, Teno JM, et al. Prediction of 6-month survival of nursing home residents with advanced dementia using ADEPT vs hospice eligibility guidelines. *JAMA.* 2010; 304 (17): 1929-1935.
17. Tom SE, Hubbard RA, Crane PK, et al. Characterization of dementia and Alzheimer's disease in an older population: updated incidence and life expectancy with and without dementia. *Am J Publ Health.* 2015; 105 (2): 408-413.
18. Alzheimer's Association. Alzheimer's Association report: 2015 Alzheimer's disease facts and figures. *Alzheimers Dement.* 2015; 11: 332-384.
19. Jolly TA, Deal AM, Nyrop KA, et al. Geriatric assessment-identified deficits in older cancer patients with normal performance status. *Oncologist.* 2015; 20 (4): 379-385. doi:10.1634/theoncologist.2014-0247.
20. Hurria A, Naylor M, Cohen HJ. Improving the quality of cancer care in an aging population: recommendations from an IOM report. *JAMA.* 2013; 310: 1795-1796.
21. https://www.uspreventiveservicestaskforce.org/Page/Document/UpdateSummaryFinal/cervical-

cancer-screening. Released March 2012. Accessed January 2016.

22. https://www.uspreventiveservicestaskforce.org/Page/Document/RecommendationStatementFinal/lung-cancer-screening. Released December 2013. Accessed January 2016.

23. https://www.uspreventiveservicestaskforce.org/Page/Document/UpdateSummaryFinal/breast-cancer-screening1. Released January 2016. Accessed January 2016.

24. https://www.uspreventiveservicestaskforce.org/Page/Document/UpdateSummaryFinal/colorectal-cancer-screening2. Released June 2016. Accessed June 2016.

25. https://www.uspreventiveservicestaskforce.org/Page/Document/UpdateSummaryFinal/ovarian-cancer-screening. Released September 2012. Accessed January 2016.

26. https://www.uspreventiveservicestaskforce.org/Page/Document/UpdateSummaryFinal/prostate-cancer-screening. Released May 2012. Accessed 2016.

27. http://www.uspreventiveservicestaskforce.org/Page/Document/.

28. http://www.cancer.org/healthy/findcancerearly/cancerscreeningguidelines/american-cancer-society-guidelines-for-the-early-detection-of-cancer.

29. Smith RA, Manassaram-Baptiste D, Brooks D, et al. Cancer screening in the United States, 2015: a review of current American Cancer Society guidelines and current issues in cancer screening. *CA Cancer J Clin*. 2015; 65: 30-54.

30. Oeffinger KC, Fontham EH, Etzioni R, et al. Breast cancer screening for women at average risk: 2015 guideline update from the American Cancer Society. *JAMA*. 2015; 314（15）: 1599-1614. doi:10.1001/jama.2015.12783.1.

31. http://geriatricscareonline.org/SubscribeContents/choosing-wiselyreg-five-things-physicians-and-patients-should-question-an-initiative-of-the-abim-foundation/CL015.

32. Mehta KM, Fung KZ, Kistler CE, et al. Impact of cognitive impairment on screening mammography use in older US women. *Am J Pub Health*. 2010; 100: 1917-1923.

33. Breslau ES, Sheinfeld-Gorin S, Edwards HM, et al. An individualized approach to cancer screening decisions in older adults: a multilevel framework. *J Gen Intern Med*. 2016; 31（5）: 539-547. doi:10.1007/s11606-016-3629-y.

34. Lee SJ, Boscardin WJ, Stijacic-Cenzer I, et al. Time lag to benefit after screening for breast and colorectal cancer: a meta-analysis of survival data from the United States, Sweden, United Kingdom and Denmark. *BMJ*. 2013; 345: e8441. doi:10.1136/bmj.e8441.

35. Walter LC, Covinsky KE. Cancer screening in elderly patients: a framework for individualized decision-making. *JAMA*. 2001; 285（21）: 2750-2756.

36. Walter LC, Schonberg MA. Screening mammography in older women: a review. *JAMA*. 2014; 311（13）: 1336-1347. doi:10.1001/jama.2014.2834.

# VII ケアモデル：
## サバイバーシップ

# 29 高齢者がん治療・さまざまなケアモデル

Kristine Swarts, Andrew Chapman, and Patrick Doggett

## はじめに

　米国においては，65歳以上の高齢者人口増加に伴い，高齢層への人口シフトが起こっている．平均余命延長に伴うこの新たな患者層の流入は，医師たちに新たな課題を突き付けている．つまり，平均寿命の延長によるさまざまな影響の1つとして，がんと診断されるリスクが増加しているのである(1)．がんは高齢者にとって，主要な疾患であると同時に主要な死因でもある．がんによる死亡者数の70%が，65歳以上の高齢者であると報告されている(2)．その結果として，多くの医療資源がこれらの患者の治療・ケアに費やされている．2004年のデータによると，65歳以上のがん患者にかかったメディケア（訳注：米国の公的医療保険システム）が負担する費用は，5年間で約211億ドルにのぼった(3)．一連の人口動態変化により，がんの診断率とそれに伴う関連医療費は，今後20年間でさらに増加すると予想されている．

## 高齢がん患者の治療・ケア
### 高齢がん患者の治療・ケアにおける新たな挑戦

　人口高齢化に伴うがん発生率上昇と，治療にかかる関連医療費増加は明らかではあるが，高齢者に対するがん治療は，多くの要因によってさらに複雑化している．高齢者は多くの併存疾患を有し，また認知症，脆弱性，転倒・転落といった高齢者特有の治療を複雑にする老年症候群（geriatric syndrome）に悩まされている(1-3)．加えて，がん治療薬開発における臨床試験の対象から，しばしば高齢者は除外されている(1)．その結果腫瘍科医は，治療判断の指針とするための，患者の年齢に合わせた研究結果，強力なエビデンスそのものを欠いているのである．結局，高齢者ががん治療を検討するときには，年齢差別にあう可能性すらあるのである(3)．つまり，ほとんど合併症のない健康な高齢者でも，高齢であるというだけで，第一選択の，しばしば最適な治療を受けられない可能性すらあるのである．逆に，脆弱な高齢患者に対しては，治療関連死に至るような，過剰，

積極的治療が提供される可能性すらある．これらの事実は，がん治療におけるより個別化された，より高齢者にフォーカスしたアプローチの必要性を強調している．

## 高齢者総合機能評価

2005 年国際老年腫瘍学会（SIOG）は，そのシステマティックレビューに基づいて，すべての高齢がん患者に，高齢者総合機能評価（CGA）を推奨している(4)．CGA では以下の分野，つまり身体機能状態，合併症，認知機能，ポリファーマシー，精神状態，社会的サポート，そして老年症候群が評価される(5)．これらの評価には，さまざまなアセスメントツールや，しばしば，医療・ケア専門職チームによる介入が求められる．CGA により収集された情報は，患者の全体的な健康状態に関する深い理解を提供し，患者を Fit, Vulnerable, または Frail といった一種の分類も可能にする(6)．また，CGA をがん患者に行うことで，見落とされていた健康課題を顕在化させることがある(7)．さらに先行研究では，CGA を治療に考慮することによって，患者の生活機能向上や入院回数減少が示されている(4,8)．しかしながら，CGA の重要性が強調される一方で，SIOG による承認を得たツールやアセスメント方法は未だ 1 つもない．CGA の詳細については，第 13 章を参照されたい．

## 老年腫瘍患者専門クリニック

老年医学のトレーニングを受けた医療者（healthcare provider）不足が差し迫っている．現在米国には，約 7,500 人の老年科医がいる．しかし，その必要とされる人数は，増加する高齢者ケアニーズに合わせて，今後 30 年で倍増するといわれている(9)．しかし，老年医学について，正式なトレーニング経験のある腫瘍科医の数は，ごく限られている．そのような中，高齢者のがん治療改善を目指して，老年腫瘍専門クリニックが出現してきた(10)．そして，老年腫瘍学の領域では，老年医学と腫瘍医学の融合を推し進め，高齢がん患者に対するベストなケアへの理解をより深めるための研究を行っている．この領域はまだまだ黎明期であり，これらのクリニックがどのような職種やシステムで構成されるかのスタンダードはまだはっきりしない．予測される人的・ハード的資源不足に対して，よりよいがんのケアを提供するためには，さまざまなケアモデルの検討が必要である．

そのモデルとして，以下 5 つの主要なモデルがある（1-3,11）．協働ケアモデル（shared care model），スクリーニング＆コンサルトモデル（consultative clinic model），プライマリ・ケア提供者としての老年腫瘍専門医モデル（geriatric on-cologist as primary provider），多職種専門家による協議モデル（multidisciplinary consultative model），老年科医主導＆常駐モデル（geriatrics-driven embedded consultative model）である．

# 高齢者がん治療・ケアモデル

## 協働ケアモデル

協働ケアモデル（shared care model）は，老年内科医と腫瘍科医の連携をさらに進めるものである(2)．患者のがんの状態によって，どちらの医師も治療方針決定医師として，治療判断を行うことがある．しばしば，プライマリ・ケア医（PCP）が診断を最初に行い，腫瘍科医にコンサルトする．腫瘍科医は治療計画を立て，治療期間を通して患者を診つづける．治療後のケア判断はしばしば，PCPに返されることになる．このモデルは，両医師間の強固なコミュニケーションと連携を必要とする．このモデルの利点としては，患者はPCPのケアを維持しながら，腫瘍科医の専門的知見を得ることができることがある．さらに，治療・ケアの役割を分担することで，それぞれ個々の医師の責任レベルを軽減することができる（表29.1）．

表 29.1　さまざまなケアモデル

| 老年がん患者の治療・ケア | 説明 |
| --- | --- |
| 協働ケアモデル | 治療・ケアマネジメントは，PCPと腫瘍科医によって分担されている．PCPの意思決定への役割程度は，がん治療・ケアのステージによる． |
| スクリーニング＆コンサルトモデル | 治療前に標準化されたCGAツールによるスクリーニングを行う．腫瘍科医が提供できるリソースを超えたニーズがある場合には，地域の医師等の専門家にコンサルトされる． |
| プライマリ・ケア提供者としての老年腫瘍専門医モデル | 老年医学，腫瘍医学両方のトレーニングを受けた医師が，包括的な治療・ケアを行う． |
| 多職種専門家による協議モデル | 地域の腫瘍科医が，患者を多職種によるCGAにかける．CGAの結果，推奨される治療・ケア方針は，プライマリの腫瘍科医に伝えられる． |
| 老年科医主導＆常駐モデル | 腫瘍科クリニックにCGAを行える老年科医が常駐し，非腫瘍性の課題一般にも対応する． |

CGA：高齢者総合機能評価，PCP：プライマリ・ケア医．

## スクリーニング&コンサルトモデル

このモデルでは，まず，有効な複数の CGA ツールを用いて，患者をスクリーニングするところから始める(3)．これら複数のツールで，CGA でアプローチされるさまざまな領域についてのアセスメントを行う．その結果に基づいて，腫瘍科医はその治療方法が患者のニーズに合うかを決めることができる．もし，患者の CGA 結果と治療方法が合わなければ，患者のさまざまなニーズにアクセスできる地域の医師（可能であれば，老年内科のトレーニングを受けた医師が望ましい）に紹介される．このモデルの利点は，CGA のために多職種チームを招集することなく，医師に基本的な CGA とその結果を提供できることである．しかしながらこのモデルには，スクリーニング CGA を行うための時間的制約がある(12)．さらに，医師やソーシャルワーカーは，タイムリーなコンサルトを間違いなく行うために，地域の医療リソースや医療関係者についての，十分な知識と連携が求められる．

## プライマリ・ケア提供者としての老年腫瘍専門医モデル

このモデルでは，老年医学，腫瘍医学両方のトレーニングを受けた医師が，患者の PCP かつ腫瘍医として機能する(3,11)．このモデルの利点としては，1 人の医師による治療・ケアの継続性と，1 人の医師と調整するだけという簡便性がある．課題としては，両方のトレーニングを受けた腫瘍科医数が，かなり限られていることが挙げられる．さらにそれらの医師は担当する患者集団に，腫瘍科医にはない課題がある．つまり，彼らは PCP として，より多くの時間をがん患者以外の患者ケアのあらゆる側面に費やさなければならないのである．

## 多職種専門家による協議モデル

このモデルでは，腫瘍科医はがん治療開始前，あるいは治療中に，包括的な評価を患者に勧める．これらの評価は，老年科医，腫瘍科医，薬剤師，ソーシャルワーカー，理学療法士あるいは作業療法士，さらに他の専門職による評価が含まれる(3,11)．評価の結果，患者は多職種チームによって提案される治療を開始することができる．このプログラムの利点としては，患者にとっては同一の腫瘍科医による外来フォローアップを継続できること，また腫瘍科医にとっては，治療前に多くの患者を評価することが可能となる点が挙げられる．課題としては，患者にとって多くの専門職との接点が，治療前のみになりがちになることがある．このチーム自体が患者を継続フォローアップすることはまれで，経過中に発生するかもしれない潜在的な治療上の問題に対して，対応することはほとんどできな

い. このモデルはまた, 膨大な時間と人的資源を要するため, 医療機関などのより大きな支援が必要である.

## 老年科医主導＆常駐モデル

このモデルでは, 腫瘍科クリニックまたは同じ経営母体施設に雇用された老年科医が CGA を行う. 加えて, 施設によってその老年科医は, 治療中に発生するかもしれない, 非腫瘍性の問題についても, 対応を求められることがある. そして, 老年科医が常駐することで, 治療・ケアの調整と連携が向上する. しかしながら, 他のコンサルテーションモデルと同様, 患者が老年科医と接するのが, 治療開始時のみとなるリスクがある.

# おわりに

人口の高齢化が進むにつれて, 高齢がん患者に対する効果的な治療・ケア戦略開発のニーズがますます高まっている. これらの協働ケアモデルは, 高齢がん患者に対して, がん治療における包括的なアプローチを提供することができる. それぞれのモデルは, 老年医学の原理を, 患者マネジメントへ導入することを目指している. 確かにこれらのモデルは, 治療・ケアを向上させようとするものではあるが, これらのモデルが果たして患者アウトカムを向上させるか, また特定のモデルがより優れているのか, さらなる研究が必要である.

# ま と め

1. がん関連死亡の大部分を高齢患者が占めている.
2. 高齢腫瘍患者の治療・ケアには, その医療財政システムにおいて, 多額の費用が費やされていて, 今後さらに増加が予想されている.
3. 高齢者総合機能評価（CGA）はすべての高齢腫瘍患者に推奨されている.
4. 米国内の老年腫瘍クリニックは, 治療・ケアの主施設で利用可能な人的医療資源に合わせたさまざまなケアモデルを開発させてきた.
5. どのモデルが, 患者にとってのアウトカムの向上につながるのか, さらなる研究が必要である.

（安井浩樹 訳）

# 参 考 文 献

1. Terret C, Zulian GB, Naiem A, Albrand G. Multidisciplinary approach to the geriatric oncology patient. *J Clin Oncol*. 2007; 25 (14): 1876-1881.
2. Cohen HJ. A model for the shared care of elderly patients with cancer. *J Am Geriatr Soc*. 2009; 57 (suppl 2): s300-s302.
3. Dale W, Chow S, Sajid S. Socioeconomic considerations and shared-care models of cancer care for older adults. *Clin Geriatr Med*. 2016; 32 (1): 35-44.
4. Extermann M, Aapro M, Bernabei R, et al. Use of comprehensive geriatric assessment in older cancer patients: recommendations from the task force on CGA of the International Society of Geriatric Oncology (SIOG). *Crit Rev Oncol Hematol*. 2005; 55 (3): 241-252.
5. Rodin MB, Mohile SG. A practical approach to geriatric assessment in oncology. *J Clin Oncol*. 2007; 25 (14): 1936-1944.
6. Hurria A, Gupta S, Zauderer M, et al. Developing a cancer-specific geriatric assessment. *Cancer*. 2005; 104 (9): 1998-2005.
7. Horgan AM, Leighl NB, Coate L, et al. Impact and feasibility of a comprehensive geriatric assessment in the oncology setting: a pilot study. *Am J Clin Oncol*. 2012; 35 (4): 322-328.
8. Hurria A, Togawa K, Mohile SG, et al. Predicting chemotherapy toxicity in older adults with cancer: a prospective multicenter study. *J Clin Oncol*. 2011; 29 (25): 3457-3465.
9. AGS Advocacy and Public Policy. Available at: http://www.americangeriatrics.org/advocacy_public_policy/gwps/gwps_faqs/id:3188. Accessed September 30, 2016.
10. McNeil C. Geriatric oncology clinics on the rise. *J Natl Cancer Inst*. 2013; 105 (9): 585-586.
11. Magnuson A, Dale W, Mohile S. Models of care in geriatric oncology. *Curr Geriatr Rep*. 2014; 3 (3): 182-189.
12. Williams GR, Deal AM, Jolly TA, et al. Feasibility of geriatric assessment in community oncology clinics. *J Geriatr Oncol*. 2014; 5 (3): 245-251.
13. Hamaker ME, Vos AG, Smorenburg CH, et al. The value of geriatric assessments in predicting treatment tolerance and all-cause mortality in older patients with cancer. *Oncologist*. 2012; 17 (11): 1439-1449.

# 30 高齢がん患者のサバイバーシップケア：プライマリ・ケア医の役割とコミュニケーションツールとしてのサバイバーシップケアプラン

## はじめに

　高齢化社会の到来，加齢に伴うがん罹患率の増加，がん治療と支持療法の進歩により，65歳以上のがんサバイバーが増加している(1)．米国では，2000年から2030年の期間に65歳以上人口が倍増すると予測されており(2)，2022年におけるがんサバイバー1,800万人のうち，75%以上を65歳以上の高齢者が占めている(3-5)．

　このような高齢がんサバイバーの増加により，サバイバーシップケアの適切な提供のためには，いくつかの課題が生じる．第一に，サバイバーが必要とするケアを提供するためには，腫瘍医の数が足りなくなると予測されている(6)．積極的ながん治療終了後に腫瘍医が継続してサバイバーシップケアを提供する，という従来のモデルでは立ち行かなくなる可能性があるため，プライマリ・ケア医（PCP）との連携を考えていく必要がある．第二に，従来のサバイバーシップケアモデルは，小児期発症の成人がんサバイバーの体験(7)や，主体的（プロアクティブ）な中年乳がんサバイバーの体験(8,9)に基づいて開発されてきたため，高齢がんサバイバーのニーズに十分に対応できていない．従来のサバイバーシップケアの4つの柱（表30.1）(10)を，高齢患者に典型的な併存疾患（心血管疾患，

表30.1　サバイバーシップの4本柱

1. 再発および二次がんのサーベイランス
2. 健康増進のための有益なライフスタイル選択の奨励
3. 全身療法による長期的な後遺症のマネジメント
4. がんの診断に伴う心理社会的負担への対応

出典：文献(10)より引用．Westfall MY, Overholser L, Zittleman L, Westfall JM. Cancer survivorship for primary care: annotated bibliography. *J Cancer Policy*. 2015;4(1):7-12.

関節炎，糖尿病，慢性閉塞性肺疾患，うつ病など）のケアとうまく統合していかなければならない．

## サバイバーシップケアプラン（SCP）の構成要素と概念

米国医学研究所（Institute of Medicine：IOM）（訳注：現在の米国医学アカデミー［National Academy of Medicine：NAM]），米国臨床腫瘍学会（ASCO），LiveStrong などの全国組織は，一般の成人がん患者に対する，がん治療終了後の統合的・協調的なサバイバーシップケアの重要性を認識し，治療サマリーとフォローアップ計画から構成されるサバイバーシップケアプラン（survivorship care plan：SCP）（表 30.2)(11)の使用を推奨している(12)．最近では，米国外科学会がん委員会（American College of Surgeon's Commission on Cancer：CoC）の認定施設の要件として，積極的ながん治療終了後に患者に SCP を提供することが義務付けられている．SCP は有用な文書であるが，情報を伝達するだけではなく，患者が関与することが重要である(11)．しかし，これらの推奨のうち，高齢

**表 30.2** SCP（治療サマリーとフォローアップ計画）の要素

| 治療サマリーの要素 | フォローアップ計画の要素 |
|---|---|
| 診断検査とその結果 | 再発または新たながんのサーベイランス |
| 腫瘍の特徴(部位，ステージ，悪性度，ホルモン受容体の有無，腫瘍マーカーなど) | 身体的・心理社会的・経済的問題を含む，持続的な影響の評価，治療および紹介 |
| 治療開始日および終了日 | 晩期障害（二次がん，心臓障害，甲状腺障害，骨粗鬆症など）のリスク評価と予防，および健康増進（生活習慣への介入：食事療法，体重管理，身体活動，日焼け止めの使用，節酒，禁煙など） |
| 治療の種類，治療反応の指標，治療中に経験した有害事象 | ケアの調整（診察頻度，実施する検査内容，誰が検査を実施するか） |
| 提供された心理社会的，栄養，その他の支援サービス | |
| 治療機関および医療提供者の連絡先 | |

SCP：サバイバーシップケアプラン．
出典：文献(11)より引用．Rowland JH, Bellizzi KM. Cancer survivorship issues: life after treatment and implications for an aging population. *J Clin Oncol*. 2014; 32 (24): 2662-2668.

308　Ⅶ　ケアモデル：サバイバーシップ

がん患者に対する SCP について具体的に言及したものはない．さらに，サバイバーシップケアが，サバイバーと腫瘍医の患者・医師関係を超えて，多職種を巻き込む概念となったため，現在 SCP は患者とすべての医療従事者の間のケアを調整するために不可欠なツールとみなされている(13)．本章では，SCP の具体的な構成要素を取り上げるとともに，腫瘍医主導ではないサバイバーシップケアへの患者のスムーズな移行に，SCP がどのように役立つかを検討することで，高齢がんサバイバーシップケアにおける問題を解決するために，どのように SCP を活用すればよいかについて解説する．

## サバイバー中心のメディカルホームと PCP

　小児がんにおける長期間の寛解と治癒の達成により，最初に小児がんサバイバーでサバイバーシップケアが必要となった(14,15)．小児がんを専門とする三次医療機関(16)や地域医療機関(17)では，若年成人となった小児がんサバイバーは，自施設から「小児期発症がんの成人サバイバー（adult survivors of childhood cancers：ASCC）」に対応する成人専門医療機関へ移行することが，現在では一般的になっている．これらの小児がん専門機関では，Children's Oncology Group ガイドライン(19)に沿ったサバイバーシップケアを保証する，患者中心のメディカルホーム(18)を併設している．ここでは多くの場合，サバイバーシップケアの専門知識を持つ内科医または家庭医の主導により(7,16)，がん専門看護師，ソーシャルワーカー，心理師，コンサルトを受ける専門医のネットワークから構成される多職種チーム間のケアが調整される．いくつかのプログラムでは，がん以外の併存疾患のマネジメントのため，地域の PCP との連携が試みられている(17)．しかし，地域の内科医を対象とした調査では，ASCC を単独でケアすることに不安をまったく感じないと回答した割合は 5.5% のみであり，84% は長期フォローアップ専門クリニックとの連携を希望していた(20)．PCP の診療対象に ASCC がほとんど含まれていないことが，この不安につながっていると考えられる．同じ調査では，過去 5 年間に ASCC を診療したことがないと回答した PCP は 48% を占め，ASCC を 3 人以上診療したと回答した PCP はわずか 24% を占めるに過ぎなかった(20)．このため，小児がん専門機関にサバイバーシップケア専門クリニックを併設するモデルが有効と考えられる．

　一方で，「成人発症がんの成人サバイバー（adult survivors of adult-onset cancers：ASAOC）」については，どのようなサバイバーシップケアモデルが最適であるのかは確定していない(21,22)．がん専門機関にサバイバーシップケア/

長期フォローアップ専門クリニックを併設している施設もあるが(23)，典型的ではない．米国(24,25)，英国(25,26)，オーストラリア(28)，およびカナダ(29,30)で好まれているサバイバーシップケアモデルは，PCPにすべてのフォローアップを完全に移行するか，PCPと腫瘍医との協働ケアモデルである．協働ケアモデルでは，通常は腫瘍医がPCPからのコンサルトを受け，PCPがサバイバーシップケアの4つの柱を日常のプライマリ・ケアで実践できるように支援する(31)．ASAOCのためのサバイバーシップケア専門クリニックを支持するPCPや腫瘍医はほとんどいない(32)．また小児がんサバイバーが全米で35万人(33)と少ないのに対して，ASAOCの割合が増加していることから，ほとんどのPCPが日常的にASAOCを診療し，そのニーズを理解していることが期待される．ブリティッシュコロンビア州のPCP 509名での調査では，全員が少なくとも1人の乳がんサバイバーを診療しており，61%は10人以上の乳がんサバイバーを診療していた(34)．「がんサバイバー中心のメディカルホーム」では，サバイバーシップケアを地元の1つの場所に一本化することで，地元から離れた地域のがんセンター/三次医療機関へ出向く必要がなくなる．さらに，乳がんサバイバーおよび大腸がんサバイバーに対して，腫瘍医によるサバイバーシップケアと，一般医によるサバイバーシップケアの有効性を比較したシステマティックレビューでは，心理的合併症，生活の質（QoL），再発時の生活機能低下などの合併症，再発，および全生存率に有意差は認められなかった(35,36)．

　いくつかの研究では，ASAOCを単独でフォローすることを希望するPCPは半数以下であり，ほとんどのPCPは腫瘍医との協働ケアモデルを希望している(32,37-39)．フォローアップケアの完全な移行を希望するPCPでは，希望する移行時期の中央値は積極的ながん治療終了後2.5〜3年後であった．ここでは，がん再発が疑われた場合には，診断的検査と紹介元の腫瘍医に迅速にアクセスできるという事実が安心感となっていた(40)．PCPの50〜75%は，適切なサバイバーシップケアを提供するためには十分な訓練を受けていないと報告している(41-43)．PCPは，悪性腫瘍の新規および再発スクリーニング，不安・抑うつへの対応，健康的な生活習慣の指導は，安心して提供できる(32,34,37,44)と回答した一方で，心臓や骨への治療関連の副作用，乳がんサバイバーにおけるリンパ浮腫(34,37)，倦怠感や苦痛(34,44)などの治療関連の副作用のマネジメントについては自信がないと回答した．自信がない分野では，PCPは保守的な態度となり，不必要な検査をオーダーする割合が高くなった(43)．このような教育格差が明らかであるため，ASCOと米国がん協会（ACS）は，一般的な成人発症がんサバイバーに対する適切なケアに関するガイドラインを発表し(45,46)，がんサバイ

バーシップケア教育のためのコアカリキュラムを作成した(47). 米国内科学会は, 毎月開催している生涯医学教育 (Continuing Medical Education：CME) シリーズ "In the Clinic" の 1 章を成人がんサバイバーのケアにあてており(48), Medical Knowledge and Self-Assessment board preparation program の"Oncology" セクションにサバイバーシップに関する章を設けている(49). ベイラー大学は, 成人発症がんサバイバー特有のニーズに対応できる内科医を育成するため, MDアンダーソン病院で専門の内科研修プログラムを開始した(50).

　ガイドラインに沿った適切なサバイバーシップケアを提供するために必要な 1 回あたりの診察時間は, 通常の PCP の診察時間を超えていることが複数の研究で明らかにされている(41,51). 高齢がんサバイバーの場合は, 併存疾患の継続的な治療にも時間を要するため, サバイバーシップケアの提供に必要な時間はさらに不足すると考えられる. PCP は, がん患者から疎外されていると感じており, 積極的ながん治療が終了した後で, がん治療前と同じ患者・医師関係を結ぶことに苦労している. 患者側が, 腫瘍医ががん医療に関する専門性と快適性を向上すること, 再発後の積極的な治療へアクセスできること(41,52-55)を重視しており, さらに腫瘍医と強い患者・医師関係を構築すること(7,41)で, 積極的ながん治療終了後も, 腫瘍医との密な関係を無期限に継続したいと希望している点からも, この PCP の疎外感は裏付けられる. 一方で後者については, 高齢がんサバイバーではあまり問題にならないかもしれない. なぜならば, 高齢がんサバイバーは併存疾患の治療のため, 積極的ながん治療を受けている間でも, 腫瘍医と並行して PCP も受診する必要があることが多いからである.

## 患者, PCP, 腫瘍医間のコミュニケーションツールとしての SCP

　腫瘍医と PCP の両方から協調的な協働ケアを受けたサバイバーは, 腫瘍医または PCP どちらか一方のみからケアを受けたサバイバーよりも予後がよいことから(39), 「がんサバイバーのメディカルホーム」の成功のためには, 腫瘍医と PCP が効率的に連携し, それぞれが適切なタイミングでサバイバーシップケアに貢献することが必要である. しかし, PCP・腫瘍医・患者のいずれもが, 情報共有とケア連携が非効率的であることが, 質の高いサバイバーシップケアを達成するための大きな障害となっていると考えている(56-58). PCP は, 積極的ながん薬物療法を受けている患者はプライマリ・ケアを直接受診する機会が少ないこと, 腫瘍医が併存疾患を優先的に管理していることを指摘している. PCP と腫

瘍医が協働してマネジメントしている患者の場合も，医師間のコミュニケーションは散発的であり，PCP と腫瘍医の双方からの診療経過や検査結果の共有は一貫していなかった．さらに，PCP も腫瘍医も，患者にケア調整の仲介を任せることが多く，特にヘルスリテラシーの低い高齢がん患者では誤った情報が伝わり，スムーズなケア移行が難しくなるリスクが高まる(56)．

SCP は，積極的ながん治療マネジメントの構成要素をリスト化し，治療後に起こりうる晩期障害や治療後サーベイランスのガイドラインを概説することで，患者と医療従事者間のコミュニケーションを促進するための「生きた文書」である．SCP はサバイバーシップケアを提供する PCP の準備性と自信を高めるが(59)，ほとんどの PCP はより簡略化した文章を好むこと(60,61)が，質的研究により示されている．婦人科がん医療施設 12 カ所を対象とした大規模ランダム化比較試験では，回答した PCP の 82％ が構造化された SCP を好むと回答し，SCP を受け取った PCP は，担当する腫瘍医との個人的な接触の割合と質が高まった(61)．さらに SCP を受け取った患者は，サバイバーシップケア移行後の 1 年間に PCP の受診を予定し遵守する可能性が高くなり，サバイバーシップケアガイドラインを遵守する可能性が高くなった(62)．しかし，SCP を受け取った患者の担当 PCP 123 名のうち，試験プロトコルに基づき SCP が送付されたと記録されているにもかかわらず，SCP を実際に読んだと回答した PCP はわずか 33％ のみであった(61)．これは，SCP 運用上の落とし穴になる可能性がある．腫瘍医が SCP を準備し PCP に送付したにもかかわらず，PCP が SCP の内容を確認する前に，カルテの中に埋もれてしまう危険性があるということだ．PCP と腫瘍医の双方が責任を持って，定期的かつタイムリーに内容を更新する「生きた文書」としての SCP の活用について検討した研究は，我々の知る限り乏しい．高齢がん患者に SCP を提供することは，併存疾患のマネジメントと日常的なサバイバーシップケアを調整する必要があるという点で，さらに複雑になる．このような老年医学とサバイバーシップケアの統合を扱う正式な研究は，がん領域ではほとんど認められないが，他の内科領域から臨床的な示唆を得ることができる．表30.3 には，高齢がん患者へのサバイバーシップケアの提供において予想される落とし穴と，その対処法を示した(63-66)．

## おわりに

高齢がん患者が増加している中，適切なサバイバーシップケアを提供していくためには，ケアの提供方法のパラダイムシフトが必要である．本章では，腫瘍医

312  Ⅶ ケアモデル：サバイバーシップ

**表 30.3** 高齢がん患者における SCP で考慮すべき項目

| 落とし穴 | 対処法 |
|---|---|
| 1. 高齢者は，PCP と腫瘍医だけではなく，複数の専門家によるケアを統合する必要がある． | ■すべての健康に関する情報と高齢者機能評価を SCP に含める．<br>■CoC が推奨するように，PCP だけではなく，すべての医療専門家にケアプランを提供する． |
| 2. 高齢者におけるポリファーマシーは，症状ががんに関連しているのか，がん以外に関連しているのかを判断する際に混乱を招く可能性がある． | ■潜在的な副作用や，薬物相互作用を明らかにするため，包括的な薬剤調整を確実に行えるように，SCP 作成過程に薬剤師が関与する． |
| 3. 高齢者は，IADL に問題がある場合に家族や第三者の介護者に依存する可能性が高い． | ■介護者が SCP の普及に関与することで，ケアプランの推奨事項へのコンプライアンスが向上する可能性がある． |
| 4. 家族介護者，特に高齢の配偶者は，自分自身の健康状態にも問題がある可能性があり，がん患者の介護者として経験する高度な心理的苦痛が，さらに増悪する場合がある． | ■適切な家族サポートは最初に特定されるべきであり，患者と家族のニーズ変化に対応するために定期的に調整されるべきである． |
| 5. 高齢がんサバイバーにおける文化的および人種的異質性． | ■異なる集団における価値観，信念，目標の違いに対応した，文化的に適切な SCP を提供する． |
| 6. 高齢者におけるヘルスリテラシーの低さおよび身体的障害． | ■老眼に対応するため，より大きなフォントサイズが必要となる場合がある．<br>■ヘルスリテラシーに応じた，文章の読みやすさが必要である．<br>■電子メディアが苦手な患者には，ハードコピーを提供する． |

CoC：米国外科学会がん委員会，IADL：手段的日常生活動作，PCP：プライマリ・ケア医，SCP：サバイバーシップケアプラン．
出典：文献(63-66)より引用．

主導型，非腫瘍医主導型などさまざまなサバイバーシップケアモデルと，高齢がん患者におけるサバイバーシップケアモデルの有用性に関するエビデンスについて検討した．最後に，SCP を高齢者特有の問題に対応させるだけではなく，がんの既往歴のある高齢者にケアを提供する，PCP を含むすべての医療専門家に対して普及させるべき重要なコミュニケーションツールとして，SCP を機能さ

せることが重要である.

## ま と め

1. 高齢がん患者の割合は増加しており, 2022 年にはがんサバイバーの75%
を 65 歳以上の高齢者が占める.
2. がんサバイバーシップケアの 4 つの柱には, 再発や二次がんのサーベイ
ランス, 健康増進のための有益なライフスタイル選択の奨励, 全身療法
による長期的な後遺症のマネジメント, がんに関連した心理社会的苦痛
への対応が含まれる.
3. 65 歳未満と比較して, 高齢がんサバイバーのケアでは, 併存する慢性疾
患のマネジメントとサバイバーシップケアを連携させる必要がある.
4. 高齢者のサバイバーシップケアは, 地域コミュニティで, 腫瘍医と相談
しながらプライマリ・ケア医 (PCP) が主導して実施するのが最善と思
われる.
5. PCP と腫瘍医の間のコミュニケーションは円滑でなければならない. サ
バイバーシップケアプラン (SCP) は患者・PCP・腫瘍医の 3 者間での
継続的な対話を促進する「生きた文書」としての役割を果たす.
6. 高齢者のサバイバーシップケアでは, 以下に特別な注意を払う必要があ
る.
   ・ポリファーマシー
   ・症状が, がんが原因か, がん以外が原因かを正しく判断すること
   ・介護者が複数の併存疾患によって日常生活に負担がある場合, 介護者
   の負担に適切に対応すること

(松岡　歩　訳)

## 参 考 文 献

1. Parry C, Kent EE, Mariotto AB, et al. Cancer survivors: a booming population. *Cancer Epidemiol Bio-markers Prev.* 2011; 20 (10): 1996-2005.
2. Vincent GK, Velkoff VA. *The Next Four Decades: The Older Population in the United States 2010 to 2050.* U.S. Census Bureau Report P25-1138; 2010.
3. Howlander N, Noone AM, Krapcho M, et al. *SEER Cancer Statistics Review, 1975-2009* (Vintage 2009 Populations). Bethesda, MD: National Cancer Institute; 2012.
4. Rowland JH, Bellizzi KM. Cancer survivors and survivorship research: a reflection on today's successes

314　Ⅶ　ケアモデル：サバイバーシップ

and tomorrow's challenges. *Hematol Oncol Clin North Am.* 2008; 22 (2): 181-200.

5. de Moor JS, Mariotto AB, Parry C, et al. Cancer survivors in the United States: prevalence across the survivorship trajectory and implications for care. *Cancer Epidemiol Biomarkers Prev.* 2013; 22 (4): 561-570.

6. Erikson C, Salsberg E, Forte G, et al. Future supply and demand for oncologists. *J Oncol Pract.* 2007; 3 (2): 79-86.

7. Oeffinger KC, McCabe MS. Models for delivering survivorship care. *J Clin Oncol.* 2006; 24 (32): 5117-5124.

8. Miller R. Implementing a survivorship care plan for patients with breast cancer. *Clin J Oncol Nurs.* 2008; 12 (3): 479-487.

9. Hewitt M, Greenfield S, Stovall E, eds. 2006. *From Cancer Patient to Cancer Survivor: Lost in Transition.* Washington, DC: National Academies Press; 2006.

10. Westfall MY, Overholser L, Zittleman L, Westfall JM. Cancer survivorship for primary care: annotated bibliography. *J Cancer Policy.* 2015; 4 (1): 7-12.

11. Rowland JH, Bellizzi KM. Cancer survivorship issues: life after treatment and implications for an aging population. *J Clin Oncol.* 2014; 32 (24): 2662-2668.

12. Stricker CT, O'Brien M. Implementing the Commission on Cancer standards for survivorship care plans. *Clin J Oncol Nurs.* 2014; 18 (suppl): 15-22.

13. Mayer DK, Birken SA, Chen RC. Avoiding implementation errors in cancer survivorship care plan effectiveness studies. *J Clin Oncol.* 2015; 33 (31): 3528-3530.

14. Oeffinger KC, Hudson MM. Long-term complications following childhood and adolescent cancer: foundations for providing risk-based health care for survivors. *CA Cancer J Clin.* 2004; 54 (4): 208-236.

15. Friedman DL, Meadows AT. Late effects of childhood cancer therapy. *Pediatr Clin North Am.* 2002; 49: 1083-1106.

16. Overholser LS, Moss KM, Kilbourn K, et al. Development of a primary care-based clinic to support adults with a history of childhood cancer: the TACTIC clinic. *J Pediatr Nurs.* 2015; 30 (5): 724-731.

17. McClellan W, Fulbright JM, Doolittle GC, et al. A collaborative step-wise process to implementing an innovative clinic for adult survivors of childhood cancer. *J Pediatr Nurs.* 2015; 30 (5): e147-e155.

18. Stange KC, Nutting PA, Miller WA, et al. Defining and measuring the patient-centered medical home. *J Gen Med.* 2010; 25 (6): 601-612.

19. Oeffinger KC, Hudson MM, Landier W. Survivorship: childhood cancer survivors. *Prim Care.* 2009; 36 (4): 743-780.

20. Suh E, Daugherty CK, Wroblewski K, et al. General internists' preferences and knowledge about the care of adult survivors of childhood cancer. *Ann Int Med.* 2014; 160 (1): 11-17.

21. Halpern MT, Viswanathan M, Evans TS, et al. Models of cancer survivorship care: overview and summary of current evidence. *J Oncol Pract.* 2015; 11 (1): e19-e27.

22. Virgo KS, Lerro CC, Klabunde CN, et al. Reply to U. Tirelli et al. *J Clin Oncol.* 2014; 32 (3): 258.

23. Tirelli U, Spina M, Augello AF, et al. Is it better to transfer long-term cancer survivors to general practitioners or develop clinics for long-term survivors within cancer centers? *J Clin Oncol.* 2014; 32 (3): 257.

24. Corcoran S, Dunne M, McCabe MS. The role of advanced practice nurses in cancer survivorship care. *Semin Oncol Nurs.* 2015; 31 (4): 338-347.

25. Jefford M, Rowland J, Grunfeld E, et al. Implementing improved post-treatment care for cancer survivors in England with reflections from Australia, Canada and the USA. *Br J Cancer.* 2013; 108 (1): 14-20.

26. Rubin G, Berendsen A, Crawford SM, et al. The expanding role of primary care in cancer control. *Lancet Oncol.* 2015; 16 (9): 1231-1272.

27. Khan NF, Ward A, Watson E, et al. Long-term survivors of adult cancers and uptake of primary health

services: a systematic review. *Eur J Cancer*. 2008; 44 (2): 195-204.

28. Jefford M, Kinnane N, Howell P, et al. Implementing novel models of posttreatment care for cancer survivors: enablers, challenges and recommendations. *Asia Pac J Clin Oncol*. 2015; 11 (4): 319-327.

29. Grant M, De Rossi S, Sussman J. Supporting models to transition breast cancer survivors to primary care: formative evaluation of a Cancer Care Ontario initiative. *J Oncol Pract*. 2015; 11 (3): e288-e295

30. Sisler JJ, Brown JB, Stewart M. Family physicians' roles in cancer care: survey of patients on a provincial cancer registry. *Can Fam Physician*. 2004; 50 (6): 889-896.

31. Oeffinger KC, Argenbright KE, Levitt GA, et al. Models of cancer survivorship health care: moving forward. *Am Soc Clin Oncol Educ Book*. 2014; 205-213.

32. Cheung WY, Aziz N, Noone AM, et al. Physician preferences and attitudes regarding different models of cancer survivorship care: a comparison of primary care providers and oncologists. *J Cancer Surviv*. 2013; 7 (3): 343-354.

33. Mariotto AB, Rowland JH, Yabroff KR, et al. Long-term survivors of childhood cancers in the United States. *Cancer Epidemiol Biomarkers Prev*. 2009; 18 (4): 1033-1040.

34. Smith SL, Wai ES, Alexander C, Singh-Carlson S. Caring for survivors of breast cancer: perspective of the primary care physician. *Curr Oncol*. 2011; 18 (5): e218-e226.

35. Lewis RA, Neal RD, Williams NH, et al. Follow-up of cancer in primary care versus secondary care: systematic review. *Br J Gen Pract*. 2009; 59 (564): e234-e247.

36. Grunfeld E, Levine MN, Julian JJ, et al. Randomized trial of long-term follow-up for early-stage breast cancer: a comparison of family physician versus specialist care. *J Clin Oncol*. 2006; 24 (6): 848-855.

37. Walter FM, Usher-Smith JA, Yadlapalli S, Watson E. Caring for people living with and beyond cancer: an online survey of GPs in England. *Br J Gen Pract*. 2015; 65 (640): e761-e768.

38. Roorda C, Berendsen AJ, Haverkamp M, et al. Discharge of breast cancer patients to primary care at the end of hospital follow-up: a cross-sectional survey. *Eur J Cancer*. 2013; 49 (8); 1836-1844.

39. Klabunde CN, Han PKJ, Earle CC, et al. Physician roles in the cancer-related follow-up care of cancer survivors. *Fam Med*. 2013; 45 (7): 463-474.

40. Del Giudice ME, Grunfeld E, Harvey BJ, et al. Primary care physicians' views of routine follow-up care of cancer survivors. *J Clin Oncol*. 2009; 27 (20): 3338-3345.

41. Kantsiper M, McDonald EL, Geller G, et al. Transitioning to breast cancer survivorship: perspectives of patients, cancer specialists and primary care providers. *J Gen Intern Med*. 2009; 24 (suppl 2): S459-S466.

42. Bober SL, Recklitis CJ, Campbell EG, et al. Caring for cancer survivors. *Cancer*. 2009; 115 (suppl): 4409-4418.

43. Virgo KS, Lerro CC, Klabunde CN, et al. Barriers to breast and colorectal cancer survivorship care: perceptions of primary care physicians and medical oncologists in the United States. *J Clin Oncol*. 2013; 31 (18): 2322-2336.

44. Luctar-Flude M, Aiken A, McColl MA, et al. Are primary care providers implementing evidence-based care for breast cancer survivors? *Can Fam Physician*. 2015; 61 (11): 978-984.

45. Runowicz CD, Leach CR, Henry NL, et al. American Cancer Society/American Society of Clinical Oncology breast cancer survivorship care guideline. *J Clin Oncol*. 2016; 34 (6): 611-635.

46. El-Shami K, Oeffinger KC, Erb NL, et al. American Cancer Society colorectal cancer survivorship care guidelines. *CA Cancer J Clin*. 2015; 65 (6): 428-455.

47. Shapiro CL, Jacobsen PB, Henderson T, et al. ASCO core curriculum for cancer survivorship education. *J Oncol Pract*. 2016; 12 (2): e108-e117.

48. Jacobs LA, Vaughn DJ. Care of the adult cancer survivor. *Ann Int Med*. 2013; 158 (11): ITC6/1-ITC6/16.

49. Voorhees PM. Effects of cancer therapy and survivorship. In: Mason BA, Block CC, Hartner L, et al.,

316　Ⅶ　ケアモデル：サバイバーシップ

eds. *ACP MKSAP 17: Hematology and Oncology.* Philadelphia, PA: American College of Physicians; 2015: 118-122.

50. Internal medicine residency program. Available at: https://www.mdanderson.org/education-and-research/education-and-training/schools-and-programs/graduate-medical-education/residency-and-fellowship-programs/baylor-college-of-medicine/md-anderson-internal-medicine-residency-program.html. Accessed April 9, 2016.

51. Van Dipten C, Olde Hartman TC, Biermans MCJ, Assenfeldt WJJ. Substitution scenario in follow-up of chronic cancer patients in primary care: prevalence, disease duration and estimated extra consultation time. *Fam Pract.* 2016; 33 (1): 4-9.

52. Lewis RA, Neal RD, Hendry M, et al. Patients' and healthcare professionals' views of cancer follow-up: systematic review. *Br J Gen Pract.* 2009; 59 (564): e248-e259.

53. Bender JL, Wiljer D, Sawka AM, et al. Thyroid cancer survivors' perceptions of survivorship care follow-up options: a cross-sectional, mixed methods study. *Support Care Cancer.* 2016; 24 (5): 2007-2015.

54. Hudson SV, Miller SM, Hemler J, et al. Adult cancer survivors discuss follow-up in primary care: 'Not what I want, but maybe what I need.' *Ann Fam Med.* 2012; 10 (5): 418-427.

55. Nyarko E, Metz JM, Nguyen GT, et al. Cancer survivors' perspectives on delivery of survivorship care by primary care physicians: an internet-based survey. *BMC Fam Pract.* 2015; 16 (1): 143.

56. DiCicco-Bloom B, Cunningham RS. The experience of information sharing among primary care clinicians with cancer survivors and their oncologists. *J Cancer Surviv.* 2013; 7 (1): 124-130.

57. Hewitt ME, Bamundo A, Day R, Harvey C. Perspectives on post-treatment cancer care: qualitative research with survivors, nurses, and physicians. *J Clin Oncol.* 2007; 25 (16): 2270-2273.

58. Taplin SH, Rodgers AB. Toward improving the quality of cancer care: addressing the interfaces of primary and oncology-related subspecialty care. *J Natl Cancer Inst Monogr.* 2010; 2010 (40): 3-10.

59. Mor Shalom M, Hahn EE, Casillas J, Ganz PA. Do survivorship care plans make a difference? A primary care provider perspective. *J Oncol Pract.* 2011; 7 (5): 314-318.

60. Mayer DK, Gerstel A, Leak AN, Smith SK. Patient and provider preferences for survivorship care plans. *J Oncol Pract.* 2012; 8 (4): e80-e86.

61. Ezendam NPM, Nicolaije KAH, Kruitwagen RF, et al. Survivorship care plans to inform the primary care physician: results from the ROGY care pragmatic cluster randomized controlled trial. *J Cancer Surviv.* 2014; 8 (4): 595-602.

62. Nicolaije KAH, Ezendam NPM, Vos MC, et al. Impact of an automatically generated cancer survivorship care plan on patient-reported outcomes in routine clinical practice: longitudinal outcomes of a pragmatic, cluster randomized trial. *J Clin Oncol.* 2015; 33 (31): 3550-3559.

63. Leach CR, Weaver KE, Aziz NM, et al. The complex health profile of long-term cancer survivors: prevalence and predictors of comorbid conditions. *J Cancer Surviv.* 2014; 9: 239-251.

64. Nightingale G, Hajjar E, Swartz K, et al. Evaluation of a pharmacist-led medication assessment used to identify prevalence of and associations with polypharmacy and potentially inappropriate medication use among ambulatory senior adults with cancer. *J Clin Oncol.* 2015; 33 (13): 1453-1459.

65. Farrell B, Shamji S, Monahan A, French Merkley V. Reducing polypharmacy in the elderly: cases to help you "rock the boat." *Can Pharm J (Ott).* 2013; 146 (5): 243-244.

66. Ji J, Zoller B, Sundquist K, Sundquist J. Increased risks of coronary heart disease and stroke among spousal caregivers of cancer patients. *Circulation.* 2012; 125: 1742-1747.

# VIII　緩和ケア

# 31 高齢者におけるがん疼痛の治療

Koshy Alexander and Paul Glare

## はじめに

　高齢がん患者に疼痛はよくある問題で，進行がん患者の 80% が罹患している
と推定される(1)．加齢に伴って痛みに対する感受性が低下することはある程度
証明されているが，高齢患者は持続する強い痛みに弱く，痛みに対する耐性も低
い(2)．高齢者の疼痛治療は不十分なことが多く(3)，そのことが治療可能な不快
症状を引き起こすだけでなく，抑うつ，不安，孤立感，睡眠障害，食欲不振，機
能障害などの生活の質（QoL）を損なうような他の症状の発症にもつながる(4)．
そのため，高齢者の患者では，痛みの特定と最適な管理を優先する．

　高齢者のがん疼痛管理の原則は，若年者と同様で，オピオイドが主役である．
しかし，加齢に伴う生理学的変化，併存疾患，ポリファーマシーを考慮する必要
がある．高齢者における麻薬乱用は新たな問題である(5)．

## がん疼痛の分類

　痛みの有病率はがんの種類によって大きく異なり，原発性骨腫瘍では 85%，
白血病ではわずか 5% である(6)．がん疼痛は，1 つだけの有効な治療法がある
という画一的なものではなく，すべてのがん疼痛は腫瘍に起因するわけではな
い．がん疼痛を分類する方法はいくつかある（表 31.1）．分類をすることは，最
適な治療法にたどりつくのに役立つ．ほとんどのがん疼痛は慢性の痛みである
が，急性の痛みにもなりうる．ほとんどの非がん性慢性疼痛とは異なり，慢性の
がん疼痛は疾患の進行とともに悪化する．がん疼痛の悪化は突出痛（break-
through pain：BTP）と称される疼痛再燃（フレア pain flares*1）とも関係がある．
突出痛は疼痛に関連した機能障害と心理的苦痛の両方に関連している(7)．

---

*1　訳注：flares（フレア）は疼痛再燃と本文中では訳したが，症状が落ち着いているところから悪化
　するという意味合いがあり break-through pain を flares や flare-ups と表現することがある．日本では
　突出痛という用語が一般的である．なお，表 31.1 の flares/break-through pain はどちらも突出痛と訳
　すと原文のニュアンスが伝わらないため，flares はフレアというカタカナにて表記を残した．

31 高齢者におけるがん疼痛の治療　319

**表 31.1** がんにおける痛みの分類

| 根拠 | 種類 | | 例 |
|---|---|---|---|
| 病因 | 腫瘍関連 | | 腫瘍の浸潤と転移 |
| | 治療関連 | | 化学療法誘発性ニューロパチー |
| | がんに関連した衰弱 | | 筋筋膜性疼痛，便秘 |
| | がんに関連しない合併症 | | 変形性関節症，骨粗鬆症性骨折 |
| 罹病期間 | 急性 | 診断手順<br>治療的介入<br>がん関連合併症 | 骨髄生検<br>手術後，照射後粘膜炎<br>肺塞栓症 |
| | 慢性 | フレア/突出痛<br>　1．随伴痛<br>　2．薬の切れ際の痛み<br>持続性 | <br>体動時の骨の痛み<br>投与間隔終了時の痛み<br>腫瘍関連 |
| 病態生理学 | 侵害受容性疼痛<br>　1．体性痛<br>　2．内臓痛 | 無傷の神経系による侵害刺激 | 骨痛，臓器特異的な痛み |
| | 神経障害性疼痛 | 侵害刺激はないが，神経損傷あり | 末梢神経障害 |
| | 特発性 | 侵害刺激がなく，神経系に異常なし | 原因が特定できない疼痛 |

## アセスメント

　高齢者の最適な疼痛管理はアセスメントから始まる．痛みの有無や強さに加え，性状，時間的変化，増悪因子・緩和因子などの特徴が病因の特定に役立つ．アセスメントとして，疼痛行動，疼痛に関連した状態*2，コーピングスタイル，先行治療に対する反応なども含める必要がある(8)．社会的，文化的，経済的要因は，疼痛管理治療計画の遵守に重要な役割を果たす．包括的評価には，薬物調

---

*2　訳注：疼痛に関連した状態とは，文献(8)に「痛みによる活動障害および痛みに関連した状態として，身体的，心理的，精神的，社会的機能，転倒，睡眠，食欲など」と記されていて，痛みにより起きてくる不健康な状態のことであろう．

320　Ⅷ　緩和ケア

**表 31.2**　高齢者における有効な疼痛評価ツール

Pain Assessment Checklist for Seniors with Limited Ability to Communicate (PACS-LAC) (12)
Pain Assessment in Advanced Dementia (PAINAD) (13)
Rotterdam Elderly Pain Observation Scale (REPOS) (14)
Checklist of Nonverbal Pain Indicators (CNPI) (15)

訳者注：評価ツールについては日本語版が存在するものもある．評価ツールの名称は訳さず英語表記のままとした．

整[*3] を含むとともに，病歴から示唆される疼痛の病因を確認する目的で，身体診察，画像検査，その他のデータが含まれる．
　高齢患者に，併存疾患，認知機能障害，脆弱性，コミュニケーション障害（機械的人工呼吸を含む）があるとき，がん疼痛の評価は困難である(9)．軽度から中等度の認知症患者であれば痛みを訴えることができるかもしれないが，認知症が進行するにつれて痛みを自己申告する能力は低下する(10)．このような状況では，具体的な痛みの行動を観察することが提唱されている(11)．高齢者では疼痛スケールを用いるべきである（表 31.2）．

## マネジメント

　がんの疼痛管理は，非がん性疼痛の治療と共通する特徴を有している．鎮痛薬はがん疼痛管理の要である．世界保健機関（WHO）の3段階除痛ラダーは，鎮痛薬を使用する際のアルゴリズムを示しており，神経障害性の要素がある場合には鎮痛補助薬を追加する（表 31.3）．強オピオイドの低用量は弱オピオイドと同じように効くため，ステップ2の必要性については異論がある．実際，多くの患者は，強オピオイドへと段階を進める前に弱オピオイドを試すことを好む．治療計画には，非薬物的介入も取り入れるべきである．これらの非薬物的介入は，感情的，認知的，行動的，がん疼痛の社会文化的な側面を治療することを目的とする．疼痛コントロールの障壁には，患者および医師に対する教育が不十分なことが含まれる(3)．

---

*3　訳注：medication reconciliation を薬物調整と訳したが，具体的には患者への投薬指示と実際に服用していた薬を比較するプロセスのことである．

31 高齢者におけるがん疼痛の治療　　321

表 31.3　WHO 3 段階除痛ラダー

| ステップ | 推奨薬 | 推奨薬剤 |
|---|---|---|
| ステップ 1—軽度の痛み | 非オピオイド鎮痛薬<br>±鎮痛補助薬 | アセトアミノフェン，NSAIDs<br>ガバペンチン，プレガバリン |
| ステップ 2—中等度の痛み | 弱オピオイド鎮痛薬 | ヒドロコドン，トラマドール；ブプレノルフィン貼付剤 |
| | ±非オピオイド鎮痛薬<br>±鎮痛補助薬 | アセトアミノフェン，NSAIDs<br>ガバペンチン，プレガバリン |
| ステップ 3—高度の痛み | 強オピオイド鎮痛薬 | モルヒネ，オキシコドン，ヒドロモルフォン，フェンタニル，メサドン |
| | ±非オピオイド鎮痛薬<br>±鎮痛補助薬 | アセトアミノフェン，NSAIDs<br>ガバペンチン，プレガバリン |

NSAIDs：非ステロイド性抗炎症薬，WHO：世界保健機関.
訳者注：2018 年「WHO がん疼痛ガイドライン」が出版され，WHO のガイドラインが大幅に改訂された．これまで重視されてきた 3 段階除痛ラダーは付録に移動し教育ツールの 1 つという位置付けになった．原著もしくは日本語版の参照を推奨する（参考文献：木澤義之，塩川満，鈴木　勉監訳．「WHO ガイドライン 成人・青年における薬物療法・放射線治療によるがん疼痛マネジメント」．金原出版；2021：58-59）.

# 薬 物 療 法
## 非オピオイド鎮痛薬

　高齢のがん患者では，非ステロイド性抗炎症薬（nonsteroidal anti-inflammatory drugs：NSAIDs）に伴う副作用のリスクが高いため，アセトアミノフェンが望ましい．肝毒性の可能性があるため，アセトアミノフェンを 1 日 3,000 mg を超えて服用しないように患者に助言すべきである．NSAIDs に関連する副作用（消化管出血，腎毒性，心筋梗塞，脳卒中など）は用量と時間に依存するため，NSAIDs を使用する場合は短期間の使用にとどめるべきである(16)．プロトンポンプ阻害薬などの胃保護薬も一緒に処方する必要がある(17)．シクロオキシゲナーゼ-2（cyclooxygenase-2：COX-2）選択的阻害薬は，血栓性心血管系副作用のリスクを増加させる可能性があるし，腎不全を予防するわけではない．要するに，NSAIDs と COX-2 阻害薬は，消化管出血，血小板機能障害，腎不全などの重篤な毒性反応を引き起こす可能性がある(18)．NSAIDs の絶対禁忌は，慢性腎臓病，活動性消化性潰瘍，心不全などである.

表31.4 高齢患者におけるオピオイド治療薬

| 薬 | 経口投与：等鎮痛用量 (mg) | 高齢者の経口投与開始量 (mg) | 静脈内投与：等鎮痛用量 (mg) | 高齢者の静脈内投与開始量 (mg) | 半減期 (時間) | 作用時間 (時間) | 注意事項 |
|---|---|---|---|---|---|---|---|
| モルヒネ | 30 | 2.5~7.5 | 10 | 1.25~2.5 | 1.5~3 | 3~7 | 腎不全 |
| オキシコドン | 20 | 2.5 | — | — | 2~4 | 3~6 | 乱用の可能性のある患者 |
| ヒドロモルフォン** | 7.5 | 0.5~1 | 1.5 | 0.2 | 2~3 | 2~5 | 腎不全 |
| フェンタニル* | — | — | 0.1 | 12.5~25 μg | 3~4 | 1~2 | — |

*フェンタニルはモルヒネの75～100倍強力である。実用的には、フェンタニル（経皮または静脈内）25 μg/hrは、モルヒネと1 mg/hrの静脈内投与にほぼ等しい。

**訳者注：日本の経口薬の添付文書ではヒドロモルフォンとして、モルヒネ経口剤1日用量の1/5量を目安とすることとなっており、経口モルヒネ30 mgに対し経口ヒドロモルフォン6 mgとなり日本での換算表は6 mgとされているが、この表では7.5 mgとなっていて注意が必要である。注射剤についても最近の知見が含まれるため、日本の換算表での確認を推奨する。なお、「がん疼痛の薬物療法に関するガイドライン2020年版」に、計算上の換算量は「目安」であり、オピオイド間の不完全な交差耐性や、薬物に対する反応の個体差が大きいことから、実際には換算表どおりにならないことを考慮し、患者個人に合わせた投与量へ調整することが重要であると記載されている（参考文献：日本緩和医療学会ガイドライン統括委員会編.「がん疼痛の薬物療法に関するガイドライン2020年版」.金原出版；2020：58).

## オピオイド

　一般的に処方される弱オピオイドには，コデイン，ヒドロコドン（訳注：日本未発売），トラマドール，タペンタドール*4 などがある．プロポキシフェン（訳注：日本未発売）はもう入手できない．メペリジン（ペチジン）はがん疼痛には推奨されない．強オピオイドとその主な臨床薬理学的特性を表 31.4 に示す．強オピオイドによる治療を開始する場合，一般的には 24 時間体制で投与可能な速放性製剤にて開始することが推奨される．文献では通常，モルヒネががん疼痛治療における第一選択のオピオイドとされているが(19)，この選択を支持するエビデンスはほとんどない(20)．脆弱な高齢者やオピオイドを初めて使用する患者では，低用量から開始し，必要に応じて投与を追加することを考慮すべきである．開始量は，疼痛がコントロールされるまで，12〜24 時間ごとに 50〜100% ずつ漸増する．コントロールが達成されたら，速放性製剤を徐放性製剤に変更する．この変更においても，24 時間のオピオイド総投与量はそのまま同じにするべきである．1 回あたりの投与量は，個々の剤形が必要とする投与頻度*5 によって決まる．突出痛の治療は，速放性製剤のレスキュー量を 1 日総投与量の 10〜15%で計算し，速放性製剤の半減期に基づいてスケジュールして処方すべきである(21)．

　がん疼痛をこの方法で管理した場合，呼吸抑制はめったにみられない．オピオイドに関連する主な副作用には，便秘，鎮静，錯乱，悪心などがある．オピオイドを処方された患者はすべて，既存の下痢症がない限り，緩下剤を含む便秘予防薬を開始すべきである(22)．鎮静，錯乱，幻覚の発現は，通常，減量またはオピオイドのローテーションで対処する．高齢のがん患者にみられる他のあまり一般的でないオピオイド関連の副作用には，口渇，瘙痒症，尿閉，神経毒性（ミオクローヌス，幻覚）などがある．

　約 25% の患者で，副作用のせいで量が増やせないとき，場合によってはオピオイドを切り替える必要がある．オピオイドのローテーションを検討する際には，オピオイド薬剤間に効力の差があることと，オピオイドに対する反応が患者間でかなりばらつきがあることを考慮すべきである．オピオイド間の効力比の目安は，換算表（表 31.4）で体系化されている．意図しない過量投与のリスクを軽減するために，通常，等鎮痛用量から 25〜50% 減量すべきである(23)．万一，

---

*4　訳注：日本ではタペンタドールは強オピオイド（中等度から高度な痛みに用いるオピオイド）に分類されている．

*5　訳注：個々の剤型が必要とする投与頻度とは，つまり 1 日 1 回製剤，1 日 2 回製剤など，薬剤によって投与回数が異なる設計のため 1 回あたりの投与量が違うことを意味する．

324　Ⅷ　緩和ケア

臨床的に重篤な呼吸抑制（呼吸数＜8 回/min）が起こった場合は，臨床状況に応じてナロキソンを投与しなければならない．メモリアル・スローン・ケタリングがんセンター（Memorial Sloan Kettering Cancer Center：MSKCC）では，希釈したナロキソンを投与する（患者がコーディング[*6]されているなら話は別である）．逆説的だが，オピオイドに最も耐性のある患者は，最小量のナロキソンを必要とする．我々は，1 アンプル（ナロキソン 0.4 mg を 1 mL の生理食塩水に溶かした製剤）を 9 mL の生理食塩水に希釈し，この希釈液 1 mL を，呼吸数が改善するまで 4～5 分かけてピギーバック静脈内投与（intravenous piggyback：IVPB）[*7]する．ナロキソンの半減期は非常に短く，数分で切れるので，この治療を繰り返さなければならないかもしれない．

　ほとんどのがん疼痛は経口剤（経口オピオイド）/貼付剤（経皮のオピオイド）で治療されるが，ペインクライシス（pain crisis）[*8]で入院した患者には静脈内投与が必要である．疼痛/緩和ケアの専門家を呼ぶべきである．患者管理鎮痛法（patient-controlled analgesia：PCA）は，注射剤（オピオイド注射）をベース速度で持続点滴として投与することができ，過剰投与を防ぐためにロックアウトタイムを設定して，必要に応じて追加のレスキューを投与することができる．全般的な臨床状況に応じて，治療に反応しないペインクライシスに対する選択肢としては，トラドール（訳注：日本未発売）の静注，タイレノール（アセトアミノフェン）の静注，デキサメタゾン，ケタミンなどがある．終末期鎮静の場合もある．

## 鎮痛補助薬

　痛みの種類によってオピオイドが効きにくいものがあるかどうかについては，まだ議論の余地がある．抗痙攣薬，抗うつ薬，副腎皮質ステロイド，筋弛緩薬などの鎮痛補助薬は，がんの疼痛管理戦略によく用いられている．抗痙攣薬や抗うつ薬は，神経障害性疼痛が十分にコントロールできない場合にオピオイドに加えて投与されることが多く，純粋な神経障害性がん疼痛の治療の第一選択薬として試されることもある．

　ガバペンチンとプレガバリンは，カルバマゼピンなどの旧薬よりも安全な抗てんかん薬である．これらの薬剤は腎機能に応じて投与量を設定し，鎮静やめまい

---

[*6]　訳注：心停止などの救急心配蘇生が必要な事態をコード・ブルーといい，コード・ブルーが起きたときどこまで治療するかという取決めをコードという．コーディングがされているというのは取決めがされているということ．

[*7]　訳注：点滴本体とは別ルートの側管につなぎ，静脈内に薬を入れる方法である．

[*8]　訳注：緊急で鎮痛する必要がある場合のこと．具体例としては急速に悪化する脊髄圧迫症候群の疼痛があげられる．

に注意しながらゆっくりと増量すべきである．セロトニン・ノルアドレナリン再取込み阻害薬の抗うつ薬（デュロキセチン[24]，ベンラファキシン[25]）も神経障害性疼痛に有効であることが示されている．これらの抗うつ薬は，重大な抗コリン作用や認知機能変化を生じる可能性がある三環系抗うつ薬よりも高齢者の忍容性が高い．

## その他の介入

患者によっては，薬物療法では緩和されない痛みが続いたり，耐えがたい副作用が現れたりすることがある．このような場合は，他の治療法を考慮するとよい．

**放射線療法**：腫瘍を縮小させることで疼痛を軽減する．1回の放射線照射で効果が得られる場合もある．定位手術的照射は，外部照射よりも治療毒性が少なく，疼痛コントロールが良好な場合がある(26)．

**神経ブロック**：がんの部位や痛みによっては神経ブロックが有効な場合がある．腹腔神経叢ブロックやその他の神経叢ブロックの成功確率は約 75% である(27)．

**手術**：腫瘍が神経や体の他の部位を圧迫している場合は，腫瘍の全部または一部を切除する手術によって痛みを和らげることができる．

## 非薬物療法

非薬物療法は一般的に，理学療法，認知療法，行動療法，その他の補完療法に分類される．瞑想，漸進的筋弛緩法，アロマテラピー（アロマセラピー），バイオフィードバック，セラピューティック・タッチ，経皮的電気神経刺激(transcutaneous electrical nerve stimulation：TENS)，催眠療法，音楽療法，指圧療法，寒冷・温熱療法は，がんの疼痛管理に役割を果たしうる非侵襲的方法である(28)．

# おわりに

高齢患者における良好ながん疼痛管理は困難であるが，非薬物的介入と薬物的介入を併用した集学的アプローチによって達成される可能性が最も高い．治療開始後は，薬剤の副作用に注意しながら，苦痛となる症状がコントロールされるまで患者の再評価を頻繁に行うべきである．管理が困難な症例を疼痛専門医や緩和ケアチームに紹介する際の敷居は低くすべきである．

## ま と め

1. がん疼痛は，1つだけの有効な治療法があるという画一的なものではない.
2. 高齢のがん患者ではアセトアミノフェンが非オピオイド鎮痛薬として望ましい.
3. 虚弱高齢者やオピオイドを初めて投与する患者では，オピオイドを低用量から開始する.
4. オピオイドを処方された患者はすべて，便秘予防薬を開始すべきである.
5. 抗痙攣薬と抗うつ薬は，純粋な神経障害性がん疼痛の治療の第一選択薬として試みてもよい.

（藤井恭子 訳）

## 参 考 文 献

1. Rao A, Cohen HJ. Symptom management in the elderly cancer patient: fatigue, pain, and depression. *J Natl Cancer Inst Monogr*. 2004; (32): 150-157.
2. Gibson S. Older people's pain. *Pain Clin Updates*. 2006; 14 (3): 1-4.
3. Janjan N. Improving cancer pain control with NCCN guideline-based analgesic administration: a patient-centered outcome. *J Natl Compr Canc Netw*. 2014; 12 (9): 1243-1249.
4. Cabezon-Gutierrez L, Gomez-Pavon J, Perez-Cajaraville J, et al. Update on oncological pain in the elderly [in Spanish]. *Rev Esp Geriatr Gerontol*. 2015; 50 (6): 289-297.
5. Culberson JW, Ziska M. Prescription drug misuse/abuse in the elderly. *Geriatrics*. 2008; 63 (9): 22-31.
6. Daut RL, Cleeland CS. The prevalence and severity of pain in cancer. *Cancer*. 1982; 50 (9): 1913-1918.
7. Portenoy RK, Payne D, Jacobsen P. Breakthrough pain: characteristics and impact in patients with cancer pain. *Pain*. 1999; 81 (1-2): 129-134.
8. Malec M, Shega JW. Pain management in the elderly. *Med Clin North Am*. 2015; 99 (2): 337-350.
9. Tracy B, Sean Morrison R. Pain management in older adults. *Clin Ther*. 2013; 35 (11): 1659-1668.
10. Herr K, Coyne PJ, Key T, et al. Pain assessment in the nonverbal patient: position statement with clinical practice recommendations. *Pain Manag Nurs*. 2006; 7 (2): 44-52.
11. Gregory J. The complexity of pain assessment in older people. *Nurs Older People*. 2015; 27 (8): 16-21.
12. Fuchs-Lacelle S, Hadjistavropoulos T. Development and preliminary validation of the Pain Assessment Checklist for Seniors with Limited Ability to Communicate (PACSLAC). *Pain Manag Nurs*. 2004; 5 (1): 37-49.
13. Warden V, Hurley AC, Volicer L. Development and psychometric evaluation of the Pain Assessment in Advanced Dementia (PAINAD) scale. *J Am Med Dir Assoc*. 2003; 4 (1): 9-15.
14. van Herk R, van Dijk M, Tibboel D, et al. The Rotterdam Elderly Pain Observation Scale (REPOS): a new behavioral pain scale for non-communicative adults and cognitively impaired elderly persons. *J Pain Manag*. 2009; 1 (4): 367-378.

31 高齢者におけるがん疼痛の治療 327

15. Feldt KS. The checklist of nonverbal pain indicators（CNPI）. *Pain Manag Nurs*. 2000; 1（1）: 13-21.

16. Ferrell B, Argoff CE, Epplin J, et al. Pharmacological management of persistent pain in older persons. *J Am Geriatr Soc*. 2009; 57: 1331-1346.

17. Medlock S, Eslami S, Askari M, et al. Co-prescription of gastroprotective agents and their efficacy in elderly patients taking nonsteroidal anti-inflammatory drugs: a systematic review of observational studies. *Clin Gastroenterol Hepatol*. 2013; 11（10）: 1259-1269. e10.

18. Ripamonti CI, Bandieri E, Roila F. Management of cancer pain: ESMO clinical practice guidelines. *Ann Oncol*. 2011; 22（suppl 6）: vi69-vi77.

19. Hanks GW, Conno F, Cherny N, et al. Morphine and alternative opioids in cancer pain: the EAPC recommendations. *Br J Cancer*. 2001; 84（5）: 587-593.

20. Caraceni A, Pigni A, Brunelli C. Is oral morphine still the first choice opioid for moderate to severe cancer pain? A systematic review within the European Palliative Care Research Collaborative guidelines project. *Palliat Med*. 2011; 25（5）: 402-409.

21. Makris UE, Abrams RC, Gurland B, Reid MC. Management of persistent pain in the older patient: a clinical review. *JAMA*. 2014; 312（8）: 825-836.

22. Hawley PH, Byeon JJ. A comparison of sennosides-based bowel protocols with and without docusate in hospitalized patients with cancer. *J Palliat Med*. 2008; 11（4）: 575-581.

23. Nalamachu SR. Opioid rotation in clinical practice. *Adv Ther*. 2012; 29（10）: 849-63.

24. Lunn MP, Hughes RA, Wiffen PJ. Duloxetine for treating painful neuropathy, chronic pain or fibromyalgia. *Cochrane Database Syst Rev*. 2014; 1: Cd007115.

25. Saarto T, Wiffen PJ. Antidepressants for neuropathic pain. *Cochrane Database Syst Rev*. 2007:（4）: Cd005454.

26. Sohn S, Chung CK, Sohn MJ, et al. Stereotactic radiosurgery compared with external radiation therapy as a primary treatment in spine metastasis from renal cell carcinoma: a multicenter, matched-pair study. *J Neurooncol*. 2014; 119（1）: 121-128.

27. Smith TJ, Saiki CB. Cancer pain management. *Mayo Clin Proc*. 2015; 90（10）: 1428-1439.

28. Singh P, Chaturvedi A. Complementary and alternative medicine in cancer pain management: a systematic review. *Indian J Palliat Care*. 2015; 21（1）: 105-115.

# 32 疼痛以外の症状の緩和

Katherine Wang and Emily Chai

## はじめに

　高齢がん患者は，悪性腫瘍そのものや治療の副作用に起因する症状を経験し，それらの症状は患者の生活の質（QoL）に大きな影響を与える．緩和ケアでは，患者の訴えから症状を把握し，患者の全体的な目標に沿った治療で症状緩和を図ることが優先される．本章では，倦怠感，食欲不振，便秘，悪心・嘔吐，がん性悪臭など，がんや治療に関連した最も一般的な症状を取り上げる．

　高齢がん患者における症状緩和治療は困難である．まず，既存の併存疾患に伴う症状が，がんおよび治療に関連した症状緩和の治療をより複雑にする．また，認知障害や急性せん妄も患者が症状を正しく医療者に訴える能力に悪影響を及ぼす可能性がある．さらに，多剤併用（ポリファーマシー）と加齢に伴う薬物動態および薬力学の変化の両方が，症状緩和のための薬剤の選択と用量調整を複雑にしている(1)．

　高齢がん患者の安全かつ効果的な管理をするために，以下の老年医学の基本原則に従うことが重要である．

1. 生活機能の評価を日常診療に組み込むこと．生活機能は全般的な健康の重要な指標であり，患者中心の重要なアウトカムであり，適切な治療の選択を導くのに役立つ．

2. 意図しない効果が出現してしまうことは一般的であり，しばしば予防可能であることを認識すること．

3. 症状緩和のための薬物療法を検討する場合は，低用量から開始すること．反応に応じて迅速に増量する必要がある可能性に注意する．

4. 患者の目標，価値観，優先順位を治療方法の選択に反映させる．高齢患者における治療のリスクと利益は，若年患者とは異なる可能性があることを認識すること．

5. Edmonton Symptom Assessment Scale（ESAS）や Memorial Symptom Assessment Scale（MSAS）などの検証済みの症状評価ツールを用いて，症状をスクリーニングし，経時的な変化を追うこと(2,3)．

# 倦 怠 感

がん関連倦怠感は，一般的な症状であり（がん患者の最大 90% にみられる），身体的障害をもたらし，医療者が過小評価するため治療が不十分であり，QoLと逆相関している(4,5)．National Comprehensive Cancer Network（NCCN）は，がん関連倦怠感を「がんまたはがん治療に関連した，身体的，感情的，および/または認知的な疲労感または消耗感が，最近の活動量に比例せず，通常の機能に著しい支障をきたす，苦痛で持続的な主観的感覚」と定義している(6)．

がん関連倦怠感の病態生理学はよくわかっていないが，炎症性サイトカイン，視床下部-下垂体-副腎系の機能障害，またはセロトニンの調節障害に関連している可能性がある(7,8)．高齢がん患者における倦怠感は複数の因子による可能性が高い：(a) がんおよび治療に起因する一次的倦怠感，(b) 併発する症候群または疾患（例えば，貧血，発熱），薬物，不眠症，うつ病に関連する二次的な倦怠感.

## 評 価

臨床医は，単項目による尺度（例えば，「理由もなく疲れる」），または ESAS，Functional Assessment for Chronic Illness Therapy Fatigue（FACIT-Fatigue），Brief Fatigue Inventory(9-12)などの尺度を用いて，倦怠感のスクリーニングを行うべきである．単項目による尺度は迅速で有効であるが，長期的な症状評価には ESAS を推奨する．二次的倦怠感の原因を追究するためのさらなる検査には，全血球計算（血算［complete blood count：CBC］）/鉄分検査，甲状腺刺激ホルモン（thyroid-stimulating hormone：TSH），通常の生化学検査，肝機能検査，ビタミン $B_{12}$ 値などの検査が含まれる.

## 治 療

患者の目標に合致していれば，倦怠感の二次的原因の治療を考慮する．これには，貧血に対するエリスロポエチンや輸血，気分障害に対する抗うつ薬，ポリファーマシーがある場合は，薬剤の減量や変更，甲状腺機能低下症や性腺機能低下症の場合のホルモン補充療法などが含まれる.

前述の治療が患者にとって負担が大き過ぎるとみなされる場合，倦怠感自体を治療することに焦点を当てる．倦怠感の症状を軽減するための非薬理学的な方法には，患者教育や倦怠感改善の目標値の設定，運動療法，認知行動療法，個人または集団心理療法などがある(13,14)．鍼治療は，ある程度の効果が期待できる(15)．使用を支持する薬理学的療法を表 32.1 に示す.

330　Ⅷ　緩和ケア

表32.1　がん関連倦怠感に対する薬理学的療法

| 薬剤 | エビデンス | 投与量 | 副作用 |
|---|---|---|---|
| メチルフェニデート | いくつかの試験でプラセボより有効であったが，QoL の改善やうつ病の軽減には結びつかなかった(16,17) | 1 日 5 mg から開始し，1 日 40 mg まで漸増<br>朝と昼に投与 | 食欲不振，ろれつが回らない，神経質，心臓症状<br>緑内障や不整脈のある患者では投与を避ける |
| モダフィニル | メタアナリシスではプラセボに対する有用性はなし(16) | 1 日 1〜2 回，50〜100 mg から開始<br>朝と昼に投与 | 胃の不調，頭痛，めまい，鼻炎，不整脈 |
| 酢酸メゲストロール（訳注：日本未発売） | 食欲増進，活動性向上，全身の健康維持に寄与 | 最低用量の 1 日 160 mg から開始し，最大 1 日 800 mg まで服用可能 | 高血圧，体重増加，ほてり，気分変動，胃腸障害，血栓塞栓症発症のリスク |
| 副腎皮質ステロイド | 倦怠感および QoL の短期的（2 週間）な改善においては，プラセボより良好(18) | プレドニン 7.5〜10 mg/day<br>デキサメタゾン 1〜4 mg/day<br>メチルプレドニゾロン 30 mg/day | 不眠症，気分変動，感染症，高血糖 |
| 高麗人参 | 小規模の RCT で若干の有用性が認められたが，さらなる研究が必要(19) | | ワルファリン，アスピリンを含む多くの薬物相互作用 |

QoL：生活の質，RCT：ランダム化比較試験.

## 食欲不振と悪液質

　食欲不振（食欲減退）と悪液質（筋肉量と脂肪組織の減少に伴う不随意的な体重減少）は，がん患者の最大 80％ で報告されており，患者と患者の家族に大きな苦痛を与えている(20)．悪性腫瘍の代謝亢進および異化亢進状態，がん悪液質は診断基準が多様で複雑な症候群であり，十分に理解されておらず，治療も容易ではない．悪液質は多くの場合，元にある悪性腫瘍の進行を示唆し，予後不良ということを意味する(21,22)．高齢者は，ポリファーマシーや慢性併存疾患（例えば，慢性腎臓病 [chronic kidney disease：CKD]，心不全，慢性閉塞性肺疾患 [chronic obstructive pulmonary disease：COPD]），および加齢に伴う食欲を低

下させる味覚と嗅覚の変化などの状態である可能性が高いことから，食欲不振のリスクが特に高い．

## 評　価

　臨床医は，悪心，嘔吐，便秘，口腔乾燥症，粘膜炎，カンジダ症，甲状腺機能低下症，甲状腺機能亢進症などの食事摂取障害の二次的原因を考慮しなければならない．より詳細な検査には，うつ病のスクリーニングやTSHの測定などの検査項目を含めるべきである．

## 治　療

　食欲不振や悪液質が進行した悪性腫瘍の結果である場合は，延命をもたらす治療法は示されていない．患者の求める目標値を調整し，教育を提供することで，原疾患が厳しい状態にあることを示すこれらの症状の重要性を患者と家族により強く伝えることができる．非薬物療法を奨励すべきであり，例えば，患者の好む物を少量ずつ複数回に分けて提供すること，もし必要であれば食事の介助を行うこと，多剤併用薬剤を減らすことなどである．

　薬物療法の有用性は限られている(18)．最も広く研究されている2つの治療法（黄体ホルモンと副腎皮質ステロイド）は，食欲と体重を改善することが示されているが，延命効果はない．また，長期的なQoLに対する効果も限られている(23)．治験を希望する場合は，酢酸メゲストロールを最低開始用量（1日160 mg）から投与する．副作用には浮腫と血栓塞栓リスクの増加がある．副腎皮質ステロイドでは，デキサメタゾン2〜20 mg/dayまたはプレドニン20〜40 mg/dayが研究されている．短期間の有益性と高い毒性を考慮すると，予後が数カ月から数年の単位の長さであれば，ステロイドは勧められない．ドロナビノールおよび他の合成カンナビノイドは，AIDS患者の食欲増進には有用であるが，がんに関連した食欲不振や悪液質に対する有用性は証明されておらず，日常的には推奨されない(24)．

## 便　秘

　便秘は，高齢者によくみられるもどかしい訴えである．がんそのものおよびがんに関連する治療（特にオピオイド）は，便秘を発症する可能性を高める．食欲不振，悪心，嘔吐，腹痛，せん妄，尿閉または尿失禁，溢流性便失禁などの二次的症状が連鎖的に生じることがある．便秘の定義には，排便回数の減少や，排便

時の怒責，自己にて摘便が必要，残便感などの症状が含まれる．

## 評　価

　臨床医は，便秘の可逆的な二次的原因（脱水，食物繊維摂取の減少，または薬物）を評価すべきである．制酸薬，抗コリン薬，抗うつ薬（特に三環系），抗ヒスタミン薬，β遮断薬およびカルシウム拮抗薬，カルシウムサプリメント，利尿薬，鉄，レボドパ，オンダンセトロン，オピオイドなど，便秘を引き起こす可能性のある一般的な薬剤の中止を検討する．腹部の身体診察では特に腸蠕動音に注意する．直腸診では，滞留便の有無，腫瘤の有無，狭窄の有無，直腸瘤の有無を評価する．消化管閉塞が懸念される場合は，腹部単純撮影を考慮する．検査項目には，CBC，電解質，カルシウム，リン，マグネシウム，TSHなどがある．

## 治　療

　便秘症治療薬の選択は，副作用プロファイル，投与経路，患者の嗜好によって異なる．便秘の治療に関して広く受け入れられているエビデンスに基づくガイドラインはない(25)．しかし，特に長期間オピオイドを服用している患者では，毎日の便秘治療は便秘を予防するために不可欠である．表32.2にさまざまな経口および直腸投与の選択肢の概要を示す(27)．高齢の患者に対しては，投与量を調整する必要はない．食物繊維および膨張性下剤（例えば，オオバコ［サイリウム］種皮由来の食物繊維*1）は，患者が移動可能で十分な水分摂取がある場合にのみ使用すべきである．便秘治療におけるマッサージや運動療法，バイオフィードバックなどの非薬物療法のエビデンスは限られている．

## 悪心・嘔吐

　悪心・嘔吐は，高齢のがん患者にとって一般的で苦痛を伴う訴えであり，食欲不振，体重減少，脱水，電解質異常の原因となる．悪心と嘔吐は，化学療法（治療そのものによる医原性，または予期性悪心・嘔吐による）によるもの，または悪性腫瘍そのものによるものが存在する．尿毒症，胃排出遅延，代謝異常，頭蓋内圧亢進，薬物投与，肝被膜伸展なども，悪心や嘔吐を引き起こすことが知られている．嘔吐中枢は4つの部位から伝達を受け，それぞれが関連する神経伝達物質を持つ（図32.1参照）(28)．したがって，合理的で効果的な悪心・嘔吐の治

---

*1　訳注：日本では市販薬の便秘薬に配合されている．

表 32.2　便秘に対する薬物療法

| | クラス | 薬剤例 | 利点 | 欠点 |
|---|---|---|---|---|
| 経口 | 便軟化剤/潤滑剤 | ドクサート* | 刺激性下剤と併用すると相乗効果がある | 単剤では無効、頻回の投与が必要 |
| | 浸透圧下剤 | ポリエチレングリコール、ラクツロース製剤、クエン酸マグネシウム、マグネシウム懸濁液 | 腸管内腔の水分保持を増加させる | 腹部膨満感、下痢、電解質異常を引き起こす可能性がある、多量の水分を摂取する必要がある |
| | 刺激性下剤 | センナ、ビサコジル、カスカラ、ヒマシ油 | オピオイド誘発性便秘に有効、蠕動運動を刺激する | 腹痛や下痢を起こすことがある、腸閉塞薬の場合は避ける |
| | オピオイド拮抗薬 | ナロキセゴール* | 標的療法 | 高価 |
| 経直腸 | 潤滑坐薬 | グリセリン | 便を軟らかくする、若干の刺激作用がある | なし |
| | 刺激性坐薬 | ビサコジル | 経口下剤よりも便利で速いかもしれない | 腹痛/下痢を起こすことがある |
| | 浣腸 | 温かい水道水、石鹸、ミネラルオイル、ドクサート*、"ミニ浣腸"、リン酸ナトリウム(フリート)* | 腸管を拡張し排便反射を刺激する | 粘膜を刺激する可能性がある、石鹸は腹痛を起こすことがある、高齢者には使用を避ける、電解質異常を急激に引き起こす可能性がある |
| その他（注射薬） | オピオイド拮抗薬 | メチルナルトレキソン(26)* 皮下投与 0.15 mg/kg を隔日投与 | オピオイド誘発性便秘のみ、選択的末梢性μ-オピオイド受容体拮抗薬、初回投与から4時間後に最大80%が反応 | 高価、データが限られており、予後不良の患者を対象としている、いまのところプラセボとの比較のみであり、第一選択薬ではない |

SQ：皮下投与. *日本未発売.

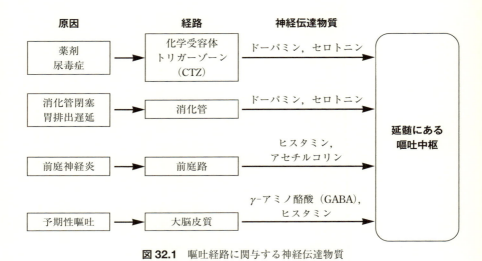

**図 32.1** 嘔吐経路に関与する神経伝達物質

療は,嘔吐の病因を特定し,適切な神経伝達物質を標的とすることによる.

## 評 価

徹底的な病歴聴取(期間,頻度,重症度,時期)と検査(脱水など治療すべき続発症の有無,または胃排出不全や消化管閉塞など治療可能な病因の可能性の有無)が不可欠である.消化管閉塞,胃幽門閉塞,消化性潰瘍などの病態の評価や除外には,画像診断や処置が有用である.

## 治 療

悪心・嘔吐の病因は多因子性であることが多いため,治療には複数の薬剤の併用が必要な場合がある.推定される病因に基づく推奨される薬物療法については,表 32.3 を参照のこと.抗コリン作用によるせん妄の可能性が高いことから,高齢の患者には経皮吸収型スコポラミン製剤(訳注:日本未発売)の使用は推奨しない.補助的な非薬物療法としては,鍼治療(特に術後および化学療法後に有用性が認められている)およびリラクセーション/瞑想が考えられる.

## がん性創傷・がん性悪臭

がん性創傷は,がん細胞(原発性病変または皮膚への転移)が上皮に浸潤して

**表 32.3** 悪心・嘔吐に対する薬物療法

| 分類 | 薬剤例 | 作用機序 | 副作用 |
|---|---|---|---|
| 抗ドーパミン作用薬 | メトクロプラミド，プロクロルペラジン，プロメタジン | 消化管から化学受容体トリガーゾーンの経路をブロックすることで，悪心・嘔吐を抑制する | 錐体外路症状　鎮静作用 消化管閉塞のときは使用しない |
| セロトニン受容体拮抗薬 | オンダンセトロン，グラニセトロン | 求心性迷走神経刺激の作用と消化管と化学受容体トリガーゾーンに存在する 5-HT3 受容体（セロトニン受容体）をブロックすることで，悪心・嘔吐を抑制する 化学療法における悪心・嘔吐に適応 | 便秘，頭痛 |
| 抗ヒスタミン薬 | ジフェンヒドラミン，ヒドロキシジン，メクリジン* | 作用機序は不明 | 鎮静作用，便秘，せん妄，口腔乾燥 |
| ベンゾジアゼピン系薬剤 | ロラゼパム，ジアゼパム，オキサゼパム* | 大脳皮質を経由する経路をブロックすることで作用する．予期性嘔吐に適応 | 鎮静作用，せん妄，転倒/骨折 |
| カンナビノイド | ドロナビノール* | 作用機序は不明 従来の治療でうまくいかなかった際に適応となる | 頻脈，血圧低下，筋弛緩，めまい，抑うつ，被害妄想 |
| 副腎皮質ホルモン | デキサメタゾン，メチルプレドニゾロン，プレドニゾロン | 炎症性メディエーターを介して，浮腫を軽減する 骨転移や食欲不振がある場合は適応 | 不眠症，血圧上昇，体重増加，感染，骨粗鬆症，下肢浮腫 |

*訳注：日本未発売.
出典：文献（28）より引用. CAPC: Symptom Management Courses, Nausea and Vomiting [online].
New York: Center to Advance Palliative Care (CAPC); March 29, 2016. Available at: https://www.
capc.org/providers/courses/.


血管が遮断され，その部位が壊死することで生じる．このような病変に定着した
細菌は悪臭を放ちやすく，患者や介護者に苦痛を与え，羞恥心が生じ，偏見を持
たれ，社会的孤立を招く.

## 評 価

疼痛, 膿疱, 皮膚の発赤, 周囲の熱感などの感染徴候を評価する. これらの所見は必ずしも急性感染を診断するものではなく, 特定の臨床的背景の中で評価する必要がある. 同様に, 嫌気性菌やグラム陰性菌を保菌する創傷に発生する悪臭もある(29).

## 治 療

がん性創傷は治癒しないことがあるため, 治療方法は患者の目標に応じて選択

**表 32.4** がん性創傷の治療戦略

| がん性創傷そのものへの対応 | |
|---|---|
| 壊死組織のデブリードマン | 科学的もしくは外科的デブリードマン |
| 吸収性のハイドロコロイドドレッシング製剤 | 浸出液のコントロールのためドレッシング製剤を使用する<br>湿潤状態から乾燥状態にするドレッシング製剤の使用は痛みや出血を引き起こすので避ける |
| メトロニダゾールの局所投与 | 軟膏製剤または錠剤 (砕いて創傷に振りかける) として入手使用可能<br>1 日 1〜2 回, 2 週間まで使用可能であるが, おそらく繰り返し使用可能 |
| スルファジアジン銀もしくは銀含有ドレッシング製剤 | 抗菌効果 |
| カデキソマーヨウ素製剤 | 軟膏, パウダー, 含浸包帯として入手可能<br>主に糖尿病性潰瘍と静脈うっ滞性潰瘍で研究されている<br>塗布するときにしみることがある |
| ヨーグルト, バターミルク | 創洗浄 15 分後に塗る<br>おそらく, 創部の pH を下げ, 増殖を抑制する |
| ハチミツ | 殺菌効果がある |
| **がん性悪臭のマスキングと吸着** | |
| アロマキャンドル, エッセンシャルオイル, コーヒー豆, バニラ, リンゴ酢の使用 | 使用するがん性悪臭に競合する香りは忍容性が低い可能性があるため, 注意して使用すること |
| 活性炭やネコ用トイレの砂 | ベッドの下のトレイに置く |
| 重曹 | ドレッシング材の間に散布することでがん性悪臭を吸収する |

する．放射線治療の適応がある場合は，緩和的放射線療法が考慮される．活動性感染が懸念される場合は，全身療法（メトロニダゾール 500 mg を 1 日 3～4 回経口投与または静脈内投与など）が開始される．しかし，多くの場合，緩和治療には局所療法による創傷とがん性悪臭の管理が含まれる．表 32.4(30)にエビデンスに基づく戦略をいくつか示す．

## おわりに

　高齢のがん患者では，がんおよびがん治療に関連した症状管理は非常に複雑になることがある．高齢者には慢性疾患が併存していることが多く，また認知機能が低下している場合には症状をタイミングよく，正確に報告できないことが多い．症状評価ツールの使用は非常に有用であり，患者の評価に含めるべきである．このような患者の苦痛な症状を軽減し，QoL を向上させるための方法は複数ある．

## ま　と　め

1. 治療のリスクと利益を比較検討する際には，患者の目標と価値観を考慮する．
2. 妥当性が確認された有効な症状評価ツールを使用する．
3. 標的治療の指針となるよう，症状の根本的な病因を評価する．
4. 高齢者集団では，治療に対する負担と利益の比率が異なることを認識する．
5. がんおよび治療に関連した症状の緩和のために複数の治療方法（IVR 治療［インターベンショナルラジオロジー］，放射線腫瘍学，マッサージを含む）を活用する．

（山﨑圭一　訳）

## 参 考 文 献

1. Leipzig RM. Geriatric pharmacology and drug prescribing for older adults. In: Soriano RP, Fernandez HM, Cassel CK, Leipzig RM, eds. *Fundamentals of Geriatric Medicine: A Case-Based Approach*. New York, NY: Springer; 2007: 39-55.
2. Bruera E, Kuehn N, Miller MJ, et al. The Edmonton Symptom Assessment System（ESAS）: a simple method for the assessment of palliative care patients. *J Palliat Care*. 1991; 7（2）: 6-9.

338　Ⅷ　緩和ケア

3. Portenoy RK, Thaler HT, Kornblith AB, et al. The Memorial Symptom Assessment Scale: an instrument for the evaluation of symptom prevalence, characteristics and distress. *Eur J Cancer.* 1994; 30: 1326-1336.

4. Prue G, Rankin J, Allen J, et al. Cancer-related fatigue: a critical appraisal. *Eur J Cancer.* 2006; 42 (7): 846-863.

5. Gupta D, Lis CG, Grutsch JF. The relationship between cancer-related fatigue and patient satisfaction with quality of life in cancer. *J Pain Symptom Manage.* 2007; 34 (1): 40-47.

6. Piper BF, Cella D. Cancer-related fatigue: definitions and clinical subtypes. *J Natl Compr Canc Netw.* 2010; 8 (8): 958-966.

7. Bower JE, Ganz PA, Irwin MR, et al. Cytokine genetic variations and fatigue among patients with breast cancer. *J Clin Oncol.* 2013; 31 (13): 1656-1661.

8. Morrow GR, Andrews PL, Hickok JT, et al. Fatigue associated with cancer and its treatment. *Support Care Cancer.* 2002; 10 (5): 389-398.

9. Kirsh KL, Passik S, Holtsclaw E, et al. I get tired for no reason: a single item screening for cancer-related fatigue. *J Pain Symptom Manage.* 2001; 22 (5): 931-937.

10. Cella D, Lai J-S, Chang CH, et al. Fatigue in cancer patients compared with fatigue in the general United States population. *Cancer.* 2002; 94: 528-538.

11. Mendoza TR, Wang XS, Cleeland CS, et al. The rapid assessment of fatigue severity in cancer patients: use of the Brief Fatigue Inventory. *Cancer.* 1999; 85 (5): 1186-1196.

12. Reddy S, Bruera E, Pace E, et al. Clinically important improvement in the intensity of fatigue in patients with advanced cancer. *J Palliat Med.* 2007; 10 (5): 1068-1075.

13. Payne C, Wiffen PJ, Martin S. Interventions for fatigue and weight loss in adults with advanced progressive illness. *Cochrane Database Syst Rev.* 2012; 1: CD008427.

14. Mock V. Evidence-based treatment of cancer-related fatigue. *J Natl Cancer Inst Monogr.* 2004; 32: 112-118.

15. Molassiotis A, Bardy J, Finnegan-John J, et al. Acupuncture for cancer-related fatigue in patients with breast cancer: a pragmatic randomized controlled trial. *J Clin Oncol.* 30 (36): 4470-4476.

16. Qu D, Zhang Z, Yu X, et al. Psychotropic drugs for the management of cancer-related fatigue: a systematic review and meta-analysis. *Eur J Cancer Care.* 2016; 25: 970-979.

17. Minton O, Richardson A, Sharpe M, et al. Drug therapy for the management of cancer- related fatigue. *Cochrane Database Syst Rev.* 2010; 7: CD006704.

18. Yennurajalingam S, Frisbee-Hume S, Palmer JL, et al. Reduction of cancer-related fatigue with dexamethasone: a double-blind, randomized, placebo-controlled trial in patients with advanced cancer. *J Clin Oncol.* 2013; 31 (25): 3076-3082.

19. Yennurajalingam S, Reddy A, Tannir NM, et al. High-dose Asian ginseng (Panax ginseng) for cancer-related fatigue: a preliminary report. *Integr Cancer Ther.* 2015; 14 (5): 419-427.

20. Wallengren O, Lundholm K, Bosaeus I. Diagnostic criteria of cancer cachexia: relation to quality of life, exercise capacity and survival in unselected palliative care patients. *Support Care Cancer.* 2013; 21 (6): 1569-1577.

21. Dewys WD, Begg C, Lavin PT, et al. Prognostic effect of weight loss prior to chemotherapy in cancer patients. *Am J Med.* 1980; 69 (4): 491-497.

22. Martin L, Birdsell L, Macdonald N, et al. Cancer cachexia in the age of obesity: skeletal muscle depletion is a powerful prognostic factor, independent of body mass index. *J Clin Oncol.* 2013; 31 (12): 1539-1547.

23. Yavuzsen T, Davis MP, Walsh D, et al. Systematic review of the treatment of cancer- associated anorexia and weight loss. *J Clin Oncol.* 2005; 23 (33): 8500-8511.

32 疼痛以外の症状の緩和　339

24. Jatoi A, Windschitl HE, Loprinzi CL, et al. Dronabinol versus megestrol acetate versus combination therapy for cancer-associated anorexia: a North Central Cancer Treatment Group study. *J Clin Oncol*. 2002; 20 (2): 567-573.

25. Candy B, Jones L, Larkin PJ, et al. Laxatives for the management of constipation in people receiving palliative care. *Cochrane Database Syst Rev*. 2015; 5: CD003448.

26. Bull J, Wellman CV, Israel RJ, et al. Fixed-dose subcutaneous methylnaltrexone in patients with advanced illness and opioid-induced constipation: results of a randomized, placebo-controlled study and open-label extension. *J Palliat Med*. 2015; 18 (7): 593-600.

27. Chai E, Meier D, Morris J, eds. Table 45.2 Constipation: pharmacologic treatment guidelines. *Palliative Care*. Oxford: Oxford University Press; 2014: 239-243.

28. CAPC. Symptom Management Courses, Nausea and Vomiting [online]. New York: Center to Advance Palliative Care (CAPC); March 29, 2016. Available at: https://www.capc.org/providers/courses/.

29. PCNOW. Fast Fact #218 Managing wound odor [online]. March 29, 2016. Available at: http://www.mypcnow.org/#!blank/jigxu.

30. O'Brien C. Malignant wounds: managing odour. *Can Fam Physician*. March 2012; 58 (3): 272-274.

# 33 アドバンス・ケア・プランニング

Anca Dinescu

## 定義と関連性

アドバンス・ケア・プランニング（advance care planning：ACP）とは，個々の人々が自分自身の病状や健康状態の悪化が将来の生活にどのような影響を及ぼすかを予測し，本人が希望する場合には，将来の治療やケアについての意向について話し合いを行うプロセスと定義されている[1,2]．ACP は，身体，心理，文化，精神的，そして法的な側面を含んでいる．ACP は死が差し迫った場合でなくても，病状が悪化した際に希望する治療方針について，高齢がん患者との継続的な対話を促すものである．ACP はまた，患者自身が医療ケアに望むことを明確に述べる能力を失った後でも，医療・ケア提供者が「患者の考えを理解する」助けとなる．

## 高齢がん患者

高齢がん患者における ACP は深く考えさせられるものである．

- 身体および認知機能の個人差が大きいため，治療ケアの同意（例えば，退院，化学療法，血液透析などの導入について）を行う際に家族へ依存することが増える．
- 感覚障害の有病率が高いため ACP の話し合いの質に影響する恐れがある．
- 多くの病気や障害を合併することにより複数の医療・ケア提供者が関わるため，ACP の話し合いを共有し，ケアプランへまとめることが難しい．
- 高齢者では同居家族，親族が不在であるなど医療ケアにおける代理意思決定者がいないことが多く，後見人の割合が高くなる．
- ランダム化比較試験の多くが高齢者を除外しているため，ある医療処置や治療が高齢患者にとって明らかに有益であるかどうかを示すエビデンスが相対的に不足している．

## 重要性，俗説，障壁

多くの医療従事者は患者とACPを行うことが重要であると認めている．さらに，患者は医療従事者とACPを行うことに関心を持っているというデータもある(2)．それにもかかわらず，このような話し合いは気を使い，難しいものとして受け止められている．

### 弊害の通念

これまで医療従事者は，患者とACPを行うことが不安や抑うつを引き起こし，希望を失わせるのではないかと懸念していた．その後の研究で，このような懸念は不要であることが報告された(3-7)．患者や家族は治療の選択肢や予後についてより詳細に包み隠さず話し合いをすることを望んでいると報告されている．ACPにおける話し合いは，インフォームドコンセントという普遍的なルールと，情報提供についての患者の希望に従うべきである(2)．医療従事者の役割は，患者が知りたい情報を聞き取り，ACPのための枠組みと機会を提供することである．

### 障　壁

医療従事者側の要因としては，十分な時間がとれないこと，正式なトレーニングを受けていないこと，特にACPで何を話し合えばよいのかについての知識がないことが，日常的にACPに取り組むためのコミュニケーション技術やACPを運用する技術の不足に拍車をかけている．医師もまた，ACPに関する文書の法的な影響やすでに存在する文書をどのように解釈するかについて不安を感じている．つらい感情をかき立て(8,9)，患者と医療者の関係を緊張させる(10)ことを医療従事者が恐れるため，ACPを行うことを患者と家族がためらい，遠慮したりする(11)．疾患特有の障壁としては，正確な予後予測モデルがないことや，高齢者における治療効果を比較するデータが不足していることがある．システム的な障壁としては，ACPで話し合う内容が明確に標準化されていないこと，ACPの文書形式が複数あり混乱していること，ACP文書の電子カルテへの保存がまだ困難であること，時間がかかるわりに診療報酬が不十分であることなどが挙げられる(12)．最近のメディケアの診療報酬では，訪問時におけるACPの取組みが診療報酬に反映されるようになった．しかしその後の話し合いへの報酬は反映されていない*1．電子カルテが一般化したことで，紙カルテと比較してACPの

---

*1　訳注：現時点で日本においてはACPを行うことで算定可能な診療報酬はない．

342　Ⅷ　緩和ケア

記載内容を容易に検索することが可能になったが，電子カルテ内に指定された記載場所がないため，診療記録の中に埋もれてしまった記載内容を検索することは依然として困難である．

## ACP の構成要素

　ACP で何について話し合いを行うべきか，どのように話し合いを進めていくかについての専門家や専門機関による標準化された方法はない．しかし，専門家の意見や最良の方法として，チェックリストや会話ガイドの活用がある．
　高齢患者では認知機能が障害されていることが多く，意思決定能力低下に気づかれず，適切に評価されていないことがあるため，最初に意思決定能力を評価することが必要である．さらに，ある種のがんやがん治療では，高率に認知機能を悪化させるため，一部の患者の意思決定能力を低下させる．意思決定能力はすべての医療従事者により臨床的に評価される．意思決定能力とは，提示された情報を理解し，利益とリスク，選択肢を天秤にかけ，決定し，自分自身の好みをまとめ，その決定内容を伝え続ける能力を包含する．
　ACP の議論には，以下の内容が含まれる：
1. 代理意思決定者の決定．医療代理人または近親者を文書化することは ACP の重要な要素である．医療に関する意思決定能力を喪失した場合に，代理意思決定者を容易に特定することができる．
2. 医療ケアについての人生における価値観と好みは，ACP の中で見逃され，過小評価されがちである．価値観や好みを記載しておくことで，予期せず患者自身が病気で自分の思いを話せなくなった場合の意思決定の指標にすることができる．
3. 患者にとって何が重要か，何が幸せか，何が心配か，何が人生における決定の指標になるか，何をするのが楽しいか，誰が支援をしているのかなどを理解することは，たとえ患者が希望を伝える意思決定能力を欠いていたとしても，医療者や代理意思決定者が患者の決定を尊重するのに役立つ．マジック・クエスチョン（Magic Questions）(13)は，患者の価値観を引き出す簡単な方法である（表 33.1 参照）．
4. 医療ケアにおける従来の懸念事に対する患者の意向を確認すること．懸念事とは，治療介入を大きく3つに分類したものである．
   ● 透析，化学療法，大規模な手術など複雑な治療．
   ● 司法/法的手続きを経て，州によっては法律で認可されている延命治療（点

33 アドバンス・ケア・プランニング 343

**表 33.1** ACP を行う際に人生の価値観を引き出すためのマジック・クエスチョン（Magic Questions Script）

あなたがどのような人なのかを知ることにより，よりよい医師になることができます．

1. あなた自身（あなたの愛する人）について教えてください．
2. あなた（またはあなたの愛する人）が最近幸せだと思うことは何ですか？
3. あなた（またはあなたの愛する人）の将来の心配事は何ですか？

ACP：アドバンス・ケア・プランニング．

滴，栄養，コードステータス）．
- 進行した重篤な疾患においてしばしば生じる治療介入や問題（人工呼吸器，人工栄養，再入院，施設やホスピスの利用など）．

このような関心事における患者の意向は，医学的知識だけでなく，社会的，精神的，文化的な信念や慣習によっても形成される．例えば，重度の認知機能障害または末期がんの高齢患者に対する人工栄養の導入に関する話し合いには，リスクと利益に関する医学的な情報に加えて，患者および家族の文化的，精神的，実践的な信念を探求すべきである．

## ACP への体系的アプローチ

### アプローチ—包括的原則

- ACP は双方向性の話し合いである．医療者は患者の意向についての情報を引き出すべきであるが，ACP の一環として，医療制度，ケアのレベル（施設入所，ホスピス），代理意思決定者の重要性についての教育も行うべきである．
- DNR（心肺蘇生法を実施しないこと）などのコードステータスは，ACP の主な焦点ではない．医療者は時に，心肺停止時の救命処置に関する患者の意向についての話し合いを制限している．これまでの研究では，コードステータスや DNR が医療ケアに関する患者の関心の中心であることを明らかにしたものはない．先に概説したように，患者はむしろ生涯の価値観や意向を実際に取り入れた計画について医療者と話し合うことに関心があることがデータから示されている．さらに，患者の通常の予期される死を，予期せぬ心停止と混同すべきではない．その際に救命処置を行うことは，一般的に質の低いケアになり，尊厳のない死と考えられる．ACP は時間をかけて行う段階的なプロセスである．
- 重篤な疾患と診断された後，早期に ACP の話し合いを開始することは，有害な影響を及ぼすことなく，全体的な転帰を改善し，医療費削減の可能性がある

といわれている.

■ACP は 1 回の診察で最終決定するものではない. ACP は, 患者が医療システムと関わり, 生活などの変化に応じて, 何度も新しいものに変わりうる.

## タイミング

重篤な疾患の状況でないときに ACP を行うことは, 多くの場合で妥当であるというエビデンスはない(12,14,15). ACP を開始する「完璧な時期」については, 現在のところエビデンスに基づくものはなく, 専門家による推奨がある(1).

### 1. がんなどの重篤な疾患の診断後早期

この方法は主に外来の場面でよく行われる. 患者の心理状態や落ち着いた状況を考慮し, 危機的状況下での話し合いとは対照的に, 合理的でその時期に適した話し合いの利点がある. また, 代理意思決定者が ACP にしっかり参加することを可能にする.

### 2. きっかけとなる出来事（入院, 再発, 再燃など）の後

ACP は通常入院中に行われ, 重大な生活変化が起こったことを認識し, そのときに必要な具体的な方針を決定することに焦点が当たる. ACP は心理的な調整時間をとられず, 患者の声を反映することなく, 多くは代理意思決定者によって実行される.

## 誰が行うべきか？

誰が ACP を行う最も適切な医療従事者であるかについては, さまざまな専門家の意見がある.

■がんと診断された際にプライマリ・ケア医と ACP について話し合うことは, 患者と主治医の長年のなじみの関係を生かすことができるが, がんの進行経過, 予後, 治療の選択肢, および患者の生活の質（QoL）全体に対する専門的な情報の不足に悩まされる可能性がある.

■腫瘍専門医が行う ACP は, 専門的な情報を得られるという利点があるが, 長年の信頼関係は不十分かもしれない. しかし, 患者の中には長い間がんと闘っている人もいるので, 腫瘍専門医は患者と非常に親密な関係を築くことができるかもしれない.

■緩和ケア医や老年科専門医と ACP について話し合うことは, これらの専門家が医学的問題だけでなく医学的でない問題についても深く考えることができるという利点があり, またケアレベル, 終末期の時期に利用可能なサービス, ホスピスへの入院に関する専門知識もある. 緩和ケア医/老年科専門医には, 患

者との長い付き合いによる親しみやすさが欠けているかもしれない.

既存のデータによれば,ACP の話し合いにおいて,患者の意向をよく理解している医療従事者が話し合いや文書化,他のチームメンバーとの情報共有に取り組むことが最適なケアにつながると示唆されている(16).また,終末期領域についての繊細で効果的な話し合いを行うための技術を持った医療従事者によって最良の結果がもたらされる(7).

**表 33.2** アドバンス・ケア・プランニングの種類

| 事前指示書 | 内容 | 長所 | 短所 |
|---|---|---|---|
| リビングウィル | 患者の意向を記録する最も古い書式通常弁護士により作成される | 患者の意向に関する基本的な文書として機能し利用しやすい「患者の思い」を表す更新が可能 | 広く,専門的な情報ガイドや包括的な話し合いを行わずに,標準的な処置(挿管,コードステータス,経管栄養など)だけを文書化する.通常,財産や金銭に関する決定を医学的決定と一緒にするため,医学的決定の重要性が損なわれる.解釈が必要で,すぐに実行できない. |
| 院外 DNR オーダー | 病院外での患者コードステータス/DNR を記載した州固有の文書 | 自宅や救急車内で心停止した場合に,希望する対応方法を文書化したもの携帯可能 | 重篤な疾患になった場合における実際の患者の意向についての極めて限られた視点に基づく. |
| 延命治療に関する指示 | 終末期の医療介入に対する患者の意向を文書化するために作成された,州または郡に依存する一連の指示(州によって異なる名称:POLST,MOLST) | 実際に実行可能な医療指示がある終末期の医療介入について患者との幅広い話し合いの後,医療提供者により作成される「患者の思い」を代弁する携帯可能更新が可能 | 州や郡の議会で承認され,病院の規定として導入する必要がある.重篤な疾患になった状況における他の懸念事(例えば,施設入所,再入院)についての洞察を得られない. |

DNR:心肺蘇生を実施しないこと,MOLST:生命維持治療のための医療指示,POLST:生命維持治療のための医師指示.

## ACP の文書化

文書化の選択肢については，表 33.2 を参照.

## ま と め

1. アドバンス・ケア・プランニング（ACP）は段階的なプロセスであり，繰り返し行い，新たなものに変更可能である.
2. ACP の教育的側面は極めて重要であるが，医療従事者は見過ごしがちである.
3. ACP の話し合いは早期に始めるべきである.
4. 終末期に関する有用な話し合いができ，最良のコミュニケーションスキルを持つ医療者を選ぶことが重要である.
5. 高齢患者と ACP を始めるときには，最初に意思決定能力の評価をすべきである.
6. ACP の話し合いで行うべき内容として，代理意思決定者の特定，人生における価値観の確認，人生の最終段階に懸念される内容についての意向を話し合うことである.
7. コードステータスや DNR の取得は，ACP の主な内容とすべきではない.

（野々垣 禅 訳）

## 参 考 文 献

1. Lund S, Richardson A, May C. Barriers to advance care planning at the end of life: an explanatory systematic review of implementation studies. *PLOS ONE*. 2015; 10（2）: e0116629. Open Access February 13, 2015.
2. Parry R, Land V, Seymour J. How to communicate with patients about future illness progression and end of life: a systematic review. *BMJ Support Palliat Care*. 2014; 4: 331-341.
3. Bernacki RE, Block S. Communication about serious illness care goals: a review and synthesis of best practices. *JAMA Intern Med*. December 2014; 174（12）: 1994-2003. doi:10.1001/jamainternmed. 2014. 5271.
4. Mack JW, Cronin A, Taback N, et al. End-of-life care discussions among patients with advanced cancer: a cohort study. *Ann Intern Med*. 2012; 156（3）: 204-210.
5. Detering KM. The impact of advance care planning on end of life care in elderly patients: randomised controlled trial. *BMJ*. 2010; 340: C1345.
6. Emanuele J. Talking with terminally ill patients and their caregivers about death, dying, and bereavement: is it stressful? Is it helpful? *Arch Intern Med*. 2014; 164（18）: 1999-2004.
7. Clayton JM. Sustaining hope when communicating with terminally ill patients and their families: a systematic review. *Psychooncology*. 2008; 17（7）: 641-659.

8.  Keating NL. Physician factors associated with discussions about end-of-life care. *Cancer.* 2010; 116 (4): 998-1006.
9.  Jones L. Advance care planning in advanced cancer: can it be achieved? An exploratory randomized patient preference trial of a care planning discussion. *Palliat Support Care.* 2011; 9 (1): 3-13.
10.  Yeh JC. May 2014, American Society of Clinical Oncology. Available at: JOP. ascopubs. org. Accessed February 2016.
11.  Almack K. After you: conversations between patients and healthcare professionals in planning for end of life care. *BMC Palliat Care.* 2012; 11: 15.
12.  Lum HD. Advance care planning in the elderly. *Med Clin North Am.* 2015; 99: 391-403.
13.  http://www.cherp.research.va.gov/promise/PROMISESummer2013Newsletter.pdf. Accessed February 2016.
14.  Schneiderman LJ. Effects of offering advance directives on medical treatments and costs. *Ann Intern Med.* 1992; 117 (7): 599-606.
15.  Silveira MJ. Advance directives and outcomes of surrogate decision making before death. *N Engl J Med.* 2010; 362 (13): 1211-1218.
16.  Back AL. Abandonment at the end of life from patient, caregiver, nurse, and physician perspectives: loss of continuity and lack of closure. *Arch Intern Med.* 2009; 169 (5): 474-479.

# IX

# 統合医療

# 34 高齢者のための運動

Donna J. Wilson

　現代社会において，寿命の延伸とともに高齢化が進んでいる．2030 年には，7,000 万人の米国人が 65 歳以上になると予想されている．健康維持のための身体活動の重要性が研究によって示されているにもかかわらず，運動をしている高齢者はごく一部に過ぎない．筋力，持久力，バランス，柔軟性，骨密度，そして（最も重要な）心肺機能はすべて，65 歳を過ぎると確実に低下し始める．驚くべきことに，この年齢層の肥満率も上昇を続けている(1)．体重過多のがんサバイバーは身体機能が低下しており，そのため治療による障害がより重度であることが示されている(2)．日常生活動作（ADL）が困難になるにつれて，疾患はこの年齢層の生活における重要な問題となる(3)．

　加齢に関連した病態であるサルコペニアは，骨格筋量の減少と筋萎縮を引き起こす．最終的には，生涯にわたって身体的問題を抱える可能性がある．早ければ 50 歳から，骨格筋量は毎年 0.5〜1% ずつ減少し始め，10 年を経るごとに急激に減少する(4)．

　筋力や運動能力の低下は，全身の虚弱を招き，次第に転倒や骨折を起こしやすくなるため，深刻な影響を及ぼす可能性がある．加齢にがん治療が加わると，身体機能やパフォーマンスの低下が早まることがしばしばある．先行研究では，運動が身体機能を高め，治療の副作用を緩和し，高齢がん患者の生活の質（QoL）を向上させることが示されているが(5,6)，高齢がん患者の運動意欲を高めることについては十分に取り組まれていない．このことは医療従事者の優先課題でなければならない．医療従事者は，高齢がん患者に対して，運動が QoL を維持するのに役立つことを伝える必要がある．そして何よりの朗報は，運動を始めるのに遅すぎることなどないということである．

　どの年齢層でもいえるように，患者の運動レベルには個人差がある．また，高齢者によくみられる病態（関節炎，糖尿病，心疾患，肺機能障害，筋萎縮，神経筋機能障害，整形外科的障害，脳萎縮）が運動パフォーマンスを制限する可能性があることも忘れてはならない．安全性を確保するために，医療従事者は患者の病歴を確認し，運動耐容能を評価する必要がある．6 分間歩行テストは，簡便で実用的な運動耐容能の評価法である(7)．患者に 6 分間（快適歩行速度）歩行し

**表 34.1**　6 分間歩行テスト

1. 使用する機器：ストップウォッチ，パルスオキシメーター，ラップを記録するワークシート，椅子
2. 歩行エリア：障害物のない 100 フィート（訳注：約 30.5 m）区間の直線
3. 検査前の記録：心拍数，呼吸数，酸素飽和度，呼吸困難指数
4. 患者は 6 分間できるだけ遠く歩く
5. 6 分間終了後評価：心拍数，呼吸数，酸素飽和度，呼吸困難指数

**表 34.2**　高齢がん患者に対する運動の精神的および身体的メリット

1. 倦怠感の軽減
2. エネルギーの向上
3. 筋力増強
4. 不安の軽減
5. 一部の抑うつ障害の改善
6. 認知機能の向上
7. 自立した生活の維持

てもらい，歩行距離を測定する．検査開始前に，心拍数，酸素飽和度，自覚的運動強度，呼吸困難（息切れ）指数を評価し記録する．歩行中，患者の酸素飽和度と心拍数をモニターする．歩行中は，患者の呼吸困難の程度を 0～10（0 = なし，10 = 重度）で評価する．これは呼吸困難指数スケールと呼ばれる．歩行終了後，再度測定値を記録する（表 34.1）．この検査はベースライン時，治療中，治療後に行い，運動への反応を評価する．歩行距離は患者の日常生活における身体機能と関連がある．6 分間歩行テストの重要性は 2 つある．患者の体力，持久力，筋力の改善を示すとともに，コンプライアンスを促す動機付けのツールとしても利用できる(8,9)．

　高齢がん患者にとって，運動は精神的にも身体的にも多くのメリットがある(10)．第一に，健康全般および長寿のために，運動はこれまで以上に重要である．運動や身体活動は倦怠感の軽減，エネルギーの向上，柔軟性・可動性・バランスの改善，筋力増強，不安の軽減，一部の抑うつ障害の改善に効果がある．また，身体活動は患者の認知機能を向上させ，自立した生活を維持することを可能にする(11)（表 34.2）．

　また，運動をしている人は，アルツハイマー病，糖尿病，肥満，心疾患，骨粗鬆症など，さまざまな慢性疾患のリスクが低下し，あらゆるがんのリスクも低下

する．高齢者のためのプログラムを組む前に，医療従事者は米国スポーツ医学会（American College of Sports Medicine：ACSM）と米国がん協会（ACS）のガイドラインを参照すべきである．2010年のACSMの議論では，運動の安全性と有効性についてがんサバイバーを対象に実施された先行研究をもとに，がんサバイバーのための運動ガイドラインが作成された(10,12,13)．いずれの先行研究でも，運動に関してはメリットがリスクを上回ることが示された．高齢がん患者に対する運動プログラムは，(a) 心肺機能を高める有酸素運動，(b) 筋力と持久力を高めるレジスタンストレーニング，(c) 柔軟性トレーニング，姿勢，歩行，バランスを改善するための運動療法から構成されるべきである．運動プログラムは，患者がまだ治療中であるかどうかや，身体活動のレベルを考慮する必要がある．

## 心肺機能コンディショニング

ACSMおよびACSが高齢者に推奨する有酸素運動は，低～中強度で週150分（20～30分を週3～5回）である．長時間のセッションを1回実施してもよいし，短時間のセッションを複数回実施してもよい．有酸素運動には，水泳，ウォーキング，エルゴメーター，低負荷のダンス，椅子座位でのエアロビクス（ウォームアップ/クールダウン付き）などがある．アドヒアランスを高め，怪我のリスクを減らすために，有酸素運動はゆっくりと開始し，徐々に時間，頻度，強度を増加させる．たとえ1日2回，5分間の有酸素運動から始めたとしても，すべての活動は有益であることを患者に伝える．患者には，活動レベルをモニターするために，0から10までの自覚的運動強度を使用するよう指導する．10段階評価で，0～1は座っている状態，9～10は全力で活動している状態（会話ができない，中断して休むサインを意味する）．中等度の活動は5～6である．中等度の活動中，患者は呼吸が荒くなり，心拍数が増えるが，まだ話すことができる．激しい活動は7～8である．このレベルになると，患者は一言で答えることしかできなくなる．7～8では，患者にスピードを落としたり，止まらせたりして，呼吸を整えさせる．米国保健福祉省の身体活動ガイドラインによると，高齢者は成人のガイドラインに準じるとされている．活動の種類は，有酸素運動，筋力増強，バランスに重点を置くべきとされている．有酸素運動の種類は，患者がまだ会話ができる中等度の強度で，毎週150分間行う．筋力増強は週2回，バランスは週3回が望ましい．慢性疾患（がんなど）のためにこれが困難な場合は，高齢者は不活動を避け，できる限り身体活動を行うべきである(14)．

## レジスタンストレーニング

　骨格筋量の一般的な減少は，通常の加齢の過程で起こる．この過程は，がん治療中に廃用に伴う筋萎縮によって加速される．筋力低下はしばしば運動能力の低下や転倒の増加につながるため，生活を一変させるほどの影響がある．

　レジスタンストレーニングは，等尺性運動よりも好ましい短縮性運動と伸張性運動を実施する．等尺性運動は血圧を上昇させる可能性があるため，高齢者には必ずしも適切ではない．

　レジスタンストレーニングは，ADL を行うために必要な筋群に焦点を当てて行うべきである．下半身の運動は，筋力，持久力，バランスを改善させるのに役立つ．つまり，患者は椅子からの立ち上がり，歩行，階段昇降が楽にできるようになる．上半身の運動は，荷物を持ち運ぶことができるよう筋力増強を図る．手指を鍛える運動によって，ドアを開けたり，介助なしで衣服を着たり（ボタン，チャック，スナップ），食事の支度ができるようになる．

　運動強度は，筋力増強のための漸増的負荷を用いる．ダンベル，レジスタンスバンド，ヨガ，強度の高いガーデニングなど，筋力増強の方法は多数ある．レジスタンストレーニングでは，自重に抗して筋力を増強する（スクワットや壁腕立て伏せなど）．筋持久力は，ある重量を何回繰り返したかで評価することができる．10 回を 3 セット無理なく行えるようになったら，重量を増やすことができる．正しいフォームを守り，ゆっくりと運動を進めていくことが大切である．

　運動のスピードは，速い動作よりも安全で効果的であるとされるゆっくりとした動作で行う．トレーニングのスピードがゆっくりであれば，運動量が少なくなり，関節へのストレスも大幅に軽減される．関節可動域を最大限に使いながら，ウェイトを持ち上げるのに約 2 秒，下ろすのに約 4 秒かける．反復回数を増やし，段階的にダンベルのウェイトを増やす必要がある．

　週 2～3 回のトレーニングで，高齢者は著明な筋力向上と，（場合によっては）適度な筋肥大を達成する．レジスタンストレーニングのメリットとして，筋力増強，バランスの改善，体力と骨密度の改善，血圧の低下などがある．したがって，運動は転倒の発生率と重症度を減らすことができる．

　がん患者に対するレジスタンストレーニングに関する研究のほとんどは，がん治療後に行われ，良好な結果が報告されている(15)．このエビデンスにより，すべてのがんサバイバー，特に乳がんおよび前立腺がん患者に対するレジスタンストレーニングが支持されている(16)．リンパ浮腫を有する乳がん患者では，レジスタンストレーニングによって症状が軽減したことが先行研究から示されている

354 IX 統合医療

(17). 前立腺がんサバイバーにおいてもレジスタンストレーニングが推奨されている. これらの男性は骨格筋量と筋力の低下と関連するアンドロゲン除去療法（テストステロンレベルを低下させる）を受けている(18). 頭頸部がん患者は, 肩の機能障害を発症する可能性があるが, レジスタンストレーニングによって対処することができる(19).

## バランス, 柔軟性, 姿勢

身体パフォーマンスの指標であるバランスは, 高齢者ではしばしば低下する. 視覚障害, 認知機能障害, 下肢筋力低下（特に大腿四頭筋）, 関節可動域制限, 四肢機能障害, 末梢神経障害など, 複数の要因がバランス機能低下に関与している. 柔軟性とレジスタンストレーニング（太極拳, 椅子座位でのエアロビクス, ダンス, ウォーキング）を含むプログラムは, バランスを改善することが示されている.

なぜ年をとると柔軟性が低下するのだろうか. それは結合組織の硬化と可動性低下が原因である. 筋は短縮・収縮し, 結合組織は脆弱化し, 関節は硬化し, 関節可動域は制限される. これらは, 高齢者によくみられる姿勢, バランス, 歩行の変化をもたらし, がんの診断によってさらに複雑になる.

転倒につながる筋のアンバランスを防ぐため, このような患者層では柔軟性と可動域低下を防ぐストレッチを定期的に行う必要がある. 運動のポイントの1つは, 適切なフォームを維持し, ゆっくりと進めていくことである.

### アドヒアランス

高齢がん患者の運動アドヒアランスは, なかなか簡単には答えの出ないテーマである. 高齢者の多くは座っていることが多い. すでに身体不活動の人ががんと診断されると, その人の運動意欲はさらに低下する可能性がある. 12カ月間の運動プログラムを含む研究では, 60～85歳の座位時間の長い非がん女性を追跡している. この研究の結果から, アドヒアランスを最も予測する因子は, 参加者の筋力向上, 推論能力向上, 抑うつの減少であることが示された(20).

高齢がんサバイバーにとって, 治療中および治療後の運動は安全である. そのメリットとして, 運動耐容能, 筋力, エネルギーレベル, QoL の向上が挙げられる.

身体活動にほとんど関心を示さない高齢者を, どのように「奮起」させればよいのだろうか（表34.3）. まず, 多くの高齢者は過去に運動経験がないことを理

**表34.3** 高齢者の運動アドヒアランスを向上させるための戦略

運動教育
地域資源の特定
さまざまな活動の提供
医療従事者による運動処方とフォローアップ
患者に経過を記録させ，次回の診察時にその記録を持参させる
仲間と一緒に歩く，音楽を聴きながら歩く，パーソナルトレーナーをつけるなどの提案

解する必要がある．また，家族が運動を勧めるとは限らない．高齢者の中には，怪我を恐れたり，持病があるために運動プログラムに適さないのではないかと心配したりする人もいる．また，どこに行けば運動ができるのかわからない，交通手段がないという人もいる．医療研究品質機構（Agency on Healthcare Research and Quality：AHRQ）は，このような問題を解決するための方法をいくつか提示している．AHRQ は，運動教育の提供，利用可能な地域資源の特定，さまざまな活動の提供，社会的支援のネットワーク構築を提案しており，医師からの推奨もまた影響力を持っている．高齢患者は医師からの助言を信頼しており定期的に医師と会うことが多いため，医師は高齢者の運動の開始と維持に重要な役割を果たすことができる．がんと診断された時点での高齢者への運動処方には，以下のような簡単なホームプログラムを取り入れることができる．

## ホームエクササイズプログラム
● 毎日 10〜20 分のウォーキングプログラム
● 柔軟性改善のためのアームサークル（両腕 5 回ずつ）
● 下半身強化のための椅子スクワット（5 回）

## プログラム立案
　高齢がんサバイバーのための運動プログラムを立案する際には，直感的な表現を使って説明する．例えば，「動いて」などである．初診時に，治療に関連した問題，がん治療前の活動レベル，治療後の障害（バランスなど）を確認する．そして，目標を設定し，それを楽しめるようにする．患者の意欲を維持するために，新しい活動を普段の日課の一部に組み込むようにする．ゆっくりと始め，治療日（治療継続中の場合）に合わせてプログラムを組む．治療と関連した運動の経過やパターンを記録するために日誌をつける．バイオフィードバックのために患者の進捗状況を記録し，運動が全体的な健康状態（心，体，精神）にどのよう

な影響を与えるかを記録する．各自が自分のペースで取り組み，無理のない範囲で続けるよう励ます．

クラスの形式は，グループ，環境，プログラムの目標によって異なる．クラスには，バランスをとるための平行棒，椅子，重錘やダンベル，ゴムバンドなどを用意する．クラスではまず，椅子に座って呼吸法を行い，ウォームアップの静的・動的ストレッチを行う．その後，音楽と運動パターンを使ったウォーキング・エアロビクスを 10〜15 分間行う．その後，椅子に戻り，主要な筋のトレーニングを行う．それぞれの姿勢を観察し，全員が正しい呼吸法（呼気ごとに腹筋を収縮）を行っていることを確認する．呼吸法はそれぞれの運動と連動させる．重錘を挙げるたびに呼気を行う．重錘を挙げる際に呼吸を止めないようにする．運動プログラム（ウェイトトレーニング，関節可動域，ストレッチ運動）のすべての場面で，正しいフォームと身体のアライメントを保つよう促す．強度は低〜中等度に保ち，安全かつ適切な方法で運動していることを継続的に確認する．

## おわりに

がんの診断や治療の副作用によって運動処方や目標は異なるが，ほとんどの身体活動はがんサバイバーにとって安全で効果的である．がんサバイバーに対する運動の精神的・身体的メリットとして，倦怠感，疼痛，不安・抑うつの軽減，柔軟性，筋力，骨強度の改善，QoL の向上がある．慢性疾患への対策，体重管理，よりよい睡眠の促進，性生活の改善，活力向上など，運動のメリットは卓越している．すべての医療従事者が，患者の治療計画の一部として運動処方を行う時期に来ている．そうすることで，患者の運動意欲が高まり，QoL が向上する．身体活動のメリットを示す研究は多くある．そのメリットはリスクを上回る．運動は薬である．

## ま と め

1. 身体活動は高齢がんサバイバーにとって安全で有効である．
2. 身体不活動を避けることが日常生活動作（ADL）自立の維持につながる．
3. 運動は再発リスクの抑制または再発リスクを遅らせうる．

（福島卓矢 訳）

# 参 考 文 献

1. Ligibel JA, Alfano CM, Courneya KS, et al. American Society of Oncology position statement on obesity and cancer. *J Clin Oncol*. 2014; 32 (31): 3568-3574.
2. Kenzik KM, Morey MC, Cohen HJ, et al. Symptoms, weight loss, and physical function in a lifestyle intervention study of older cancer survivors. *J Geriatr Oncol*. 2015; 6 (6): 424-432.
3. Vermeulen J, Neyens JC, van Rossum E, et al. Predicting ADL disability in community- dwelling elderly people using physical frailty indicators: a systematic review. *BMC Geriatr*. 2011; 11: 33.
4. American College of Sports Medicine, Chodzko-Zajko WJ, Proctor DN, et al. American College of Sports Medicine Position Stand: Exercise and physical activity for older adults. *Med Sci Sports Exerc*. July 2009; 41 (7): 1510-1530.
5. Drouin J. Exercise in older individuals with cancer. *Top Geriatr Rehabil*. 2004; 20 (2): 81-97.
6. Morey MC, Snyder DC, Sloane R, et al. Effects of home-based diet and exercise on functional outcomes among older, overweight long-term cancer survivors: RENEW: a randomized controlled trial. *JAMA*. 2009; 301: 1883-1891.
7. ATS Committee on Proficiency Standards for Clinical Pulmonary Function Laboratories. ATS statement: guidelines for the six-minute walk test. *Am J Respir Crit Care Med*. 2002; 166 (1): 111-117.
8. Wilson DJ. Preoperative pulmonary rehabilitation. *Semin Cardiothoracic Vascular Anesth*. 1997; 1 (3): 208-214.
9. Jones LW, Eves ND, Mackey JR, et al. Safety and feasibility of cardiopulmonary exercise testing in patients with advanced cancer. *Lung Cancer*. 2007; 55 (2): 225-232.
10. Schmitz KH, Courneya KS, Matthews C, et al. American College of Sports Medicine roundtable on exercise guidelines for cancer survivors. *Med Sci Sports Exerc*. 2010; 42 (7): 1409-1426.
11. Smith PJ, Blumenthal JA, Hoffman BM, et al. Aerobic exercise and neurocognitive performance: a meta-analytic review of randomized controlled trials. *Psychosom Med*. 2010; 72 (3): 239-252.
12. Irwin ML, ed. *ACSM'S Guide to Exercise and Cancer Survivorship*. American College of Sports Medicine; 2012.
13. Garber CE, Blissmer B, Deschenes MR, et al. Quantity and quality of exercise for developing and maintaining cardiorespiratory, musculoskeletal, and neuromotor fitness in apparently healthy adults: guidance for prescribing exercise. *Med Sci Sports Exerc*. 2011; 48 (7): 1334-1359.
14. U.S. Department of Health and Human Services. *Physical Activity Guidelines for Americans*. Washington, DC: U.S. Department of Health and Human Resources; 2008.
15. De Backer JC, Schep G, Backx FJ, et al. Resistance training in cancer survivors: a systematic review. *Int J Sports Med*. 2009; 30 (10): 703-712.
16. Courneya KS, Segal RJ, Reid RD, et al. Three independent factors predicted adherence in a randomized controlled trial of resistance exercise training among prostate cancer survivors. *J Clin Epidemiol*. June 2004; 57 (6): 571-579.
17. Schmitz KH, Ahmed RL, Troxel A, et al. Weight lifting in women with breast-cancerrelated lymphedema. *N Engl J Med*. 2009; 361 (7): 664-673.
18. Galvao DA, Taaffe DR, Spry N, et al. Combined resistance and aerobic exercise program reverses muscle loss in men undergoing androgen suppression therapy for prostate cancer without bone metastases: a randomized controlled trial. *J Clin Oncol*. 2010; 28 (2): 340-347.
19. McNeely ML, Parliament MB, Seikaly H, et al. Effects of exercise on upper extremity pain and dysfunction in head and neck cancer survivors: a randomized controlled trial. *Cancer*. 2008; 113 (1): 214-222.

358   IX 統 合 医 療

20. Williams P, Lord SR. Predictors of adherence to a structured exercise program for older women. *Psychol Aging*. 1995; 10 (4): 617-624.
21. Belza B, Walwick J, Shiu-Thornton S, et al. Older adult perspectives on physical activity and exercise: voices from multiple cultures. *Prev Chronic Dis*. 2004; 1 (4): 1-12.

# 35 老年期がん治療における鍼灸治療

Theresa Affuso, Jonathan Siman, and Gary Deng

鍼灸治療は，中国医学で最も利用されており，何千年にもわたり進化・発展してきた．この古代医学では，生命エネルギー（中国語で「気」）が経絡と呼ばれる経路に沿って全身を流れており，この流れが途切れたり滞ったりすると，疾病につながりやすくなると考えられている．鍼灸治療では，経絡に沿った特定のポイント（経穴）に鍼刺入し，このエネルギーの流れを整え，治療効果をもたらす．治療効果を高めるために，温熱や（現代では）電気刺激を加えることもある(1)．

気と経絡の概念は，現在の人体解剖学や生理学と矛盾する点もあるが，研究は鍼灸治療の臨床効果を裏付けている．最近の神経科学研究では，鍼灸治療は神経系を調節して効果を発揮することが示唆されている．したがって，気と経絡は，鍼灸治療中に漢方医が観察する臨床反応を説明するための比喩ともとらえられる(2)．

## 鍼灸治療は現在どのように使われているか？

歴史的に，鍼灸治療は多くの疾病の予防と治療に用いられてきたが，その有効性が厳密な科学的研究手法によって評価されるようになったのは，ここ数十年のことである．研究や臨床試験を通じて，鍼灸治療の生理学的効果，作用機序，特定の適応に対する臨床的有効性が立証されている．鍼灸治療は動物やヒトにおいて客観的で測定可能な神経生理学的変化を誘発できることから，疼痛，悪心・嘔吐，その他多くの症状に有効であることがランダム化比較試験で示されている(3-6)．このような研究の蓄積により，現在では，鍼灸治療はおそらく西洋諸国で最も受け入れられている中国医学の治療法となっている．

この10年間ほどで，鍼灸治療は米国のがん治療に盛んに統合されるようになった．主要ながん治療施設や市中病院では，支持療法の一部として鍼灸治療を含む統合医療の要素を取り入れている．ただし，病気自体の治療法としては用いられていない．

## がん治療における鍼灸治療のエビデンスは何か？

　現在のところ，鍼灸治療が抗腫瘍効果を持つという証拠はなく，それ自体を抗がん治療として用いるべきではない．しかし，臨床研究では，鍼灸治療はがん患者が一般的に経験する多くの身体的・精神的症状を軽減し，それによって生活の質（QoL）を向上すると報告されている．鍼灸治療が有効な症状として，疼痛，化学療法誘発性悪心・嘔吐（chemotherapy-induced nausea and vomiting：CINV），化学療法誘発性神経障害，ホットフラッシュ，口腔乾燥症などがある．

　疼痛はがん患者に頻出する症状であり，臨床研究においても多く取り扱われている．頭痛，腰痛，関節痛に対する支持療法として鍼灸治療を用いることは，強い科学的根拠によって実証されている．がん性疼痛にもまた，鍼灸治療は有効である．（薬物治療は安定しているにもかかわらず）疼痛が残存する患者に耳介鍼を1カ月間行ったランダム化プラセボ対照試験では，治療群ではベースラインから2カ月後に疼痛強度が36％減少したが，対照群ではほとんど減少しなかった．対象患者の多くが神経障害性疼痛を有しており，従来の治療ではほとんど反応しないことから，特に興味深い(7-9)．アロマターゼ阻害薬を服用している乳がん患者は，しばしば関節痛を経験する．乳がん患者におけるアロマターゼ阻害剤誘発性の関節痛に対する耳介鍼治療の効果を検証したランダム化比較試験では，週2回，6週間の鍼治療群と経穴でない部位に行う sham 鍼治療群，プラセボ治療群で比較し，鍼治療群と sham 鍼治療群で疼痛強度と痛みに関連した機能障害が有意に減少した(10)．

　CINV も鍼灸治療の適応症状として広く研究されている．催吐性の高い薬物療法を受けている乳がん患者 104 人を，1日1回5日間の電気鍼治療群，sham 鍼治療群，薬物療法のみ群でランダム化比較した研究では，薬物療法のみ群と比較して電気鍼治療群で嘔吐回数が有意に減少した．しかし，別の研究では，悪心・嘔吐に対する標準的な予防策として一般的に用いられる鍼治療と薬物療法の併用効果はまちまちであった(11-15)．いくつかの系統的レビューでは，CINV に対する鍼治療を強く推奨している．これらのレビューには，化学療法翌日に1日1回行うものから，2時間ごとに5日間電気鍼治療を行うものまで，多様な鍼灸治療が含まれていた(16,17)．

　小児がん患者に対しても鍼灸治療の有効性が示されている(18,19)．悪心を軽減する効果をもつ経穴（PC6）に一定の圧力を加える指圧リストバンドを化学療法当日に使用した群は，使用しない群と比べて悪心が有意に軽減した(20)．

　ホルモン療法中の乳がんまたは前立腺がん患者は，重度のホットフラッシュを

経験することがある．ホットフラッシュに対する標準治療はエストロゲンまたはアンドロゲンの補充だが，がん患者では禁忌となる．いくつかの非対照研究で鍼灸治療が乳がんまたは前立腺がん患者のホットフラッシュを軽減する可能性が示唆されたが(21-23)，いくつかの対照研究では効果はまちまちであった(24,25)．

頭頸部への放射線治療は唾液腺を損傷する可能性があり，頭頸部がん患者に持続的な口渇や口腔乾燥症を引き起こす．頸部郭清後の頭頸部機能障害を有する患者58人を対象としたランダム化比較試験では，4週間の鍼灸治療群と標準ケア群（理学療法，鎮痛薬，抗炎症薬）で比較し，鍼灸治療群で口腔乾燥症，頸・肩の筋性痛と機能障害を大きく改善した．健常成人を対象に唾液産生に関与する神経細胞マトリックスを機能的MRI（functional MRI：fMRI）によって評価したランダム化比較試験では，鍼灸治療は島皮質とそれに隣接する口蓋垂の両側の活性と関連しており，唾液分泌を誘発することが示唆された．他の治療法に反応しない重症の口腔乾燥症には，週1～2回，4週間ほどの鍼灸治療を試す価値があるかもしれない(26-28)．

特に，以下の2つの臨床試験では，有望な結果が得られている．

## 1. 直腸結腸手術後の消化管運動を評価したランダム化比較試験

電気鍼治療が術後イレウスの期間を短縮し，入院期間を短縮するかを検討するために，腹腔鏡手術予定の大腸がん患者165人を術後4日間，1日1回の電気鍼治療群，sham鍼治療群，通常ケア群で比較した．電気鍼治療群では，術後イレウスの期間と入院期間が短縮したが，sham鍼治療群・通常ケア群では，このような所見は認められなかった(29)．

## 2. 消化器がん術後高齢患者における深部静脈血栓症（deep vein thrombosis：DVT）の予防を評価したランダム化比較試験

60歳以上の消化器がん手術患者120人を，電気鍼治療群，弾性ストッキング着用群，通常ケア群で，術前・術後に血液データを比較したところ，電気鍼治療群で血液粘度と血流に有意差が認められた．電気鍼治療は，患者の下肢の血流を促進することにより，高齢患者の無症候性術後DVTの発生を予防する大きな可能性を示した(30)．

臨床試験には，一部に高齢がん患者を含むものはあっても，対象を高齢がん患者だけに絞って実施されたものはほとんどない．しかし，一般的な高齢者を対象とした鍼灸治療研究では，肯定的な結果が示されている．関節痛，歩行障害，アルツハイマー病がその一例である(31-33)．

集団全般を対象とした鍼灸治療研究では，便秘，不眠，不安，耳鳴り，夜間頻尿が減少することが示されている(34-38)．これらの症状は高齢患者でよくみら

362　IX　統合医療

れる訴えであり，鍼灸治療はこれらの症状を緩和するために，医薬品に代わる安全な選択肢となる可能性がある．

## 鍼灸治療の潜在的なリスクは何か？

　鍼灸治療は，資格のある施術者が行えば一般的に安全である．施術時には針を刺すような軽い痛みを感じ，刺入部位に重さや痛みを感じることがある．鍼は約30分間留置し，抜去する．通常，鍼を刺した跡は肉眼で確認できないほどで，出血は（あったとしても）軽微である(39)．

　患者には，鍼灸治療を受ける際には，専門的な訓練を受け，適切な資格を有し，がん患者への治療経験が豊富な施術者を選ぶよう助言すべきである．施術者は，清潔な鍼灸技術と普遍的な予防策を実践すべきである．

## ガイドライン，注意事項，および専門的要件

　積極的な治療を受けているがん患者は感染症や出血を起こしやすく，またがんやがん治療は解剖学的構造を歪める可能性があるため，鍼灸治療には特別な安全対策が必要である．絶対好中球数が 500/$\mu$L 未満，血小板数が 20,000/$\mu$L 未満，INR が 4.0 以上，新たに発症した不整脈，または精神状態の変化がある患者には鍼治療を行うべきではない．幹細胞移植または臓器移植を受けたばかりの患者は，鍼灸治療を行う前に主治医の承認を得る必要がある．併存疾患がある場合には，それぞれのガイドラインや安全対策に従って施術されるべきである．

　免許を持つ鍼灸師は，鍼灸または鍼灸と東洋医学の修士号を持っている[*1]．その養成課程には3〜4年，3,000時間以上の学習が含まれる．鍼灸治療を行う医師の大半は，約300時間のトレーニングを受けた認定鍼灸師である(40)．

## おわりに

　一般に，臨床試験はより多くの高齢者を対象に含めるよう努めるべきである．多くの研究で，鍼灸治療ががん治療の副作用（疼痛，CINV，化学療法誘発性神経障害，ホットフラッシュ，口腔乾燥症）を軽減する効果を示している．いまこ

---

[*1] 訳注：ここに述べたものは，海外における状況である．日本で鍼灸施術を行うには，専門学校または大学等の教育機関を修了した上で，はり師・きゅう師の国家資格を取得する必要がある．医師は鍼灸師でなくても鍼灸治療を行える（が，鍼灸治療に関する知識や技術の習得が求められる）．

そ，高齢がん患者に焦点を当て，がん治療中の症状コントロールから治療後の健康維持に至るまで，鍼灸治療によって得られる利益を検証するべきである．

## ま　と　め

1. 鍼灸治療はがん治療の副作用の多くに対して安全で効果的な治療法であることが臨床研究によって示されている．
2. 医師は高齢がん患者に症状コントロールのために鍼灸治療を試してみるよう勧めるべきである．
3. 鍼灸治療と腫瘍学の研究に参加する高齢がん患者を積極的に探す臨床試験には，より多くの資金が割り当てられるべきである．

（西山菜々子　訳）

## 参 考 文 献

1. Deng G, Cassileth BR. Acupuncture in cancer care. *Oncology（Williston Park）*. July 2011; 25（suppl 7 Nurse Ed）: 21-23, 30-31.
2. Longhurst JC. Defining meridians: a modern basis of understanding. *J Acupunct Meridian Stud*. 2010; 3（2）: 67-74.
3. Kaptchuk TJ. Acupuncture: theory, efficacy and practice. *Ann Intern Med*. 2002; 136（5）: 374-383.
4. Han JS. Acupuncture and endorphins. *Neurosci Lett*. 2004; 361（1-3）: 258-261.
5. NIH Consensus Conference. Acupuncture. *JAMA*. 1998; 280（17）: 1518-1524.
6. O 'Regan D, Filshie J. Acupuncture and cancer. *Auton Neurosci*. 2010; 157（1-2）: 96-100.
7. Paley CA, Johnson MI, Tashani OA, et al. Acupuncture for cancer pain in adults. *Cochrane Database Syst Rev*. 2011;（1）: CD007753.
8. Hopkins Hollis AS. Acupuncture as a treatment modality for the management of cancer pain: the state of the science. *Oncol Nurs Forum*. 2010; 37（5）: E344-E348.
9. Cassileth BR, Keefe FJ. Integrative and behavioral approaches to the treatment of cancer-related neuropathic pain. *Oncologist*. 2010; 15（suppl 2）: 19-23.
10. Alimi D, Rubino C, Pichard-Leandri E, et al. Analgesic effect of auricular acupuncture for cancer pain: a randomized, blinded, controlled trial. *J Clin Oncol*. 2003; 21（22）: 4120-4126.
11. Ezzo JM, Richardson MA, Vickers A, et al. Acupuncture-point stimulation for chemotherapyinduced nausea or vomiting. *Cochrane Database Syst Rev*. 2006;（2）: CD002285.
12. Lee A, Done ML. Stimulation of the wrist acupuncture point P6 for preventing postoperative nausea and vomiting. *Cochrane Database Syst Rev*. 2004;（3）: CD003281.
13. Shen J, Wenger N, Glaspy J, et al. Electroacupuncture for control of myeloablative chemotherapy-induced emesis: a randomized controlled trial. *JAMA*. 2000; 284（21）: 2755-2761.
14. Josefson A, Kreuter M. Acupuncture to reduce nausea during chemotherapy treatment of rheumatic diseases. *Rheumatology（Oxford）*. 2003; 42（10）: 1149-1154.

364　Ⅸ　統合医療

15. Streitberger K, Friedrich-Rust M, Bardenheuer H, et al. Effect of acupuncture compared with placebo-acupuncture at P6 as additional antiemetic prophylaxis in highdose chemotherapy and autologous peripheral blood stem cell transplantation: a randomized controlled single-blind trial. *Clin Cancer Res.* 2003; 9 (7): 2538-2544.

16. Ernst E. Acupuncture: what does the most reliable evidence tell us? *J Pain Symptom Manage.* 2004; 37 (4): 709-714.

17. Naeim A, Dy SM, Lorenz KA, et al. Evidence-based recommendations for cancer nausea and vomiting. *J Clin Oncol.* 2008; 26 (23): 3903-3910.

18. Gottschling S, Reindl TK, Meyer S, et al. Acupuncture to alleviate chemotherapyinduced nausea and vomiting in pediatric oncology—a randomized multicenter crossover pilot trial. *Klin Padiatr.* 2008; 220 (6): 365-370.

19. Gardani G, Cerrone R, Biella C, et al. A progress study of 100 cancer patients treated by acupressure for chemotherapy-induced vomiting after failure with the pharmacological approach. *Minerva Med.* 2007; 98 (6): 665-668.

20. Roscoe JA, Morrow GR, Hickok JT, et al. The efficacy of acupressure and acu- stimulation wrist bands for the relief of chemotherapy-induced nausea and vomiting: a University of Rochester Cancer Center Community Clinical Oncology Program multicenter study. *J Pain Symptom Manage.* 2003; 26 (2): 731-742.

21. Harding C, Harris A, Chadwick D. Auricular acupuncture: a novel treatment for vasomotor symptoms associated with luteinizing-hormone releasing hormone agonist treatment for prostate cancer. *BJU Int.* 2009; 103 (2): 186-190.

22. Dong H, Ludicke F, Comte I, et al. An exploratory pilot study of acupuncture on the quality of life and reproductive hormone secretion in menopausal women. *J Altern Complement Med.* 2001; 7 (6): 651-658.

23. Porzio G, Trapasso T, Martelli S, et al. Acupuncture in the treatment of menopause-related symptoms in women taking tamoxifen. *Tumori.* 2002; 88 (2): 128-130.

24. Carpenter JS, Neal JG. Other complementary and alternative modalities: acupuncture, magnets, reflexology and homeopathy. *Am J Med.* 2005; 118 (suppl 12B): 109-117.

25. Lee MS, Shin BC, Ernst E. Acupuncture for treating menopausal hot flushes: a systematic review. *Climacteric.* 2009; 12 (1): 17-25.

26. Pfister DG, Cassileth BR, Deng GE, et al. Acupuncture for pain and dysfunction after neck dissection: results of a randomized controlled trial. *J Clin Oncol.* 2010; 28 (15): 2565-2570.

27. Deng G, Hou BL, Holodny Al, et al. Functional magnetic resonance imaging (fMRI) changes and saliva production associated with acupuncture at point LI-2: a randomized controlled study. *BMC Complement Altern Med.* 2008; 8: 37.

28. OSullivan EM, Higginson IJ. Clinical effectiveness and safety of acupuncture in the treatment of irradiation-induced xerostomia in patients with head and neck cancer: a systematic review. *Acupunct Med.* 2010; 28 (4): 191-199.

29. Ng SS, Leung WW, Mak TW, et al. Electroacupuncture reduces the duration of postoperative ilieus after laparoscopic surgery for colorectal cancer. *Gastroenterology.* February 2013; 144 (2): 307-313.

30. Hou LL, Yao LW, Niu QM, et al. Preventive effect of electrical acupoint stimulation on lower limb thrombosis: a prospective study of elderly patents after malignant gastrointestinal tumor surgery. *Cancer Nurs.* March-April 2013; 36 (2): 139-44.

31. Cevik C, Anil A, İşeri S. Effective chronic low back and knee pain treatment with acupuncture in geriatric patients. *J Back Musculoskeletal Rehabil.* 2015; 28 (3): 517-520.

32. Fukuda S, Kuriyama N, Egawa M. Acupuncture for gait disturbance in Parkinson's disease: immediate effects of acupuncture treatment. *J Am Geriatric Soc.* October 2015; 63 (10): 2189-2190.

33. Liang P, Wang Z, Qian T, Li K. Acupuncture stimulation of Liver 3 and LI 4 modulates the default mode network activity in Alzheimer's disease. *Am J Alzheimers Dis Other Demen*. December 2014; 29 (8): 739-748.
34. Liu J, Zhou W, Lv H, et al. Law of the meridian abnormality based on the effectiveness of electroacupuncture for severe functional constipation. *Zhongguo Zhen Jiu*. August 2015; 35 (8): 785-790.
35. Zhao K. Acupuncture for the treatment of insomnia. *Int Rev Neurobiol*. 2013; 111: 217-234.
36. Sakatani K, Fujii M, Takemura N, Hirayama T. Effects of acupuncture on anxiety levels and prefrontal cortex activity measured by near infrared spectroscopy: a pilot study. *Adv Exp Med Biol*. 2016; 876: 297-302.
37. Laureano MR, Onishi ET, Bressan RA, et al. The effectiveness of acupuncture as a treatment for tinnitus: a randomized controlled trial using 99mTc-ECD SPECT. *Eur Radiol*. January 8, 2016; 26 (9): 3234-3242.
38. Yuan Z, He C, Yan S, et al. Acupuncture for overactive bladder in female adults: a randomized controlled trial. *World J Urol*. September 2015; 33 (9): 1303-1308.
39. Melchart D, Weidenhammer W, Streng A, et al. Prospective investigation of adverse effects of acupuncture in 97,733 patients. *Arch Intern Med*. 2004; 164 (1): 104-105.
40. Lu C, He W, Zhao YK. Introduction and analysis in acupuncture education and qualification examination system in U.S.A. *Zhongguo Zhen Jiu*, December 2013; 33 (12): 1131-1134.

# 36 補完療法と統合医療

Gary Deng

　補完療法は，歴史的には西洋医学の主流ではないが，症状を軽減し，生活の質（QoL）を改善するために，一般的な治療と併用されることが多くなっている．多くの補完療法は健康に対して総合的なアプローチをとっている．このような総合的なアプローチと，適切な補完療法を選択し通常のケアに応用することを統合医療といい，がん治療に応用する場合は統合腫瘍学という．栄養，身体活動，ストレス管理，概日リズム，身体的・心理的環境を最適化することで，患者はQoLを改善し，回復力を高め，治療の中断を最小限にし，生存率を向上させることができる．高齢者層においては，補完療法が特に重要になる．高齢患者は多疾患併存のため，多くの薬剤を使用していることが少なくない．多剤併用は，高齢患者の薬物代謝能の低下と相まって，認知障害，転倒，骨折などの有害事象の増加，入院期間の延長につながる．そのため，有効的かつ利用可能な場合は，非薬物療法的な介入を考慮すべきである．2015年，米国最大の医療機関認定機関である医療施設認定合同機構は，疼痛管理におけるリラクセーション療法，マッサージ，鍼治療などの非薬物療法の重要性を明らかにした(1)．補完療法はまた，がんに加え，その他の慢性疾患にも関与する．高血圧，肥満，ストレス，運動不足，睡眠の質の低下などの，改善可能な危険因子にも対処する．臨床診療ガイドライン(2,3)では，最も頻繁に使用される治療法のエビデンスレベルが評価されているが，それらの使用を最適化するための科学は進化し続けている．本章では，QoL，日常生活動作，認知，睡眠，心理的プロファイルを改善し，機能低下や障害を軽減するための，高齢がん患者における補完療法の実際的な応用方法について簡単に概説する．

　**太極拳と気功：** 太極拳と気功は，穏やかで流動的な心身運動療法であり，高齢者層や虚弱層を対象に広く研究されている．太極拳や気功は，血圧，BMI，ストレス(4,5)などの慢性疾患の危険因子の減少や，バランス(6,7)，睡眠(8)，身体機能(5,9)の改善，転倒リスクの減少(6)と関連している．これらの習慣は，エネルギーコストが低く，動作パターンがゆっくりであるため，特に適している(10)．身体的制限のある高齢がん生存者を対象とした無作為化比較試験では，太極拳は収縮期血圧とコルチゾールのAUC（血中濃度-時間曲線下面積）を有意に低下さ

せた(11).

**ヨガ:**ヨガは,呼吸を整えながら特定の姿勢や動きを取り入れる.高齢者に適応させる場合は,穏やかで回復効果のある姿勢が重視される.高齢のがん生存者において,ヨガは疲労と全体的な副作用による苦痛(疼痛,疲労,悪心,睡眠障害,抑うつ,呼吸困難,記憶喪失,集中力障害などから構成される各項目のスコアの合計値)を軽減し(12),睡眠薬の使用を減らしながら睡眠の質を改善した(13).インストラクターは見識と注意深さを備え,動作制限のある患者にとっての危険な姿勢を避けるようにしなければならない.

**マインドフルネス瞑想:**マインドフルネス瞑想とは,開放的かつ受容的な態度で,いまこの瞬間の体験に注意を向けることを重視する瞑想のスタイルを指す.マインドフルネス瞑想はがん患者集団で十分に研究されており,慢性疼痛,抑うつ,不安を軽減し,同時に自己調節などの技能を改善することが示されている(14)が,高齢がん生存者を対象とした研究はわずかである.75歳以上の患者を対象としたランダム化試験では,慢性不眠症,うつ病,不安に対する有用性が示唆されている(15).同様の効果が実証されている他の種類の心身療法には,ストレスマネジメント,リラクセーション訓練,催眠療法などがある(16).

**音楽療法:**音楽療法には,医療行為・処置による不安を軽減するための受動的な聴き方や,訓練を受けたセラピストの指導を受けながら患者が積極的に参加する方法など,いくつかの形態がある.後者の場合,自己表現の強化,リラクセーション,他者との関わりなどが目標となる.音楽療法は,重症患者を含むさまざまな集団において,幸福感(17)と睡眠の質(18)を改善し,疼痛と不安(19,20)を軽減する.また,呼吸数を減らし,収縮期血圧を低下させ,鎮静薬や鎮痛薬の使用量を減少させることもある(21).さらに,この方法は,自分にとって特別に大切な文化,伝統,記憶とのつながりを求める患者の心に響く可能性があり,幸福感の体験に深い変化をもたらす.

**マッサージ:**マッサージやその他のタッチセラピーは,進行がん患者において,疼痛の軽減,呼吸数,可動域,気分の改善など,即効性があることが実証されている(22,23).リフレクソロジーは,足裏のマッサージを中心とした療法の一種で,虚弱患者には特に有用であり,呼吸困難(24)を軽減し,術後オピオイド使用量の漸減期間における疼痛や不安を緩和する可能性がある(25).さらに,マッサージや受動的な音楽療法は,より積極的な参加を必要とする他の療法と比較し,病気の負担が大きい患者に適しているかもしれない.

**鍼治療:**第35章で述べたように,鍼治療は慢性疼痛(26,27),化学療法誘発性悪心・嘔吐(28),放射線誘発性の口腔乾燥症(29,30),倦怠感,睡眠障害(31)に

有益である．予備データでは，神経障害性疼痛(32)やホットフラッシュ(33)にも効果があることが示唆されている．がん患者に対応する訓練を受けたセラピストが行う場合は一般的に安全であるが，抗凝固療法，ペースメーカー，血小板減少症などの症状がある場合は注意が必要である．

**栄養と運動**：本書の他の章では栄養と運動について論じているが（第34章），ここでは統合腫瘍学の観点から簡単な概要を述べる．高齢者の間では適切でない健康習慣が流行することがあるが，高齢の長期生存者では，生活習慣の改善に関心を持つ人が多く(34)，このような集団における身体活動と健康的な食事の好ましい効果は十分に確立されている．地中海食は高齢者の認知機能と心理的幸福を改善する可能性があり(35)，加工食品と砂糖の量を可能な限り減らしながら，全食品を取り入れることが推奨される．同時に，安全で自然な治療法を求めるあまり，サプリメントや植物性食品を不適切に，あるいは隠れて使用することもある．これらの行動は死亡率の上昇と関連し(36)，ハーブ–薬物相互作用により，がん治療の有効性の低下などの可能性がある．AboutHerbs.com は，がん生存者に人気のあるサプリメントとそのハーブ–薬物相互作用の可能性について記述した，当研究所が作成した無料の総合データベースである．

高齢がん生存者に対する運動は，参加形態，安全性，有効性を最適化するために個別化すべきである(37)．監視付き運動療法（専門家による直接の監督下におけるトレーニング）はまた，継続的な在宅トレーニングの成功につながる自己効力感，および行動方法を植え付けることができる(38)．65歳以上の乳がん，前立腺がん，および大腸がん生存者，641人から得られたデータから，中等度の強度の運動に参加できない人では，軽い強度の運動でも身体機能の低下率を減少させる可能性が示唆されている(39)．

統合腫瘍学は，患者中心的，積極的，そして全人的ながんケアへのアプローチをとっており，補完的な治療法を用いることで，副次的な利益と下流効果の両方を生み出している．例えば，口腔乾燥症による嚥下障害は，不安や恐怖心を増大させ，その結果，経口摂取を避けるようになり，栄養不良，孤立，うつ病を誘発することがある(40)．未解決の悪心や嘔吐は，悪液質，無気力，衰弱を悪化させ，精神的苦痛を惹起することがある(28)．したがって，このような症状の治療に鍼治療を用いることは，患者の経過に大きな影響を与える可能性がある．同様に，体系化された運動療法は，高齢の過体重または肥満のがん生存者において，身体機能改善の最も強い予測因子である，BMIおよび自己効力感を改善する可能性がある(41)．感情的・精神的症状に関しては，高齢がん患者の10人に4人

**表 36.1** 老年期がん患者に適切なエビデンスに基づく補完療法

| 種類 | 対処可能な症状または状態 | |
|---|---|---|
| 太極拳と気功(4-11) | ■バランス<br>■BMI<br>■転倒リスク<br>■転倒恐怖感<br>■歩行 | ■高血圧<br>■身体活動<br>■自己認識<br>■睡眠<br>■ストレス |
| ヨガ（骨粗鬆症などの合併症に適応）(12,13) | ■不安<br>■集中力<br>■抑うつ<br>■呼吸困難<br>■倦怠感 | ■記憶障害<br>■痛み<br>■鎮静薬使用量の減少<br>■自己認識<br>■睡眠障害 |
| マインドフルネス瞑想，ストレスマネジメント，リラクセーション・トレーニング，催眠療法(14-16) | ■不安<br>■慢性症状<br>■抑うつ<br>■感情の自己調整 | ■不眠症<br>■痛み<br>■自己認識 |
| 音楽療法(17-21) | ■不安<br>■認知<br>■苦痛<br>■孤立<br>■痛み | ■医療行為・処置における不安<br>■鎮静薬・鎮痛薬使用量の減少<br>■呼吸数<br>■睡眠障害<br>■収縮期血圧 |
| マッサージ(22-25) | ■不安<br>■循環<br>■呼吸困難<br>■気分 | ■痛み<br>■可動域<br>■鎮痛薬使用量の減少<br>■呼吸数 |
| 鍼治療(26-33)<br>禁忌には，抗凝固療法，ペースメーカー，血小板減少症などが含まれる. | ■化学療法による悪心・嘔吐<br>■慢性疼痛<br>■倦怠感 | ■ホットフラッシュ<br>■神経障害性疼痛<br>■放射線療法誘発性口腔乾燥症<br>■睡眠障害 |
| 運動(34,37-39) | 監視付き運動療法により最適化し，パフォーマンスステータスの向上や安全な在宅トレーニングでの実践，可能な範囲の強度での運動の促進などを目標とする. | |
| 栄養(35,36) | ■加工食品を減らし，可能であれば糖分やトランス脂肪酸の過剰摂取を避ける.<br>■栄養状態の不良を治療する.<br>■副作用の発生や治療効果を低下させる可能性のある，栄養補助食品や植物性食品の自己判断での使用をスクリーニングする（AboutHerbs.com を参照）. | |

370 IX 統合医療

以上が経験しているにもかかわらず，正式な心理的援助を望む人はごくわずかである(42)．ここでも，補完療法は実用的，効果的かつ安全なアプローチを提供し，薬物療法の必要性を減らす可能性がある．

　高齢のがん生存者が増加するにつれて，多様な支持療法を必要とするような，長期に及ぶ悪影響を経験する患者が増えると考えられる．腫瘍医は，支持療法の必要性について患者と対話し，これらの症状に対処する，科学的根拠に基づいた統合療法を，積極的に紹介して患者を導くべきである（表36.1参照）．統合医療プログラムを患者に提供するがんセンターや病院が増えている．加えて，症状の原因は多因子性であることが多いため，患者は複数の戦略を用いる必要があり，また時間とともにニーズが変化することもあるため，モニタリングと再評価が必要となる．したがって，補完療法と統合医療はがん治療を成功させるための関連深い要素であり，緩和ケアとがんサバイバーシップの基本的な構成要素でなければならない．

# ま　と　め

1. 早期発見と治療法の向上により，がん生存者の数は著しく増加しており，補完療法を含む多方面からの支持療法を必要とするような，長期に及ぶ悪影響を経験する患者も増えると思われる．

2. 医療施設認定合同機構やいくつかのがん診療ガイドラインは，症状管理のために，リラクセーション療法，マッサージ，鍼治療などの補完療法を含む非薬物療法的戦略を用いることの重要性を強調している．

3. 高齢者層における科学的根拠に基づいた補完療法は，多剤併用，パフォーマンスや栄養状態の低下，心理的障害，治療に関連した症状，その他の併存疾患への対処に役立つ．

4. がん専門医は，患者に支持療法の必要性について対話すべきであり，安全性，有効性，ケアの継続性を確保するための適切な補完療法に関して積極的に言及し，患者を導くべきである．老年科医は，患者を紹介することができる，信頼に足る補完療法専門家のチームを構築すべきである．

5. 症状の原因は多因子性であることが多いため，統合的支持療法のニーズは多様であり，そして時間の経過とともに変化する可能性があるため，モニタリングと再評価が必要となる．

（渡邉雄貴　訳）

# 参 考 文 献

1. The Joint Commission. Clarification of the pain management standard: clarification to standard PC.01.02.07. *Jt Comm Perspect*. 2014; 34（11）: 11.
2. Deng GE, Rausch SM, Jones LW, et al. Complementary therapies and integrative medicine in lung cancer: diagnosis and management of lung cancer, 3rd ed: American College of Chest Physicians evidence-based clinical practice guidelines. *Chest*. 2013; 143（suppl 5）: e420S-e436S.
3. Greenlee H, Balneaves LG, Carlson LE, et al. Clinical practice guidelines on the use of integrative thera-pies as supportive care in patients treated for breast cancer. *J Natl Cancer Inst Monogr*. 2014; 2014（50）: 346-358.
4. Sun J, Buys N. Community-based mind-body meditative Tai Chi program and its effects on improvement of blood pressure, weight, renal function, serum lipoprotein, and quality of life in Chinese adults with hypertension. *Am J Cardiol*. 2015; 116（7）: 1076-1081.
5. Jahnke RA, Larkey LK, Rogers C. Dissemination and benefits of a replicable Tai Chi and Qigong program for older adults. *Geriatr Nurs*. 2010; 31（4）: 272-280.
6. Li F, Harmer P, Fitzgerald K, et al. Tai chi and postural stability in patients with Parkinson's disease. *N Engl J Med*. 2012; 366（6）: 511-519.
7. Yang Y, Verkuilen JV, Rosengren KS, et al. Effect of combined Taiji and Qigong training on balance mechanisms: a randomized controlled trial of older adults. *Med Sci Monit*. 2007; 13（8）: Cr339-Cr348.
8. Li F, Fisher KJ, Harmer P, et al. Tai chi and self-rated quality of sleep and daytime sleepiness in older adults: a randomized controlled trial. *J Am Geriatr Soc*. 2004; 52（6）: 892-900.
9. Manor B, Lough M, Gagnon MM, et al. Functional benefits of tai chi training in senior housing facilities. *J Am Geriatr Soc*. 2014; 62（8）: 1484-1489.
10. Winters-Stone K. Tai Ji Quan for the aging cancer survivor: mitigating the accelerated development of disability, falls, and cardiovascular disease from cancer treatment. *J Sport Health Sci*. 2014; 3（1）: 52-57.
11. Campo RA, Light KC, O'Connor K, et al. Blood pressure, salivary cortisol, and inflammatory cytokine outcomes in senior female cancer survivors enrolled in a tai chi chih randomized controlled trial. *J Cancer Surviv*. 2015; 9（1）: 115-125.
12. Sprod LK, Fernandez ID, Janelsins MC, et al. Effects of yoga on cancer-related fatigue and global side-effect burden in older cancer survivors. *J Geriatr Oncol*. 2015; 6（1）: 8-14.
13. Mustian KM, Sprod LK, Janelsins M, et al. Multicenter, randomized controlled trial of yoga for sleep quality among cancer survivors. *J Clin Oncol*. 2013; 31（26）: 3233-3241.
14. Gotink RA, Chu P, Busschbach JJ, et al. Standardised mindfulness-based interventions in healthcare: an overview of systematic reviews and meta-analyses of RCTs. *PLOS ONE*. 2015; 10（4）: e0124344.
15. Zhang JX, Liu XH, Xie XH, et al. Mindfulness-based stress reduction for chronic insomnia in adults older than 75 years: a randomized, controlled, single-blind clinical trial. *Explore*（NY）. 2015; 11（3）: 180-185.
16. Sheinfeld Gorin S, Krebs P, Badr H, et al. Meta-analysis of psychosocial interventions to reduce pain in patients with cancer. *J Clin Oncol*. 2012; 30（5）: 539-547.
17. Chang YS, Chu H, Yang CY, et al. The efficacy of music therapy for people with dementia: a meta-analy-sis of randomised controlled trials. *J Clin Nurs*. 2015; 24（23-24）: 3425-3440.
18. Jespersen KV, Koenig J, Jennum P, Vuust P. Music for insomnia in adults. *Cochrane Database Syst Rev*. 2015; 8: Cd010459.
19. Kim Y, Evangelista LS, Park YG. Anxiolytic effects of music interventions in patients receiving in-center hemodialysis: a systematic review and meta-analysis. *Nephrol Nurs J*. 2015; 42（4）: 339-347; quiz 348.

20. Hole J, Hirsch M, Ball E, Meads C. Music as an aid for postoperative recovery in adults: a systematic review and meta-analysis. *Lancet*. 2015; 386 (10004): 1659-1671.

21. Bradt J, Dileo C. Music interventions for mechanically ventilated patients. *Cochrane Database Syst Rev*. 2014; 12: Cd006902.

22. Kutner JS, Smith MC, Corbin L, et al. Massage therapy versus simple touch to improve pain and mood in patients with advanced cancer: a randomized trial. *Ann Intern Med*. 2008; 149 (6): 369-379.

23. Field T. Knee osteoarthritis pain in the elderly can be reduced by massage therapy, yoga and tai chi: a review. *Complement Ther Clin Pract*. 2016; 22: 87-92.

24. Wyatt G, Sikorskii A, Rahbar MH, et al. Health-related quality-of-life outcomes: a reflexology trial with patients with advanced-stage breast cancer. *Oncol Nurs Forum*. 2012; 39 (6): 568-577.

25. Tsay SL, Chen HL, Chen SC, et al. Effects of reflexotherapy on acute postoperative pain and anxiety among patients with digestive cancer. *Cancer Nurs*. 2008; 31 (2): 109-115.

26. Vickers AJ, Cronin AM, Maschino AC, et al. Acupuncture for chronic pain: individual patient data meta-analysis. *Arch Intern Med*. 2012; 172 (19): 1444-1453.

27. Vickers AJ, Linde K. Acupuncture for chronic pain. *JAMA*. 2014; 311 (9): 955-956.

28. Ezzo J, Vickers A, Richardson MA, et al. Acupuncture-point stimulation for chemotherapy- induced nausea and vomiting. *J Clin Oncol*. 2005; 23 (28): 7188-7198.

29. Simcock R, Fallowfield L, Monson K, et al. ARIX: a randomised trial of acupuncture v. oral care sessions in patients with chronic xerostomia following treatment of head and neck cancer. *Ann Oncol*. 2013; 24 (3): 776-783.

30. Pfister DG, Cassileth BR, Deng GE, et al. Acupuncture for pain and dysfunction after neck dissection: results of a randomized controlled trial. *J Clin Oncol*. 2010; 28 (15): 2565-2570.

31. Tao WW, Jiang H, Tao XM, et al. Effects of acupuncture, tuina, tai chi, qigong, and traditional Chinese medicine five element music therapy on symptom management and quality of life for cancer patients: a meta-analysis. *J Pain Symptom Manage*. February 12, 2016; 51 (4): 728-747. doi:10.1016/j.jpainsymman. 2015.11.027.

32. Pachman DR, Watson JC, Loprinzi CL. Therapeutic strategies for cancer treatment related peripheral neuropathies. *Curr Treat Options Oncol*. 2014; 15 (4): 567-580.

33. Frisk JW, Hammar ML, Ingvar M, et al. How long do the effects of acupuncture on hot flashes persist in cancer patients? *Support Care Cancer*. 2014; 22 (5): 1409-1415.

34. Mosher CE, Sloane R, Morey MC, et al. Associations between lifestyle factors and quality of life among older long-term breast, prostate, and colorectal cancer survivors. *Cancer*. 2009; 115 (17): 4001-4009.

35. Knight A, Bryan J, Wilson C, et al. A randomised controlled intervention trial evaluating the efficacy of a Mediterranean dietary pattern on cognitive function and psychological well-being in healthy older adults: the MedLey study. *BMC Geriatr*. 2015; 5: 55.

36. Inoue-Choi M, Greenlee H, Oppeneer SJ, Robien K. The association between postdiagnosis dietary supplement use and total mortality differs by diet quality among older female cancer survivors. *Cancer Epidemiol Biomarkers Prev*. 2014; 23 (5): 865-875.

37. Klepin HD, Mohile SG, Mihalko S. Exercise for older cancer patients: feasible and helpful? *Interdiscip Top Gerontol*. 2013; 38: 146-157.

38. Loprinzi PD, Cardinal BJ, Si Q, et al. Theory-based predictors of follow-up exercise behavior after a supervised exercise intervention in older breast cancer survivors. *Support Care Cancer*. 2012; 20 (10): 2511-2521.

39. Blair CK, Morey MC, Desmond RA, et al. Light-intensity activity attenuates functional decline in older cancer survivors. *Med Sci Sports Exerc*. 2014; 46 (7): 1375-1383.

40. Vesey S. Dysphagia and quality of life. *Br J Community Nurs*. 2013;（suppl）: S14-S19.
41. Morey MC, Blair CK, Sloane R, et al. Group trajectory analysis helps to identify older cancer survivors who benefit from distance-based lifestyle interventions. *Cancer*. 2015; 121（24）: 4433-4440.
42. Dubruille S, Libert Y, Merckaert I, et al. The prevalence and implications of elderly inpatients' desire for a formal psychological help at the start of cancer treatment. *Psychooncology*. 2015; 24（3）: 294-301.

# 索　引

## あ 行

亜急性期リハビリテーション施設　289
悪液質　57, 59, 330
アクティブ・シニア・リビング　286
握力　115
アグレッシブリンパ腫　227
アシステッド・リビング施設（ALF）　288
アセスメント　319
アセトアミノフェン　321
アドバンス・ケア・プランニング（ACP）
　340, 346
アドヒアランス　354
アブレーション治療　218
アルブミン　59
アンドロゲン除去療法　154
意思決定　108, 280, 281
意思決定能力　342, 346
移植前処置　251
移植前処置レジメン　254
移植片対宿主病　255
遺伝子発現プロファイリング（GEP）　227
医療代理人　277, 281
インターバル腫瘍減量手術（IDS）　180
インディペンデント・リビング　288
インドレントリンパ腫　236
インフォームド・コンセント　277, 280, 281, 282
うつ病　97
　──の診断基準　98
運転　279, 280
運動　350, 368
運動強度　353
運動耐容能　350
運動療法　352
栄養　368

栄養アセスメント　58
栄養スクリーニング　58
栄養不良　57
嚥下調整食　61
炎症（炎症老化）　17
嘔吐　332
オキサリプラチン　162
悪心　332
オピオイド　318, 323, 331
　換算表　323
　高齢者の投与開始量　322
オピオイド治療薬（高齢患者における）
　322
オリゴ転移　153
音楽療法　367

## か 行

介護者　312, 313
介護負担　104
化学放射線療法　171
化学療法　144
化学療法併用再照射　196
カルボプラチン　192
加齢　4, 9
感覚系　20
がん検診　291
がん検診ガイドライン　291
がんサバイバー　306
患者管理鎮痛法（PCA）　324
患者中心のメディカルホーム　308
患者の余命の評価　160
がん性悪臭　334
がん性創傷　334
がん（性）疼痛　210, 318
　──の分類　318, 319
管理　328

索　　引　　375

がんリスク層別化　152
緩和ケア　155, 210, 328
気功　366
基本的日常生活動作（BADL）　42
急性期（入院）リハビリテーション病院　289
急性骨髄性白血病（AML）　242, 257
強度減弱前処置（RIC）　251
恐怖　99
去勢抵抗性前立腺がん（CRPC）　152
起立性低血圧　50
筋骨格系　19
筋層浸潤性膀胱がん（MIBC）　215
筋層非浸潤性膀胱がん　214
筋力　350
経口栄養　61
経口栄養補助食品　61, 62
経腸栄養　63
経尿道的膀胱腫瘍切除術（TURBT）　214
血管新生阻害剤　185
欠損の蓄積　29
ゲムシタビン単剤療法　207
限局性膵がん　203
倦怠感　329
　　──のスクリーニング　329
減量　205, 207
高腫瘍量　153
抗体薬物複合体（ADC）　236
高度アグレッシブリンパ腫　227
高齢介護者評価　107
高齢がんサバイバー　306
高齢者機能評価（GA）　2, 24, 112, 151, 159, 168, 173, 198, 205, 228, 312
高齢者処方スクリーニングツール（STOPP）　67
高齢者総合機能評価（CGA）　3, 228, 237, 244, 301, 303, 304
呼吸器系　16
国際予後指数　224
国際予後スコア　226
国際老年腫瘍学会（SIOG）　112, 150, 301
個人差　9

個人内変動　9
骨髄異形成症候群　246
骨髄腫　257, 258
骨髄破壊的前処置（MAC）　255
コードステータス　343, 345, 346
コミュニケーション　277, 278, 279, 282
根治逐次的化学療法　191
根治的 RT　195
根治的腎摘除術　218
根治的前立腺摘除術　154
根治的膀胱全摘除術　215
コンプライアンス　351

さ　行

最適な腫瘍減量術　180
再発または新たながんのサーベイランス　307
細胞障害性化学療法　171
サバイバーシップケア　306
サバイバーシップケアプラン（SCP）　307
サブタイプ　139
サルコペニア　25, 36, 57, 59, 115, 194, 197, 350
自家移植　254
自家幹細胞移植併用大量化学療法　231
自覚的運動強度　352
自家造血幹細胞移植　260
自家造血細胞移植（自家 HCT）　251, 258
自己効力感　105
シスプラチン　192
次世代アンドロゲン標的薬　155
疾患特異的生存期間　204
社会的活動　106
社会的孤立　105, 106
車両管理局（DMV）　279, 280
周術期管理　204
修正 CHS 規準　28
十二指腸閉塞　210
熟練看護施設（SNF）　289
手術　140
手術成績予測能　204
手段的日常生活動作（IADL）　43, 116, 312

376 索 引

術後補助化学療法　205, 211
術後補助療法　180
腫瘍随伴症候群　168
障害蓄積モデル　28
消化器系　18
小細胞肺がん（SCLC）　173
症状緩和　211
症状評価ツール　328
小児がんサバイバー　308
小児期発症がんの成人サバイバー（ASCC）
　308
初回腫瘍減量手術　180
食欲刺激薬　61, 62
食欲不振　57, 330
自立性　277, 280
腎温存手術　218
鍼灸治療　359
神経障害性疼痛　324
神経心理学的評価　280
神経ブロック　325
心血管系　16
人工栄養　63
進行膵がん　211
腎細胞がん（RCC）　217
腎臓系　17
身体活動　356
身体機能　43
身体的幸福感　105, 108
心理社会的基準　254
膵がん　203
膵切除術　203
膵頭十二指腸切除術　203
睡眠　98
スクリーニングツール　123
生化学的再発　154
生活機能　40
生活の質（QoL）　115, 318
脆弱性　24
脆弱性サイクル　25
精神的・身体的幸福感　105, 108
成人発症がんの成人サバイバー（ASAOC）
　308

世界保健機関（WHO）の3段階除痛ラダー
　320
セツキシマブ　192
切除可能進行大腸がん　160
切除可能膵がん　211
切除不能な遠隔転移を有する大腸がん
　（mCRC）　162
セロトニン-ノルアドレナリン再取込み阻害
　薬（SNRI）　100
全身化学療法　211
全身倦怠感　98
選択的セロトニン再取込み阻害薬（SSRI）
　100
せん妄　85
前立腺がん　150
前立腺特異抗原（PSA）　150
臓器機能　254
造血系　17

た　行

太極拳　366
体重減少　57
大腸がん　159
代理意思決定者　340, 343, 344, 346
大量シタラビン　244
タキサン系化学療法　155
多剤服用　66
多疾患併存　76
　——を有する高齢者のケアのための指針
　81
多職種　92
脱処方　71
胆管閉塞　210
チャールソン併存疾患指数（CCI）　77,
　113, 228
中心静脈栄養　63
中枢神経系　16
長期急性期ケア（LTAC）　289
長期療養施設　286
治療後サーベイランス　311
チロシンキナーゼ阻害薬　219
鎮痛補助薬　320, 324

定位体放射線治療　197
低栄養　25, 58
低線量 CT 検診　174
デュロキセチン　325
テロメア　35
転移性疾患　146
転移性膀胱がん　217
電気鍼　360
転倒　48, 115
統合腫瘍学　366, 368
同時化学放射線療法　190
同種移植　254
同種造血幹細胞移植　260
同種造血細胞移植（同種 HCT）　251, 258
疼痛評価ツール　320
投与間隔の延長　207
突出痛　318
ドライバー変異　171

### な　行

内分泌療法　139, 144
ナロキソン　324
日常生活動作（ADL）　27, 42, 116
ニボルマブ　172, 219, 235
入院期間　204
乳がん　138
認知機能　277, 278, 279, 280, 281, 282
認知機能評価　114
認知症　88, 277, 280
ネオアジュバント化学療法（NACT）　180
年齢調整国際予後指数　225

### は　行

バイオマーカー　34
肺がん　167
肺葉切除術　169
白金製剤　180
白金製剤感受性　184
白金製剤抵抗性再発　184
白血球　34
パニック発作　99
ハーブ—薬物相互作用　368

パフォーマンスステータス（PS）　29, 228, 236
バランス　352, 354
鍼治療　367
晩期障害　307, 311
非オピオイド鎮痛薬　321
非再発死亡（NRM）　258
非再発死亡率　255
非小細胞肺がん（NSCLC）　167
ビタミン D　54
ヒトパピローマウイルス　190
泌尿生殖器系　19
皮膚系　20
非ホジキンリンパ腫　224
びまん性大細胞型 B 細胞リンパ腫（DLBCL）　229, 224, 258
非薬物療法　325
評価ツール　143
「表現型」モデル　24
不安　97, 99, 102
　——の治療　100
不安障害（不安症）　99
腹腔内化学療法　184
プライマリ・ケア医（PCP）　302, 306
　——と腫瘍医との協働ケアモデル　309
ブラウンバッグ方式　70
フレイル　28
プレガバリン　324
ブレンツキシマブ・ベドチン（BV）　235
プロトンポンプ阻害薬　321
分子標的治療薬　219
米国がん協会（ACS）　291
米国予防医学専門委員会（USPSTF）　138, 291
米国臨床腫瘍学会（ASCO）　5
併存疾患　76, 306
併存症　27
ペムブロリズマブ　172, 196, 235
ヘルスリテラシー　311
ベンゾジアゼピン系薬剤　100
便秘　331
膀胱がん（BC）　214

378　索　　引

膀胱容量　19
放射線療法　140, 154
補完療法　366, 369
歩行速度テスト　43
ホジキンリンパ腫　224, 233
補助的（補助療法）CRT　192, 195
ホームエクササイズ　355
ポリファーマシー　50, 66, 114, 312, 313

ま　行

マインドフルネス瞑想　367
マッサージ　367
マネジメント　320
マントル細胞国際予後指数　225
マントル細胞リンパ腫　231
マンモグラフィ検診　138
ミニメンタルステート検査（MMSE）　117
無治療経過観察　236
メディカルホーム（患者中心の）　308
メディケア・パートA（Med A）　289
免疫学的効果　255
免疫系　17
免疫チェックポイント阻害薬　172
免疫老化　17
モルヒネ　323

や　行

薬剤適正評価指標　67
薬物有害反応（ADR）　67
薬物療法　143, 321
有害事象死亡　205
有酸素運動　352
要介護状態　28
ヨガ　367
抑うつ　97, 102
　　──の治療　100

ら　行

卵巣がん　178
リタイアメント・コミュニティ　286
リビングウィル　345
臨床虚弱スケール（CFS）　28

レジスタンストレーニング　352
老人性難聴　20
老人ホーム　286
老年期イベント　204
老年腫瘍学　2, 28
老年症候群　300, 301
6分間歩行テスト　350
濾胞性リンパ腫国際予後指数　225

欧数字

5-FU/ロイコボリン　162
ABVD療法　234, 235
ACS　291
ACP　340, 346
ADC　236
ADL　27, 42, 116
ADR　67
ALF　288
AML　257
ASAOC　308
ASCC　308
ASCO　5
BADL　42
BC　214
Beers規準　67
Bonner　192
BR療法　232
BV　235
Cancer and Aging Research Group（CARG）
　　スコア　118, 160
CARG　5, 143
CCI　113
CES-D　26
CFS　28
CGA　228, 237, 301, 303, 304
Chemotherapy Risk Assessment Scale for
　　High-Age Patients（CRASH）スコア
　　118, 160
CIRS-G　113
CISR-G　151
CRP　34
CRPC　152

CRT 191, 192
Cumulative Illness Rating Scale-Geriatrics
    (CIRS-G) 113
D-ダイマー 35
DA-EPOCH-R 230
DHEA-S 35
Distress Thermometer（DT） 116
DLBCL 258
DMV 279, 280
DNR 343, 345, 346
double hit biology（DH） 227
Eastern Cooperative Oncology Group
    performance status（ECOG PS） 115,
    243
EGESOR 193, 197
ELAN-FIT 193, 198
ELAN-RT 193, 198
ELAN-UNFIT 194, 198
ePrognosis 143
EXTREME 試験 196
Fit 25, 150
Flemish version of the Triage Risk Screening
    Tool（fTRST） 129
FOLFIRINOX 療法 207
Frail 25, 150
Frailty 228
frailty/fitness の評価 160
frailty index（FI） 28
Fried Frailty Criteria 129
G8 29, 124, 150
GA 24, 112, 159, 168, 173, 198
GEP 227
Gleason グレード 150
GnP 療法 207
Groningen Frailty Indicator（GFI）スクリー
    ニングツール 129
GVL 効果 255
hypomethylating agents 245
IADL 43, 116, 312
IDS 180
IGF-1 35
IL-6 34

International Prognostic Scoring System-
    Revised 246
INTERPRET フレームワーク 268
Karnofsky PS 115
Katz index 42
Lawton IADL 尺度 43
LTAC 289
MAC 255
mCRC 162
Med A 289
MIBC 215
Mini Nutrition Assessment（MNA） 116
MMSE 117
Morisky アドヒアランス尺度 69
NACT 180
National Comprehensive Cancer Network
    （NCCN） 119, 152
NRM 258
NSAIDs 321
NSCLC 167
p16 35
PARP 阻害剤 185
PCA 324
PCP 302, 306
PD-1 阻害薬 219
potentially inappropriatemedications（PIM）
    66
prostate cancer 150
PS 29, 228, 236
PSA 150
QoL 115, 318
R-Benda 226
R-CHOP 226, 227
R-HyperCVAD 232
R-miniCHOP 226, 230
RCC 217
RIC 251
RT 関連嚥下障害 190
RTOG 91-11 191, 195
s-VCAM 35
SBRT 170
SCLC 173

SCP 307
sham 鍼 360
Short Physical Performance Battery（SPPB）
　43
SIOG 112, 301
SNF 289
SNRI 100
SSRI 100
STOPP 67
Timed Up and Go（TUG）テスト 43, 51,
　115

TORS 195
TURBT 214
USPSTF 138, 291
VR-CAP 療法 233
Vulnerable 150
Vulnerable Elders Survey-13（VES-13） 29,
　126
well-being 105, 108

老年腫瘍ハンドブック

令和 7 年 2 月 25 日　発　行

監　訳　　日本老年腫瘍研究会

編集代表　　水　谷　友　紀
　　　　　　小　川　朝　生

発 行 者　　池　田　和　博

発 行 所　　丸善出版株式会社
〒101-0051　東京都千代田区神田神保町二丁目17番
編集：電話（03）3512-3261／FAX（03）3512-3272
営業：電話（03）3512-3256／FAX（03）3512-3270
https://www.maruzen-publishing.co.jp

ⓒ JGOS：Japan Geriatric Oncology Society, 2025

組版印刷・中央印刷株式会社／製本・株式会社 松岳社

ISBN 978-4-621-31075-5 C 3047　　　　　Printed in Japan

本書の無断複写は著作権法上での例外を除き禁じられています．